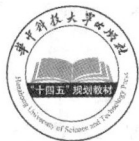

卫生职业教育"十四五"规划康复治疗类专业新形态一体化特色教材

供康复治疗类专业使用

U0745578

康复评定技术（第 2 版）

主　　编	刘　尊　王忠磊　唐晓琳
副 主 编	杨纯生　黄　炜　张　巍　叶海霞
编　　者	（以姓氏笔画为序）

王三会	长沙卫生职业学院
王忠磊	重庆三峡医药高等专科学校
古翠翠	沧州医学高等专科学校
叶海霞	重庆城市管理职业学院
付丹丹	红河卫生职业学院
刘　尊	沧州医学高等专科学校
闫秀丽	郑州铁路职业技术学院
孙　薇	曹妃甸职业技术学院
李　华	桃江县中医医院
李　毅	滁州城市职业学院
李少娴	顺德职业技术学院
杨克卫	辽源职业技术学院
杨纯生	新乡医学院
汪翠燕	安庆医药高等专科学校
张　童	周口职业技术学院
张　巍	辽宁医药职业学院
郭　畅	咸宁职业技术学院
唐晓琳	顺德职业技术学院
黄　炜	宝鸡职业技术学院
梁芸婧	广东岭南职业技术学院
廖元翠	湖南环境生物职业技术学院
魏一佳	白城医学高等专科学校

华中科技大学出版社

中国·武汉

内 容 简 介

本书是卫生职业教育"十四五"规划康复治疗类专业新形态一体化特色教材。

本书共十六个项目,四十二个任务,主要内容包括认识康复评定、人体形态和反射的评定、关节活动度的评定、肌力评定、肌张力评定、平衡与协调功能评定、步态分析、感觉功能评定、认知功能评定、心肺功能评定、日常生活活动能力评定、生活质量和社会功能评定、神经电生理检查技术、语言-言语功能评定、环境评定、常见疾病的康复评定,本书系统、全面地介绍了康复评定基本理论和常用方法,可对康复治疗技术相关专业的学生、医师及其他从业者提供参考和指导。

本书可供康复治疗技术、中医康复技术等专业使用。

图书在版编目(CIP)数据

康复评定技术 / 刘尊,王忠磊,唐晓琳主编. -- 2版. -- 武汉:华中科技大学出版社,2025.1. -- ISBN 978-7-5772-1466-5

Ⅰ. R49

中国国家版本馆 CIP 数据核字第 2025BC9266 号

康复评定技术(第 2 版)

刘　尊　王忠磊　唐晓琳　主编

Kangfu Pingding Jishu(Di 2 Ban)

策划编辑:史燕丽

责任编辑:史燕丽　于东歌

数字编辑:刘　俊　徐　鹏

封面设计:廖亚萍

责任校对:朱　霞

责任监印:周治超

出版发行:华中科技大学出版社(中国·武汉)　　电话:(027)81321913

　　　　　武汉市东湖新技术开发区华工科技园　　邮编:430223

录　　排:华中科技大学惠友文印中心

印　　刷:武汉市洪林印务有限公司

开　　本:889mm×1194mm　1/16

印　　张:20.25

字　　数:604千字

版　　次:2025 年 1 月第 2 版第 1 次印刷

定　　价:59.90 元

卫生职业教育"十四五"规划康复治疗类专业新形态一体化特色教材

丛书编委会

数字资源编委会

主　编　刘　尊(沧州医学高等专科学校)
　　　　柳　净(沧州医学高等专科学校)
　　　　罗　凯(沧州医学高等专科学校)

副主编　刘　煜(沧州医学高等专科学校)
　　　　唐晓琳(顺德职业技术学院)
　　　　王忠磊(重庆三峡医药高等专科学校)

参　编(按姓氏笔画排序)
　　　　王三会(长沙卫生职业学院)
　　　　王忠磊(重庆三峡医药高等专科学校)
　　　　古翠翠(沧州医学高等专科学校)
　　　　叶海霞(重庆城市管理职业学院)
　　　　付丹丹(红河卫生职业学院)
　　　　刘　尊(沧州医学高等专科学校)
　　　　刘　煜(沧州医学高等专科学校)
　　　　闫秀丽(郑州铁路职业技术学院)
　　　　孙　薇(曹妃甸职业技术学院)
　　　　李　华(桃江县中医医院)
　　　　李　毅(滁州城市职业学院)
　　　　李少娴(顺德职业技术学院)
　　　　杨克卫(辽源职业技术学院)
　　　　杨纯生(新乡医学院)
　　　　汪翠燕(安庆医药高等专科学校)
　　　　张　童(周口职业技术学院)
　　　　张　巍(辽宁医药职业学院)
　　　　罗　凯(沧州医学高等专科学校)
　　　　柳　净(沧州医学高等专科学校)
　　　　唐晓琳(顺德职业技术学院)
　　　　郭　畅(咸宁职业技术学院)
　　　　黄　炜(宝鸡职业技术学院)
　　　　梁芸婧(广东岭南职业技术学院)
　　　　廖元翠(湖南环境生物职业技术学院)
　　　　魏一佳(白城医学高等专科学校)

网络增值服务

使用说明

欢迎使用华中科技大学出版社教学资源服务网

1 教师使用流程

（1）登录网址：https://bookcenter.hustp.com/index.html （注册时请选择教师用户）

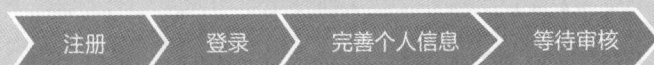

注册 > 登录 > 完善个人信息 > 等待审核

（2）审核通过后，您可以在网站使用以下功能：

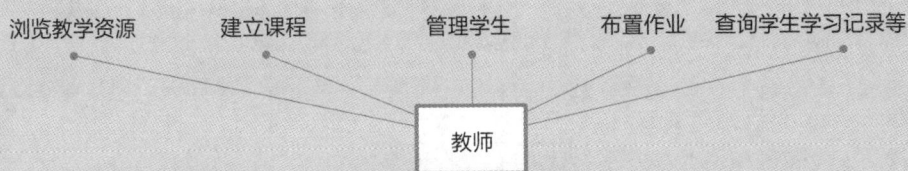

浏览教学资源　　建立课程　　管理学生　　布置作业　　查询学生学习记录等

教师

2 学生使用流程

（建议学生在PC端完成注册、登录、完善个人信息的操作）

（1）PC 端学生操作步骤

① 登录网址：https://bookcenter.hustp.com/index.html （注册时请选择普通用户）

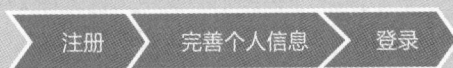

注册 > 完善个人信息 > 登录

② 查看课程资源：（如有学习码，请在个人中心 - 学习码验证中先验证，再进行操作）

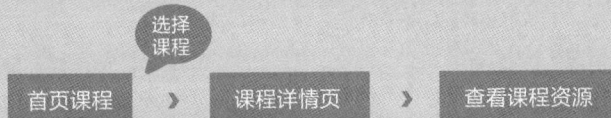

选择课程

首页课程 > 课程详情页 > 查看课程资源

（2）手机端扫码操作步骤

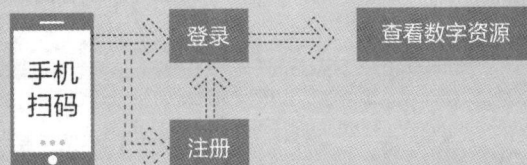

手机扫码 → 登录 → 查看数字资源

注册

发展高等职业教育是我国技术技能型人才队伍建设的重要基石,是党中央、国务院的明确战略部署。我国已将发展职业教育作为重要的国家战略之一,高等卫生职业教育作为高等职业教育的重要组成部分,取得了长足的发展,同时随着健康中国战略的不断推进,党和国家加大了对卫生人才培养的支持力度,旨在培养大批高素质技能型、应用型医疗卫生人才。高等卫生职业教育发展的新形势使得目前使用的教材与新形势下的教学要求不相适应的矛盾日益突出,加强高职高专医学教材建设成为各院校的迫切要求,新一轮教材建设迫在眉睫。

为积极贯彻《国家职业教育改革实施方案》《"十四五"职业教育规划教材建设实施方案》《高等学校课程思政建设指导纲要》等重要精神,落实国务院关于教材建设的决策部署,深化职业教育"三教"改革,培养适应行业企业需求的"知识、能力、素质、人格"四位一体的发展型实用人才,构建高职课程体系,实践"双证融合、理实一体"的人才培养模式,切实做到专业与产业职业对接、课程内容与职业标准对接、教学过程与生产过程对接、学历证书与职业资格证书对接、职业教育与终身学习对接,落实国家对职业教育教材3年修订、新教材融入二十大精神等要求,经过多方论证,在中国职业技术教育学会康养康育专业委员会的指导下,在坚持传承与创新的基础上,华中科技大学出版社组织编写了本套卫生职业教育"十四五"规划康复治疗类专业新形态一体化特色教材,致力打造一套既符合未来康复教学发展趋势,又适应行业岗位技能培训需求,助力康复人才培养的新形态融媒体教材。

相较前版,新版教材充分体现新一轮教学计划的特色,坚持以就业为导向、以能力为本位、以岗位需求为标准的理念,遵循"三基"(基本理论、基本知识、基本技能)、"五性"(思想性、科学性、先进性、启发性、适应性)、"三特定"(特定对象、特定要求、特定限制)的编写原则,充分反映各院校的教学改革成果,教材编写体系和内容均有所创新,着重突出以下编写特点。

(1)紧跟"十四五"教材建设工作要求,引领职业教育教材发展趋势,密切结合最新专业目录、专业教学标准,以岗位胜任力为导向,参照技能型、服务型高素质劳动者的培养目标,提升学生的就业竞争力,体现鲜明的高等卫生职业教育特色。

(2)思政融合,即思政育人与专业建设有机融合。有机融入思政教育,结合专业知识教育背景,深度挖掘思政元素,对学生进行正确价值引导与人文精神滋养。

(3)紧跟教改,构建"岗课赛证"融通体系。强调"岗课赛证"融通的编写理念,紧贴行业先进理念,选择临床典型案例,强化技能培养,按照最新康复治疗师(士)的标准要求,将岗位技能要求、职业技能竞赛、证书培训内容有机融入教材与课程体系中,实现专业标准与职业岗位标准的对接,注重吸收行业新技术、新工艺、新规范,突出体现医教协同、理实一体的教材编写模式。

(4)形式创新,纸数融合,让教材"活"起来。采用"互联网+"思维的教材编写模式,增加大量数字资源,构建信息量丰富、学习手段灵活、学习方式多元的新形态一体化纸数融合教材体系,推进教材的数字化建设。部分教材选用"活页式"装帧,汇集行业企业专家、一线骨干教师、高水平技术人员指导开发课程,实现校企"双元"合作。

本套新一轮规划教材得到了各相关院校领导的大力支持与高度关注,我们衷心希望这套教材能为新

I

时期高等卫生职业教育的发展做出贡献，并在相关课程的教学中发挥积极作用，得到广大读者的青睐。我们也相信这套教材在使用过程中，将历经教学实践的检验，并通过不断的反馈与调整，实现其内容的精进、体系的完善以及教学效能的显著提升。

卫生职业教育"十四五"规划康复治疗类专业新形态一体化特色教材
编写委员会

前言

康复评定是一个涉及医学、生物力学、心理学、信息技术等多学科交叉的领域。康复评定技术作为康复医学领域的核心组成部分，是确保患者获得有效、个性化康复治疗的前提和基础。随着医疗技术的不断进步和康复理念的深入人心，康复评定技术的重要性日益凸显。本教材旨在系统、全面地介绍康复评定技术的基本原理、方法、应用及最新进展，为康复治疗技术专业的学生、临床康复医师及相关领域的从业者提供一本科学、实用、权威的参考书。

在编写的过程中，我们充分汲取了国内外康复评定技术的最新研究成果和实践经验，特别邀请了来自不同专业背景的专家共同参与编写，力求从多维度、全方位展现康复评定技术的最新进展。在内容上做到理论与实践相结合，既注重巩固基础知识，又强调规范实际操作。

本教材共设计十六个项目，四十二个任务。在编写风格上，我们力求语言简洁明了，条理清晰，便于读者阅读和理解。本教材以项目为主线，任务为载体，配有大量的视频、习题答案、课件等数字资源，使抽象的理论知识更加直观生动，图文并茂，内容丰富，形式新颖。

本教材在编写过程中得到编者所在学校领导和临床一线专家的大力支持，在此我们要特别感谢所有为本教材编写提供支持和帮助的专家、学者和同行们。他们的宝贵意见和建议使我们的教材更加完善、更具实用性。但由于编写时间仓促，编者水平有限，书中难免有疏漏之处，我们也诚挚地欢迎广大读者在使用过程中提出宝贵的意见和建议，以便我们不断改进和完善本教材。最后，我们衷心希望本教材能够为广大康复医学工作者提供有价值的参考和指导，共同推动康复医学事业的发展，为人类的健康事业贡献我们的智慧和力量。

编　者

目录

认识康复评定

扫码看 PPT

学习目标

▲ **知识目标**

(1) 掌握康复评定的概念、内容、目的、意义和常用方法。

(2) 熟悉《国际功能、残疾和健康分类》(ICF)相关内容、康复计划的制订、康复评定的过程。

(3) 了解康复评定量表中信度与效度的检验内容。

▲ **能力目标**

(1) 能理解康复评定的内容。

(2) 能阐释康复评定的目的和意义。

▲ **素质目标**

(1) 具有良好的职业道德和职业素养以及团队合作意识。

(2) 具有良好的自我管理能力,有较强的医患沟通能力。

案 例 导 入

患者,女性,63岁,因脑出血恢复期转到康复科,患者上、下肢有关节挛缩,语言流利性好,饮食正常,血压 135/100 mmHg,手能握拳。

请问:针对患者以上情况应如何进行康复评定? 评定哪些内容?

任务一　康复评定的方法

一、概述

(一)康复评定的基本概念

康复评定(rehabilitation evaluation)是指对病、伤、残者的功能状况及水平进行客观、定性和(或)定量的描述,并对结果做出合理解释的过程,是康复治疗师必须要掌握的一项基本专业技能。康复评定是一种识别、测量、分析和判断功能障碍和潜能的方法和技能,通过收集患者的病史和相关信息,使用客观、有效的方法,准确地评定患者功能障碍的种类、性质、部位、范围、严重程度、预后,制订满足患者需求的康复目标和康复计划。康复评定是康复医学的基石,没有康复评定就无法制订康复计划、评价康复治疗效果。

康复评定分为临床评定(clinical evaluation)和功能评定(functional evaluation)两个部分,前者多集中于评定患者整体健康状况、疾病的转归、临床的综合处理等,主要由康复医师完成,后者则多限于评定患者的功能,尤其是日常生活所需要的能力,主要由不同专业的康复治疗师完成。临床评定是康复治疗的基础,也为康复治疗提供安全保障。功能评定是临床评定的延续和深入,是取得良好的康复治疗效果的前提。因此,评定不同于诊断,且远比诊断细致而全面。

(二)康复评定与临床检查的区别

康复评定与临床检查既有联系又有区别。两者都是为了澄清问题而采取的评价方法,为下一步解决问题提供依据。前者主要用客观、准确的方法评定功能障碍的性质、部位、范围、程度,并估计其发展、预后和转归,主要方法是观察分析、评定量表或通过少数评定仪器等,为制订康复治疗计划打下科学基础;后者主要是确定疾病的病因、性质、类型和预后,应用微生物检测、临床检验技术、影像诊断技术及有创检查等方法,为临床患者明确诊断,为下一步采取临床治疗措施打下基础。临床检查多偏重疾病本身,而康复评定更关注功能障碍情况(表 1-1)。

表 1-1　临床检查与康复评定的区别

区别点	临 床 检 查	康 复 评 定
对象	一切急性、慢性疾病以及重症、危症患者	有功能障碍的病、伤、残者
病情	病情复杂、多变	生命体征平稳,病情相对稳定
目的	寻找病因(定性、定位),了解病理过程(性质、部位、范围、程度),治疗疾病本身	了解有无功能障碍及其程度、残存的功能状况,挖掘潜力,改善功能,提高日常生活活动能力,最终提高生活质量
检查手段	以实验室或仪器检查为主,局限在个体内,即按照器官—组织—细胞—分子的顺序,花费较多	以测量(如关节活动度、肌力)、询问(如日常生活活动、心理)和实地测试(环境评定)为主,由个体外延,即按照个人—家庭—社会的顺序进行,花费较少
处理原则	药物和手术治疗为主	功能训练、代偿、环境改造或功能适应

(三)与康复评定相关的一些术语

1. 测量、评估和评定　测量(measurement)是用公认的标准去确定被测对象某一方面量值的过程,即对事物做出量化描述以及对非量化事物进行量化的过程。评估(assessment)是根据一定的要求去确定一种或多种测量结果的价值的方法,通过评估可以确定价值,但不能依据评估做出最后的决定;评定(evaluation)是根据测量和评估的结果对被测对象做出最后判断的行为。

2. 康复协作组(rehabilitation team)　由康复医师、康复护士、物理治疗师、作业治疗师、言语治疗师、社会工作者、心理治疗师、假肢矫形器师、特殊教育工作者等组成的对功能障碍患者进行康复评定、治疗、训练和教育的康复医学团队。

3. 康复评定会(rehabilitation evaluative conference)　由康复医师负责组织、针对某一位患者具体的功能障碍和康复计划进行讨论的康复协作组会议。康复评定会通常在每次评定结束后进行,通过沟通、交流和讨论,有助于康复协作组各成员之间的相互协调、合作,提高康复治疗效果。

(四)康复评定对象

康复评定的对象主要是功能障碍者。1980 年,世界卫生组织(WHO)颁布《国际残损、残疾和残障分类》(International Classification of Impairment,Disability and Handicap,ICIDH),将功能障碍分为残损、残疾和残障三个层次。2001 年,WHO 颁布《国际功能、残疾和健康分类》(International Classification of Functioning,Disability and Health,ICF),将功能障碍分为身体功能和结构损伤、活动受限及参与限制三个层次评定。

1. ICIDH 分类

（1）残损（impairment）：不论何种病因，心理上、生理上或解剖的结构或功能上的任何丧失或异常。它是有关器官结构和系统功能异常的生物医学概念，被认为是一种器官水平上的障碍。分为：①智力残损；②心理残损；③语言残损；④听力残损；⑤视力残损；⑥内脏（心肺、消化、生殖器官）残损；⑦骨骼（姿势、体格、运动）残损；⑧畸形；⑨多种综合残损。

（2）残疾（disability）：由于残损的原因使人的能力受限或缺乏，以至于不能在正常范围内和以正常方式进行活动。它以功能为导向，根据活动的完成情况反映残损的后果，被认为是一种在个体水平上的障碍。分为：①行为残疾；②交流残疾；③生活自理残疾；④运动残疾；⑤身体姿势和活动残疾；⑥技能活动残疾；⑦环境适应残疾；⑧特殊技能残疾；⑨其他活动残疾。

（3）残障（handicap）：由于残损或残疾，限制或阻碍一个人充当正常社会角色（按照年龄、性别、社会和文化的因素）并使之处于不利的地位。它是一个社会概念，反映个人与周围环境和社区的相互作用以及个人的适应状况。残障被认为是一种环境和社会水平上的障碍。分为：①定向识别（时间、地点和人）残障；②身体自主残障；③行动残障；④就业残障；⑤社会生活残障；⑥经济自立残障；⑦其他残障。

2. ICF 分类　ICF 分类系统认为功能障碍受功能性状态与失能程度和背景因素两部分影响，功能性状态与失能程度包括身体功能和结构（body function and structure）、活动（activity）、参与（participation）；背景因素（contextual factor）包括环境因素（environmental factor）和个人因素（personal factor）。不同文化背景下的不同使用者在不同领域都可以使用这一共同分类工具，对个体"功能、残疾和健康情况"进行分类和记录。这一分类将功能性状态与失能程度以及背景因素表述为双向互动的统一体系。

（1）身体功能和结构：身体功能指身体各系统的生理或心理功能。身体结构指身体的解剖部位，如器官、肢体及其组成部分。身体功能和身体结构是两个不同但又平行的部分，它们各自的特征不能相互取代。

（2）活动：由个体执行一项任务或行动。活动受限指个体在完成活动时可能遇到的困难，这里指的是个体整体水平（如学习和应用知识的能力、完成一般任务和要求的能力、交流能力、个体的活动能力、生活自理能力等）的功能障碍。

（3）参与：个体参与他人相关的社会活动（家庭生活、人际交往和联系、接受教育和工作就业等主要生活领域，参与社会、社区和公民生活的能力等）。参与限制是指个体的社会功能障碍。

活动与参与的区别：活动是指可由个人执行工作或任务；参与是指由两人以上参与。

（4）环境因素：与人们日常生活相关的自然、社会的环境，包括某些产品、工具和辅助技术，其他人的支持和帮助，社会、经济和政策的支持力度，社会文化等。有障碍或缺乏有利因素的环境将限制个体的活动表现；有促进作用的环境则可以提高个体的活动表现。

（5）个人因素：个人因素包括性别、种族、年龄、健康情况、生活方式、习惯、教养、应对方式、社会背景、教育、职业、过去和现在的经验、行为方式、个体的心理优势和其他特征等。

知识拓展

ICF 的基本原理

　　传统医学模式认为残疾是个人问题，并将它视为由疾病、创伤或健康状态所导致，从而以个人治疗的形式提供医疗保健。而 ICF 则基于生物-心理-社会医学模式（bio-psycho-social medical model），从残疾人融入社会的角度出发，将残疾作为社会性问题。让残疾不仅是个人特性，还成为由社会环境形成的一种复合状态。ICF 强调对残疾问题的管理要有社会集体行动，要求改造环境以使残疾人充分参与社会生活的各个方面。

（五）康复评定的目的

1. 明确功能障碍的性质　寻找引起功能障碍的组织器官缺陷。包括：①先天性的，如先天性脊髓脊膜膨出、先天性心脏病等；②后天性的，如小儿脑性瘫痪、小儿麻痹后遗症、脑卒中等；③继发性的，如骨折后长期卧床引起的关节挛缩等。

2. 明确功能障碍的范围　明确功能障碍是哪一个或哪几个方面受到限制，如颅脑损伤患者是单纯性躯体运动功能障碍，还是同时存在认知、言语及心理障碍等。

3. 明确功能障碍的程度　按照WHO标准，分清功能障碍是组织器官水平缺陷，还是个体自身活动能力受到影响，还是个体与外界交往、发挥社会作用受到限制。区分损伤、活动受限和参与限制三个不同层次的障碍。

4. 明确康复目标与治疗计划　经过康复评定，了解患者存在的问题和康复要求，制订适宜的康复目标和治疗计划。由于患者年龄、职业、文化背景、家庭经济状况不同，康复目标和要求也不同，因此康复治疗方案因人而异。经过一段时间的治疗，要再次评定，以了解治疗效果（有效或无效），并根据再次评定结果，制订或修改下一阶段的治疗计划，继续治疗，然后再评定，再治疗，直至达到康复目标。

5. 评价康复疗效和预后判断　依据初期和中期评定的结果，不仅可以了解患者功能改善情况，进行疗效评价，而且可以对患者的功能结局做出比较客观、合理的预测，以便充分地利用各种资源，避免患者及其家属对康复疗效期望过低或过高。

（六）康复评定的意义

康复评定是康复医学的基石，贯穿整个康复过程，是制订康复治疗方案的前提条件。没有康复评定，就没有康复治疗。

1. 有利于患者了解自身疾病和功能状况　通过康复评定，帮助患者重新认识自己，加深对疾病和活动能力的了解，提高对康复治疗的信心和积极性，使他们主动参与到长期的康复治疗过程中。

2. 有利于实施科学合理的康复治疗计划　通过对患者全面、系统、准确评定，康复医师与康复治疗师容易早期发现问题，弥补临床检查与诊断的不足，便于制订科学合理的康复治疗计划，并由经验丰富的康复治疗师来实施。

3. 有利于发现社会康复方面存在的问题　通过对患者活动功能与社会参与能力的评定，有利于发现社会资助、服务质量及政策法规等方面存在的不足，为社会对残疾人提供适当帮助提供依据。

二、康复评定内容

康复评定的实施目前普遍采用的方法是SOAP法，其内容包括：①主观资料（subjective，S），主要指患者详细的病史，包括患者的主诉及其他临床症状；②客观资料（objective，O），是指体格检查发现的客观体征和功能表现；③功能评定（assessment，A），对上述资料进行整理和分析；④制订康复计划（plan，P），拟订处理计划，包括进一步检查、会诊、诊断、康复治疗和处理等。

（一）病史

病史主要包括主诉、现病史、功能史、既往史、系统回顾、个人史和家族史等。

（1）主诉：促使患者就诊的最主要症状或体征和持续时间。它是患者通过语言表达的最主要的问题，常是以症状为表现的损伤，也可能是残疾或残障的前期表现。

（2）现病史：病史的主要部分，包括所患疾病的最初症状以及病情发生、发展、变化及诊疗过程。内容包括：①起病情况、起病日期、起病缓急、可能原因及诱因；②主要症状的系统描述、部位、性质、持续时间、程度、缓解或加剧因素及伴随症状等；③病情的发展及演变；④诊疗经过，患者发病后接受检查与治疗的经过；⑤一般情况，包括患病后精神状态、饮食情况、睡眠、大小便、体重改变及体力情况等。

（3）功能史：康复病史的核心内容，在临床评定中占有极其重要的地位。通过了解功能史，可以区分疾病所导致功能障碍的性质、程度和范围，并确定其残存能力。

（4）既往史：患者过去所患的疾病、外伤和一般健康状况，包括传染病史、外伤及手术史、预防接种史、过敏史，呼吸系统、循环系统、消化系统、内分泌系统、运动系统等情况。

（5）系统回顾：现病史和既往史中可能被遗漏的疾病，可通过全面、彻底的系统回顾寻找关于患者全身情况的线索。

（6）个人史：包括生活居住情况、生活习惯、饮食及烟酒嗜好、经济水平、文化程度、职业性质、冶游史等情况；结婚、生育及伴侣健康状况。

（7）家族史：家中成员健康状况，有无传染病（如结核病、梅毒等）及与遗传有关的疾病（如血友病、糖尿病、高血压、精神病等）或患有与患者类似疾病的病史等情况。

（二）体格检查

康复医学体格检查范围有生命体征、皮肤和淋巴、头和五官、颈部、胸部、心脏和周围血管系统、腹部、泌尿生殖系统、运动系统、神经系统等。其中，对运动系统、神经系统的检查非常关键，有利于评定患者现存的功能水平及功能障碍的情况。运动系统检查内容包括视诊、触诊、关节活动度、关节稳定性和肌力评定等，神经系统检查内容包括精神状态、言语与语言功能、脑神经、神经反射、中枢性运动整合、感知觉评定等。

（三）功能评定

功能评定内容包括躯体功能、言语功能、精神（心理）功能及社会功能四个方面。其中，躯体功能评定包括肌力评定、肌张力评定、关节活动度评定、步态分析、平衡与协调能力评定、偏瘫运动功能评定等。根据 ICF 分类，从三个层次对功能障碍进行评定，即身体功能和结构损伤、活动受限与参与限制，但个人因素和环境因素往往会影响患者功能的发挥。

（四）制订康复计划

康复计划是康复医师向康复治疗人员下达的详细的有关治疗的指令性医疗文件。一个完整的康复计划应包括患者的一般信息、诊断、主要功能障碍、康复目标、康复方案（治疗部位、方法、时间、频度）和注意事项六部分内容。

三、常用康复评定方法

（一）康复评定方法的分类

1. 定性评定（qualitative evaluation） 定性评定是一种从整体上分析评定对象特性的描述性分析，主要是解决评定对象"有没有"或"是不是"的问题，适用于个案分析和比较分析中的差异性描述。它是反映事物"质"的规律性的描述性资料，而不是"量"的资料。定性评定通过观察和调查访谈等手段获取信息，对搜集到的资料运用归纳和演绎、分析和综合、抽象和概括等方法进行处理，即先列出获取的信息，将其与事实比较，得出启示，总结概括出概念和原理。定性评定不仅可以从不同的事例中寻找出共性的特点，还可以发现不同事物的特殊性。

交谈、问卷调查和肉眼观察是康复评定中常用的定性评定方法。通过调查和观察，将获得的信息与正常人群的表现和特征进行比较，大致判断被评定对象是否存在功能障碍、功能障碍的性质等，即通过对资料进行归纳分析，达到认识事物本质、揭示内在规律的目的。在临床康复工作中，定性评定常作为一种筛查手段对患者进行初查，找出问题，如对偏瘫患者上、下肢痉挛模式的评定，通过调查表对残疾人康复需求的调查等。其优点是不需要昂贵的仪器设备，对评定的地点也没有严格的要求，可以在短时间内进行等。定性评定为进一步进行定量评定限定了范围，提高了评定的针对性。其缺点是易受评定者和被评定者主观因素的影响，有一定的不确定性，影响结果的准确性。

2. 定量评定（quantitative evaluation）

（1）等级资料的量化评定：等级资料的量化评定是将定性评定中所描述的内容进行量化及分级，即将等级赋予分值的方法，如徒手肌力评定分级的 6 级分法（0～5 级），Brunnstrom 评定量表，Barthel 指数

(最高分 100 分),功能独立性评定(FIM)(每项得分 1～7 分,最高分 126 分)等。量化评定标准统一,操作简单,易于推广。

(2)计量资料的评定:是通过测量获得资料、分析量化结果的方法。该方法可以更加清晰地表达功能障碍的性质、范围和程度,厘清关系,把握本质,揭示规律,预测事物的发展趋势。其优点是可以将功能障碍的程度量化,结果客观、准确,便于治疗前后的比较。此类数据一般用度量衡单位表示,如截肢的残端长度和周径用厘米(cm)表示,关节活动度用度(°)表示。

(二)康复评定方法的质量要求

1. 信度(reliability) 又称可靠性,是指不同评定者使用同一评定量表的一致性水平,用以反映相同条件下重复测定结果的相似程度。信度包括组内信度和组间信度。

(1)组内信度:同一受试对象在不同时期反复测定的一致性。两次测定间隔时间不能过长,假定在这段时间内受试对象的情况相对稳定,通常为 1～2 周,如果受试对象的特征随时间变化而迅速变化,这段时间应缩短。例如,急性脑血管病患者在早期时,病情变化较快,功能也相应地有所改变,两次测定时间可以相应缩短。如果受试对象的特征随着时间变化而相对稳定,如脑血管病恢复期患者,病情相对稳定,两次测定时间可适当延长 7～10 天。

(2)组间信度:多个评定者对同一受试对象评定的一致性。理想的情况是不同的评定者完全独立地对患者做出评定,但在实际中很难做到,尤其在涉及多个评定者的研究中。多数情况下是让一个受试对象进行活动,由多个评定者进行评定,或将受试对象的活动情况摄成录像片,重放后让多个评定者进行评定。

2. 效度(validity) 又称有效性,是评定量表的第二个基本特征,是指量表评定的结果与测量对象实际结果的接近程度。信度低很难被用于评价,有些量表仅评价其信度,而未评价其效度,这就使研究结果的有效性和准确性存疑。因此,对每一个量表进行效度评定同样重要。临床上评定量表效度的指标有多种,不同的指标得出的结果反映了量表效度的不同方面。

(1)内容效度(content validity):量表中所涉及的条目能否够反映评定的要素。康复评定量表内容的效度是很重要的,只有当组成量表的内容完全包括了需要评定的所有方面,并且所评定的主要内容的各方面有一定的代表性,才具备了量表的内容效度。相关系数越高,则量表的效度越高。

(2)效标效度(criterion validity):量表测量结果与标准测量之间的相关程度。常用的统计方法为相关分析,相关系数被称为效度系数。效标效度的评定方法是选择一个与本量表有直接关系的独立标准,然后在研究人群中同时进行量表和标准的测量,比较两者的结果,分析两者的相关性。相关系数在 0.4～0.8 之间比较理想。

(3)结构效度(construct validity):所设计量表的测量结果与预期的假设是否一致。为测试结构有效性,需要列出一些预期的假设,并观察所设计的量表是否支持这些假设。结构效度的一种形式是共存效果。如果量表所得分数与一个已被证明其有效性的测量方法的同一变量的分数相关,就能估计出该量表的共存有效性。例如,评价总体健康水平的量表理论上应该与因病缺勤的天数呈负相关,如果量表的分数与因病缺勤天数高度负相关,则支持该量表的共存有效性。

3. 敏感度(sensitivity) 又称反应度,是指在内、外环境变化时,受试对象也有所变化,测量结果对此变化做出反应的敏感程度。在临床上,如果一个评定量表的信度和效度较好,却检测不出患者细微的、有临床意义的变化,那么还不能算是一个有效的评定量表。因此,一个量表的信度和效度反映的是在不变条件下测量手段的准确性和精确性,敏感度则反映的是在变化条件下的该测量手段的应用性。在实际应用中,如果受试对象经过康复治疗其功能障碍有所改善,评定结果能及时地反映出来,这说明该量表具有较好的应用价值。通常可从以下两方面来评价量表的敏感度。

(1)统计学分析:在患者康复治疗前后分别使用该量表进行测试,记录治疗前后的得分。如果治疗有效,则治疗前后得分的差别应有统计学意义。此时,可使用配对 t 检验或其他分析方法来判断是否有统计学意义,从而判断量表的敏感度。

(2)效应尺度:使用效应尺度测试评价量表的敏感度,效应尺度为治疗后得分(A)与治疗前得分(B)两者之差除以治疗前得分(A)结果的标准差[即($A-B$)/A 的标准差]。一般说效应尺度 $0.2\sim0.5$ 为较小效应,$>0.5\sim0.8$ 为中等效应,0.8 以上为较大效应。如果临床上康复治疗确实有效,但该量表的效应尺度却不大,说明该量表的敏感度较差。

(三)康复评定方法的统一性

每个康复医疗单位可根据各单位的情况制定一部分评定量表,但为了便于各单位互相学习经验,要采用能统一的评定量表。评定量表必须有明确的标准,术语应有明确的定义,并具有可操作性。同时需对评定人员培训统一标准和评定方法,以使评定结果具有一致性。

(四)其他质量要求

1. 简便性 所选择的量表应简明、省时和方便实施。评定者应根据自己的研究需要采用不同的量表,先用简短量表筛选,再用项目完整、功能齐全的量表进行分类研究。同时配合使用多个量表,能弥补单一量表不全面的缺陷。

2. 可分析性 使用量表的目的是要对评定对象的特征、行为或现象进行质与量的评定,这就需要比较。量表的比较标准多用常模或描述性标准,而量表中的单项分、因子分及总分都是常用的分析指标。

任务二 康复评定的实施

一、康复评定的场所

由于康复医学涉及的范围很广,患者的具体需求多样,因此实施康复评定的场所也有相应的要求。评定场所的条件和要求是由评定的目的决定的,而评定的场所和项目又受评定种类和范围的影响。一般来说,医院康复科一直是整个康复团队进行综合评定的最佳场所。然而,随着医疗体制改革、医疗保险推广、中国残疾人联合会和其他社会团体在康复领域的积极参与,越来越多的诊所和社区被利用起来开展综合性的康复评定。

(一)由医院承担康复评定工作

在医院康复科由康复协作组进行全面的康复评定,也可以按照康复的需求采取院外服务的方式由康复医师对患者进行康复评定。

(二)由诊所承担康复评定工作

在综合性康复诊所或日间康复机构,由康复协作组进行全面的康复评定;在专病诊所,由康复医师对特定的疾病进行局限性评定,如肌肉萎缩、运动损伤等;在伤病或残疾诊所,按照转介单位的要求进行相应的康复评定,如人工补偿、社会安全等。

(三)由社区承担康复评定工作

在护理院、学校、居家等社区场所,由康复协作组进行全面的康复评定,或由康复协作组选定成员进行局限性评定,也可以由康复医师按照康复需求进行评定。

二、康复评定的过程

康复评定是临床康复治疗过程中最重要的一环,其贯穿整个康复过程。康复治疗的过程实际上是一个解决问题的过程,可以用图 1-1 概括描述。

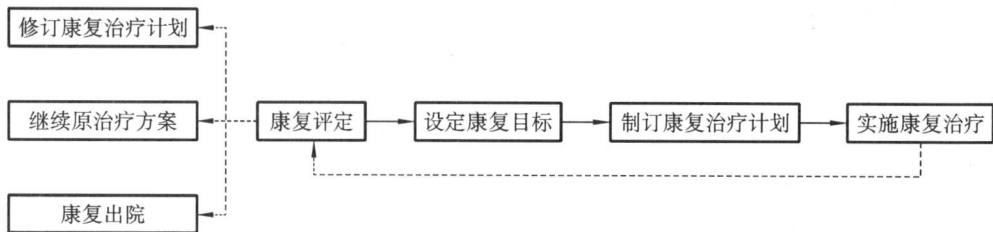

图 1-1　康复治疗过程

（一）康复评定手段的选择

通过交谈、观察等手段，了解患者的主诉、现病史和既往史；实验室检查、特殊检查和功能测量，有助于对患者病情的进一步掌握和鉴别。为准确地掌握患者的功能障碍情况，必须恰当地选择评定量表和检查手段。

在日常的临床康复工作中，应尽量选择容易理解和费时短的评定量表；有科研需求时，应尽量选择能全面反映所需评定的内容、敏感度高的评定量表。在选择检查手段时，应充分考虑地点和患者的一般健康情况以及经济水平。在基层社区，应尽可能选择不用仪器的评定方法，避免患者支付昂贵的医疗费用。若患者的一般健康情况不容许使用耗时长的检查手段，应选择简单、费时短的检查手段。

（二）康复评定时间的选择

康复始于评定，止于评定。患者来院时，一般由康复协作组对患者举行评定会议，对各方面的评定结果进行分析，做出全面的综合性评定（即初期评定）并列出问题表，并据此制订相应康复治疗计划，再由各相关专业人员分别执行。在康复治疗计划实施过程中，应根据治疗和训练的进展情况，定期（一般每 2 周 1 次）进行再评定（即中期评定），检查康复治疗计划的执行情况和康复治疗效果，并对康复治疗计划做必要的修订和补充。治疗结束时进行总结性评定（即末期评定），与初期评定进行比较以判定治疗效果，作为家庭和社会随访计划的依据。需要说明的是：尽管具有上述要求，但实际临床工作中康复评定与治疗密不可分，边评定边治疗，根据治疗反应再评定，是一体两面的闭环。

（三）康复评定的过程

对患者全面评定应明确患者的功能障碍和残存功能，避免忽略一些重要的因素。正确的康复评定来源于详细的病史、细致的检查和功能测定。实施康复评定的过程应包括下列四个部分。

1. 病史采集　病史不仅为评定提供了依据，作为制订康复治疗计划的基础，还能为相关的社会问题和可能的职业康复提供线索。

功能史应详细询问，充分地了解功能障碍的发生和发展过程。除应了解功能障碍部位、发生障碍的时间、性质及其所达到的程度以及所接受的治疗过程外，还应了解障碍对患者日常生活和社会生活参与所造成的影响。了解功能障碍的发生时间和演变过程对于判断功能预后具有重要的意义，了解对患者日常生活所造成的影响是进行日常生活活动评定和制订康复治疗计划的重要依据。

个人史除了解患者的性格、志趣、习惯、嗜好等内容外，还应详细了解其学历、专业、特殊技能、工作经历、现时职业、经济水平、将来的工作安排等。这些信息既包括与功能障碍发生有关的职业因素，又能提供重要的社会资料，作为考虑职业回归和社会回归以及预测生活能否自理的重要参考依据。

了解家族史不仅可明确与患者目前功能障碍可能有关的家族或遗传因素，还可为患者重返家庭和社会提供所需资料。不仅要了解家庭成员的构成及其健康情况，还要了解他们的生活方式和经济情况，以及对患者的接受态度和照料能力等。另外，还应对于住房状况、卫生设施、周围环境、社区情况等做出评估。

2. 体格检查与功能评定　通过视、触、叩、听、量等基本检查手法以及特殊检查方法，对患者的生命体征和一般情况、皮肤和淋巴、头颈部、胸部、心脏和周围血管系统、腹部、泌尿生殖系统、肌肉骨骼系统、神经系统等进行检查,确定疾病引发的残疾和残障情况、确定残存的躯体能力。

功能评定是对患者的躯体、精神心理、言语和社会功能障碍情况进行科学和客观的了解,其内容和手段多种多样。用于康复医学的检查和测定手段包括了一般的临床检查和测定的全部项目。

3. 结果记录　将病史和检查测定结果以及进行综合分析的各项资料进行系统的记录是现代医学实践中的一项基本要求。各种记录应遵循准确性、一贯性、客观性和完整性四项原则。记录结果时应注意:①使用统一的、标准化的记录格式;②记录简洁、明了;③检查记录表(如关节活动度和肌力检查表)应备有多行空格,以便能用同一张表格记录治疗过程中多次检查的结果,从而能方便地进行比较和反映疗效;④检查和测定条件应加以说明;⑤正确运用医学术语。

4. 结果分析　将病史、检查和功能评定的结果进行科学的综合、比较、分析和解释是康复评定过程中必不可少的重要环节。

(1)通过康复评定可全面掌握患者的功能障碍情况,了解患者功能障碍的种类和严重程度,如躯体性、精神性、言语性、社会性、混合性。通常以患者独立程度受损情况判断其功能障碍严重程度。一般将独立程度分为四级:①完全独立;②大部分独立(小部分依赖),需小量帮助;③大部分依赖(小部分独立),需大量帮助;④完全依赖。

(2)通过康复评定判断患者的代偿能力,了解患者的残存功能,能否利用其残存功能发挥代偿作用,提高患者的生活和社会适应能力。如对截瘫患者,我们不仅应了解其下肢瘫痪情况,也应了解其上肢代偿能力情况,以便制订出训练计划,利用上肢功能去代偿下肢的功能障碍。

(3)通过分析康复评定的结果可确定康复治疗目标、制订康复治疗计划及实施康复治疗、判断康复治疗效果以及修改康复治疗计划。

三、康复评定的注意事项

(一) 选择合适的评定方法

目前在临床康复中有许多用于评定功能障碍的方法和设备,但不同的方法和设备评定的目的各有侧重。根据需要选择检查和测定项目,进行有目的的检查和测定。检查方法应准确、迅速和方便,不应引起疲劳和疼痛。检查条件(如姿势、肢位、运动基点、运动平面和轴线等)应当明确。

(二) 选择恰当的评定时间

无论是急性期还是恢复期,都应尽快进行康复评定。每次评定时间要尽量短,不要引起患者的疲劳。在康复过程中,应反复多次进行康复评定,及时掌握患者功能状态,不断完善、修正康复治疗计划。

(三) 减少反复评定的误差

因治疗过程中需反复多次进行康复评定,为减少误差,评定通常由同一个康复治疗师自始至终进行,以确保结果的可比性和准确性。

(四) 取得患者和家属的信任和合作

评定前要向患者及其家属说明评定的目的和方法,回答他们的疑惑,消除他们的不安,取得积极配合,提高评定结果的准确性。

(五) 防止意外的发生

康复的对象多为老年人或其他功能障碍者,常合并多种疾病。在进行评定的过程中患者可能会出现不适或其他并发症,此时应及时终止评定,积极查找原因,给予相应的处理。

四、制订康复治疗计划

通过分析康复评定结果,确定康复治疗目标,拟订完善、详细、准确的康复治疗计划。

(一) 康复治疗计划及其内容

康复治疗计划是康复医师明确地向康复治疗师提出的康复治疗目标和具体的康复方案。一个完整的康复治疗计划应包括患者的一般信息、诊断、主要功能障碍、康复目标、康复方案(治疗部位、方法、时间、频度)和治疗过程中的注意事项六个部分(图1-2)。

康复治疗计划单

姓名　　　性别　　　年龄　　　职业　　　病程　　　床号

诊断:

病史摘要和存在的主要功能障碍:

康复目标:

治疗安排(治疗种类、治疗部位、治疗方法和所用设备、治疗剂量和参数、治疗持续时间、频度等):

注意事项:

医师签名　　　　　治疗师签名　　　　　日期

图1-2　康复治疗计划单

在康复治疗计划中,康复医师需使康复治疗师明确康复目标、清楚治疗方法。康复治疗计划不可能将治疗方法写得十分细致,康复治疗师可以充分地发挥自己的专业技能,选择恰当的康复手段和治疗方法,以取得良好的康复效果。康复治疗计划不是一成不变的,应根据康复目标的完成情况随时进行修订。在治疗过程中可发现和确定新的目标,也可删除一些无关紧要和不可能实现的目标。

(二)康复治疗计划的制订方法

1.设定个性化康复目标　由于患者年龄、职业、文化背景、家庭经济水平不同,其康复目标和要求也不相同,因此,应根据患者的具体情况设定个性化的康复目标。适宜的康复目标应建立在全面准确评定的基础上,包括:①在评定中发现的问题;②心理状态,如患者对问题、目的和性格的调整和适应情况;③社会经济和文化背景以及个人的希望;④家庭护理、身体和情绪环境、家庭支持;⑤患者的职业计划和目标。

康复目标包括长期目标和短期目标。短期目标是实现长期目标的基础和具体步骤,是实现长期目标过程中的一个又一个的阶段性目标,它常是在1~2周可解决的问题。长期目标是在康复治疗结束或出院时所期望的功能活动水平。康复目标应包括:①有可测量的结果;②可用具体的方法进行检查;③为实现这一目标所需的时间。

2. 康复目标的描述

（1）上、下肢功能。上肢功能主要是手功能，左右手要分别制定目标；下肢功能主要是支撑体重和行走，根据假肢和支具的有无和种类设定不同的目标；脑卒中患者的手功能可大致判定为实用手、辅助手、候补辅助手和完全失用手。

（2）整体功能：偏瘫、脊髓损伤、慢性类风湿性关节炎患者两侧上下肢常同时出现功能障碍，通常根据患者日常生活活动能力分成三个阶段制定康复目标：①全面辅助；②部分辅助；③完全独立完成。

（3）劳动能力：除日常生活活动以外，还应预测劳动能力：①恢复原职；②恢复工作，改变原职；③改变职业，可劳动；④帮助家务。

3. 制订康复治疗和训练方案 治疗安排和医嘱书写是以对患者的初次评定为依据的。将问题整理为相应的功能障碍可以促进治疗安排和医嘱书写的进行。常规的做法是先列出主要存在的医疗问题，接着是功能障碍和康复问题，然后是环境和社会问题。

常用的康复治疗手段：物理治疗（physical therapy）、作业治疗（occupational therapy）、言语治疗（speech therapy）、心理治疗（psychotherapy）、辅助器具（assistive products）和中国传统康复治疗（the rehabilitation of traditional Chinese medicine）以及其他治疗（药物、局部手术等）。

为确保医疗安全、提高康复服务质量，在康复治疗计划中要指出康复过程中的注意事项。

（刘 尊 唐晓琳）

→ 小结

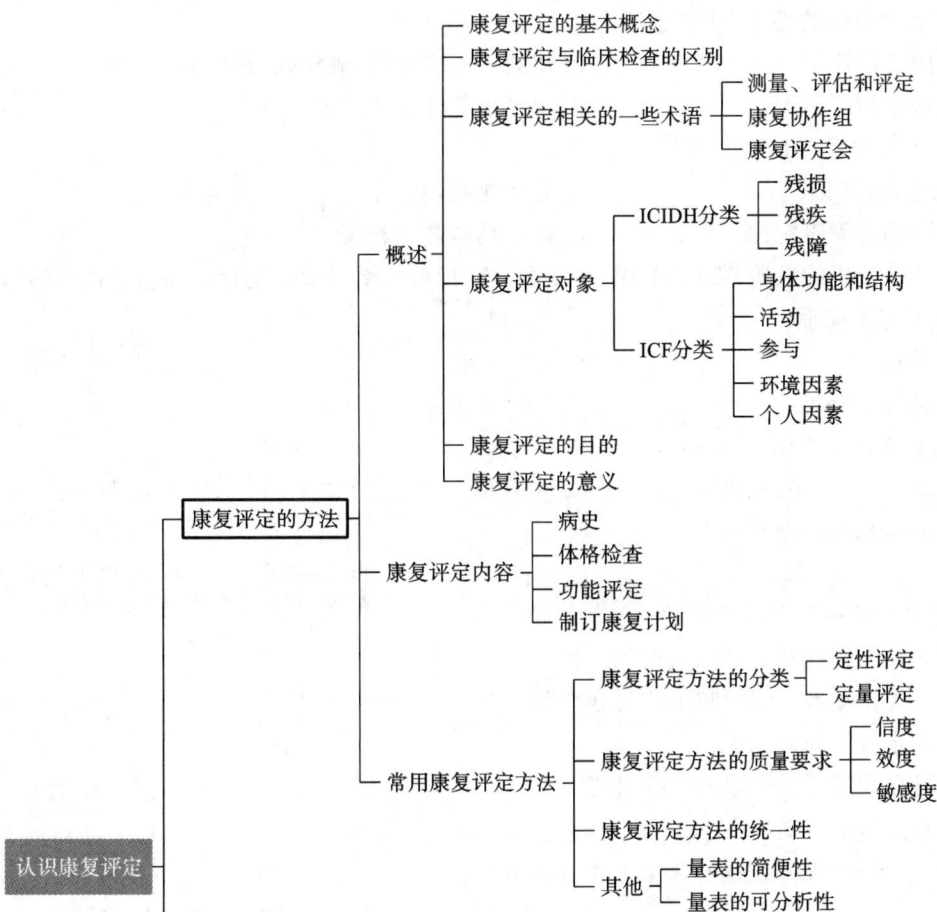

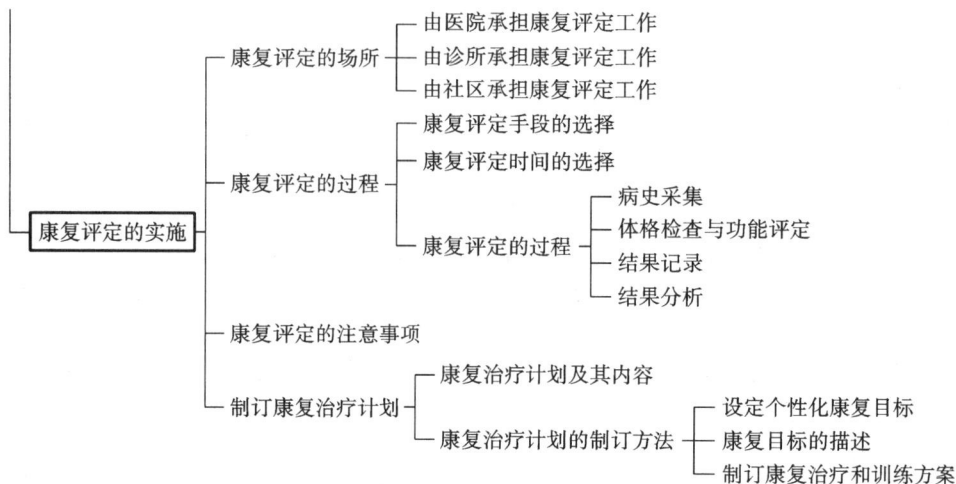

```
                                ┌─ 由医院承担康复评定工作
                  ┌─ 康复评定的场所 ─┼─ 由诊所承担康复评定工作
                  │                └─ 由社区承担康复评定工作
                  │                ┌─ 康复评定手段的选择
                  │                ├─ 康复评定时间的选择
                  ├─ 康复评定的过程 ─┤                      ┌─ 病史采集
  康复评定的实施 ──┤                │                      ├─ 体格检查与功能评定
                  │                └─ 康复评定的过程 ───────┤
                  │                                        ├─ 结果记录
                  │                                        └─ 结果分析
                  ├─ 康复评定的注意事项
                  │                ┌─ 康复治疗计划及其内容
                  └─ 制订康复治疗计划 ┤                      ┌─ 设定个性化康复目标
                                   └─ 康复治疗计划的制订方法 ─┼─ 康复目标的描述
                                                            └─ 制订康复治疗和训练方案
```

➡ 课后习题

1. 康复功能评定的内容包括（　　　）。

A. 评分量表、问卷调查功能表　　　　B. 运动系统、神经系统功能评定

C. 精神心理功能评定　　　　　　　　D. 听觉、言语功能评定

E. 器官水平或系统水平、个体水平和社会水平功能评定

2. 下列哪一项不是康复功能评定的意义？（　　　）

A. 评定功能障碍的性质、部位、范围、程度、发展趋势

B. 评定康复疗效　　　　　　　　　C. 相当于疾病诊断，确定疾病性质与类型

D. 确定康复治疗目标　　　　　　　E. 制订康复计划的依据

3. 康复评定的目的是（　　　）。

A. 客观地找到病因　　　　　　　　B. 为客观地判定疗效

C. 为残损功能障碍定性　　　　　　D. 评定功能障碍程度

E. 了解功能障碍的性质、部位、范围、程度、趋势、预后和结局及评定疗效和治疗计划的依据

4. 康复评定不包括（　　　）。

A. 躯体功能　　　　　　　　B. 言语功能　　　　　　　　C. 感觉功能

D. 心理精神功能　　　　　　E. 社会适应性

5. 康复功能评定方法不具有（　　　）。

A. 可行性　　　　B. 有效性　　　　C. 敏感度　　　　D. 统一性　　　　E. 哲理性

6. 康复评定实施的场所包括（　　　）。

A. 诊所　　　　B. 学校　　　　C. 医院　　　　D. 护理院　　　　E. 以上均是

7. 下列关于康复评定时间的描述正确的是（　　　）。

A. 康复评定只需在患者刚入院时做一次

B. 康复评定在患者入院时和出院时分别做一次

C. 康复评定每 2 周做一次

D. 康复评定贯穿于整个康复治疗过程

E. 康复评定每个月做一次

8. 以下哪个病史是康复病史采集的重要部分？（　　　）

A. 家族史　　　　B. 现病史　　　　C. 功能史　　　　D. 个人史　　　　E. 既往史

9. 以下哪一部分不属于康复评定的过程?（　　）

A. 制订治疗方案　　　　　　　　B. 结果分析　　　　　　　　C. 病史采集

D. 功能评定　　　　　　　　　　E. 结果记录

10. 以下说法不正确的是（　　）。

A. 康复治疗计划的制订首先须设定康复目标

B. 康复目标的设定应综合考虑多个因素,强调个性化

C. 康复评定实施前无须向患者和家属说明

D. 康复评定一般由同一人由始至终地进行

E. 康复评定不应引起患者劳累和疼痛

扫码看答案

人体形态和反射的评定

扫码看 PPT

学习目标

▲ 知识目标

（1）掌握人体形态学体格检查评定的内容；浅反射、深反射、病理反射和踝阵挛的评定方法；发育性反射和反应的评定方法。

（2）熟悉常见身体姿势评定；反射的分类。

（3）了解人体形态学评定的发展简史；浅反射、深反射、病理反射和踝阵挛的临床意义；发育性反射和反应的临床意义。

▲ 能力目标

（1）能够对患者进行身体形态、肢体长度及围度的评估。

（2）能够对患者进行浅、深反射和病理反射的评定。

（3）能够对患者进行发育性反射的评定。

▲ 素质目标

（1）建立专业认同感。

（2）具备良好的医患沟通能力和团队协作能力。

（3）具备"医者仁心"的人文关怀精神。

案 例 导 入

患者，男性，40岁，因左小腿截肢术后入院。专科检查：左小腿缺失，近膝关节处可见长 18 cm 切口，肿胀明显。

请问：

1. 该患者的主要康复问题是什么？

2. 目前应该做哪些评定项目，如何评定？

任务一　人体形态评定技术

一、概述

人体形态是指人体的外部形状和特征，包括器官系统的外形结构、体格、体型及姿势，人体形态评定是定量测量人体外部特征的主要方法。人体形态与人体的生理功能、心理状态以及人体的生长发育等方面都有着密切的关系。在康复评定中,人体形态评定是了解生长发育异常及伤病所致人体形态变化,确定由人体形态变化导致的功能障碍及其程度的重要方法。

(一)人体形态评定的发展

人体形态评定是人体测量学的一部分,最先出现于人类学。随着现代科学技术发展、各学术领域相互渗透、人类对健康需求和美学要求的提高,人体测量学不断与临床医学、整形外科学、人体工程学、体育保健学等相结合,并成为这些学科的一部分,同时也成为康复功能评定学的重要组成内容。

人体测量的应用也是随着时代的变化而不断变化的,起初是通过对不同进化阶段的古人类化石进行观察与测量,从而找出人类进化的规律,后来对不同种族、不同人群进行人体测量和分析比较,找出人类的差异及变异规律。目前,人体测量在多个领域都有应用,如:在少年儿童卫生学领域应用人体测量,可帮助开展生长发育方面的研究,揭示人体生长发育规律;在体育科学领域,应用人体测量方法可帮助挑选运动员、指导体育训练;在艺术领域,运用人体测量技术可指导雕塑与绘画;在颌面外科领域,应用面部活体测量进行矫形与美容手术;在法医学领域,通过人体测量技术进行个体识别,应用颅骨测量进行容貌复原;在医学领域,借助人体测量学方法研究某些疾病的危险倾向,测定人体组成成分和评价健康状态等。

(二)人体形态评定的内容

1. 身体姿势评定 身体姿势是指身体各部位在空间的相对位置,反映了人体骨骼、肌肉、内脏器官、神经系统等各组织间的力学关系。正常的姿势有赖于肌肉、韧带、骨骼、关节、筋膜等组织的支持和良好的姿势习惯以及正常的平衡功能。

2. 体格评定 体格评定是对人体各部位的长度、围度及宽度等进行测量。身高、体重、胸围、肢体长度和围度等指标是体格评定的常用指标。

二、身体姿势评定

在人体形态评定中,通常用直立姿势作为人体形态评定的基本姿势。直立姿势测量法是指在人体直立状态下,测量人体有关数据的方法。该方法要求被测者两足跟靠拢,两臂自然下垂,挺胸收颌,两眼平视前方,使头部保持眼眶下缘与耳门点成水平的"眼耳平面"姿势。眼耳平面是国际上通用的标准平面,已被各国人体测量工作者广为采用。这种方法测量的优点是所需测量器械相对比较简单轻便,测量所需的时间也较短,适用于大面积测量或流动性较强的工作。但是,在直立状态下进行测量,被测者的稳定性较差,也难以根据测量的要求对姿势做精确矫正。

正确的身体姿势应具备以下条件:具有能使机体处于稳定状态的力学条件;肌肉维持正常姿势所承受的负荷不大;不妨碍内脏器官功能;表现出人体的美感和良好的精神面貌。

(一)正常姿势及其评定

在临床实践中,观察患者各种身体姿势,可以初步判断患者功能障碍的部位和程度。

1. 正常姿势 人体正常姿势包括静态姿势和动态姿势。静态姿势表现为站位、坐位、跪位和卧位等相对静止的姿势;动态姿势是指活动中的各种姿势,如行走姿势、运动姿势、劳动姿势和舞蹈姿势等。姿势的表现受性别、年龄、身体状态、文化背景及性格等因素的影响,同时也受到各种病理因素的影响。

2. 直立姿势的评定 人体处于直立位的标准姿势时,从各个不同方向进行观察,要符合以下条件。

(1)前面观:从前面看,双眼应平视前方,两侧耳屏上缘和眶下缘中点应位于同一水平面上,左、右髂前上棘应位于同一水平面上(图 2-1)。

(2)后面观:从后面看,后枕部、脊柱和两足跟夹缝线应位于一条垂直线上;与脊柱相邻的两肩和两侧髂嵴,对称地位于垂直于脊柱的水平线上(图 2-2)。

(3)侧面观:从侧面看,耳屏、肩峰、股骨大转子、膝、踝应五点一线,位于一条垂直线上。同时可见脊柱的 4 个正常生理弯曲,即向前凸的颈曲、向后凸的胸曲、向前凸的腰曲和向后凸的骶曲。颈曲和腰曲最大,胸曲次之,骶曲最小(图 2-3)。

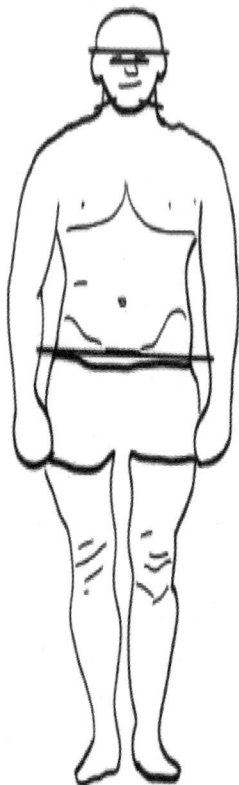

图 2-1 直立姿势(前面观)　　图 2-2 直立姿势(后面观)　　图 2-3 直立姿势(侧面观)

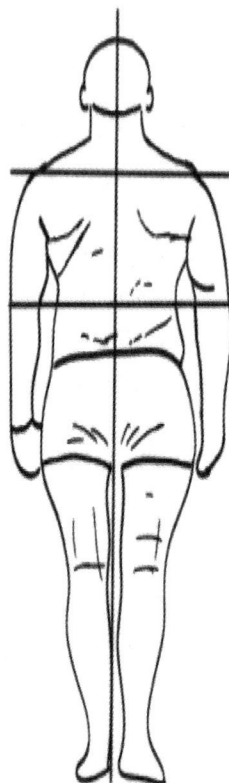

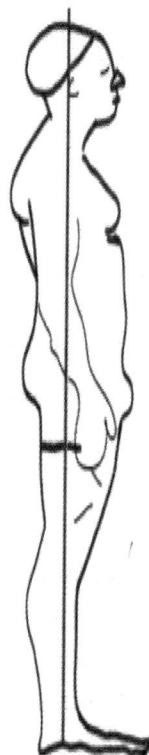

(二)常见的异常姿势及其评定

对异常姿势的评定主要通过对被评估者前面、后面和侧面 3 个方向的观察来判断是否有姿势异常。常见的异常姿势如下。

1. 前面观

(1)下颌骨不对称:可以是发育性的,也可以由外伤引起。

(2)锁骨和其他关节不对称:一般由外伤引起。

(3)髋外旋、髋内旋:髋内旋时髌骨转向腿内侧,髋外旋时髌骨转向腿外侧。

(4)膝内翻("O"形腿):可以是单侧或双侧,其特点是在膝内翻时,膝关节的中心在大腿和小腿中线的外侧,两腿呈"O"形。在肌肉关节方面,髋内侧旋肌紧张,膝关节伸展,髋外侧旋肌、胫后肌、腘绳肌被拉长。

(5)膝外翻("X"形腿):可以是单侧或双侧,其特点是在膝外翻时,膝关节的中心在大腿和小腿中线的内侧,两腿呈"X"形。膝关节外侧的肌肉及其他软组织紧张,膝关节内侧的组织被拉长。

(6)胫骨外旋:髌骨向前,足趾向外,髂胫束紧张。

(7)胫骨内旋:髌骨向前,足趾向内,内侧腘绳肌和股薄肌紧张。

2. 后面观

(1)头部倾斜:与同侧椎体受压有关,一侧颈部屈肌紧张,对侧颈部屈肌被牵拉,头部在冠状面上向一侧倾斜。有时和长期优势上肢的运动有关。

(2)肩下垂:肩下垂时,两肩在冠状面上不在同一水平,一侧的肩关节下垂,另一侧的肩关节可以抬高和内收,菱形肌和背阔肌紧张。

(3)肩内旋、外旋:肩内旋与肩关节屈曲、外旋受限有关,常见于长期使用腋杖的截瘫和小儿麻痹症患者;肩外旋少见。

(4)脊柱侧弯:脊柱侧弯时,脊椎棘突在冠状面上向外偏离重心线,为了保持身体的平衡,可引起肩和骨盆的倾斜。临床上曾经采用重锤悬垂法测量脊柱侧弯程度:令被测者直立,测量者将重锤的端线置于被测者枕骨隆突中心点,待垂线稳定于两腿夹缝时,测量脊柱每一侧凸区域偏离垂线的最远点到垂线的水平距离。

(5)骨盆向侧方倾斜:骨盆侧方倾斜时,骨盆在冠状面上偏向一侧。如骨盆右侧方倾斜时,伴有左侧髋关节内收和右侧髋关节外展。

(6)骨盆旋转:重心线落在臀裂的一侧,可见内旋肌和屈髋肌软弱,这种情况常见于偏瘫的患者。

(7)扁平足:又称平足症,足内侧纵弓低平或消失,距骨向前、内和下方移位,跟骨向下和旋前,舟骨粗隆凹陷,腓骨长、短肌和伸趾肌短缩,胫后肌和趾长屈肌拉长。

(8)高弓足:又称空凹足,可见足内侧纵弓异常增高,跟骨后旋,胫前、后肌短缩,腓长短肌和外侧韧带拉长。

3. 侧面观 从侧面观察,正常颈曲深度和腰曲深度为 $3\sim5$ cm。

(1)头向前倾斜:下颈段和上胸段屈曲增加,上颈段伸展增加,颈椎的椎体位于中心线的前方,颈部的屈肌放松,伸肌紧张,常见于颈部长期处于前屈姿势的人群,如长期使用电脑工作者、长期伏案工作者等。

(2)脊柱后凸(驼背):是胸椎后凸增加的表现,重心位于椎体的前方,颈曲深度>5 cm。这种情况常见于脊柱结核病、长期前倾疲劳、脊柱的退行性变化、长期过度的屈肌训练等。

(3)平背(直背):由脊柱胸段和腰段的生理曲度变小导致。其特征是胸曲深度和腰曲深度<2 cm,从而使背部相应呈扁平状,常伴有骨盆后倾的表现。

(4)腰椎前凸(鞍背):因脊柱腰段过度前凸所造成。其特征是腰段向前凸程度明显增大,常大于5 cm,使腹部向前凸出。为维持身体直立平衡,鞍背者与驼背者相反,头颈或上部躯干重心,落于标准姿势的后方。这种情况通常与腰骶角增大、骨盆前倾和髋屈曲、椎体后部受压等因素有关,此外,还与妊娠、肥胖、不良站立习惯有关。

(5)胸部畸形:正常人的胸廓前后径与左右径的比例约为 $1:1.5$。

①扁平胸:胸部呈扁平状,前后径较小,左右径明显大于前后径,常见于肺结核、癌症等消耗性疾病患者。

②桶状胸:胸廓的前后径与左右径的比例近似 $1:1$,呈圆柱形,常见于慢性阻塞性肺疾病患者。

③鸡胸:胸骨向前隆起,胸廓前后径大于左右径。

④漏斗胸:胸向内凹陷。

⑤胸廓不对称:左右胸廓歪斜,大小高低不一致,呈不对称状。常见于重度脊柱侧凸患者。

(6)骨盆后倾:耻骨联合位于髂前上棘之前,髂前上棘位于重心线的后方。

(7)骨盆前倾:耻骨联合位于髂前上棘之后,髂前上棘位于重心线的前方。

(8)膝过伸:踝关节常呈跖屈位,膝关节位于重心线的后方,股四头肌、腓肠肌紧张。

(9)膝屈曲:伴踝关节背屈位、髋关节屈曲,膝关节位于重心线的前方,股四头肌被拉长。

(三)异常姿势的影响

(1)肌肉和韧带失去平衡。

(2)关节负重增加和压力分布异常。

(3)继发性功能障碍。

(4)诱发疼痛、关节脱位或半脱位。

(5)运动效率降低。

三、体格评定

正确测量人体体格参数有助于判断身体发育与健康状况。为了解因身体发育、伤病所致的身体形态改变,客观体现形态障碍对于功能状态的影响程度,如截肢、肢体水肿或下肢不等长等,治疗师必须对患者进行客观、准确测量和记录,以协助功能状态的评定,为制订康复治疗方案、观察康复治疗效果及判断预后提供依据。

(一) 体表标志

在进行体格评定时,将体表的凸起和凹陷作为标志点。标志点是人体形态评定中的客观参照标志。常用的标志点往往选择在骨缝、骨的起止点、会合点或者皮肤体表的特征处和肌性标志(图 2-4)。

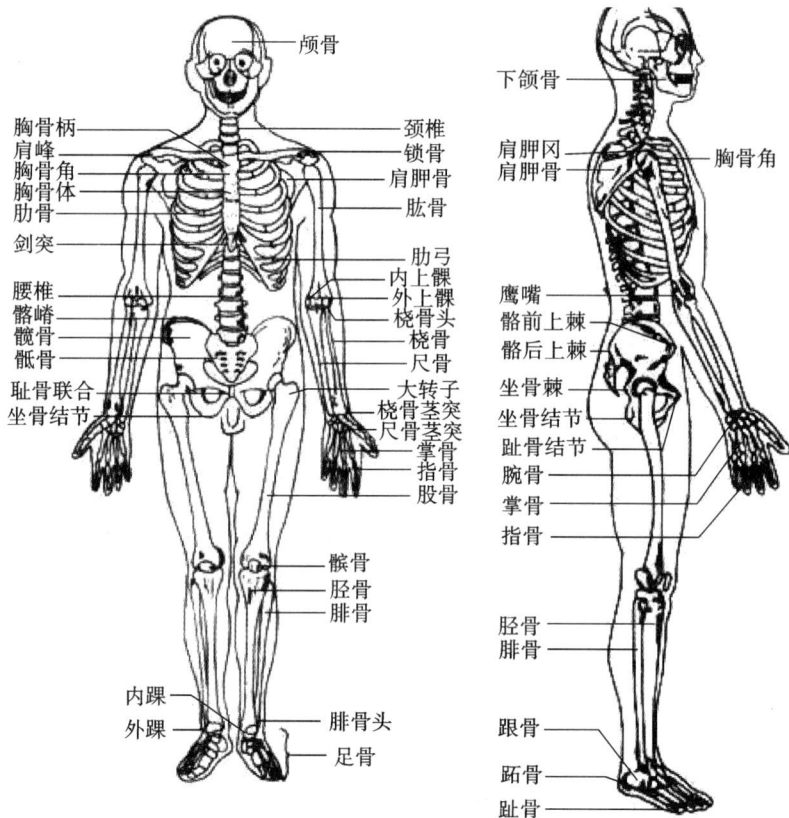

图 2-4 常用的标志点

1. 头及躯干常用标志点

(1) 头顶点:当头部位于眼耳平面时,头顶在正中矢状面上的最高点。

(2) 颈点:第七颈椎棘突尖端的最高点。

(3) 胸中点:左右第四胸肋关节中点的连线与正中矢状面的交点。

(4) 肩胛骨下角:肩胛骨内侧缘与外侧缘的会合处,测量胸围时,该点作为背面的固定点。

(5) 脐点:脐的中心点,测量腹围时以此点为基准点。

(6) 腰点:第五腰椎棘突尖端的点。

2. 上肢常用标志点

(1) 肩峰:肩胛冈外侧的突起。

(2) 肱骨内上髁:肱骨滑车内侧的突起。

(3) 肱骨外上髁:肱骨小头外侧的突起。

(4) 尺骨鹰嘴:尺骨上端膨大突起,屈肘时形成明显隆起。

（5）桡骨茎突：桡骨远端外侧缘的骨性隆起。

（6）尺骨茎突：尺骨远端内侧的骨性隆起。

（7）桡尺茎突中间点：桡骨茎突与尺骨茎突连线中点。

（8）指尖点：手指指尖顶端点。

3. 下肢常用标志点

（1）髂嵴点：髂嵴最向外侧突出的点。

（2）髂前上棘：髂嵴前端上部的骨性突起。

（3）股骨大转子：股骨颈和股骨体连接处上外侧的方形隆起。活动下肢在髂嵴下一掌处可摸到其在皮下转动。

（4）股骨内上髁：股骨远端内侧最突起处。

（5）股骨外上髁：股骨远端外侧最突起处。

（6）膝关节外侧间隙：股骨外上髁下缘膝关节线。

（7）内踝：胫骨远端内侧突起。

（8）外踝：腓骨远端外侧突起。

（9）趾尖点：足趾尖的顶点。

（二）身体长度的测量

测量工具可选用普通软尺，测量前应将两侧肢体放在对称的位置上，利用体表的骨性标志来测量肢体或残肢的长度，再将两侧肢体测量的结果进行比较。

1. 上肢长度的测量

（1）上肢长。

测量体位：坐位或站位，上肢自然下垂，肘关节伸展，前臂旋后，腕关节中立位。

测量点：从肩峰点到桡骨茎突或中指指尖的距离（图 2-5）。

（2）上臂长。

测量体位：坐位或站位，上肢自然下垂，肘关节伸展，前臂旋后，腕关节中立位。

测量点：从肩峰点到肱骨外上髁的距离（图 2-6）。

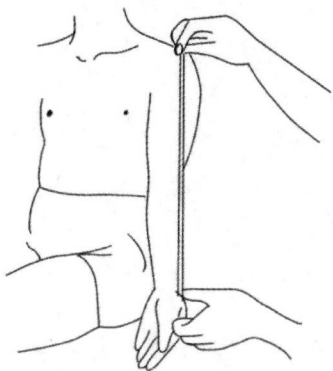

图 2-5　上肢长测量　　　　　　　　图 2-6　上臂长测量

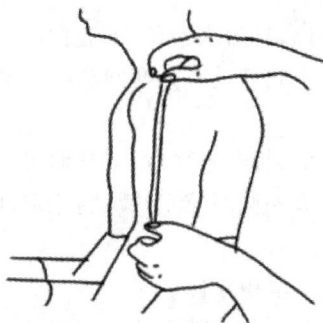

（3）前臂长。

测量体位：坐位或站位，上肢自然下垂，肘关节伸展，前臂旋后，腕关节中立位。正常人前臂长等于足的长度。

测量点：从肱骨外上髁到桡骨茎突的距离（图 2-7）。

（4）手长。

测量体位：手指伸展位。

测量点:从桡骨茎突与尺骨茎突的掌侧面连线的中点到中指尖的距离(图 2-8)。

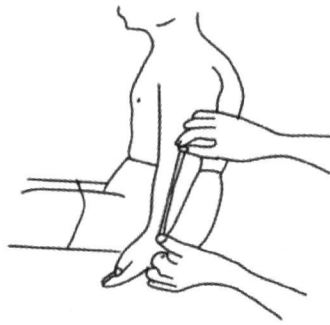

图 2-7　前臂长测量　　　　　　　　图 2-8　手长测量

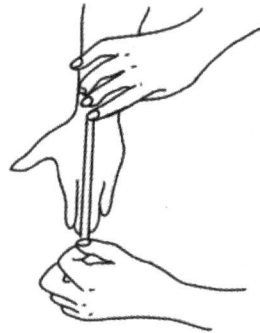

2. 下肢长度的测量

(1) 下肢长。

测量体位:仰卧位,骨盆水平位,下肢伸展,髋关节中立位。

测量点:从髂前上棘到内踝的最短距离,或从大转子到外踝的距离(图 2-9)。

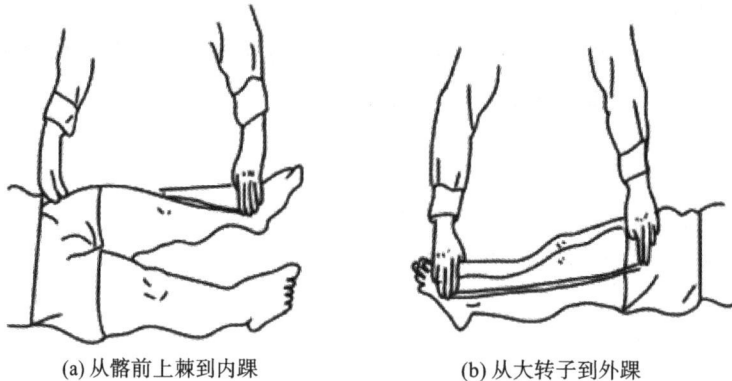

(a) 从髂前上棘到内踝　　　　　　　(b) 从大转子到外踝

图 2-9　下肢长测量

(2) 大腿长。

测量体位:仰卧位,骨盆水平位,下肢伸展,髋关节中立位。

测量点:从大转子到膝关节外侧间隙的距离(图 2-10)。

(3) 小腿长。

测量体位:仰卧位,骨盆水平位,下肢伸展,髋关节中立位。

测量点:从膝关节外侧间隙到外踝的距离(图 2-11)。

(4) 足长。

测量体位:踝关节呈中立位。

测量点:从足跟点到第二趾末端的距离(图 2-12)。

3. 截肢残端长度的测量　截肢者上肢或下肢残端长度是设计假肢时不可缺少的数值,其测量时采用的测量点与非截肢者的测量点不同。

(1) 上臂残端长度。

测量体位:坐位或站位,上臂残肢自然下垂。

测量点:从腋窝前缘到残肢末端的距离(图 2-13)。

(2) 前臂残端长度。

测量体位:坐位或站位,上臂残肢自然下垂。

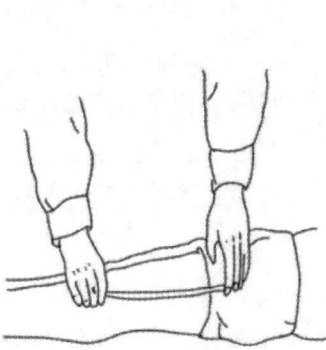

图 2-10 大腿长测量

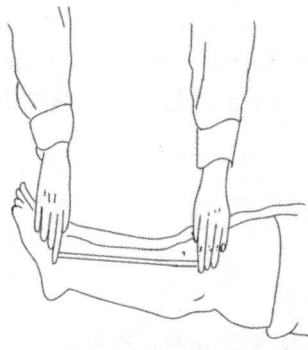

图 2-11 小腿长测量

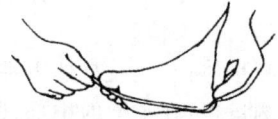

图 2-12 足长测量

测量点:从尺骨鹰嘴沿尺骨到残肢末端的距离(图 2-14)。

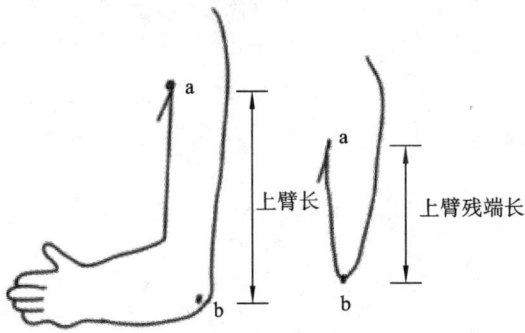

图 2-13 上臂残端长度测量

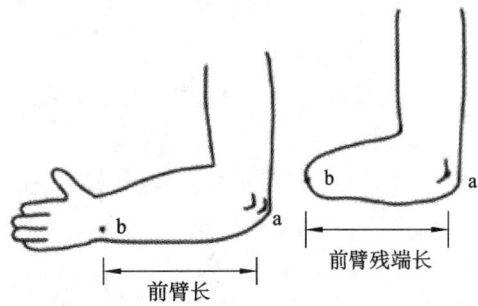

图 2-14 前臂残端长度测量

(3)大腿残端长度。

测量体位:仰卧位或用双侧腋杖支撑站立,健侧下肢伸展。

测量点:从坐骨结节沿大腿后面到残肢末端的距离(图 2-15)。

(4)小腿残端长度。

测量体位:仰卧位或用双侧腋杖支撑站立,健侧下肢伸展。

测量点:从膝关节外侧间隙到残肢末端的距离(图 2-16)。

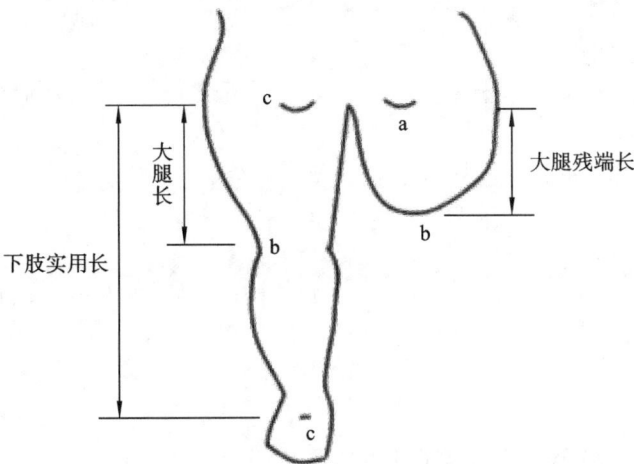

图 2-15 大腿残端长度测量

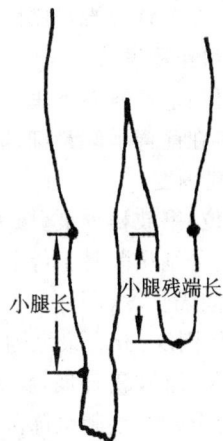

图 2-16 小腿残端长度测量

(三) 身体围度(周径)的测量

测量围度注意事项:测量时被测者应充分放松被测肢的肌肉,较长的肢体可以分段测量,以软尺在皮肤上可稍移动的松紧度为宜(上下移动≤1 cm)。软尺应与肢体纵轴垂直,不可倾斜,测量点应放在肌肉最膨隆处。

1. 四肢围度的测量

(1) 上臂围度:分为肘伸展位和肘屈曲位。

①肘伸展位。

测量体位:上肢自然下垂,肘关节伸展。

测量点:在上臂的中部,即肱二头肌最膨隆处测量围度。

②肘屈曲位。

测量体位:上肢自然下垂,肘关节用力屈曲。

测量点:同肘伸展位(图 2-17)。

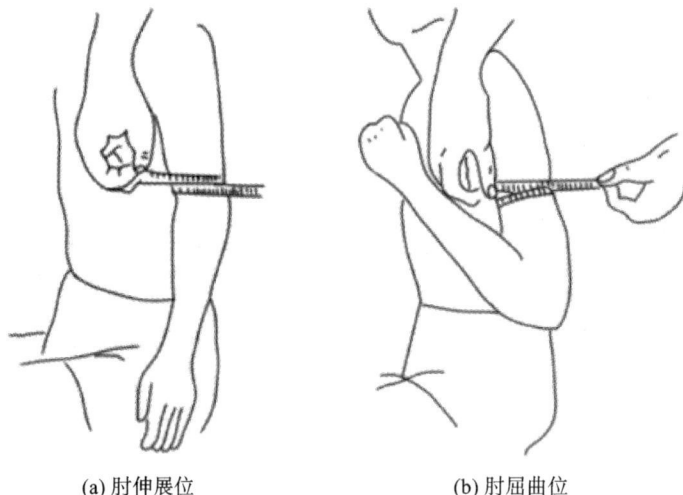

(a) 肘伸展位   (b) 肘屈曲位

图 2-17　上臂围度测量

(2) 前臂围度:分为最大围度和最小围度。

①前臂最大围度。

测量体位:前臂自然下垂。

测量点:在前臂近端最膨隆处测量围度(图 2-18)。

②前臂最小围度。

测量体位:前臂自然下垂。

测量点:在前臂远端最细部位测量围度。

(3) 大腿围度。

测量体位:下肢稍外展,膝关节伸展位。

测量点:分别从髌骨上缘起向大腿中段每 6 cm、8 cm、10 cm、12 cm 处测量围度,记录测量结果时应注明测量的间隔长度(图 2-19)。

(4) 小腿围度:分为最大围度和最小围度。

测量体位:下肢稍外展,膝关节伸展位。

测量点:分别在小腿最膨隆处和内、外踝最细的部位测量围度(图 2-20)。

2. 躯干围度测量

(1) 头围(小儿常测)。

测量体位:坐位、站立位或平卧位。

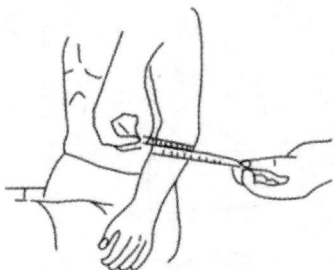

图 2-18 前臂围度测量

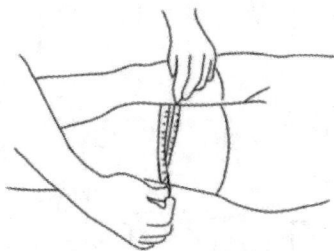

图 2-19 大腿围度测量

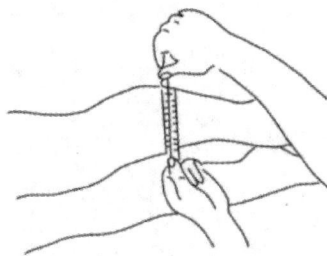

图 2-20 小腿围度测量

测量点:用软尺齐双眉上缘,经枕后结节,左右对称环绕一周(图 2-21)。正常成人头围为 54～58 cm,胎儿头围为 32～34 cm。

(2)颈围。

测量体位:坐位或站立位,上肢自然下垂。

测量点:经喉结或喉结下方的颈部水平围度(图 2-22)。

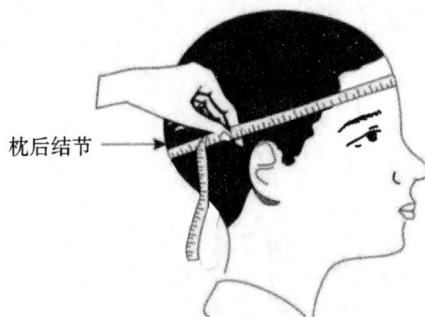

图 2-21 头围测量

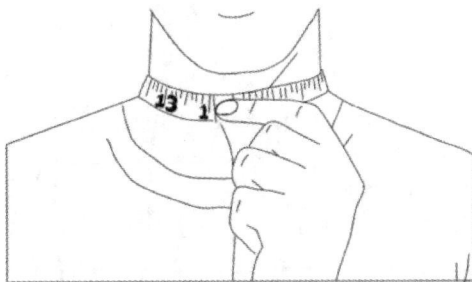

图 2-22 颈围测量

(3)胸围。

测量体位:坐位或站立位,上肢自然下垂。

测量点:经乳头点和肩胛骨下角点,绕胸一周。应分别在被测者平静呼气末和吸气末时测量,正常人胸围约等于身高的一半(图 2-23)。

(4)腹围。

测量体位:坐位或站立位,上肢自然下垂。

测量点:通过脐或第十二肋骨的下缘和髂前上棘连线中点的水平线。测量腹围时,应考虑消化器官和膀胱内容物充盈程度对其结果的影响(图 2-24)。

(5)臀围。

测量体位:站立位,上肢自然下垂。

测量点:大转子与髂前上棘连线中点的水平面绕臀一周的长度(图 2-25)。

3. 截肢残端围度的测量 测量截肢残端的围度是为了判断残端的水肿程度和其与假肢接受腔的合适程度。截肢术前及术后均应在相同的标志点测量。

(1)上臂残端围度。

测量体位:坐位、站立位、平卧位或侧卧位。

测量点:从腋窝直到残肢末端,每隔 2.5 cm 测量一次围度(图 2-26)。

(2)前臂残端围度。

测量体位:坐位、站立位、平卧位或侧卧位。

测量点:从尺骨鹰嘴直到残肢末端,每隔 2.5 cm 测量一次围度(图 2-27)。

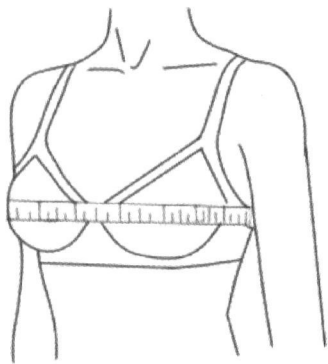

图 2-23　胸围测量

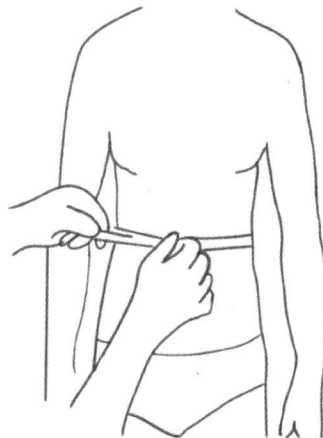

图 2-24　腹围测量

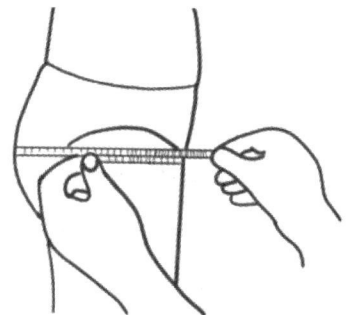

图 2-25　臀围测量

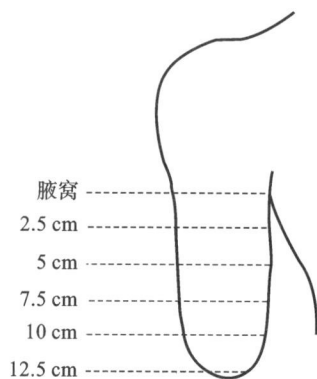

图 2-26　上臂残端围度测量

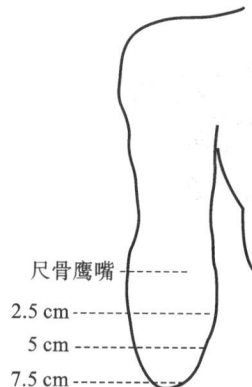

图 2-27　前臂残端围度测量

（3）大腿残端围度。

测量体位：坐位、站立位、平卧位或侧卧位。

测量点：从坐骨结节直到残肢末端，每隔 5 cm 测量一次围度（图 2-28）。

（4）小腿残端围度。

测量体位：坐位、站立位、平卧位或侧卧位。

测量点：从胫骨外侧髁直到残肢末端，每隔 5 cm 测量一次围度（图 2-29）。

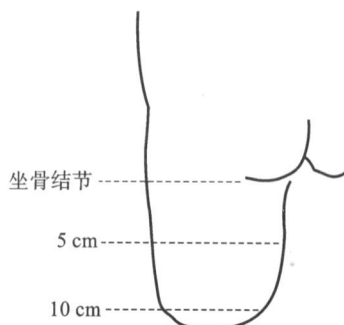

图 2-28　大腿残端围度测量

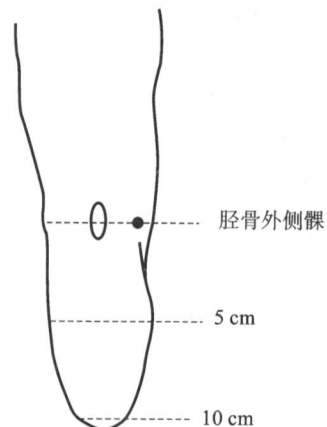

图 2-29　小腿残端围度测量

任务二 反射评定

案例导入

患儿，男性，4岁，因脑瘫入院。早产5周，10个月翻身，12个月会坐，26个月能爬，不能独站及独走。双下肢肌张力高，双手精细运动较差。

请问：

1. 该患儿的主要康复问题是什么？
2. 目前应该选择哪些评定项目？如何评定？

一、概述

（一）定义

1. 反射 反射是指在大脑皮质的控制和调节下，机体对内外环境的各种刺激所产生的反应。反射的结构基础是反射弧。反射弧包括感受器、传入神经、中枢、传出神经和效应器五部分。反射弧受高级中枢的控制，其中任何一部分发生病变都会使反射出现异常。

2. 发育性反射和反应 人体在胎儿期、出生时及出生后会陆续出现脊髓、脑干、中脑以及大脑皮质水平的反应，其与人体的运动发育过程密切相关，故又将此类反射称为发育性反射和反应。发育性反射的成熟过程经历四个阶段：脊髓水平反射、脑干水平反射、中脑水平反射及大脑皮质水平的反应。

脊髓和某些脑干水平的原始反射的出现标志着运动发育的开始。随着神经系统的发育，脊髓和某些脑干水平的原始反射由中枢神经系统进行整合而被抑制。一经整合，这些反射便不再以原有的形式存在，在正常情况下不能再被引出。因此脊髓和脑干水平反射的出现与消失意味着中枢神经系统反射发育的成熟过程。妊娠期胎儿或新生儿脑部受损，可导致反射或反应无法如期出现，原始反射无法如期消失。反射发育迟缓或异常将导致患儿运动功能发育异常。在成年期，疲劳、用力或中枢神经系统损伤可使这些原始反射再现，如果成年人再现发育性反射则提示其正常运动和姿势的自由选择受到了抑制。由此可见，发育性反射与中枢神经系统疾病所致的运动功能障碍有着密切的关系，故发育性反射和反应的评定在中枢神经系统疾病的康复评估中具有重要的临床意义。

（二）反射的分类

（1）根据巴甫洛夫的观点，可将机体的反射活动分为条件反射和非条件反射。非条件反射又可分为生理反射（浅反射、深反射）和病理反射。

①浅反射：是刺激皮肤或黏膜所引起的反射。其传入神经起自体表感受器，经周围神经感觉纤维传入脊髓，与前角细胞发生突触，再经周围神经的运动纤维终于肌肉。有些浅反射如腹壁反射、提睾反射的完成，除了相应的脊髓节段性反射弧之外，还需要有一个通过脊髓至大脑皮质，再经锥体束至前角细胞的反射弧，故锥体束损伤后，腹壁反射与提睾反射减退或消失。

②深反射：为刺激肌腱或骨膜等本体感受器所引起的反射。刺激肌肉或肌腱内的本体感受器产生神经冲动，沿直径较粗、传导速度较快的感觉神经纤维传入中枢，并在中枢内直接与运动神经元形成突触，由运动神经元支配骨骼肌产生反应。因此，深反射是一种仅由感觉神经元与运动神经元构成的单突触反射，其传导的特点是潜伏期短，没有后放作用，传导速度快。

③病理反射:正常情况下(除婴儿外)不出现,仅在中枢神经系统受到损害时才发生的异常反射,主要是由于锥体束受损后,大脑失去对脑干和脊髓的抑制作用,因此临床上病理反射常提示锥体束损伤。

(2)根据反射发育的水平,可将反射分为脊髓水平反射、脑干水平反射、中脑水平反射及大脑皮质水平的反应四种。

①脊髓水平反射:一般在妊娠28周至出生后2个月内出现并且存在,包括屈肌反射、伸肌伸展反射、交叉伸展反射、拥抱反射、抓握反射等。

②脑干水平反射:大部分脑干水平的反射在出生时出现并且维持至出生后4个月,包括非对称性紧张性颈反射、对称性紧张性颈反射、紧张性迷路反射、联合反应、阳性支持反射、阴性支持反射等。

③中脑水平反射:大部分中脑水平的反射在出生时或出生后4~6个月出现,并维持终生,包括各种调正反应。

④大脑皮质水平的反应:大脑皮质水平的反应大多在出生后4~21个月出现,并维持终生,包括保护性伸展反应和各种平衡反应。

(三)评定的目的

1. 神经反射评定的目的　由于每个反射弧都通过固定的脊髓节段及周围神经,故进行神经反射检查有助于判断神经系统损伤的部位,为临床诊断提供依据。

2. 发育性反射和反应评定的目的

(1)判断中枢神经系统的发育状况:如果妊娠期的胎儿或婴儿出生时大脑受到损害,其反射或反应的发育就会出现异常。反射发育异常提示中枢神经系统成熟迟滞、神经反射发育迟滞。

(2)判断中枢神经系统的损伤情况:成年人在各种原因导致中枢神经系统损害时,已消失的原始反射重现,如脑卒中后偏瘫患者出现对称性或非对称性紧张性颈反射及联合反应等。Brunnstrom认为在正常运动发育过程中,脊髓和脑干水平的反射是正常发育过程中早期的必然阶段,随着神经系统的发育,脊髓和脑干水平的反射因受到较高位中枢的抑制而不被表现。脑卒中发生后,患者出现发育"倒退",脊髓和脑干水平的原始反射由脑损伤导致脱离抑制而被释放出来。

(3)为制订康复治疗方案提供依据:根据检查结果确定脑瘫患儿的发育水平,制订抑制应消失的原始反射,易化应出现的反应的康复训练方案。以头的控制训练为例:头的控制是患儿维持坐位和进行各种运动的基础。正常婴儿在出生后1~2个月时,俯卧位的迷路性调正反应和视觉性调正反应为阳性。此时小儿可在俯卧位的状态下抬头并在45°维持。如患儿迷路性调正反应和视觉性调正反应呈阴性,则应对其进行俯卧位视觉性调正反应易化训练。

二、神经反射发育评定

(一)神经反射的检查方法

1. 浅反射　多数浅反射的实质是伤害性刺激或触觉刺激作用引起的屈曲反射。主要评定项目如下。

(1)腹壁反射(肋间神经,$T_7 \sim T_{12}$):被检者取仰卧位,两下肢稍屈以使腹壁放松,检查者用钝器(火柴杆或棉签或钝头竹签)按上($T_7 \sim T_8$)、中($T_9 \sim T_{10}$)、下($T_{11} \sim T_{12}$)3个部位由外向内轻划被检者腹壁皮肤。正常情况下,可见局部腹壁肌肉收缩。若反应消失或反应加强,为腹壁反射异常(图2-30)。

(2)提睾反射(闭孔神经传入,股神经传出,$L_1 \sim L_2$):被检者取仰卧位,分开双腿,检查者用棉签或钝头竹签快速地自下而上或自上而下轻划被检者近腹股沟处大腿内侧皮肤。正常反应为同侧提睾肌收缩,睾丸向上提起。检查时应反复刺激,注意有无疲劳现象,并两侧对比。若上述反应减弱或不出现,即为提睾反射减弱或消失(图2-31)。

(3)跖反射(胫神经,$S_1 \sim S_2$):被检者取仰卧位,髋及膝关节伸直,检查者以一手持被检者踝部,用另

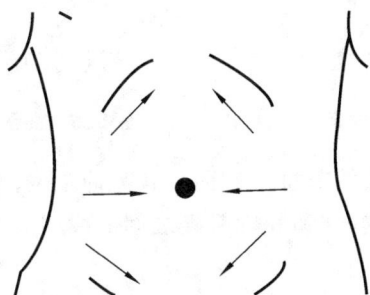

图 2-30 腹壁反射检查

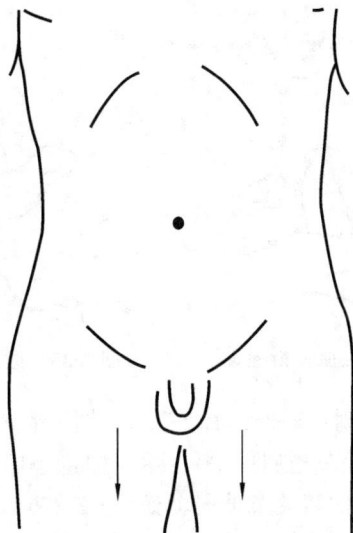

图 2-31 提睾反射检查

一手持棉签或钝头竹签轻划被检者足底外侧缘,自足跟向前划至小趾根部的隆起处转向内侧。正常时,可见各足趾皆跖屈。若上述反应减弱或不出现,即为跖反射减弱或消失(图 2-32)。

(4)肛门反射(阴部神经,$S_4 \sim S_5$):被检者侧卧或取膝胸位,检查者用棉签或钝头竹签轻划或用大头针轻划被检者肛门周围皮肤,正常反应为肛门外括约肌收缩,从表面不易观察时,可通过肛门指诊触摸感知。若上述反应迟缓或不发生,即为肛门反射减弱或消失(图 2-33)。

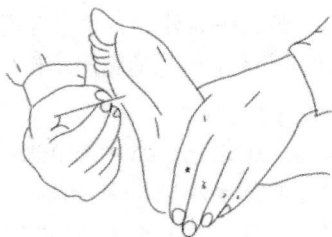

图 2-32 跖反射检查

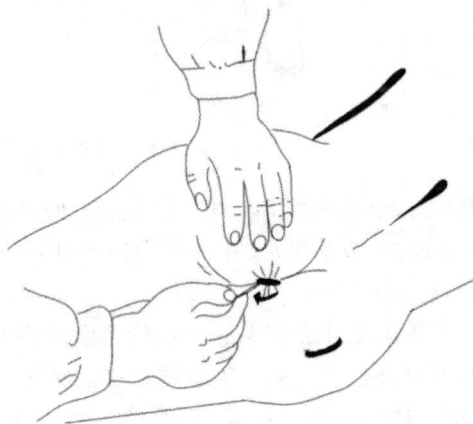

图 2-33 肛门反射检查

2. 深反射 深反射的实质是肌牵张反射的一种,是指快速牵拉肌腱时发生的不自主的肌肉收缩。主要评定项目如下。

(1)肱二头肌反射(肌皮神经,$C_5 \sim C_6$):被检者取仰卧位或坐位,屈肘,前臂稍内旋。检查者左手托起被检者肘部,以左手拇指置于肱二头肌肌腱上,右手用叩诊锤叩击检查者拇指,观察肱二头肌收缩引起的肘关节屈曲动作(图 2-34)。

(2)肱三头肌反射(桡神经,$C_6 \sim C_7$):被检者取仰卧位或坐位,上臂稍外展,屈肘,前臂稍内旋。检查者以一手托扶被检者的肘部,另一手用叩诊锤叩击被检者鹰嘴上方约 2 cm 处的肱三头肌肌腱。观察肱三头肌收缩引起的肘关节稍伸展动作(图 2-35)。

(3)桡骨膜反射(正中神经、桡神经、肌皮神经,$C_5 \sim C_6$):被检者取卧位或坐位,前臂屈曲稍内旋。检查者以一手轻托被检者前臂,并使腕关节自然下垂,另一手用叩诊锤轻叩被检者桡骨茎突。观察肱桡肌、肱二头肌、旋前肌、肱三头肌引起的肘关节屈曲、前臂旋前、手指屈曲等动作(图 2-36)。

27

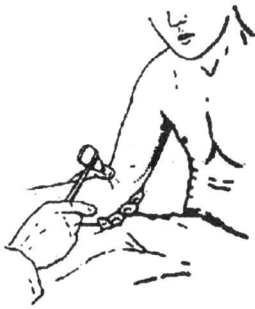

图 2-34 肱二头肌反射检查

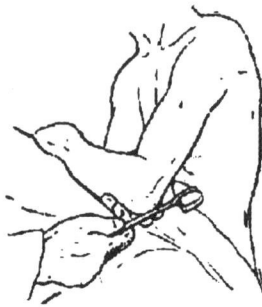

图 2-35 肱三头肌反射检查

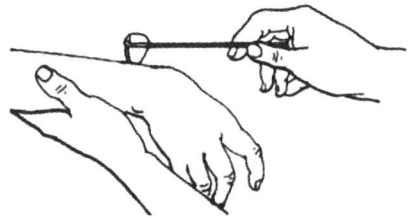

图 2-36 桡骨膜反射检查

（4）膝跳反射（股神经，$L_2 \sim L_4$）：被检者坐于床沿，膝关节自然弯曲。若为仰卧位，则检查者以一手托其腘窝，使膝关节稍屈曲，另一手用叩诊锤叩击被检者髌骨和胫骨粗隆之间的股四头肌肌腱。观察股四头肌收缩引起的膝关节伸展动作（图 2-37）。

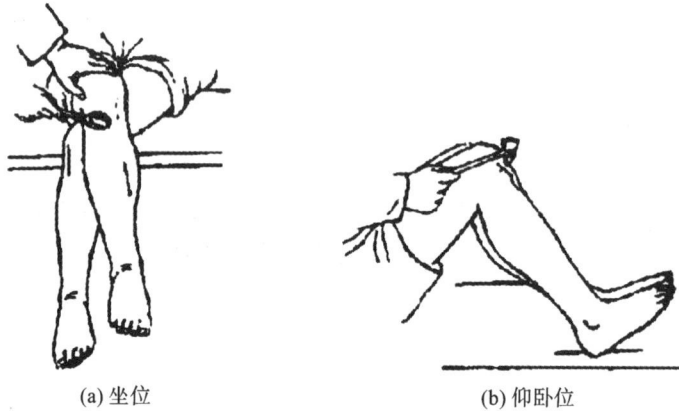

(a) 坐位

(b) 仰卧位

图 2-37 膝跳反射检查（坐位和仰卧位）

（5）跟腱反射（坐骨神经，$S_1 \sim S_2$）：被检者取仰卧位，下肢屈曲，大腿稍外展外旋。检查者用一手握住被检者足底前部，使踝关节稍背屈，另一手用叩诊锤叩击跟腱。观察腓肠肌收缩引起的跖屈动作（图 2-38）。

3. 病理反射

（1）巴宾斯基征（Babinski sign）：被检者取仰卧位，下肢屈曲。检查者一手握踝关节上部固定小腿，使下肢放松呈轻度外展位。另一手持钝物自足底外侧从后向前快速轻划至小趾根部，再转向内侧。正常情况下应出现足趾跖屈，称巴宾斯基征阴性。如出现踇趾背屈，其余四趾呈扇形分开，称巴宾斯基征阳性（图 2-39）。

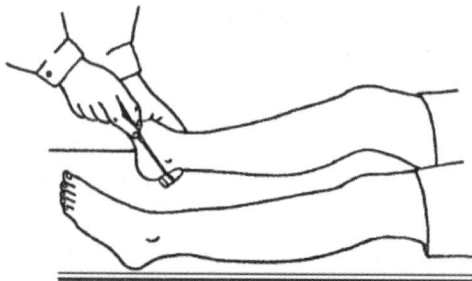

图 2-38 跟腱反射检查

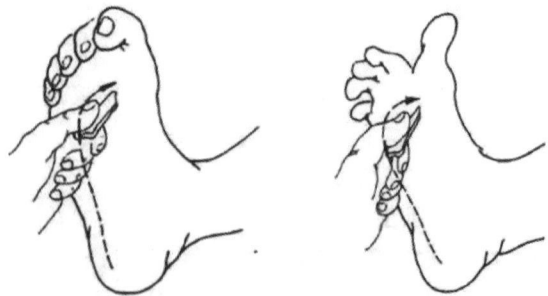

(a) 巴宾斯基征阴性

(b) 巴宾斯基征阳性

图 2-39 巴宾斯基征检查

（2）奥本海姆征（Oppenheim sign）：被检者取仰卧位。检查者用拇指和示指沿被检者胫骨前缘用力由上向下推压，阳性表现同巴宾斯基征（图2-40）。

（3）查多克征（Chaddock sign）：被检者仰卧，下肢稍屈曲。检查者用棉签钝头在被检者外踝下方足背外缘，由后向前划至趾跖关节处，阳性表现同巴宾斯基征（图2-41）。

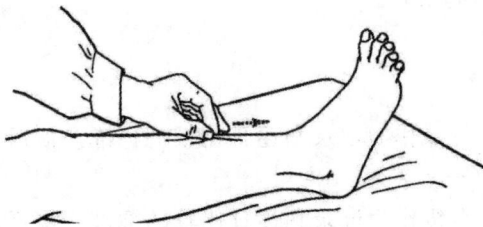

图 2-40 奥本海姆征检查   图 2-41 查多克征检查

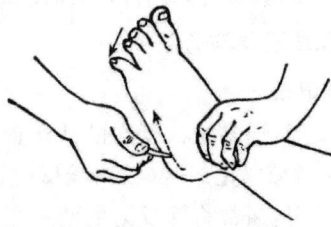

（4）戈登征（Gordon sign）：被检者取仰卧位，检查者用手以一定力量捏压腓肠肌，阳性表现同巴宾斯基征（图2-42）。

（5）霍夫曼征（Hoffmann sign）：被检者取卧位或坐位，检查者右手的中指和示指夹持被检者的中指中节，稍向上提，使其腕部处于背屈状态，其余各指处于自然放松屈曲状态，然后检查者以拇指迅速弹刮被检者中指指甲，若中指的指深屈肌受到牵引而引起拇指及其余三指的轻微掌屈反应，称为霍夫曼征阳性（图2-43）。

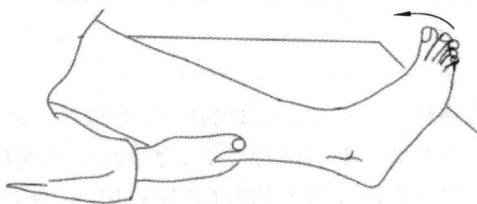

图 2-42 戈登征检查   图 2-43 霍夫曼征检查

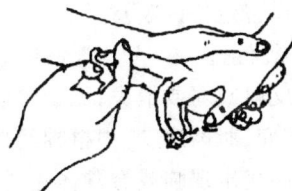

4. 阵挛　阵挛是肌张力增高，腱反射高度亢进的表现。病理性阵挛多因锥体束损害或全身性反射亢进所致，临床常见的有髌阵挛和踝阵挛。

（1）髌阵挛：被检者取仰卧位，下肢伸直。检查者用拇指和示指按住被检者髌骨上缘，突然向下方推动，并维持不放松，附着在髌骨上缘的股四头肌肌腱被拉长，当腱反射亢进时可引起该肌有节律地收缩，髌骨出现连续上下颤动的阳性反应（图2-44）。

（2）踝阵挛：被检者取仰卧位，检查者用一手托被检者腘窝，使膝关节半屈曲，另一手握其足底前部，迅速而突然用力使足背屈，并持续压于足底，腓肠肌和比目鱼肌肌腱被拉长，当腱反射增强时可出现踝关节节律性伸屈的阳性反应（图2-45）。

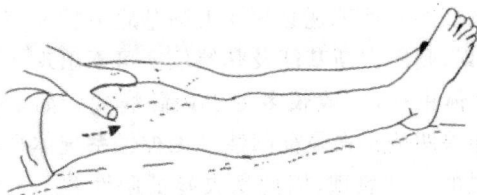

图 2-44 髌阵挛检查   图 2-45 踝阵挛检查

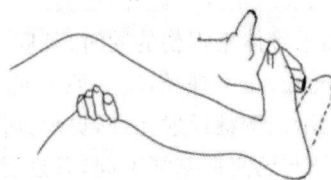

5. 注意事项

（1）被检者要配合，肢体要放松，检查部位两侧都要充分暴露，以便对比。

（2）检查者用棉签或钝头竹签检查时要注意力度不宜过大,以免戳伤被检者。

（3）用叩诊锤时,检查者叩击要快速均匀。

（4）进行肛门反射检查前要注意做好肛门的清洁工作。

（5）对于精神紧张不合作者、儿童或精神病患者,检查时可以嘱咐患者两手拉紧或击掌,在当患者用力拉手或击掌的瞬间,检查者叩击肌腱或骨膜处易引起反射。

（二）结果记录与分析

1. 结果记录

（1）浅反射:通常将浅反射的活跃程度分为3个等级作为记录和逐日比较的标准。浅反射消失记录为（−）;浅反射减弱记录为（±）;浅反射正常记录为（＋）。

（2）深反射:通常将深反射的活跃程度分成6个等级作为记录和逐日比较的标准。深反射消失记录为（−）;深反射减弱记录为（±）;深反射正常记录为（＋）;深反射活跃记录为（＋＋）;深反射中度亢进记录为（＋＋＋）;深反射重度亢进记录为（＋＋＋＋）。

（3）病理反射:通常将病理反射的结果分成3个方面作为记录和逐日比较的标准。病理反射阴性记录为（−）;可疑有病理反射记录为（±）;病理反射阳性记录为（＋）。

2. 结果分析

（1）浅反射:临床上浅反射的减弱或消失常见于反射弧上任何部位的损伤、中枢神经系统兴奋性降低（深昏迷或麻醉）,腹壁松弛（肥胖者、老年人及经产妇）、紧张或瘢痕等。如脊髓反射弧及锥体束损伤时腹壁及提睾反射可减弱或消失;急腹症、妊娠后期、膀胱过度充盈时腹壁反射也可减弱或消失。浅反射检查有神经损害定位诊断意义。

（2）深反射。

①深反射减弱或消失:见于脊髓反射弧任何部位的损伤,临床上常见的病因有周围神经或神经根病变、脊髓病变、肌肉病变、中枢神经休克期及小脑病变5个方面。如周围神经炎、脊髓前角细胞病变,脑或脊髓急性病变出现脑或脊髓休克时。此外,中枢神经系统的广泛性深度抑制（如深昏迷、全身麻醉或服用大量镇静剂时）、肌张力过高或关节病变也可引起反射的减弱或消失。

②深反射亢进:见于上神经元损害,锥体束病变（如脑出血、脑梗死及脑肿瘤等）,脊髓反射弧失去高级神经元抑制而呈现释放现象等。此外,神经系统兴奋性普遍增高时,如神经官能症、甲状腺功能亢进等时,也可出现双侧对称性深反射亢进。下运动神经元的刺激性病变（颈神经根炎早期）时偶也可以出现腱反射亢进。

（3）病理反射。

①巴宾斯基征及其等位征的临床评价:一般巴宾斯基征是因锥体束损伤,大脑失去了对脑干和脊髓的抑制而出现的异常反射,其他病理征则是在更广泛的病变基础上出现的。巴宾斯基征阳性见于上运动神经元损伤,如脑血管意外、脊髓横断性损伤等。常伴有上运动神经元损伤的其他表现,如肌力减弱、肌张力增高、腱反射亢进（硬瘫）等,与下运动神经元损伤（如脊髓灰质炎）的肌力减弱、肌张力降低、腱反射消失（软瘫）的表现不同。此外,巴宾斯基征及其等位征的阳性表现必须在大脑基底节功能完整的条件下才能出现,如果锥体束损伤的同时,基底节也同时受累,则巴宾斯基征及其等位征可不出现。

②霍夫曼征（正中神经,$C_7 \sim T_1$）:此征为上肢锥体束征,一般较多见于颈髓病变。如果一侧霍夫曼征阳性,则表示该侧腱反射亢进,提示锥体束损害;如果两侧霍夫曼征阳性且无神经系统体征则无定位意义。霍夫曼征与巴宾斯基征不同,只是屈肌反射增强的一种表现,因此霍夫曼征阳性并不一定代表为病理状况。

（4）阵挛:多见于锥体束损害或全身性反射亢进。腱反射亢进常同时合并持续性阵挛。

（三）发育性反射与反应的检查方法

1. 脊髓水平反射　脊髓水平反射是脑桥下1/3的前庭外侧核传导的运动反射,其协调四肢在屈曲和伸展模式中的肌肉,又称为原始反射。受到刺激后肢体会出现完全屈曲或伸展的动作模式,脊髓水平的反射包括屈肌反射、伸肌伸展反射、交叉伸展反射、拥抱反射、抓握反射等。脊髓水平反射最容易用肉眼观察到,是运动反射的一部分,有典型的表现。

神经反射发育

(1)屈肌反射(flexor reflex)。

检查方法:被检者取仰卧位,头呈中立位,双下肢伸展,刺激被检者一侧足底(图2-46)。

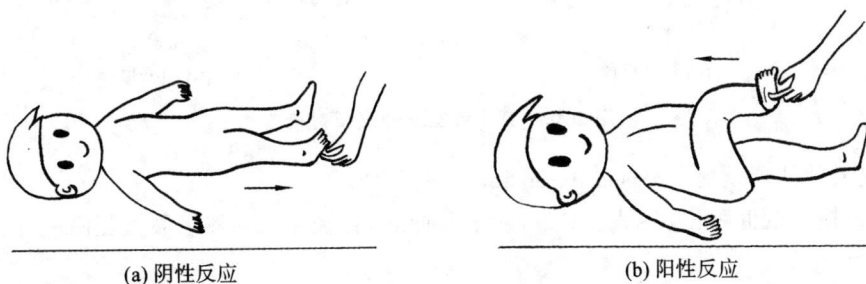

(a)阴性反应　　　　　(b)阳性反应

图2-46　屈肌反射检查

阴性:受到刺激的下肢没有反应。

阳性:受刺激的下肢屈曲,足趾伸展,踝关节背伸。

持续时间:出生时至出生后2个月。

临床意义:出生后2个月以内呈阳性为正常。2个月以后仍为阳性者考虑神经反射发育迟滞。

(2)伸肌伸展反射(extensor reflex)。

检查方法:被检者取仰卧位,头呈中立位,一侧下肢伸展,另一侧下肢屈曲,刺激屈曲侧的足底(图2-47)。

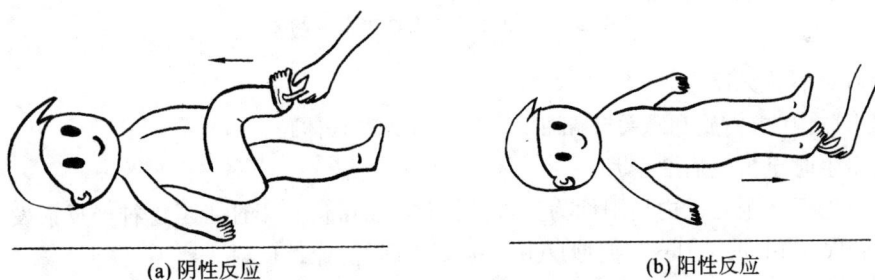

(a)阴性反应　　　　　(b)阳性反应

图2-47　伸肌伸展反射检查

阴性:受刺激的下肢仍维持屈曲位。

阳性:受刺激的下肢呈伸展位。

持续时间:出生时至出生后2个月。

临床意义:出生后2个月以内呈阳性为正常。2个月以后仍为阳性者考虑神经反射发育迟滞。

(3)交叉伸展反射(crossed extension reflex)。

①第1种交叉伸展反射(crossed extension reflex 1)。

检查方法:被检者取仰卧位,头呈中立位,一侧下肢屈曲,另一侧下肢伸展,使伸展侧下肢屈曲(图2-48)。

阴性:在伸展侧下肢屈曲时,对侧下肢仍保持屈曲状态。

阳性:在伸展侧下肢屈曲时,对侧屈曲的下肢伸展。

持续时间:出生时至出生后2个月。

临床意义:出生后2个月以内呈阳性为正常。2个月以后仍为阳性者考虑神经反射发育迟滞。

31

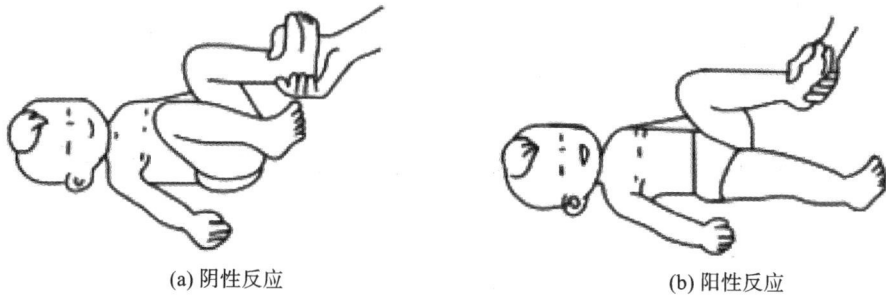

(a) 阴性反应　　　　　　　　　　　　(b) 阳性反应

图 2-48　第 1 种交叉伸展反射检查

②第 2 种交叉性伸展反射(crossed extension reflex 2)。

检查方法:被检者取仰卧位,头呈中立位,双下肢伸展,轻轻叩打一侧下肢大腿内侧(图 2-49)。

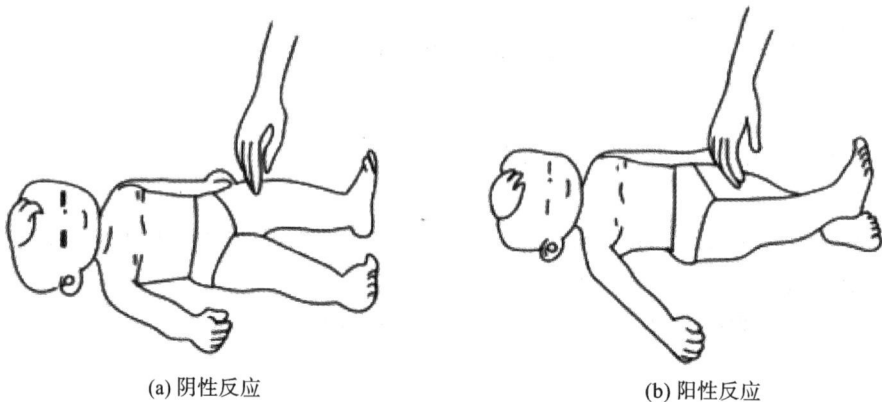

(a) 阴性反应　　　　　　　　　　　　(b) 阳性反应

图 2-49　第 2 种交叉伸展反射检查

阴性:刺激后双下肢无反应。

阳性:对侧下肢内收、内旋和踝关节跖屈,呈典型的剪刀状体位。

持续时间:出生时至出生后 2 个月。

临床意义:出生后 2 个月以内呈阳性为正常。2 个月以后仍为阳性者考虑神经反射发育迟滞。

(4) 拥抱反射(embrace reflex):拥抱反射又称莫罗反射、惊跳反射。

检查方法:被检者取半卧位,检查者一手置于被检者颈后部,一手置于背部,将头和躯干突然下移数厘米;或被检者取任意体位,检查者突然大声地喊叫或发出刺耳的噪声(图 2-50)。

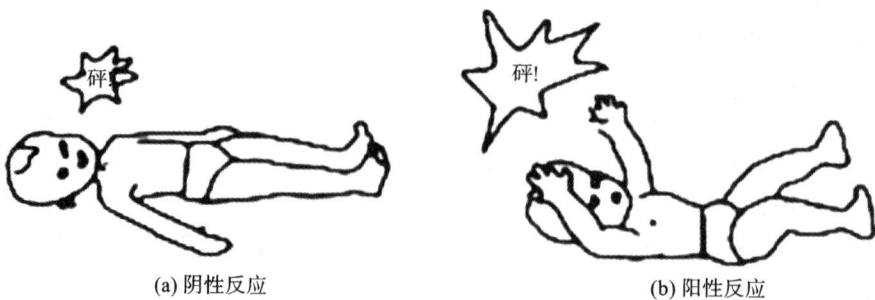

(a) 阴性反应　　　　　　　　　　　　(b) 阳性反应

图 2-50　拥抱反射检查

阴性:无反应。

阳性:被检者双上肢对称性伸直外展,下肢伸直、躯干伸直,拇指及示指末节屈曲,呈扇形张开,然后上肢屈曲内收呈拥抱状态;上肢突然伸展,大哭。

持续时间：出生时至出生后 4 个月。

临床意义：由于头部和背部位置关系的突然变化，刺激颈深部的本体感受器可引起上肢反应，反射亢进时下肢也可出现反应。肌张力低下及严重智力障碍患儿难以引出，早产、低钙、胆红素脑病、脑瘫等患儿此反射可亢进或迟缓，偏瘫患儿肢体反应左右不对称。

（5）抓握反射（grasping reflex）。

检查方法：①手抓握反射：被检者取卧位，检查者对手掌持续加压或将其他物品放入被检者手掌的尺侧。②足抓握反射：检查者将手指或其他物品从被检者足掌的外侧放入并按压（图 2-51）。

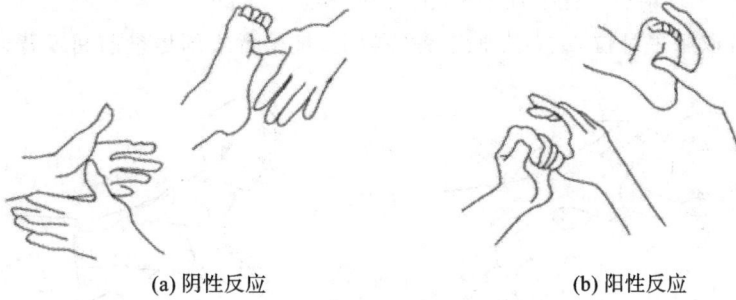

(a) 阴性反应　　　(b) 阳性反应

图 2-51　抓握反射检查

阴性：手指无反应；足掌无反应。

阳性：被检者手指屈曲握物；足趾屈曲。

持续时间：①手抓握反射：出生时至出生后 4～6 个月。②足抓握反射：妊娠 28 周至出生后 9 个月。

临床意义：①手抓握反射出生后就出现，逐渐被有意识地抓握所取代。肌张力低下时手抓握反射不易引出，脑瘫患儿此反射可持续存在，偏瘫患儿此反射双侧不对称，也可一侧持续存在。②足抓握反射随着足站功能的逐步建立而消失。足抓握反射的持续存在将会影响小儿站立功能，脑瘫患儿此反射可持续存在。

2. 脑干水平反射　脑干水平反射是静止的姿势反射。其是肌肉张力的调整反应，而不是用肉眼能够观察到的运动反应。全身肌张力随体位变化而发生变化。事实上，脑干水平的反射几乎不产生运动，而主要是通过调整肌张力对姿势产生影响，故又将脑干水平反射称为张力性反射。

（1）非对称性紧张性颈反射（asymmetrical tonic neck reflex，ATNR）。

检查方法：被检者取仰卧位，头呈中立位，上、下肢伸展，检查者将被检者头部转向一侧（图 2-52）。

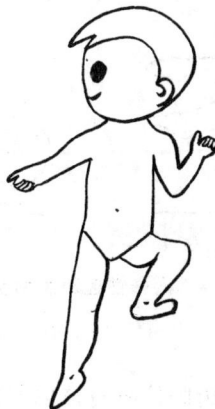

图 2-52　非对称性紧张性颈反射检查

阴性：双侧肢体无反应。

阳性：头部转向侧的上、下肢伸展或伸肌张力增高，对侧上、下肢屈曲或屈肌张力增高，犹如"拉弓射箭"或"击剑"姿势。

持续时间：出生时至出生后4～6个月。

临床意义：当头部位置变化，颈部肌肉及关节的本体感受器受到刺激时可引起四肢肌张力的变化。去大脑强直及锥体外系损伤时亢进，锥体系损伤也可见部分亢进，出生6个月后此反射仍然阳性，是脑部受损的常见表现之一，提示可能存在神经反射发育迟缓。该反射持续存在将影响小儿头呈正中位、对称性运动、手口眼协调等运动发育。

（2）对称性紧张性颈反射（symmetrical tonic neck reflex，STNR）。

检查方法：被检者取膝手卧位，或趴在检查者的腿上，被检者头部尽量前屈或背伸（图2-53）。

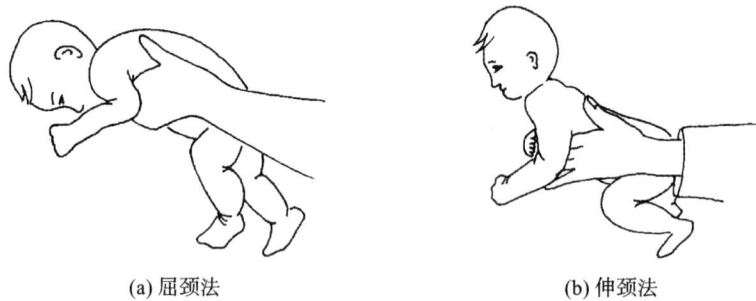

(a) 屈颈法　　　　　　　　　(b) 伸颈法

图2-53　对称性紧张性颈反射检查

阴性：四肢肌张力无变化。

阳性：头前屈时，双上肢屈曲或屈肌张力增高，双下肢伸展或伸肌张力增高；头背伸时，双上肢伸展，双下肢屈曲。

持续时间：出生时至出生后4～6个月。

临床意义：当头部位置变化，颈部肌肉及关节的本体感受器受到刺激时可引起四肢肌张力的变化。去大脑强直及锥体外系损伤时亢进，锥体系损伤也可见部分亢进，该反射持续存在将影响小儿头呈正中位、对称性运动、手口眼协调等运动发育，出生6个月后仍然为阳性，提示可能存在神经反射发育迟缓。

（3）紧张性迷路反射（tonic labyrinthine reflex，TLR）。

检查方法：被检者取仰卧位或俯卧位，被动屈曲上下肢以观察其运动和姿势变化（图2-54）。

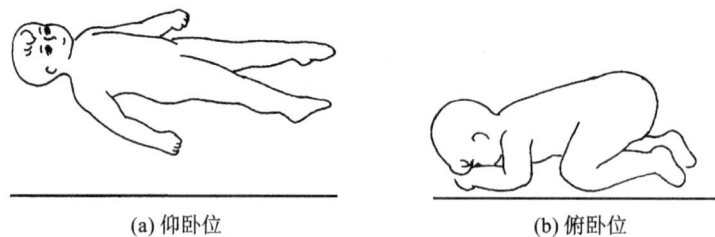

(a) 仰卧位　　　　　　　　　(b) 俯卧位

图2-54　紧张性迷路反射检查

阴性：四肢张力无变化。

阳性：仰卧位时身体过度伸展，头后仰；俯卧位时身体以屈曲姿势为主，头部前屈，臀部凸起。

持续时间：出生时至出生后4～6个月。

临床意义：当头部在空间位置及重力方向发生变化时，躯干和四肢可产生肌张力变化，该反射的持续存在将影响婴儿自主抬头的发育，出生4个月后仍然为阳性，提示可能存在神经反射发育迟缓。

（4）侧弯反射（incurvation reflex）。

检查方法：被检者取俯卧位或者俯悬卧位，检查者刺激一侧脊柱旁或腰部（图 2-55）。

阴性：躯体无反应。

阳性：躯干向刺激侧弯曲。

持续时间：出生时至出生后 6 个月。

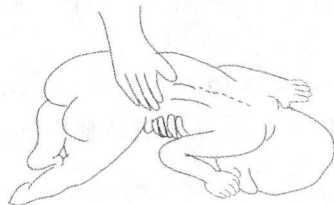

图 2-55　侧弯反射检查

临床意义：肌张力低下者难以引出侧弯反射，脑瘫患儿或肌张力增高者可持续存在此反射，6 个月后仍然为阳性，提示可能存在神经反射发育迟缓。双侧侧弯反射不对称具有临床意义。

（5）联合反应（associated reaction，AR）。

联合反应是指当身体某一部位进行抗阻运动或主动用力时，肢体产生的不随意反应。联合反应是刻板的张力性活动，是一侧肢体姿势对另一侧肢体姿势产生的影响。

联合反应

检查方法：被检者取仰卧位，检查者对身体任何部位进行抗阻随意运动，如检查脑瘫患儿时，则令患儿一只手用力握拳或握住物体。

阴性：身体的其他部分无反应或有轻微反应。

阳性：对侧肢体出现同样的动作或身体的其他部位肌张力明显增高。

持续时间：出生时至出生后 3 个月出现，8 岁后消失。

临床意义：偏瘫患者处于痉挛的早期阶段时也可诱发出联合反应。此反射如期消失为正常，如 9 岁后仍然存在，提示存在神经反射发育迟缓，如脑瘫。该反射消失后又出现，提示中枢神经系统损伤，如脑卒中。

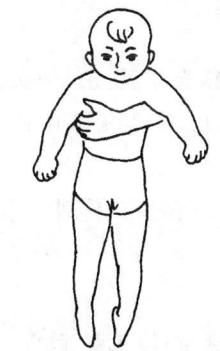

图 2-56　阳性支持反应检查

（6）阳性支持反应（positive supporting reaction，PSR）。

检查方法：被检者保持立位，前脚掌着地跳跃数次（图 2-56）。

阴性：下肢自然屈曲，肌张力无变化。

阳性：下肢伸肌张力增高，踝关节跖屈，甚至引起膝过伸。

持续时间：出生时至出生后 6 个月。

临床意义：出生后 6 个月内此反应呈阳性为正常；6 个月后仍为阳性，提示存在神经反射发育迟缓。

（7）阴性支持反应（negative supporting reaction，NSR）。

检查方法：被检者保持立位，并减少扶持力量使患儿站立。

阴性：阳性支持反应所产生的伸肌张力增高有所缓解，踝关节成 90°，下肢可以屈曲。

阳性：阳性支持反应所产生的伸肌张力增高不能得到缓解。

持续时间：出生时至出生后 8 个月。

临床意义：此反应在出生后 8 个月内呈阳性为正常；4 个月后负重下肢的过度屈曲为异常。8 个月后正常反应是伸肌张力充分缓解，并可屈曲；超过 8 个月此反应仍为阳性，提示神经反射发育迟缓。

3. 中脑水平反射　中脑水平反射特指婴幼儿时期出现并终生存在的较高水平的反射，临床上常称这种反射为反应，这些反应是正常姿势控制和运动的重要组成部分，中脑水平反射是获得性运动发育成熟的标志，中脑水平的立直反应在此水平被整合并相互作用，以影响头与身体在空间的体位调整关系。

（1）颈调正反应（neck righting acting on the body，NOB）。

检查方法：被检者取仰卧位，头呈中立位，上、下肢伸展，将头部主动或被动向一侧旋转（图 2-57）。

阴性：身体不旋转。

阳性：被检者的肩部、躯干、骨盆都随头转动的方向而转动。

持续时间：出生时至出生后 6 个月。

临床意义：出生6个月内呈阳性反应是正常的，6个月后仍呈阳性，提示可能存在神经反射发育迟缓；超过1个月的婴儿呈阴性反应也提示可能存在神经反射发育迟缓。

（2）身体调正反应（body righting acting on the body，BOB）。

检查方法：被检者取仰卧位，头呈中立位，上下肢伸展，将头部主动或被动向一侧旋转，如图2-58所示。

阴性：身体整体旋转。

阳性：身体分节旋转，即先旋转头部，接着旋转两肩，最后旋转骨盆。

持续时间：出生后4～6个月出现，18个月后消失。

临床意义：出生后6～18个月呈阳性反应是正常的，6个月后仍呈阴性反应，提示可能存在神经反射发育迟缓。

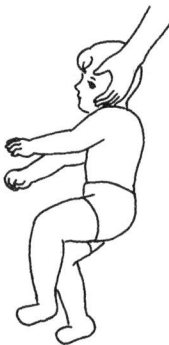

图2-57　颈调正反应检查　　　　图2-58　身体调正反应检查

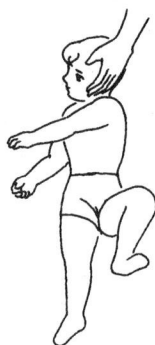

（3）头部迷路调正反应（labyrinthine righting acting on the head，LR）又称迷路直立反应。当头部位置发生变化时，从中耳发出的信号经过前庭脊髓束刺激支配颈部肌群的运动神经元，产生头部位置的调正反应。

检查方法：蒙上被检者双眼，检查者双手托举或悬空抱起被检者，使其身体置于俯卧位、仰卧位及左、右侧倾体位。注意检查时不要过分倾斜（图2-59）。

阴性：头不能主动抬起至正常体位。

阳性：无论身体向哪个方向倾斜，都能主动将头抬起至正常位，即面部与地面垂直，口呈水平位。

持续时间：俯卧位出生后1～2个月出现；仰卧位出生后6个月出现；悬空抱起左、右侧倾体位出生后6～8个月出现；终生保持。

临床意义：俯卧位出生2个月，仰卧位出生6个月及左、右侧倾体位出生8个月以后仍呈阴性反应，提示可能存在神经反射发育迟缓或有颅脑损伤。

（4）视觉调正反应（optical righting reflex，OR）又称视觉直立反应。其是头部位置随着视野变化保持直立的反射，是维持姿势的重要反射。

检查方法：被检者睁开双眼，检查者双手托举或悬空抱起被检者，使其身体置于俯卧位、仰卧位及左、右侧倾体位。注意检查时不要过分倾斜（图2-60）。

阴性：头不能主动抬起至正常体位。

阳性：无论身体向哪个方向倾斜，都能主动将头抬起至正常位，即面部与地面垂直，口呈水平位。

持续时间：俯卧位出生后1～2个月出现；仰卧位出生后6个月出现；悬空抱起左、右侧倾体位出生后6～8个月出现；终生保持。

临床意义：俯卧位出生2个月，仰卧位出生6个月及左、右侧倾体位出生8个月以后仍呈阴性反应，提示可能存在神经反射发育迟缓或有颅脑损伤。

(a) 阴性反应　　　　　(b) 阳性反应

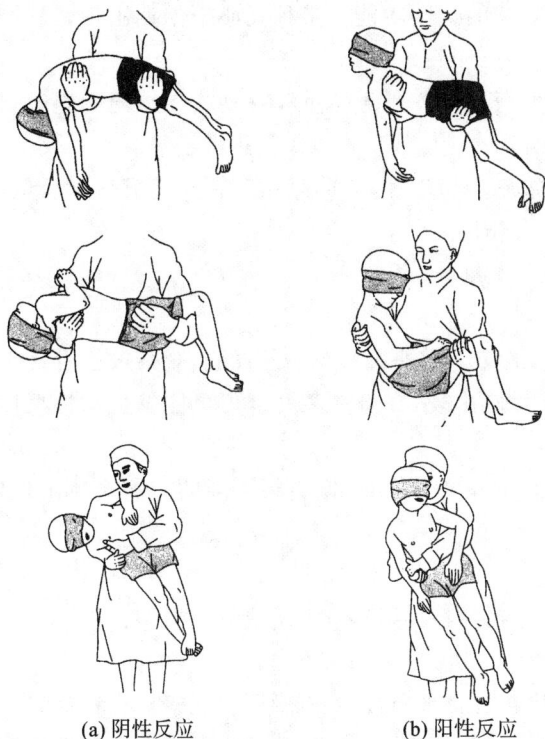

图 2-59　头部迷路调正反应检查

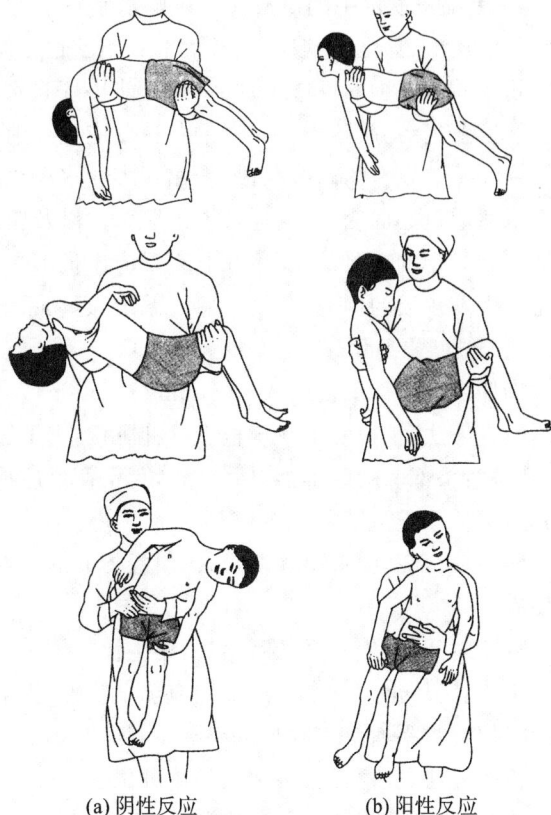

(a) 阴性反应　　　　　(b) 阳性反应

图 2-60　视觉调正反应检查

（5）保护性伸展反应又称降落伞反射（parachute reflex）。

检查方法：检查者双手托住被检者腋下胸腹部，呈悬空俯卧位状态，然后将其头部突然向前下方俯冲（图 2-61）。

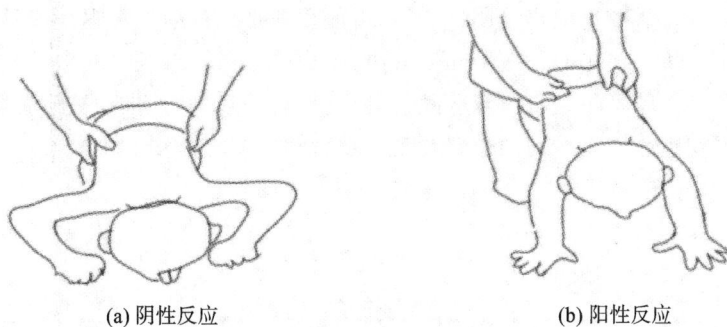

(a) 阴性反应　　　　　　　　　　(b) 阳性反应

图 2-61　保护性伸展反应检查

阴性：上肢无保护头部的动作，但出现非对称性或对称性紧张性颈反射的原始反射。

阳性：被检者迅速伸出双手，稍外展，手指张开，以保护头部，似防止下跌的保护性支撑动作。脑瘫患儿此反射也可出现双上肢后伸呈飞机样的特殊姿势，或上肢呈紧张性屈曲状态。

持续时间：出生后 6 个月出现上肢动作，6～9 个月出现下肢动作，此反应终生保持。

临床意义：保护性伸展反应是在重心超出支撑面（一种位移刺激）时，为了达到稳定和支撑身体的目的而做出的反应。由于其中枢在中脑，因此该反射的意义等同于调正反应。检查时注意观察两侧上肢动作是否对称，如果一侧上肢没有出现支撑动作，提示存在臂丛损伤或偏瘫；如果上肢在出生 6 个月后、下肢在出生 9 个月后仍呈阴性反应，提示可能存在神经反射发育迟缓或颅脑损伤。

4. 大脑皮质水平的反应　与中脑水平反射称为反应一样,大脑皮质水平的反射习惯上也称大脑皮质水平的反应,这是大脑皮质、基底节和小脑相互作用的结果,其出现标志着平衡反应已经发育成熟。只有大脑皮质水平上的反应出现时,才可能出现高水平且复杂的运动功能。某种反应未如期出现,提示神经反射发育迟缓,颅脑损伤患者的各种反应也会消失。

神经系统发育的高级阶段,会出现大脑皮质水平的平衡反应。当身体重心移动或支撑面倾斜时,机体为了适应重心的变化,会通过调节肌张力以及躯干与四肢的代偿性动作以保持正常姿势。平衡反应是人站立和行走的重要条件,多在立直反应出现不久即开始逐步出现和完善,终生存在。完成平衡反应不仅需要大脑皮质的调节,还需要感觉系统、运动系统等综合作用。

(1)倾斜平衡反应。

①仰卧位平衡反应(tilting-supine reaction)。

检查方法:被检者于平衡板上呈仰卧位,上下肢伸展,检查者将平衡板向一侧倾斜,观察被检者反应。

阴性:头部和胸廓不能自我调正,无平衡反应或保护反应出现(在身体某些部位可能发生阳性反应,但其他部位不发生阳性反应)。

阳性:头部和胸廓出现调正,倾斜板抬高的一侧上、下肢外展和伸直,倾斜板下降的一侧身体出现保护反应。

持续时间:出生 6 个月后出现,终生保持。

临床意义:出生 6 个月后此反应仍呈阴性,提示可能存在神经反射发育迟缓或颅脑损伤。

②俯卧位平衡反应(tilting-prone reaction)。

检查方法:被检者于平衡板呈俯卧位,上下肢伸展,检查者将平衡板向一侧倾斜,观察被检者反应。

阴性:头部和胸廓不能自我调正,无平衡反应或保护反应出现(在身体某些部位可能出现阳性反应,但其他部位不出现阳性反应)。

阳性:头部和胸廓出现调整,倾斜板抬高的一侧上、下肢外展和伸直,倾斜板下降的一侧身体出现保护反应。

持续时间:出生 6 个月后出现,终生保持。

临床意义:出生 6 个月后此反应仍呈阴性,提示可能存在神经反射发育迟缓或颅脑损伤。

(2)固定姿势平衡反应(postural fixation-equilibrium reaction,PF-ER)。

检查方法:被检者呈手膝跪位、坐位、双膝跪位等,检查者通过外力(推动被检者躯干或将上肢向一侧牵拉)或随意运动来改变重心与支撑面的位置关系,观察被检者反应(图 2-62)。

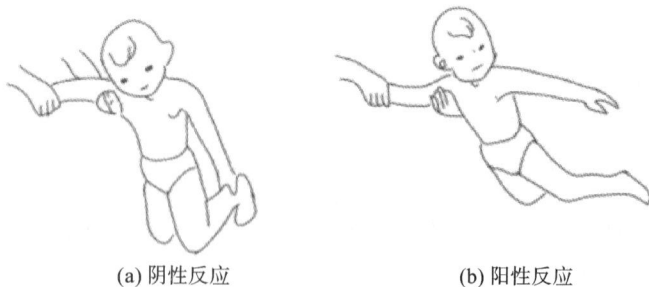

(a) 阴性反应　　　　　　　(b) 阳性反应

图 2-62　固定姿势平衡反应检查(双膝跪位)

阴性:身体不能自我调正,无平衡反应或保护反应出现(在身体某些部位可能出现阳性反应,但其他部位不出现阳性反应)。

阳性:推动被检者时,头、躯干向受力侧屈曲,受力侧上、下肢伸展、外展;对侧可见保护性伸展反应;牵拉一侧上肢时,被牵拉肢体的对侧出现上述平衡反应,即躯干侧弯,上下肢伸展、外展。

持续时间:手膝跪位,出生后 8 个月出现该反应;坐位,出生后 10～12 个月出现该反应;双膝跪位,出生后 15 个月出现该反应,均终生保持。

临床意义:膝手跪位,出生 8 个月后;坐位,出生 12 个月后;双膝跪位,出生 15 个月以后该反应仍呈阴性,提示可能存在神经反射发育迟缓或颅脑损伤。

(3)迈步平衡反应(hopping-equilibrium reaction,H-ER)。

检查方法:被检者取立位,检查者握住其双上肢,向前、后、左、右方向推动被检者,观察被检者反应。

阴性:身体不能自我调正,无平衡反应或保护反应出现(在身体某些部位可能出现阳性反应,但其他部位不出现阳性反应)。

阳性:被检者为了维持平衡,脚相应向前、后、左、右迈出一步,头部和躯干出现调正反应。

持续时间:出生后 15～18 个月出现,终生保持。

临床意义:出生 18 个月后此反应仍呈阴性,提示可能存在神经反射发育迟缓或颅脑损伤。

(四)评定结果分析

Capute 等对脊髓和脑干水平反射的评定结果提出了评分标准(表 2-1)。按等级分为 0～4 分。0 分正常,4 分提示原始反射完全脱离大脑高水平的抑制。

表 2-1 脊髓和脑干水平反射评分标准

评　分	标　准
0	脊髓、延髓脑桥水平的反射消失
1	有轻度、短暂的肌张力变化,无肢体运动
2	可见的肢体运动
3	出现肢体夸张的整体运动
4	强制性反射运动持续时间>30 s

系统地检查不同发育水平的反射活动后,检查者应重点关注患者的反射控制所能达到的最高水平。如果该控制水平与患者年龄相适应,则反射发育属正常;若控制水平低于当前年龄正常发育应有的水平,提示中枢神经系统损伤。当中枢神经系统损伤发生在发育早期(如脑瘫),随意运动控制的发育将迟滞,导致主要以脊髓和脑干的反射来控制运动行为,而这些反射在正常发育时本应消失;当中枢神经系统损伤发生在成人阶段时,较低水平的反射从较高水平的抑制中脱离而被释放,即较高级反射整合中枢(大脑皮质)的障碍表现为原始反射重现。当成人出现影响和控制运动行为的脊髓或延髓脑桥水平反射(如姿势反射)时,提示中枢神经系统严重损害。

反射整合障碍对于运动功能的影响是多方面的:①躯干的分节运动减少;②分离运动减少或消失;③肌肉对于姿势变化的适应性下降;④抗重力肌的功能下降;⑤连带运动增加。此外,还应注意原始反射的出现对功能活动的影响。如:非对称性紧张性颈反射阳性时,可阻碍从仰卧位至俯卧位的翻身;交叉伸展反射阳性可能是膝过伸的一个原因;足抓握反射阳性的患者在行走时足趾的跖屈会加重。

因此,制订治疗计划时需要考虑的因素包括原始反射的强弱、中枢神经系统损伤的时间及损伤的程度等。发病时间越短、损伤越轻、反射越弱,则治疗效果越好。无论哪种病理情况,无论中枢神经系统损伤发生在哪个阶段,康复目标均是使患者的反射等级水平与年龄或发育水平相适应,康复治疗的重点均为抑制较低水平的反射和促进或易化较高级水平的调正反应和平衡反应。

(张　巍　古翠翠)

小结

```
                              ┌─ 概述 ─┬─ 人体形态评定的发展
                              │        └─ 人体形态评定的内容
                              │                      ┌─ 正常姿势及其评定 ─┬─ 正常姿势
              ┌─ 人体形态评定技术 ┤        └─ 身体姿势评定 ─┤                    └─ 直立姿势的评定
              │               │                      │                    ┌─ 前面观
              │               │                      ├─ 常见的异常姿势及其评定 ┼─ 后面观
              │               │                      │                    └─ 侧面观
              │               │                      └─ 异常姿势的影响
              │               │                      ┌─ 头及躯干常用标志点
              │               │        ┌─ 体表标志 ─┼─ 上肢常用标志点
              │               │        │             └─ 下肢常用标志点
              │               └─ 体格评定 ┤             ┌─ 上肢长度的测量
人体形态和反射的评定 ┤                        ├─ 身体长度的测量 ┼─ 下肢长度的测量
              │                        │             └─ 截肢残端围度的测量
              │                        │             ┌─ 四肢围度的测量
              │                        └─ 身体围度(周径)的测量 ┼─ 躯干围度测量
              │                                      └─ 截肢残端围长度的测量
              │               ┌─ 定义
              │        ┌─ 概述 ┼─ 反射的分类
              │        │      └─ 评定的目的 ┬─ 神经反射评定的目的
              │        │                  └─ 发育性反射和反应评定的目的
              │        │                  ┌─ 浅反射
              └─ 反射评定 ┤                  ├─ 深反射
                       │      ┌─ 神经反射的检查方法 ┼─ 病理反射
                       │      │                  ├─ 阵挛
                       │      │                  └─ 注意事项
                       └─ 神经反射发育评定 ┼─ 结果记录与分析
                                        │                      ┌─ 脊髓水平反射
                                        ├─ 发育性反射与反应的检查方法 ┼─ 脑干水平反射
                                        │                      ├─ 中脑水平反射
                                        │                      └─ 大脑皮质水平的反应
                                        └─ 评定结果分析
```

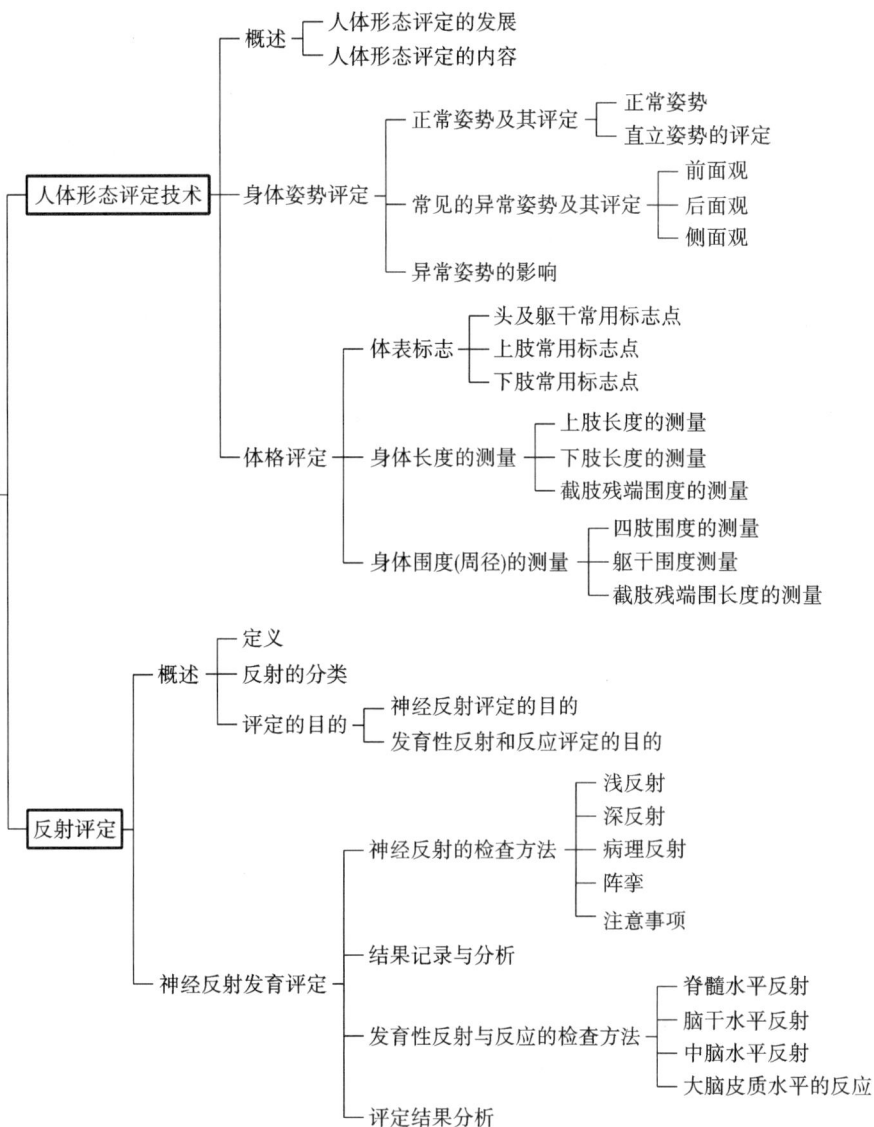

课后习题

1. 下列属于浅反射的是(　　)。

A.肱二头肌反射　　　B.肱三头肌反射　　　C.膝跳反射

D.腹壁反射　　　E.跟腱反射

2. 下列属于脊髓水平反射的是(　　)。

A.非对称性紧张性颈反射　　B.保护性伸展反应　　C.对称性紧张性颈反射

D.头部迷路调正反应　　　E.屈肌收缩反射

3. 指当身体某一部位进行抗阻力运动或主动用力时,处于休息状态的肢体产生的不随意反应,叫作(　　)。

A.平衡反应　　　B.保护性伸展反应　　　C.联合反应

D. 头部迷路调正反应　　　　　　　　E. 视觉调正反应

4. 上臂长度的测量方法是(　　　)。

A. 从肱骨外上髁到桡骨茎突

B. 从肩峰外侧端到桡骨茎突或中指尖的距离　　　C. 从肩峰外侧端到肱骨外上髁的距离

D. 从肩峰外侧端到尺骨茎突的距离　　　　　　　E. 从肱骨内上髁到桡骨茎突

5. 肱三头肌反射所属的神经平面是(　　　)。

A. $L_2 \sim L_4$　　　　　B. $S_4 \sim S_5$　　　　　C. $T_7 \sim T_8$　　　　　D. $C_5 \sim C_6$　　　　　E. $C_6 \sim C_7$

扫码看答案

关节活动度的评定

扫码看 PPT

学习目标

▲ **知识目标**

(1) 掌握主要关节活动度的正常参考范围和测量方法。

(2) 熟悉关节活动度评定的工具、原则及注意事项。

(3) 了解关节活动度的定义、分类及影响因素。

▲ **能力目标**

(1) 能规范开展上肢、下肢及躯干主要关节活动度的测量。

(2) 能对关节活动度测量结果进行记录与分析。

▲ **素质目标**

(1) 通过关节活动度的测量,提高医患沟通能力,培养认真、严谨的工作作风。

(2) 培养关爱患者的康复服务意识与职业素养和康复小组工作的协作精神。

(3) 培养发现问题、分析问题、解决问题的工作能力。

案例导入

患者,女性,58 岁,10 年前不明原因出现在上下楼梯或下蹲时两膝酸痛,后日益加重,晨起时自感膝关节僵硬,屈伸困难并伴有疼痛,左膝关节更为明显,行走困难,时有跛行,夜间常伴膝关节疼痛,行走时膝关节内有摩擦感。

请思考:为了给患者制订有效的康复计划,帮助她尽快恢复行动自如的能力,我们需要先了解患者膝关节的关节活动度,如何对患者进行膝关节活动度评定?

任务一　认识关节活动度评定

一、概述

关节是骨骼的间接连接,是指两块或两块以上骨与骨之间的连接部分。正常情况下各关节可保持其特有的形态,具有各种不同范围的运动功能。关节活动度评定是针对引起关节活动受限的身体功能障碍性疾病的首要评定过程。

（一）概念

关节活动度（range of motion，ROM）是指关节运动时所通过的运动弧或转动角度。关节活动度是衡量一个关节运动量的尺度。

（二）分类

关节活动度分为主动关节活动度和被动关节活动度。

1. 主动关节活动度（active range of motion，AROM） 是指人体自身主动随意运动产生的关节活动范围。评定主动关节活动度实际上是了解被检查者肌肉收缩力量对关节活动度的影响。

2. 被动关节活动度（passive range of motion，PROM） 是指人体在肌肉完全松弛的情况下，通过外力作用于关节产生的不受随意运动控制的关节活动范围。通常，被动关节活动度略大于主动关节活动度，通过测量被动关节活动度可以判断被检查者的关节活动受限程度，判断该关节活动终末位的性质，从而确定是否存在限制关节运动的情况。

（三）影响关节活动度的因素

关节的主动运动是在神经的协调下由肌肉、肌腱收缩带动关节活动完成的，任何一个环节受损都会引起运动功能障碍或异常运动。

1. 关节内及其周围因素的影响

（1）关节面的面积差：两个关节面的面积差越大，该关节活动度越大。

（2）关节周围软组织性质：关节囊厚而紧，韧带和筋膜多而强，肌肉的伸展性和弹性差、肌肉长度短，则关节活动度小；反之关节活动度大。

（3）关节周围肌肉的伸展性和弹性：主动肌的收缩力量和拮抗肌的伸展力量越大，关节活动度越大。

（4）关节及周围软组织疼痛：疼痛会导致主动和被动关节活动度减少。

（5）肌肉痉挛：中枢神经系统病变引起的痉挛会造成主动活动减少。

（6）关节僵硬或关节内异常：主动和被动活动均减少或丧失。如关节炎、关节骨性强直等。

2. 其他因素 性别、年龄、职业对关节活动度也有影响，通常女性比男性关节活动度大，儿童和少年比成年人关节活动度大，运动员比普通人关节活动度大。

（四）关节活动度评定的目的

（1）确定关节活动受限的部位。

（2）确定关节活动受限的程度。

（3）确定关节活动受限的原因。

（4）为确定合适的康复目标和适当的治疗方法提供客观依据。

（5）对比治疗前后的关节活动度，评定康复治疗效果。

（五）适应证与禁忌证

1. 适应证 关节水肿、疼痛，肌肉痉挛、短缩，关节囊周围组织炎症及粘连，皮肤瘢痕等，影响关节的运动功能，均要进行关节活动度测量。

2. 禁忌证 关节脱位或骨折未愈合，肌腱、韧带、肌肉手术后，骨化性肌炎等。

二、主要关节活动度的评定方法

（一）测量工具

关节测量的工具主要有量角器（图 3-1）、电子量角器、刻度尺、软尺等。也可以拍 X 线片或用摄像机拍摄进行测量。

1. 量角器的构成 医用量角器为临床评定关节活动度时应用最普遍的一种工具，量角器由一个带有半圆形（0°～180°）或圆形（0°～360°）刻度盘的固定臂及一个移动臂组成，两臂的交点用铆钉固定，称为

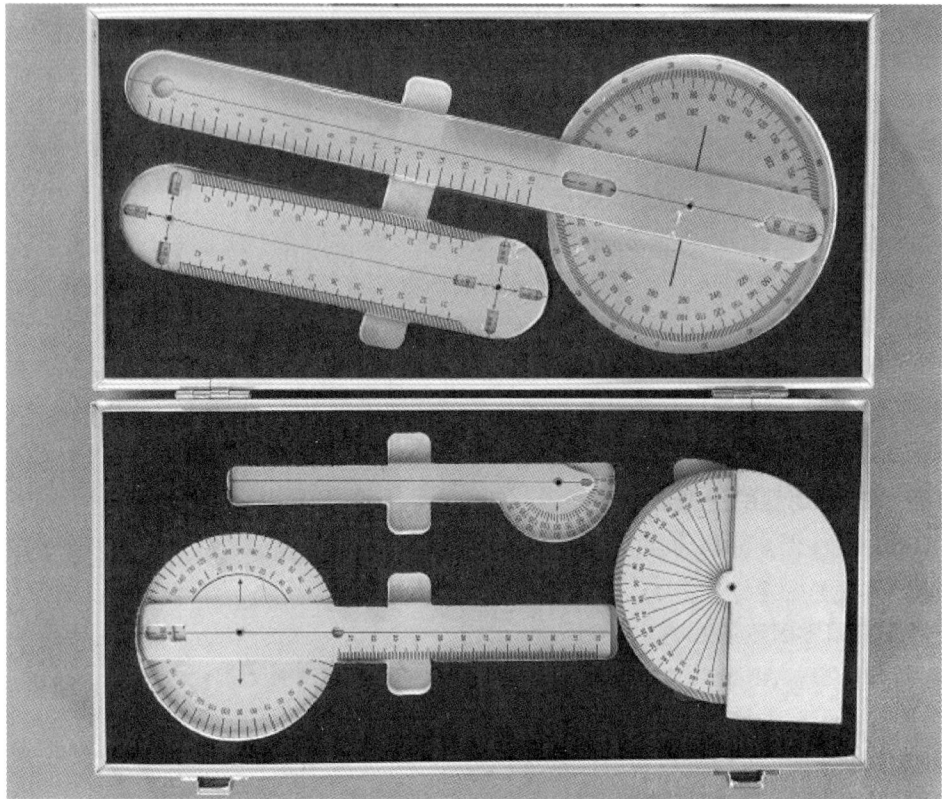

图 3-1　量角器

轴心。固定臂与移动臂以轴心为轴,随着远端肢体的运动在量角器上读出关节活动度数。

2. 量角器的选择　检查者应根据测量关节的大小,选择合适的量角器。如测量手或趾小关节时选用短臂量角器,测量髋、膝等大关节时选用长臂量角器。

3. 量角器的使用　测量时,量角器的轴心应对准关节的运动轴中心,固定臂与构成关节的近端骨的长轴平行,移动臂与构成关节的远端骨的长轴平行(当患者有特殊运动障碍时可以变化)。

(二) 体位

确定关节活动度的方法采用美国骨科学会关节运动委员会推荐的中立位法,即将解剖学立位时肢体定为"零"起始点,身体直立,两眼平视前方;双足并立,足尖朝前;上肢垂于躯干两侧,掌心朝向前方(拇指在外侧)。测量旋转度时则选正常旋转范围的中点作为"零"起始点。测量关节活动度时,评定者应保证被评定者处于舒适体位,测量在全关节活动不受限的解剖位上进行。

(三) 固定

被测量的关节在运动时,如果有其他关节参与,则会产生代偿动作,此时会具有一个较大的关节活动度。为防止此现象发生,应在关节远端运动时充分固定关节近端。临床常采用评定者一手测量,另一手协助固定的方法。

(四) 测量步骤

(1) 协助被评定者取舒适的体位。

(2) 向被评定者解释关节活动度测量的目的和方法,消除其紧张情绪,取得其配合。

(3) 暴露被评定的关节,确定测量关节的骨性标志。

(4) 固定关节近端,让被评定者进行受累关节的各种主动运动,评定者可先进行示范。

（5）使被测关节处于起始位，量角器的轴心对准关节轴心，固定臂与构成关节的近端平行，移动臂与构成关节的远端平行。

（6）记录关节起始位的角度后移走量角器。不要在关节运动过程中固定量角器。

（7）在关节活动范围内小心、轻柔地移动关节，确定完全的被动关节活动度，移动过程中不应产生疼痛和不适感。

（8）重新摆放量角器并记录关节活动终末位的角度，记录关节活动度数值。

（五）关节活动度评定原则与注意事项

（1）为防止测量中出现错误的运动姿势和代偿运动，减少测量结果的误差，测量时被评定者须保持正确体位并有效固定。

（2）根据所测量关节选择合适的量角器。评定者应熟练掌握量角器的操作方法，固定臂和移动臂严格按照规定方法使用。测量时量角器与身体适度接触，不得影响关节运动。

（3）为提高测量结果的可靠性，再次测量的时间、地点、评定者以及所使用的工具应与首次一致。

（4）被动运动关节时手法应轻柔，匀速、缓慢运动，对于伴有疼痛和痉挛的被评定者不应做快速运动。

（5）读取量角器刻度盘上的度数时，视线应与刻度盘等高。

（6）对于活动受限的关节，在测量主动和被动关节活动度时应记录说明，以便分析受限的原因。

（7）测量时应注意观察和记录关节是否存在变形、肿胀、疼痛、挛缩，是否存在痉挛、肌肉萎缩、皮肤瘢痕、外伤以及测量时被检查者的反应等，关节疼痛时要注意对疼痛的部位和范围并做记录。

（8）同一被评定者应由固定评定者测量，每次测量应取相同位置，检查结果应进行左右对比。

（9）有以下情况存在时，测量主动和被动关节活动度时应谨慎操作。

①关节半脱位。

②关节或关节周围炎症或感染。

③关节血肿，尤其肘关节、髋关节或膝关节血肿。

④怀疑存在骨性关节僵硬。

⑤软组织损伤如肌肉、肌腱或韧带损伤。

（10）注意药物对关节活动度测量结果的影响。如被评定者服用肌肉松弛药后，关节活动度可能变大。

（11）当患者有明显的骨质疏松或骨的脆性增加时，应避免进行被动关节活动度的测量。

（六）测量结果的分析

关节活动度测量结果包括关节的名称与左右；测量时的体位；测量过程中关节的运动方向；主动关节活动度和被动关节活动度；关节僵硬、强直或挛缩的位置。

在记录关节活动度的起始位和运动能达到的最大角度的终末位度数时，一般从0°逐渐增加到180°。若起始位不是0°，说明存在关节受限的因素。如肘关节的正常关节活动度为0°～140°，伸展受限的关节活动度为20°～140°，屈曲受限的关节活动度为0°～115°。当被评定者的关节出现非正常过伸情况时，可用"一"即负号表示，如肘关节异常过伸可表示为−15°～140°。

任务二　上肢关节活动度评定

上肢主要关节活动度的评定方法见表3-1。

表 3-1　上肢主要关节活动度的评定方法

关节	运动	受检体位	量角器放置方法			关节活动度正常值
			轴心	固定臂	移动臂	
肩关节	前屈/后伸	坐位或仰卧位（肱骨处于中立位）	肩峰	与躯干平行	与肱骨平行	前屈:0°～180°(图 3-2) 后伸:0°～60°(图 3-3)
	外展	坐位或仰卧位（肱骨处于外旋位）	肩峰	与躯干平行	与肱骨平行	0°～180°(图 3-4)
	内旋/外旋	坐位或仰卧位,肩关节外展 90°,肘关节屈曲 90°	鹰嘴突	与前臂平行	与前臂平行	内旋:0°～70°(图 3-5) 外旋:0°～90°(图 3-6)
肘关节	屈曲/伸展	立位、坐位或仰卧位,肱骨紧靠躯干,肩关节外旋,前臂旋后	肱骨外上髁	与肱骨中线平行	与前臂中线平行	屈曲:0°～150°(图 3-7) 伸展:0°～5°(图 3-8)
前臂	旋前/旋后	坐位或站位,肱骨紧靠躯干,肘关节屈曲 90°,前臂处于中立位	第 3 掌骨头	与地面垂直	紧贴掌背	旋前:0°～80°/90°(图 3-9) 旋后:0°～80°/90°(图 3-10)
腕关节	掌屈/背伸	坐位或站位,前臂旋前	桡骨茎突	与尺骨长轴平行	与第 5 掌骨长轴平行	掌屈:0°～80°(图 3-11) 背伸:0°～70°(图 3-12)
	尺偏/桡偏	坐位,前臂旋前,掌心朝下置于桌面上	腕背第 3 掌骨根部	与前臂长轴平行	与第 3 掌骨长轴平行	尺偏:0°～30°(图 3-13) 桡偏:0°～20°(图 3-14)

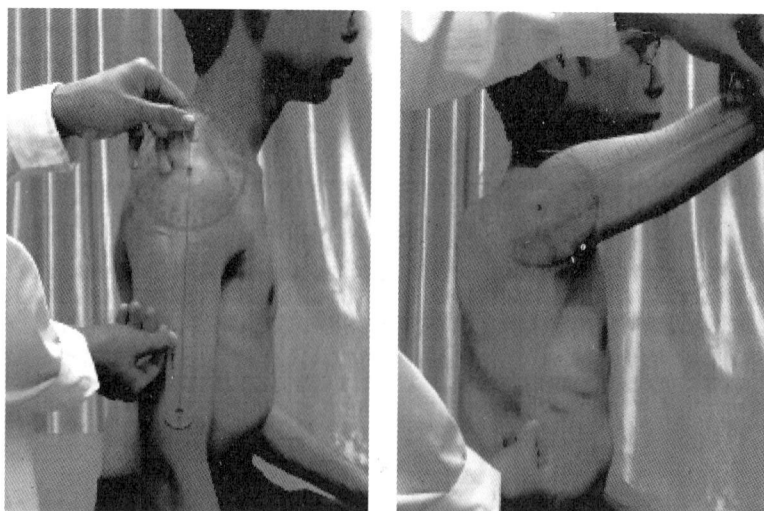

(a) 起始位　　　　　　　　　　(b) 终末位

图 3-2　肩关节前屈关节活动度测量

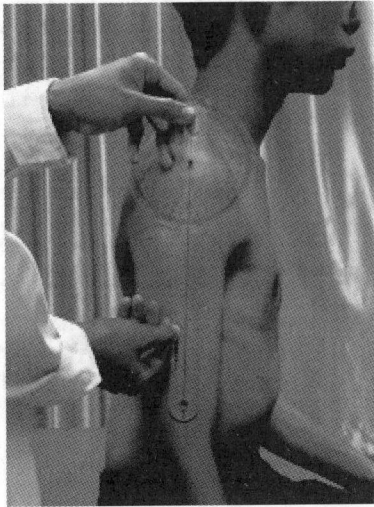 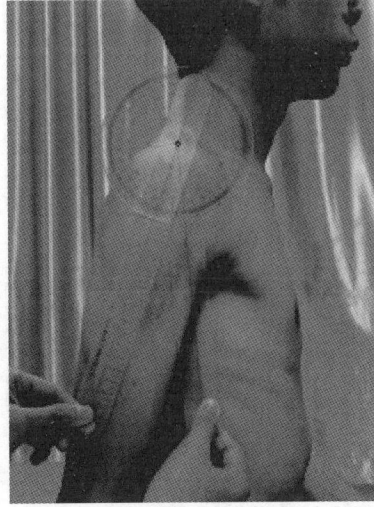

(a) 起始位   (b) 终末位

图 3-3 肩关节后伸关节活动度测量

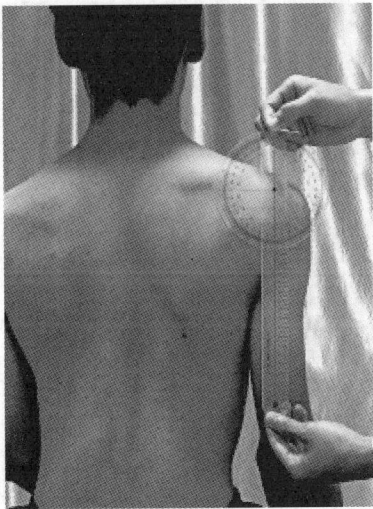 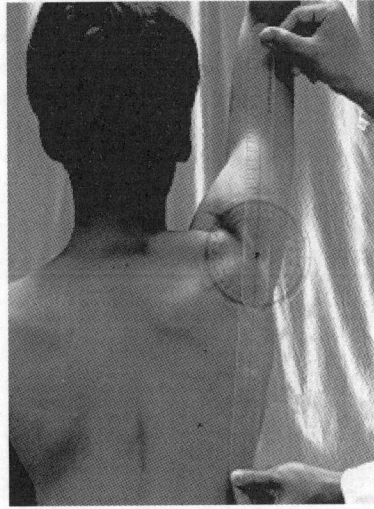

(a) 起始位   (b) 终末位

图 3-4 肩关节外展关节活动度测量

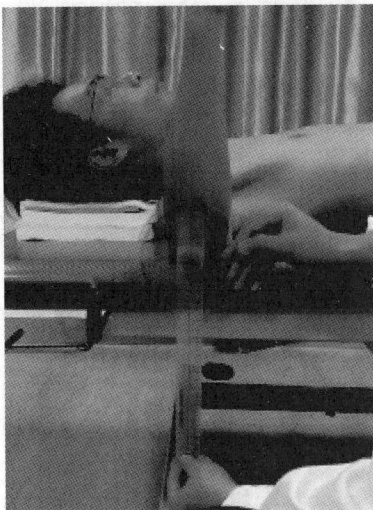 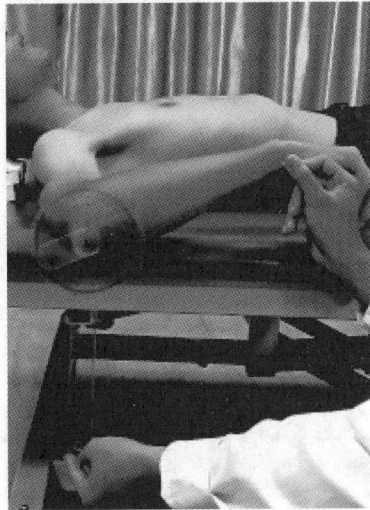

(a) 起始位   (b) 终末位

图 3-5 肩关节内旋关节活动度测量

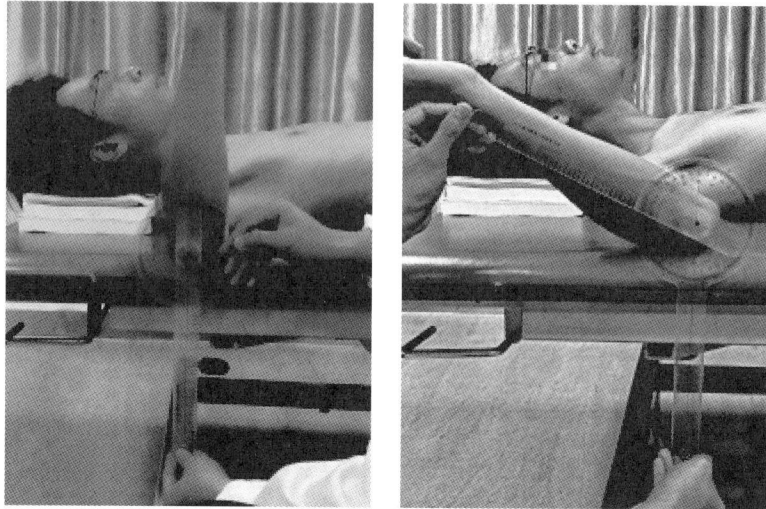

(a) 起始位　　　　　　　　　　　(b) 终末位

图 3-6　肩关节外旋关节活动度测量

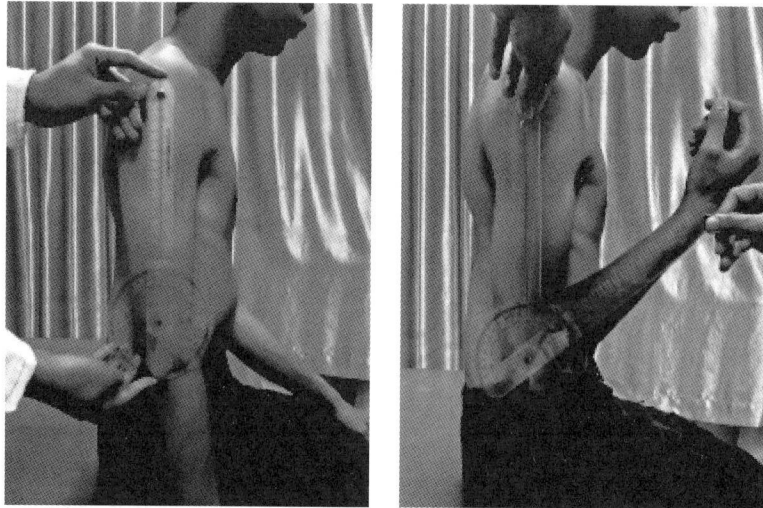

(a) 起始位　　　　　　　　　　　(b) 终末位

图 3-7　肘关节屈曲关节活动度测量

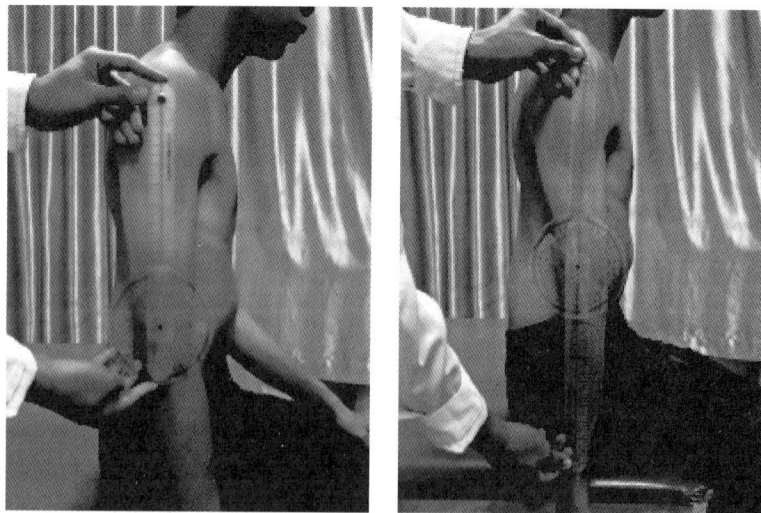

(a) 起始位　　　　　　　　　　　(b) 终末位

图 3-8　肘关节伸展关节活动度测量

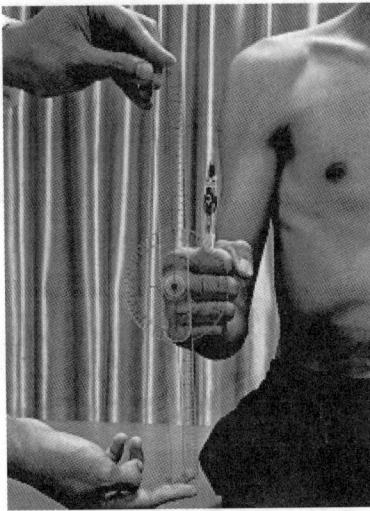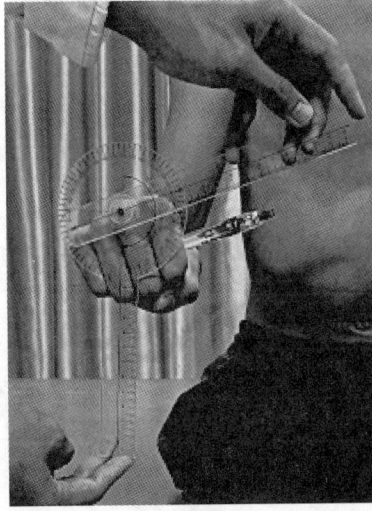

(a) 起始位　　　　　　　　　　　(b) 终末位

图 3-9　前臂旋前关节活动度测量

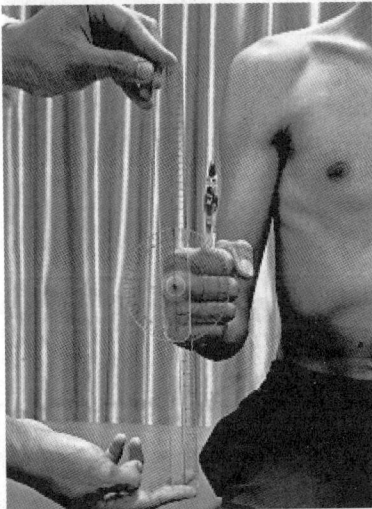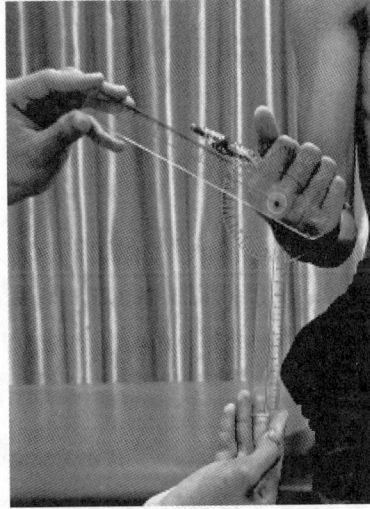

(a) 起始位　　　　　　　　　　　(b) 终末位

图 3-10　前臂旋后关节活动度测量

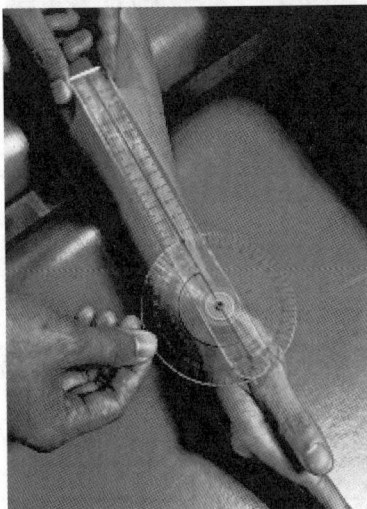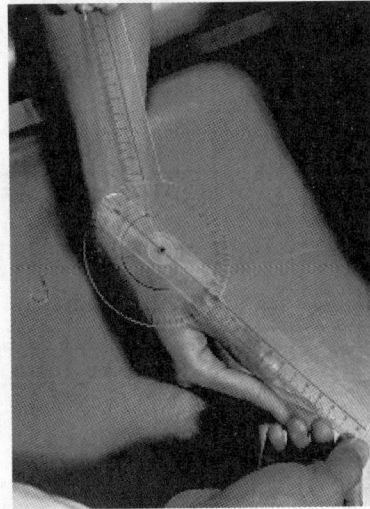

(a) 起始位　　　　　　　　　　　(b) 终末位

图 3-11　腕关节掌屈关节活动度测量

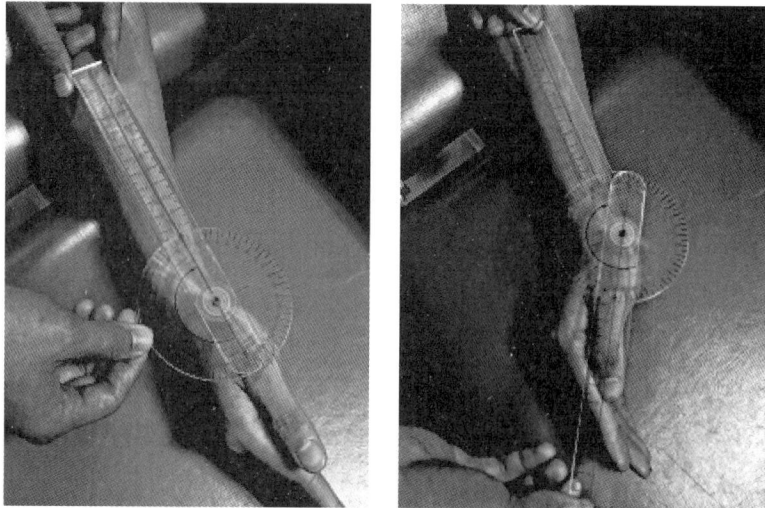

(a) 起始位   (b) 终末位

图 3-12 腕关节背伸关节活动度测量

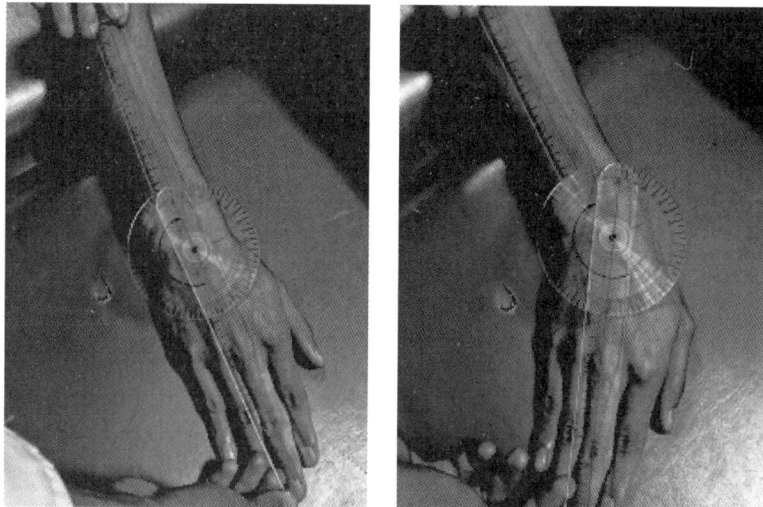

(a) 起始位   (b) 终末位

图 3-13 腕关节尺偏关节活动度测量

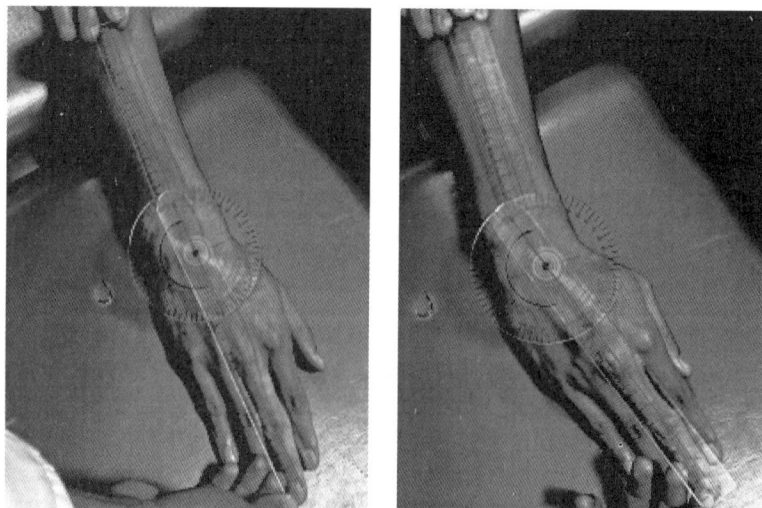

(a) 起始位   (b) 终末位

图 3-14 腕关节桡偏关节活动度测量

任务三 下肢关节活动度评定

下肢主要关节活动度的评定方法见表3-2。

表3-2 下肢主要关节活动度的评定方法

关节	运动	受 检 体 位	量角器放置方法			关节活动度正常值
			轴心	固定臂	移动臂	
髋关节	前屈	仰卧位或侧卧位,对侧下肢伸展	股骨大转子	与躯干腋中线平行	与股骨长轴平行	0°~120°
	后伸	俯卧位或侧卧位	股骨大转子	与躯干腋中线平行	与股骨长轴平行	0°~30°(图3-15)
	内收/外展	仰卧位	髂前上棘	左右髂前上棘连线上	与股骨长轴平行	内收:0°~35° 外展:0°~45°
	内旋/外旋	坐位或仰卧位	胫骨平台中点	与地面垂直	与胫骨长轴平行	内旋:0°~35°(图3-16) 外旋:0°~45°(图3-17)
膝关节	屈曲/伸展	俯卧位	股骨外侧髁外侧	与股骨长轴平行	与腓骨长轴平行	屈曲:0°~135°(图3-18) 伸展:0°~5°(图3-19)
踝关节	背伸/跖屈	坐位或仰卧位,踝处于中立位	外踝下2.5cm处	与腓骨长轴平行	与足底平行	背伸:0°~20°(图3-20) 跖屈:0°~50°(图3-21)
	外翻/内翻	坐位或仰卧位,踝关节中立位	内外踝连线与小腿纵轴后方连线交点	与胫骨长轴平行	与足底跖面平行	内翻:0°~35° 外翻:0°~20°

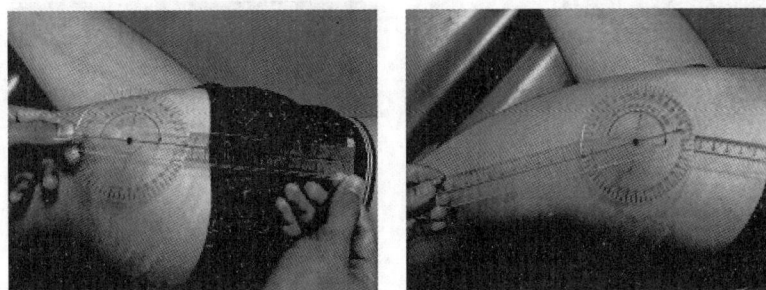

(a) 起始位 (b) 终末位

图 3-15 髋关节后伸关节活动度测量

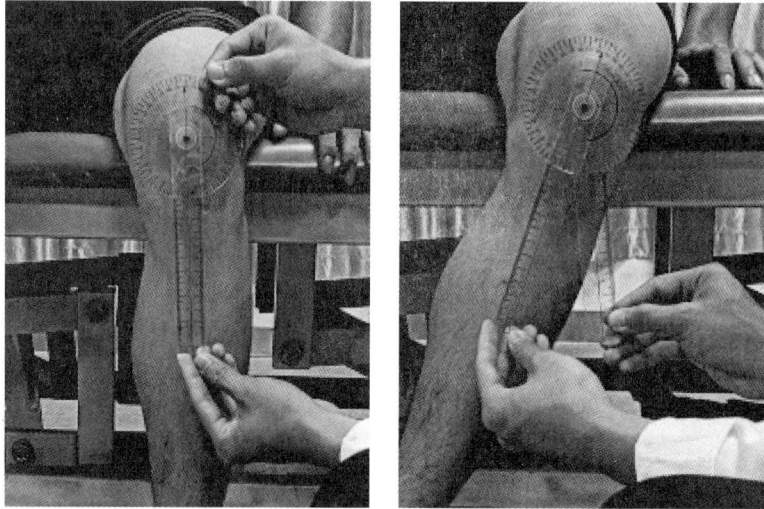

(a) 起始位　　　　　　(b) 终末位

图 3-16　髋关节内旋关节活动度测量

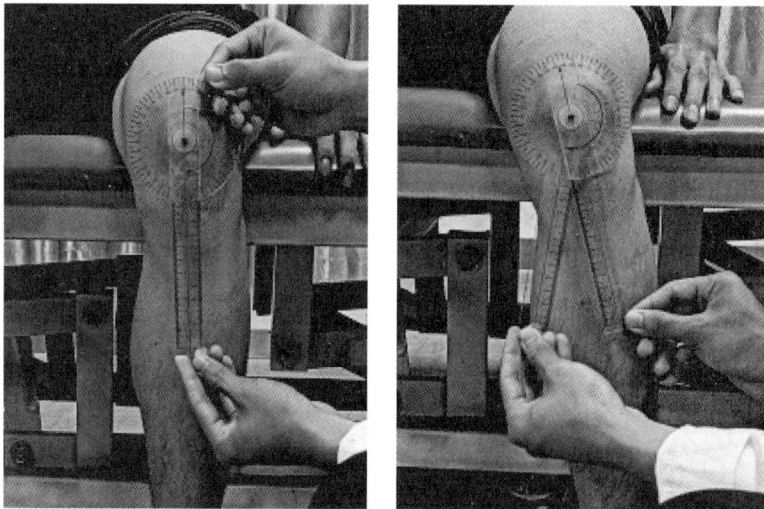

(a) 起始位　　　　　　(b) 终末位

图 3-17　髋关节外旋关节活动度测量

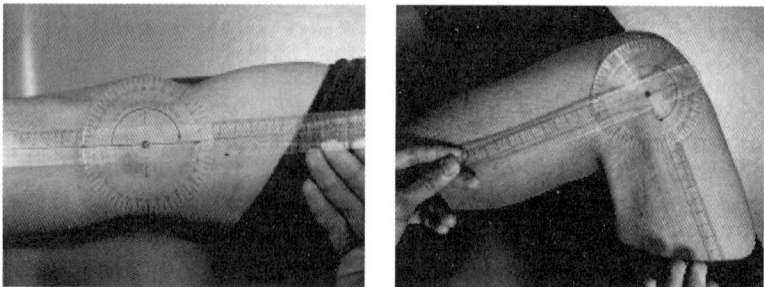

(a) 起始位　　　　　　(b) 终末位

图 3-18　膝关节屈曲关节活动度测量

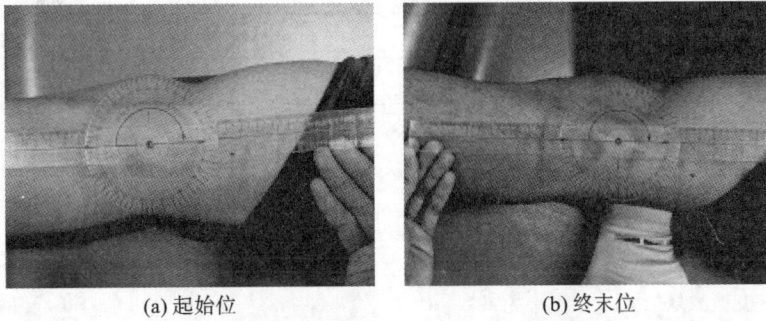

(a) 起始位　　　　　　　　　　　(b) 终末位

图 3-19　膝关节伸展关节活动度测量

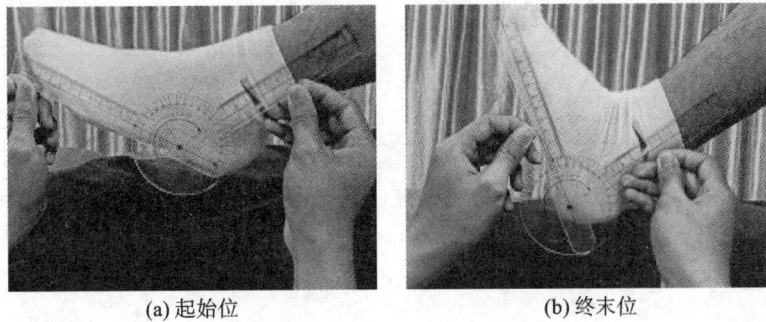

(a) 起始位　　　　　　　　　　　(b) 终末位

图 3-20　踝关节背伸关节活动度测量

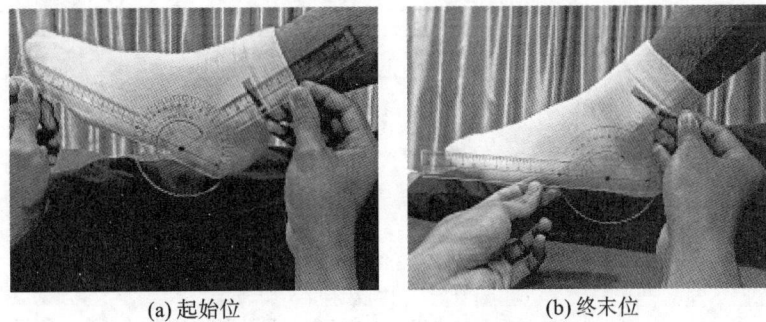

(a) 起始位　　　　　　　　　　　(b) 终末位

图 3-21　踝关节跖屈关节活动度测量

任务四　躯干关节活动度评定

脊柱关节活动度的评定方法见表 3-3。

表 3-3　脊柱关节活动度的评定方法

关节	运动	受检体位	量角器放置方法			参考值
			轴心	固定臂	移动臂	
颈部	前屈	坐位或直立位,在侧方测量	肩峰	在矢状面上与通过肩峰的垂直线平行	与头顶和外耳道连线一致	0°~45°

续表

关节	运动	受检体位	量角器放置方法			参考值
			轴心	固定臂	移动臂	
颈部	后伸	坐位或直立位，在侧方测量	肩峰	在矢状面上与通过肩峰的垂直线平行	与头顶和外耳道连线一致	0°～45°
	左/右旋转	坐位或直立位，在头顶测量	头顶	与两肩峰连线平行	与头顶和鼻尖的延长线平行	0°～60°
	左/右侧屈	坐位或直立位，在后方测量	第 7 颈椎棘突	与第 7 颈椎和第 5 腰椎棘突连线平行	与枕骨隆突和第 7 颈椎棘突连线平行	0°～45°
胸腰部	前屈	直立位	第 1 骶椎	通过第 5 腰椎棘突垂线	第 7 颈椎与第 5 腰椎棘突连线	0°～80°
	后伸	直立位或俯卧位	第 1 骶椎	通过第 5 腰椎棘突垂线	第 7 颈椎与第 5 腰椎棘突连线	0°～30°
	左/右旋转	坐位，臀部固定	头顶部中点	与髂棘上缘连线平行	与双侧肩峰连线平行	0°～45°
	左/右侧屈	坐位或立位	第 1 骶椎	与地面垂直	对准第 7 颈椎棘突	0°～40°

（李　毅　李少娴）

→ 小结

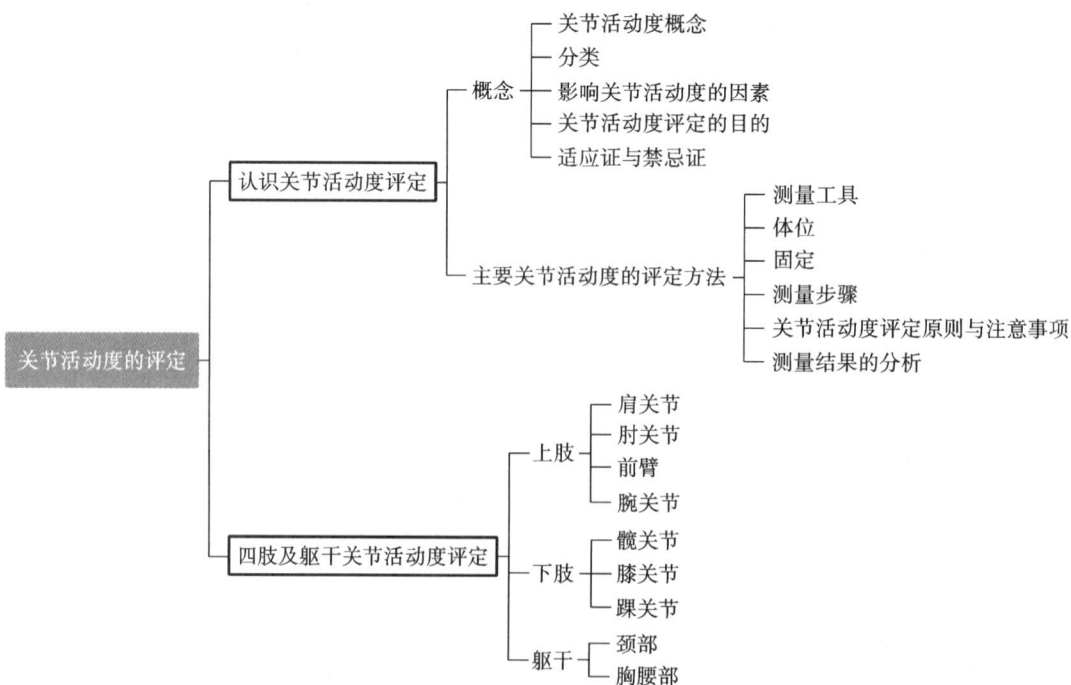

课后习题

1. 用量角器测量关节活动范围时,量角器移动臂的正确放置方法是(   )。

A. 与构成关节的远端骨长轴平行
B. 与构成关节的近端骨长轴平行

C. 与构成关节的远端骨长轴垂直
D. 与构成关节的近端骨长轴垂直

E. 以上都不对

2. 下列哪项因素不影响关节活动度测定?(   )

A. 不良体位
B. 测量工具放置不当和选择的参考点不准

C. 患者缺乏理解与合作
D. 疼痛

E. 男女老少不受影响

3. 测定肘关节的屈曲、伸展的关节活动度,关于医用量角器放置位置,正确的是(   )。

A. 轴心:鹰嘴;固定臂:前臂纵轴;移动臂:桡骨纵轴

B. 轴心:肱骨外上髁;固定臂:肱骨纵轴;移动臂:桡骨纵轴

C. 轴心:肱骨外上髁;固定臂:桡骨纵轴;移动臂:肱骨纵轴

D. 轴心:鹰嘴;固定臂:肱骨纵轴;移动臂:桡骨纵轴

E. 轴心:肱骨外上髁;固定臂:腋中线;移动臂:桡骨纵轴

4. 进行关节活动度测量时,关节的运动均是(   )。

A. 由 0°开始向 180°方向增加
B. 由 45°开始向 180°方向增加

C. 由 90°开始向 180°方向增加
D. 由 180°开始向 0°方向减少

E. 由 90°开始向 0°方向减少

5. 髋关节屈伸活动范围测量中,量角器轴心放置位置为(   )。

A. 髂前上棘   B. 髌骨下端   C. 股骨大转子   D. 股骨外踝   E. 耻骨联合

6. 下列哪种情况不能进行关节活动度评定?(   )

A. 骨关节伤病及手术后
B. 关节急性炎症期
C. 神经系统疾患

D. 肌肉伤病及手术后
E. 以上都不能

扫码看答案

肌力评定

扫码看 PPT

案 例 导 入

患者,女性,45 岁,教师,因右肱骨干骨折伴右上肢活动无力 1 个半月入院,患者 1 个半月前因车祸致肱骨干骨折,至医院形内固定手术治疗后,上肢制动 25 天。现患者述屈、伸肘无力,手抓握力量弱。发病以来无头痛、恶心、呕吐、意识障碍及大小便障碍。查体心肺功能正常。

请思考:造成该患者右上肢无力的原因是什么? 患者现在的肌力水平如何确定?

任务一　认识肌力评定

肌力(muscle strength)是指肌肉收缩时产生的最大力量,又称绝对肌力。肌肉在一定的负荷条件下持续收缩或重复收缩的能力称为肌耐力,反映肌肉持续工作的能力,体现肌肉对抗疲劳的水平。广义的肌力包括肌肉爆发力和肌耐力。

一、肌肉的分类

(一) 根据组织学分类

1. 心肌 属于有横纹的不随意肌,具有自动节律性,收缩快而有力,不易疲劳。

2. 平滑肌 属于非横纹肌,广泛分布于血管壁和许多内脏器官,又称内脏肌,其收缩缓慢而持久。

3. 骨骼肌 运动系统的肌肉属于横纹肌,因其绝大部分附着于骨,故又名骨骼肌。骨骼肌的收缩迅速有力,但容易疲劳。

(二) 根据肌肉是否受意志支配分类

1. 随意肌 骨骼肌受躯体神经支配,直接受人的意志控制,为随意肌。

2. 不随意肌 心肌和平滑肌由内脏神经调节,不直接受人的意志控制,为不随意肌。

(三) 根据肌肉收缩时发挥的作用不同分类

1. 原动肌 在运动的发动和维持中一直起主要作用的肌肉或肌群称为原动肌,也叫主动肌。如屈肘运动的原动肌有肱二头肌、肱肌。

2. 拮抗肌 与原动肌作用相反的肌群称为拮抗肌,如屈肘运动过程中,肱三头肌是肱二头肌和肱肌的拮抗肌。

3. 固定肌 在运动动作中起固定作用的肌群,主要固定原动肌一端附着点所在的骨,防止原动肌产生不必要的动作,如在屈肘动作中使肩胛骨固定于脊柱的斜方肌、菱形肌等。

4. 中和肌 作用是抵消原动肌收缩时所产生的一部分不需要的动作,如在伸腕动作中,桡侧伸腕肌和尺侧伸腕肌同时收缩,使腕向桡侧及尺侧背伸的多余动作相互抵消。

二、肌肉收缩的类型及影响因素

(一) 肌肉的收缩类型

1. 等长收缩 肌肉收缩时,只改变肌肉张力而长度基本不变的肌肉收缩形式,称为等长收缩或静力性收缩。其特点是肌肉张力等于外加阻力,肌肉长度不变。有支持、固定、维持某种身体姿势作用,如站立、悬垂、支撑等动作。其固定功能还可为其他关节的运动创造适宜条件。

2. 等张收缩 肌肉收缩时,只改变肌肉长度而张力不变的肌肉收缩形式,称为等张收缩或动力性收缩。可分为向心收缩和离心收缩两种形式。

(1) 向心收缩:肌肉收缩时,肌肉起止点彼此靠近,肌肉缩短,是作用于关节的主动肌的收缩。特点是肌肉张力大于外加阻力,肌肉长度缩短。向心收缩是肌肉运动的主要形式,是实现动力性运动的基础(如屈肘、高抬腿等)。

(2) 离心收缩:肌肉收缩时,肌肉起止点彼此远离,肌肉长度增加。是对抗关节运动的拮抗肌所产生的收缩。特点是肌肉张力小于外加阻力,肌肉长度拉长。作用是缓冲、制动、减速、克服重力。如蹲起、下坡跑、下楼梯、从高处跳落等动作,相关肌群做离心收缩可避免运动损伤。

3. 等速收缩 又称等动收缩。肌肉收缩时,肌肉张力与肌肉长度均发生变化,而带动的关节运动速度恒定。一般生理状态很难产生等速收缩,只有采用专门的仪器设备,根据运动过程的肌力大小变化调节外周阻力,使关节依照预先设定的速度完成运动,才能产生等速收缩。

(二) 肌肉收缩的影响因素

1. 肌肉的生理横断面积 肌肉的生理横断面积是衡量肌肉发达程度最直接的指标。肌肉中肌纤维的数量越多和肌纤维越粗,生理横断面越大,则肌力越大。

2. 肌肉的初长度 肌肉的初长度是指肌肉收缩前的长度,在一定的生理范围内,肌肉的初长度越长,肌力越大。当肌肉被牵引至静息长度的 1.2 倍时,肌力最大。

3. 运动单位募集程度 运动单位募集受大脑皮质运动中枢兴奋强度的直接影响,募集的运动单位数量越多,肌力越大。大脑皮质运动中枢兴奋强度越高,运动神经发出冲动的强度和频率越高,动员和激活的运动单位越多,肌力越大。

4. 肌纤维的类型　肌力还取决于骨骼肌中红肌纤维、白肌纤维和中间型肌纤维的比例,白肌纤维比例越高者,肌力越大;在肌肉的代谢方面,肌糖原储存量越多,肌力越大。

5. 肌肉收缩的类型　在肌肉收缩速度相同的情况下,离心收缩产生的张力最大,其次为等长收缩,向心收缩产生的肌肉张力最小。

6. 年龄与性别　肌力在20岁之前随年龄增加而增强,20岁时肌力达到峰值,20岁之后随年龄增加逐渐减弱,55岁后肌力衰退速度加快。就性别而言,女性的肌力比男性弱,约为同龄男性肌力的2/3。

7. 心理因素　肌力的大小易受心理的影响。在暗示、大声命令及有积极的训练目的时,训练者所发挥的肌力比自主最大收缩力大20%～30%。

三、肌力评定的工具与方法

肌力评定常用以判断有无肌力下降及肌力下降的程度与范围,分析肌力下降原因,预防及消除病因,为制订治疗、训练计划提供依据;定期检查神经肌肉病变的恢复程度和恢复速度,以评价康复治疗与训练的效果。

肌力评定根据是否使用器械分为徒手肌力评定(MMT)和器械肌力评定。

（一）徒手肌力评定

徒手肌力评定是一种不借助任何器材,仅靠评定者徒手对被评定者进行肌力测定的方法。这种方法简便、易行,不需要特殊器械和检查场所,在临床中得到广泛的应用。检查时要求被评定者在特定的体位下,分别在去重力、抗重力和抗阻力的条件下完成标准动作。评定者同时通过触摸肌腹、观察肌肉的运动情况和关节的活动范围以及克服阻力的能力,来确定肌力的大小。

徒手肌力评定也存在局限性:①评定的级别只能表明肌力的大小,定量分级标准较粗略;②受评定者的主观性及被评定者配合情况的影响;③不能评定肌耐力及肌肉的协调性;④中枢神经系统疾病和损伤所致的痉挛性瘫痪肌张力过高者不宜进行徒手肌力评定。

1. 评定标准　目前多采用Lovett分级法,将测定肌肉的力量从弱到强分为零、微弱、差、尚可、良好、正常6个等级,以此评定肌力是否正常及肌力下降程度(表4-1)。评级依据受测肌肉收缩时所产生的肌肉活动,带动的关节活动范围,抗重力和阻力的情况而定。

表4-1　徒手肌力评定分级(Lovett分级法)

分级	名称	评级标准	相当于正常肌力的百分比/(%)
0	零	未触及肌肉收缩	0
1	微弱	可触及的肌肉收缩,但不能引起关节活动	10
2	差	去除重力的影响,能完成全关节范围活动	25
3	尚可	能抗重力完成全关节范围活动,但不能抗阻力	50
4	良好	能抗重力及轻度阻力,完成全关节范围活动	75
5	正常	能抗重力及最大阻力,完成全关节范围活动	100

MRC分级法在Lovett分级法的基础上结合运动幅度和施加阻力的程度等进一步细分。当运动幅度达不到50%全关节活动范围时,则评定为低一级标准加"＋"的水平;运动幅度达到50%全关节活动范围以上,但尚在全关节活动范围以内时,则评定为高一级标准"－"的水平,MRC分级法弥补了Lovett分级法评定标准的不足,提高了临床实用性(表4-2)。

表 4-2 徒手肌力评定分级(MRC 分级法)

分　级	评 级 标 准
0	去除重力影响后无关节活动,未触及肌肉收缩
1	去除重力影响后可触及肌肉收缩,但不引起任何关节活动
1+	去除重力影响后能活动,但活动范围小于 50%
2−	去除重力影响后能活动,但活动范围为 50%～100%
2	不能抗重力,但在去除重力影响后能做全关节范围活动
2+	能对抗重力活动,但活动范围小于 50%
3−	能对抗重力活动,但活动范围为 50%～100%
3	能对抗重力活动,且能完成全关节范围活动,但不能对抗任何阻力
3+	能对抗重力完成全关节范围活动,并在活动末期能对抗一定的阻力
4−	能对抗重力及中度阻力活动,但活动范围为 50%～100%
4	能对抗重力及中度阻力完成全关节范围活动
4+	能对抗重力及最大阻力活动,但活动范围小于 50%
5−	能对抗重力及最大阻力活动,但活动范围为 50%～100%
5	能对抗重力及最大阻力完成全关节范围活动

2.检查方法

(1)检查前准备:向被评定者说明徒手肌力评定的意义及步骤,取得被评定者配合;充分暴露检查部位,比较两侧肌肉形态的对称性,必要时测量两侧肢体围度;确定与检查部位相关的关节被动活动度,以该范围作为全关节活动范围,用于衡量肌力大小;正确选择并摆放被评定者体位,将检查肢体摆放于抗重力位,有效固定肢体近端。

(2)检查步骤:①向被评定者解释并示范检查动作,可通过被动活动引导被评定者完成一次检查动作。②在抗重力体位下,嘱被评定者收缩肌肉并完成全关节范围活动,观察被评定者的动作,若能完成,则说明肌力在 3 级或 3 级以上;可进一步进行抗阻力活动,将阻力施加于肢体远端,嘱被评定者用最大力量抗阻力完成动作,根据其抗阻力的大小来评定肌力为 4 级或 5 级,不能抗阻力则为 3 级。③如果被评定者无法完成抗重力体位的活动,则须将受测部位摆放于去重力体位,并用滑板、滑石粉等方法减少接触面摩擦,嘱被评定者用最大力量收缩肌肉并完成全关节范围活动,能完成活动则为 2 级;如有微小关节活动或未见关节活动,但可在主动肌肌腹或肌腱上触及肌肉收缩则为 1 级,无肌肉收缩为 0 级。

(3)检查后:记录徒手肌力评定等级、检查日期,并评估被评定者的表现。

3.评定结果记录与分析

(1)结果记录。

①记录肌力的级别(细化分级),若所测部位关节活动受限,应记录关节可活动范围,然后再记录该活动范围时的肌力级别。如:肘关节被动运动限制在 110°时,其可活动范围为 0°～110°,评定肌力为 3 级时,可记录为"0°～110°/3 级"。

②存在痉挛、疼痛或挛缩等情况时在记录中注明。

③病情未能允许按规定体位检查时,应将改变情况予以记录。

(2)结果分析。

①肌力受被评定者的年龄、性别、职业、合作程度、疲劳程度,评定者操作的规范程度、经验,甚至给予口令时的音调及环境等多种因素的影响,评定者应灵活掌握并具体分析。

②肌力评定时,注意健侧和患侧的对比。

③肌力评定的目的主要是判断被评定者有无肌力下降、耐力下降或者兼而有之,有助于神经损伤、软组织损伤的定位和定性诊断,制订治疗计划,跟踪治疗效果。

(二)器械肌力评定

当患者徒手肌力评定等级达到3级以上时,可借助相应的仪器进行更细致的肌力评定,以直接获得肌力的定量指标。根据测试时肌肉收缩类型不同,分为等长肌力评定、等张肌力评定、等速肌力评定。

1. 等长肌力评定 在标准体位或姿势下,用不同的测力计测量一组肌群在等长收缩时所能产生的最大肌力,常用方法如下。

(1)握力测定:用握力计测试。被评定者取站立位或坐位,上肢自然下垂,前臂和腕部呈中立位,握力计表面朝外,将把手调至适当宽度,用力握2~3次,取最大值。

用握力指数评定:握力指数=握力(kg)/体重(kg)×100,正常参考值应大于50,利手握力比非利手大5%~10%;女性握力为男性的1/3~1/2;男性50岁以后、女性40岁以后握力下降10%~20%。

(2)捏力测定:用捏力计测试。拇指和其他手指相对,捏压捏力计上的指板,正常参考值为握力的30%。该测定反映拇对掌肌及屈肌的肌力大小。

(3)背拉力计测定:用背力计测试。被评定者双膝伸直,背力计把手调节至膝关节平齐处,双手抓握背力计把手,然后尽力伸腰,上拉把手,重复测试3次。但应注意腰痛患者和老年人不宜进行。

用拉力指数评定:拉力指数=拉力(kg)/体重(kg)×100,正常参考值男性为体重的1.5~2倍(拉力指数150%~200%),女性为体重的1~1.5倍(拉力指数100%~150%)。

(4)腹肌、背肌等长耐力评定:被评定者取仰卧位,双下肢伸直并拢,下肢抬高45°,维持此姿势超过60 s,提示腹肌肌力正常(图4-1);被评定者取俯卧位,双手抱头,上半身置于床外,固定双下肢,躯干后伸使上半身水平位或后伸位,维持此姿势超过60 s,提示腰背肌肌力正常(图4-2)。

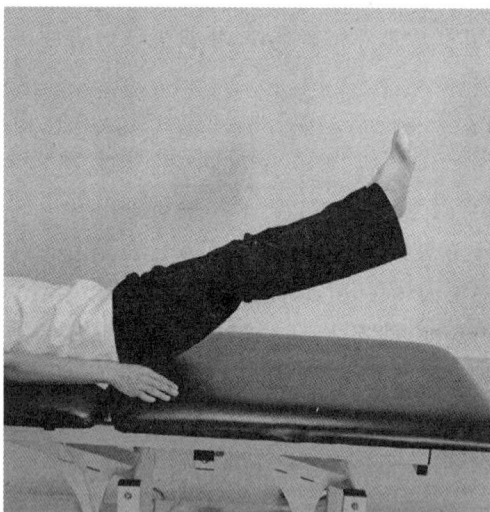

图4-1 腹肌等长耐力测试

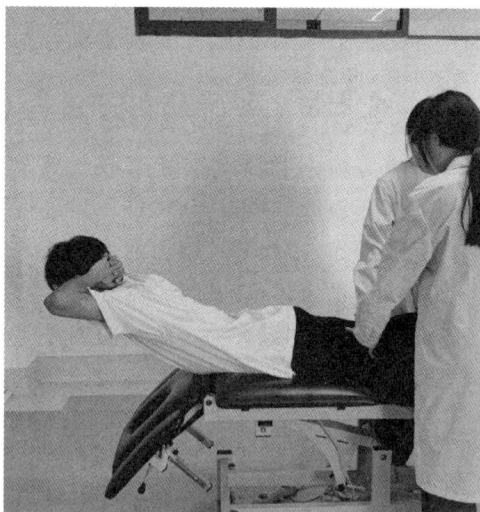

图4-2 背肌等长耐力测试

2. 等张肌力评定 测定肌力进行等张收缩使关节做全范围运动时所能克服的最大阻力。做1次运动的最大阻力称1次最大阻力(1 RM);做10次连续运动所能承受的最大阻力为10次最大阻力(10 RM)。运动负荷可使用哑铃、沙袋等可定量的负重练习器进行。在进行等张肌力测试时应对适宜负荷和测试负荷的每次增加量进行估计,避免进行多次反复测试引起肌肉疲劳,影响测试结果。

3. 等速肌力评定 等速收缩是在整个运动过程中速度保持不变的一种肌肉收缩类型。等速肌力评定主要采用带计算机系统的等速测力仪进行,目前常用的等速测力仪有CYBEX系列和BIODEX系列。测试过程中肢体带动仪器的杠杆做大幅度等速往复圆周运动(运动开始和结束的瞬时加速度和减速度除外)。随着运动中肌力变化及力矩变化,仪器提供的阻力相应发生顺应性改变,使关节仅能按照仪器预先设定的角速度进行运动。运动过程中力矩的变化及肌肉的做功情况由仪器记录,绘出力矩和做功曲线。

等速肌力评定可以提供最大肌力矩,肌肉的爆发力、做功能力、功率和耐力方面的数据,被认为是肌力功能评价及肌肉力学特征研究的最佳方法。此外,等速测力仪还常被用作关节、肌肉的康复训练仪器。但等速测力仪价格昂贵,操作测试时间长,对操作者要求高,不便用于日常康复评定工作。

(三) 肌力评定的适应证和禁忌证

1. 适应证

(1) 失用性肌萎缩:由制动、运动减少等原因引起的肌肉萎缩,导致肌肉功能障碍。

(2) 肌源性肌萎缩:肌肉本身病变引起的肌肉萎缩或肌力下降。

(3) 神经源性肌萎缩:由神经病变引起的肌肉功能障碍。

(4) 关节源性肌无力:由关节疾病或损伤引起的肌力下降、肌肉功能障碍。

(5) 其他:由于其他原因引起的肌肉功能障碍等。

(6) 正常人群:作为健康人或运动员的体质评定指标。

2. 禁忌证

(1) 局部严重疼痛。

(2) 严重的心脏病或高血压。

(3) 局部炎症、关节腔积液、关节不稳定、急性扭伤、骨折错位或未愈合。

3. 注意事项

(1) 解释说明:评定前应向被评定者用比较通俗的语言解释评定的目的和方法,如果被评定者仍不够明白,给予必要的示范,以取得被评定者的配合。

(2) 评定规范化:在评定过程中,应对被评定者的躯干、肢体位置进行标准摆放,对关节近端进行良好的固定,以防止代偿运动及其他干扰因素的影响。评定者在重力检查、抗阻检查、肌肉收缩检查和运动幅度检查中应注意操作的正确性,以减少主观因素对评定结果的影响,保证评定的信度和效度。

(3) 避免疼痛:在评定过程中被评定者不应出现疼痛感,尤其是在抗阻力检查时,阻力应逐渐增加并密切观察被评定者有无疼痛的表现,一旦出现,应立即停止增加阻力。

(4) 施加阻力情况:阻力施加在肌肉附着处的远端部位,阻力大小根据被评定者的具体情况及评定部位而决定,避免粗暴手法造成损伤;评定时需对比健侧与患侧,尤其是 4 级和 5 级肌力难以判断时,更应与健侧对比观察。

(5) 评定时机:重复检查同一块肌肉的最大肌力时,需间隔 2 min;在锻炼后、疲劳时或饱餐后不做肌力测试。

(6) 其他:熟练掌握肌力评定的方法和技巧;中枢神经系统病损出现肌肉痉挛时,徒手肌力检查难以准确判断肌力,不宜采用此法;检查中如有疼痛、肿胀或痉挛,应在结果记录中注明。

任务二 上肢主要肌肉肌力评定

一、肩部主要肌肉肌力评定

(一) 肩胛骨内收

(1) 主动肌:斜方肌中部纤维、菱形肌。

(2) 固定胸廓。

(3) 评定方法。

①抗重力体位：俯卧位，上肢外展90°并外旋，肘屈曲90°。

5级：评定者固定被评定者胸廓并令其完成肩胛骨内收，同时对肩胛内侧施加阻力，能对抗最大阻力完成全关节活动范围肩胛骨内收运动（图4-3）。

4级：动作同5级，但仅能对抗中等阻力完成肩胛骨内收运动。

3级：仅能克服重力完成全关节活动范围肩胛骨内收的动作。

②去重力体位：坐位，上肢外展90°。

2级：在去除重力的情况下，能完成关节活动范围肩胛骨内收运动（图4-4）。

1级：不能内收肩胛骨，可触及肌肉收缩。

0级：未触及或观察到肌肉收缩。

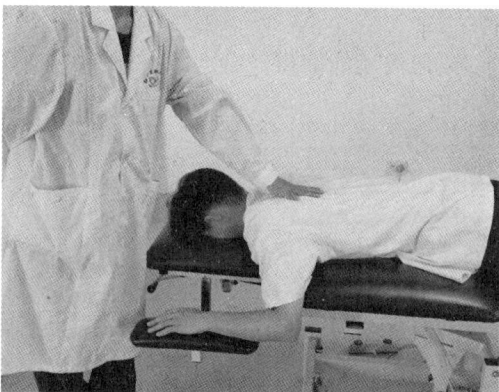

图4-3　肩胛骨内收肌力评定4～5级

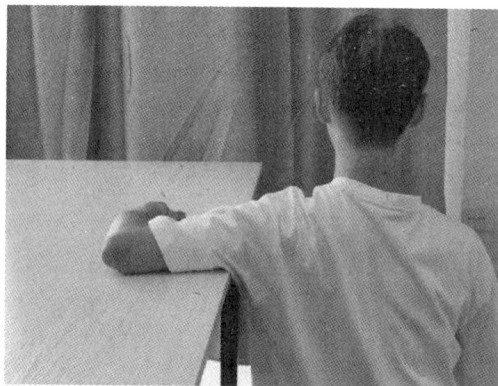

图4-4　肩胛骨内收肌力评定2级

（二）肩胛骨外展及上旋

（1）主动肌：前锯肌。

（2）固定胸廓。

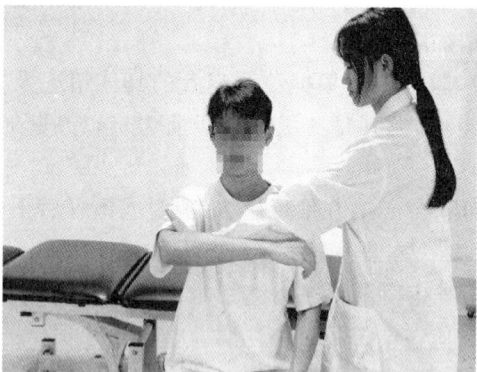

图4-5　肩胛骨外展及上旋肌力评定4～5级

（3）评定方法。

①抗重力体位：仰卧位或坐位，肩关节前屈90°。

5级：评定者固定被评定者胸廓并令其完成肩胛骨外展及上旋，同时对被评定者前臂和肘部施加向下的阻力，能对抗最大阻力完成全关节活动范围肩胛骨外展及上旋运动（图4-5）。

4级：动作同5级，仅能对抗中等阻力完成肩胛骨外展及上旋运动。

3级：能克服重力完成全关节活动范围肩胛骨外展及上旋的动作。

②去重力体位：坐位，肩关节前屈90°。

2级：在去除重力的情况下，能完成全关节活动范围肩胛骨外展及上旋的运动（图4-6）。

1级：不能外展及上旋肩胛骨，可触及肌肉收缩（图4-7）。

0级：未触及或观察到肌肉收缩。

（三）肩胛骨上提

（1）主动肌：斜方肌上部、肩胛提肌。

（2）固定胸廓。

（3）评定方法。

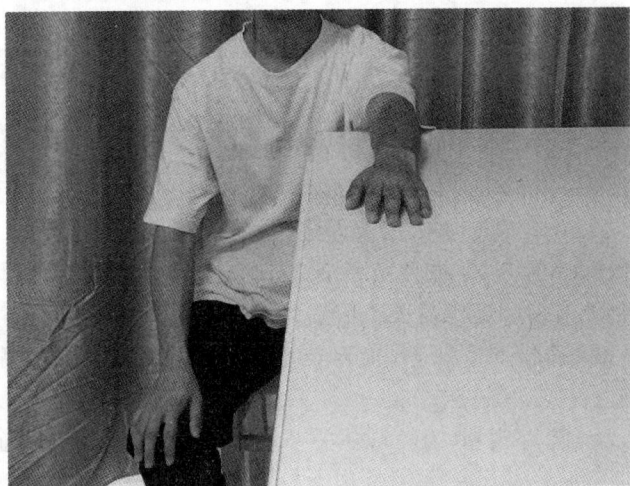

图 4-6 肩胛骨外展及上旋肌力评定 2 级

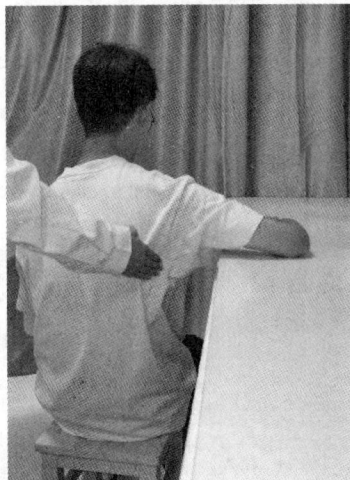

图 4-7 肩胛骨外展及上旋肌力评定 1 级

①抗重力体位:坐位,双上肢自然下垂。

5 级:评定者双手分别置于被评定者肩锁关节上方,向下方施加阻力,令被评定者耸肩。能对抗最大阻力完成全关节活动范围肩胛骨上提运动(图 4-8)。

4 级:动作同 5 级,仅能对抗中等阻力完成肩胛骨上提运动。

3 级:能克服重力完成全关节活动范围肩胛骨上提的运动。

②去重力体位:俯卧位,两臂自然放松置于体侧。

2 级:在去除重力的情况下,能完成关节活动范围肩胛骨上提运动(图 4-9)。

1 级:评定者触诊被检者斜方肌上部纤维,有肌肉收缩(图 4-10)。

0 级:未触及或观察到肌肉收缩。

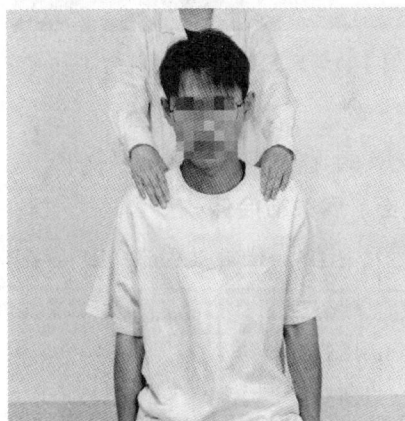

图 4-8 肩胛骨上提肌力评定 4～5 级

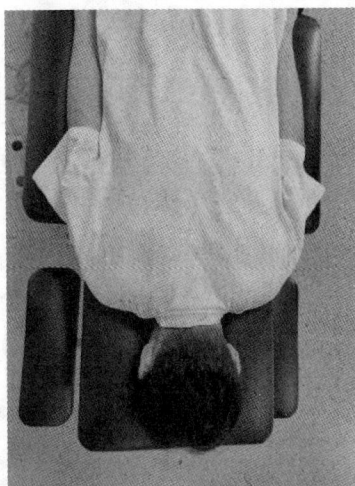

图 4-9 肩胛骨上提肌力评定 2 级

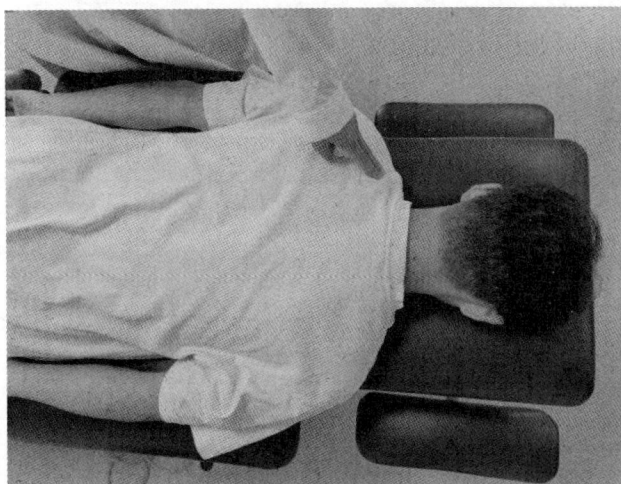

图 4-10 肩胛骨上提肌力评定 1 级

(四) 肩关节前屈

(1) 主动肌:三角肌前部纤维、喙肱肌。

(2) 固定肩胛骨。

(3) 评定方法。

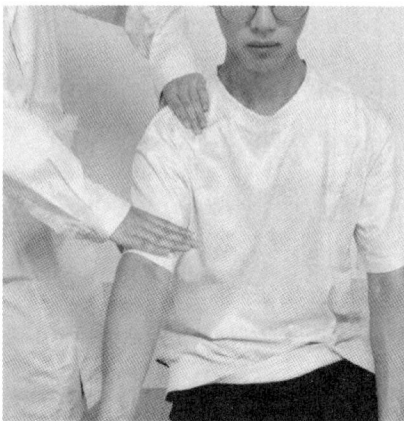

图 4-11　肩关节前屈肌力评定 4～5 级

①抗重力体位:坐位,掌心向内侧。

5级:评定者一手固定被评定者肩胛骨,另一手施加阻力于上臂远端前方,令被评定者肩关节前屈,能对抗最大阻力完成全关节活动范围肩关节前屈运动(图 4-11)。

4级:动作同 5 级,仅能对抗中等阻力完成肩关节前屈运动。

3级:能克服重力完成全关节活动范围肩关节前屈的运动。

②去重力体位:侧卧位。

2级:在去除重力的情况下,令被评定者肩关节前屈,能完成关节活动范围肩关节前屈运动(图 4-12)。

1级:评定者手置于被评定者上肢近端 1/3 处触诊三角肌前部纤维,有肌肉收缩。

0级:未触及或观察到肌肉收缩。

(五) 肩关节后伸

(1) 主动肌:三角肌后部纤维、背阔肌、大圆肌。

(2) 固定肩胛骨。

(3) 评定方法。

①抗重力体位:坐位,掌心向上。

5级:评定者一手固定被评定者肩胛骨,另一手施加阻力于上臂远端后方,令被评定者肩关节后伸,能对抗最大阻力完成全关节活动范围肩关节后伸运动(图 4-13)。

4级:动作同 5 级,仅能对抗中等阻力完成肩关节后伸运动。

3级:能克服重力完成全关节活动范围肩关节后伸的运动。

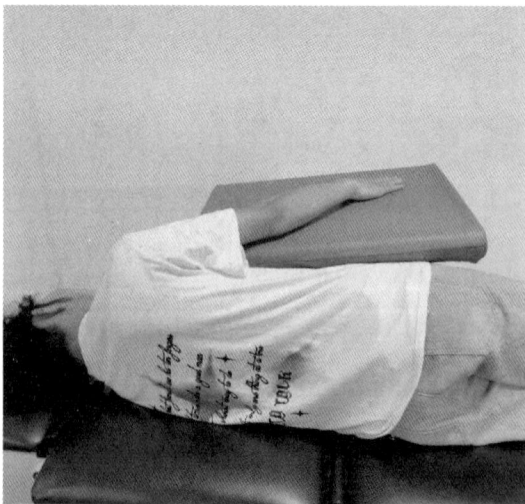

图 4-12　肩关节前屈肌力评定 2 级

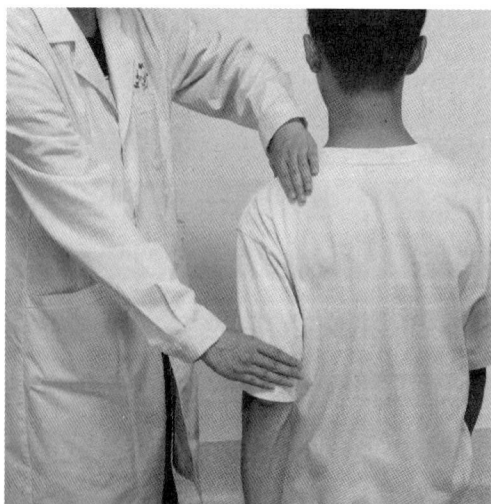

图 4-13　肩关节后伸肌力评定 4～5 级

②去重力体位：侧卧位。

2级：固定被评定者肩胛骨，支托上臂远端，令被评定者肩关节后伸，能完成关节活动范围肩关节后伸运动（图4-14）。

1级：评定者触诊肩胛下缘大圆肌，稍下方背阔肌，上臂后方三角肌后部纤维，有肌肉收缩（图4-15）。

0级：未触及或观察到肌肉收缩。

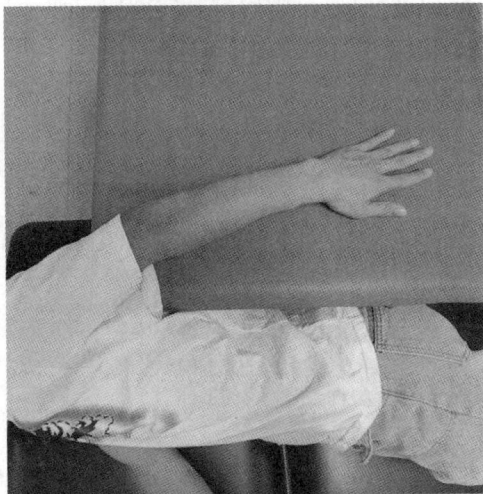

图4-14 肩关节后伸肌力评定2级

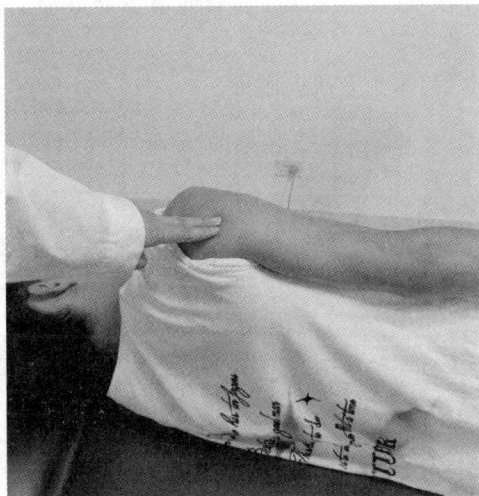

图4-15 肩关节后伸肌力评定1级

（六）肩关节外展

（1）主动肌：三角肌中部纤维、冈上肌。

（2）固定肩胛骨。

（3）评定方法。

①抗重力体位：坐位，双上肢自然下垂。

5级：评定者一手固定被评定者肩胛骨，另一手施加阻力于上臂远端外侧，令被评定者做肩关节外展，能对抗最大阻力完成全关节活动范围肩关节外展运动（图4-16）。

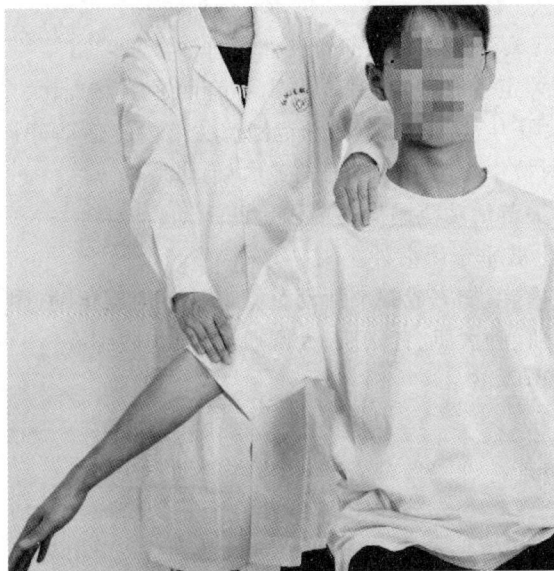

图4-16 肩关节外展肌力评定4～5级

4 级：动作同 5 级，仅能对抗中等阻力完成肩关节外展运动。

3 级：能克服重力完成全关节活动范围肩关节外展的运动。

②去重力体位：仰卧位。

2 级：固定被评定者肩胛骨，支托上臂远端，令被评定者肩关节外展，能完成关节活动范围肩关节外展运动（图 4-17）。

1 级：评定者手置于被评定者上肢近端 1/3 处触诊三角肌中部纤维，肩胛冈上窝处的冈上肌，有肌肉收缩（图 4-18）。

0 级：未触及肌肉收缩。

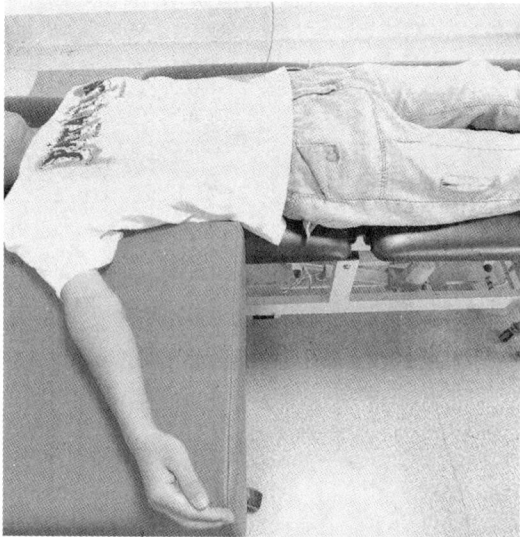

图 4-17 肩关节外展肌力评定 2 级

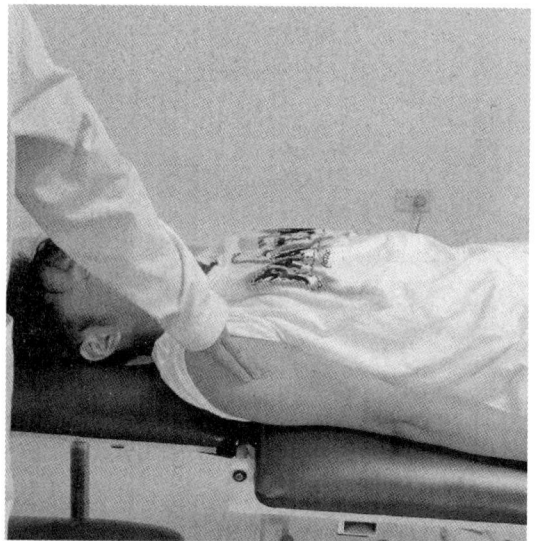

图 4-18 肩关节外展肌力评定 1 级

（七）肩关节内旋

（1）主动肌：肩胛下肌、胸大肌、背阔肌、大圆肌。

（2）固定肩胛骨。

（3）评定方法。

①抗重力体位：俯卧位，肩关节外展 90°，前臂自然下垂。

5 级：评定者一手固定被评定者肩胛骨，另一手置于前臂远端，向肩关节外旋方向施加阻力，令被评定者肩关节内旋，能对抗最大阻力完成全关节活动范围肩关节内旋运动（图 4-19）。

4 级：动作同 5 级，仅能对抗中等阻力完成肩关节内旋运动。

3 级：能克服重力完成全关节活动范围肩关节内旋的运动。

②去重力体位：俯卧位，上肢垂于床沿外。

2 级：令被评定者肩关节内旋，能完成关节活动范围肩关节内旋运动（图 4-20）。

1 级：评定者触诊肩胛下肌、胸大肌、背阔肌、大圆肌，有肌肉收缩。

0 级：未触及或观察到肌肉收缩。

（八）肩关节外旋

（1）主动肌：冈下肌、小圆肌。

（2）固定肩胛骨。

（3）评定方法。

①抗重力体位：俯卧位，肩关节外展 90°，前臂自然下垂。

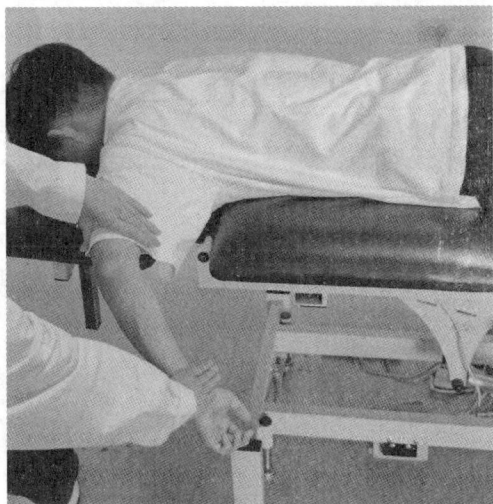

图 4-19　肩关节内旋肌力评定 4～5 级

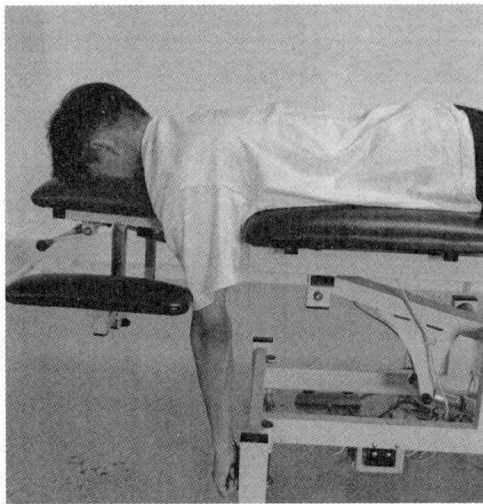

图 4-20　肩关节内旋肌力评定 2 级

5 级：评定者一手固定被评定者肩胛骨，另一手置于前臂远端，向肩关节内旋方向施加阻力，令被评定者肩关节外旋，能对抗最大阻力完成全关节活动范围肩关节外旋运动（图 4-21）。

4 级：动作同 5 级，仅能对抗中等阻力完成肩关节外旋运动。

3 级：能克服重力完成全关节活动范围肩关节外旋的运动。

②去重力体位：俯卧位，上肢垂于床沿外。

2 级：令被评定者肩关节外旋，能完成关节活动范围肩关节外旋运动（图 4-22）。

1 级：评定者触诊冈下肌、小圆肌，有肌肉收缩。

0 级：未触及或观察到肌肉收缩。

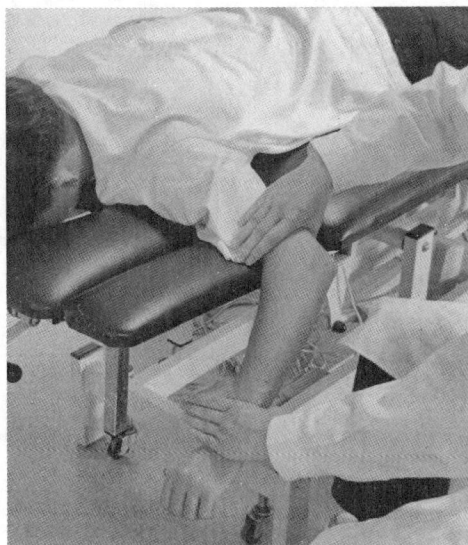

图 4-21　肩关节外旋肌力评定 4～5 级

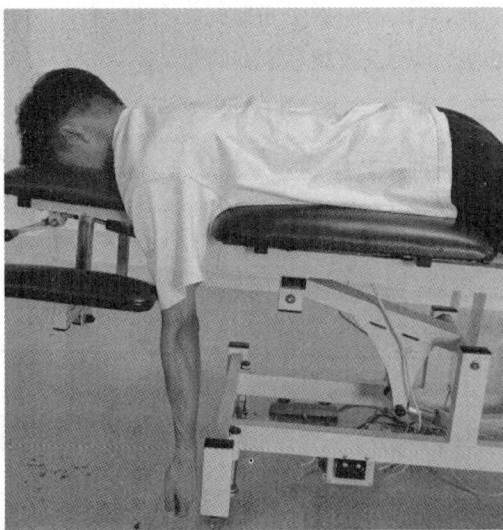

图 4-22　肩关节外旋肌力评定 2 级

（九）肩关节水平内收

（1）主动肌：胸大肌。

（2）固定肩胛骨。

（3）评定方法。

①抗重力体位：仰卧位，肩关节外展90°。

5级：评定者一手固定被评定者肩胛骨，另一手施加阻力于上臂远端内侧，令被评定者肩关节水平内收，能对抗最大阻力完成全关节活动范围肩关节水平内收运动。

4级：动作同5级，仅能对抗中等阻力完成肩关节水平内收运动。

3级：能克服重力完成全关节活动范围肩关节水平内收的运动。

②去重力体位：坐位，肩关节外展90°。

2级：评定者一手固定被评定者肩胛骨，另一手置于上臂远端支托，令被评定者肩关节水平内收，能完成关节活动范围肩关节水平内收运动。

1级：评定者触诊胸大肌，有肌肉收缩。

0级：未触及或观察到肌肉收缩。

（十）肩关节水平外展

（1）主动肌：三角肌后部纤维、背阔肌。

（2）固定肩胛骨。

（3）评定方法。

①抗重力体位：俯卧位，肩关节外展90°。

5级：评定者一手固定肩胛骨，另一手施加阻力于上臂远端外侧，令被评定者肩关节水平外展，能对抗最大阻力完成全关节活动范围肩关节水平外展运动。

4级：动作同5级，仅能对抗中等阻力完成肩关节水平外展运动。

3级：能克服重力完成全关节活动范围肩关节水平外展的运动。

②去重力体位：坐位，肩关节外展90°。

2级：评定者一手固定被评定者肩胛骨，另一手置于上臂远端支托，令被评定者肩关节水平外展，能完成关节活动范围肩关节水平外展运动。

1级：评定者触诊三角肌后部纤维，有肌肉收缩。

0级：未触及或观察到肌肉收缩。

二、肘部主要肌肉肌力评定

（一）肘关节屈曲

（1）主动肌：肱二头肌、肱肌、肱桡肌。

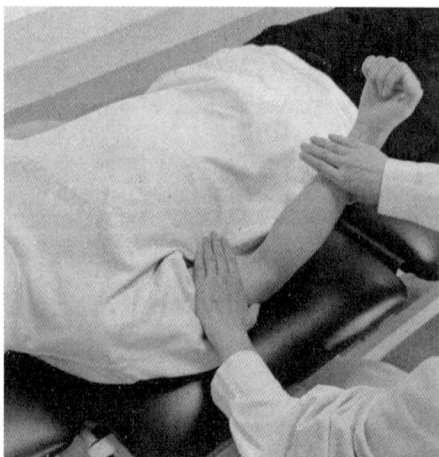

图4-23　肘关节屈曲肌力评定4～5级

（2）固定上臂。

（3）评定方法。

①抗重力体位：仰卧位，两臂自然放松于体侧。

5级：评定者一手固定被评定者上臂，另一手置于前臂远端，向肘关节伸展方向施加阻力，令被评定者肘关节屈曲，能对抗最大阻力完成全关节活动范围肘关节屈曲运动（图4-23）。

4级：动作同5级，仅能对抗中等阻力完成肘关节屈曲运动。

3级：能克服重力完成全关节活动范围肘关节屈曲的运动。

②去重力体位：坐位，肩关节外展90°。

2级:支托被评定者上臂远端,支托前臂远端,令被评定者肘关节屈曲,能完成关节活动范围肘关节屈曲运动(图4-24)。

1级:评定者触诊肱二头肌肌腱,有肌肉收缩(图4-25)。

0级:未触及或观察到肌肉收缩。

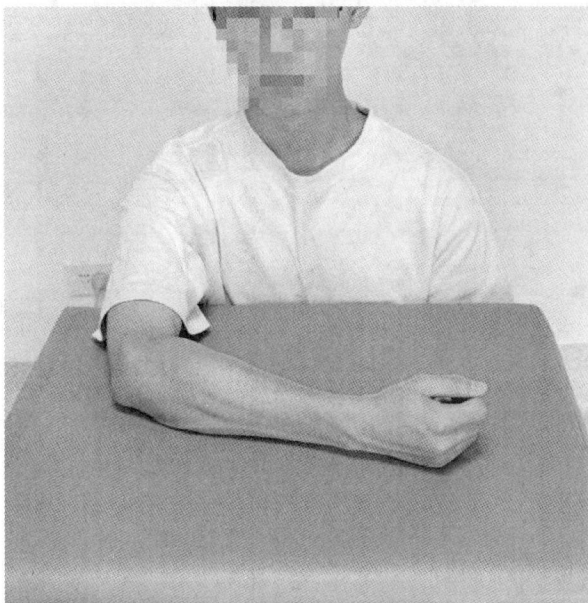

图4-24 肘关节屈曲肌力评定2级

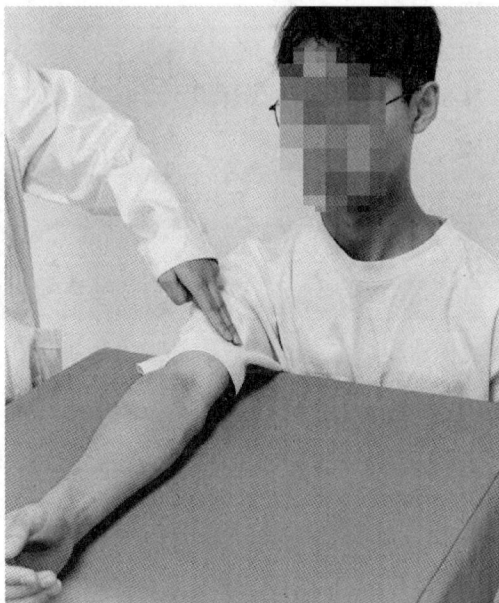

图4-25 肘关节屈曲肌力评定1级

(二)肘关节伸展

(1)主动肌:肱三头肌、肘肌。

(2)固定上臂。

(3)评定方法。

①抗重力体位:俯卧位,肩关节外展90°,前臂伸出诊疗床边缘自然下垂。

5级:评定者一手固定被评定者上臂,另一手置于前臂远端,向肘关节屈曲方向施加阻力,令被评定者肘关节伸展,能对抗最大阻力完成全关节活动范围肘关节伸展运动(图4-26)。

4级:动作同5级,仅能对抗中等阻力完成肘关节伸展运动。

3级:能克服重力完成全关节活动范围肘关节伸展的运动。

②去重力体位:坐位,肩关节外展90°。

2级:支托被评定者肘关节内侧,支托前臂远端,令被评定者肘关节伸直,能完成关节活动范围肘关节伸展运动(图4-27)。

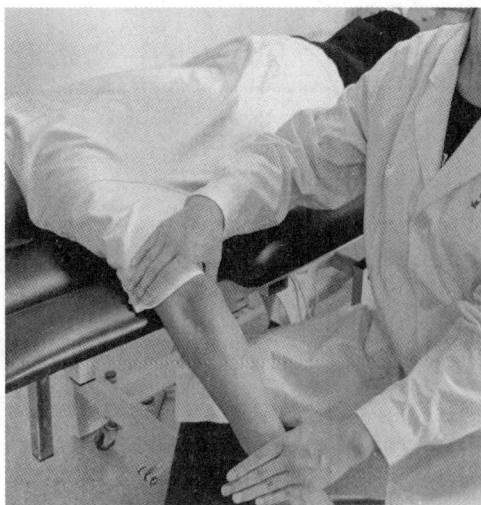

图4-26 肘关节伸展肌力评定4~5级

1级:评定者触诊肱三头肌肌腱,有肌肉收缩(图4-28)。

0级:未触及或观察到肌肉收缩。

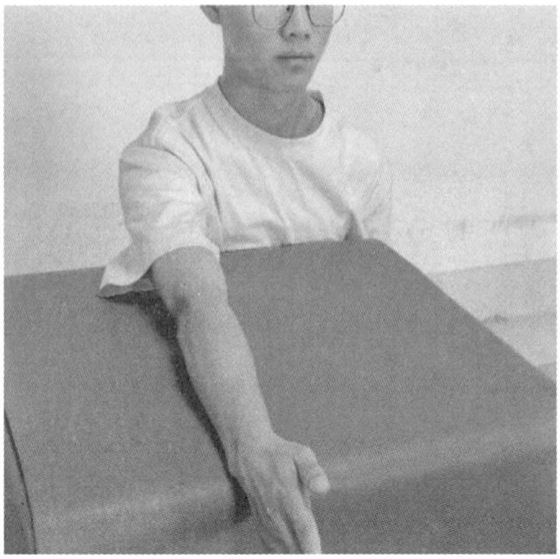

图 4-27　肘关节伸展肌力评定 2 级

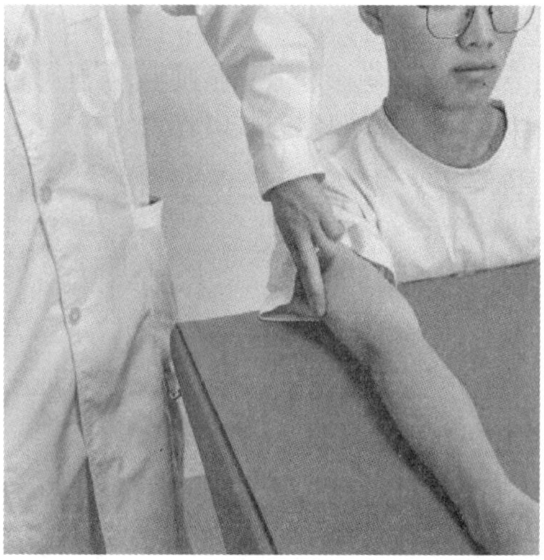

图 4-28　肘关节伸展肌力评定 1 级

（三）前臂联合关节旋前

（1）主动肌：旋前圆肌、旋前方肌。

（2）固定上臂。

（3）评定方法。

①抗重力体位：坐位，肘关节屈曲 90°，前臂旋后位。

5 级：评定者一手固定被评定者上臂，另一手置于前臂远端，向前臂旋后方向施加阻力，令被评定者前臂旋前，能对抗最大阻力完成全关节活动范围前臂联合关节旋前运动。

4 级：动作同 5 级，仅能对抗中等阻力完成前臂联合关节旋前运动。

3 级：能克服重力完成全关节活动范围前臂联合关节旋前的运动。

②去重力体位：俯卧位，肩关节外展，前臂伸出诊疗床边缘自然下垂。

2 级：评定者一手置于被评定者上臂远端内侧支托，令被评定者前臂旋前，能完成关节活动范围前臂联合关节旋前运动。

1 级：评定者另一手置于被评定者前臂近端前方触诊旋前圆肌，有肌肉收缩。

0 级：未触及或观察到肌肉收缩。

（四）前臂联合关节旋后

（1）主动肌：旋后肌。

（2）固定上臂。

（3）评定方法。

①抗重力体位：坐位，肘关节屈曲 90°，前臂旋前位。

5 级：评定者一手固定被评定者上臂，另一手置于前臂远端，向前臂旋前方向施加阻力，令被评定者前臂旋后，能对抗最大阻力完成全关节活动范围前臂联合关节旋后运动。

4 级：动作同 5 级，仅能对抗中等阻力完成前臂联合关节旋后运动。

3 级：能克服重力完成全关节活动范围前臂联合关节旋后的运动。

②去重力体位：俯卧位，肩关节外展，前臂伸出诊疗床边缘自然下垂。

2 级：评定者一手置于被评定者上臂远端内侧支托，令被评定者前臂旋后，能完成关节活动范围前臂联合关节旋后运动。

1 级：评定者另一手置于被评定者前臂近端前方触诊旋后肌，有肌肉收缩。

0 级:未触及或观察到肌肉收缩。

三、腕部及手部主要肌肉肌力评定

(一) 腕关节掌屈

(1)主动肌:桡侧腕屈肌、尺侧腕屈肌。

(2)固定前臂。

(3)评定方法。

①抗重力体位:坐位,前臂及手置于桌面上,前臂旋后位,手指放松。

5 级:评定者一手固定被评定者前臂,另一手置于小鱼际,向背侧施加阻力,令被评定者腕关节掌屈,能对抗最大阻力完成全关节活动范围腕关节掌屈运动(图 4-29)。

4 级:动作同 5 级,仅能对抗中等阻力完成腕关节掌屈运动。

3 级:能克服重力完成全关节活动范围腕关节掌屈的运动。

②去重力体位:坐位,前臂中立位。

2 级:支托被评定者前臂下方,支托掌骨尺侧背面,令被评定者腕关节掌屈,能完成关节活动范围腕关节掌屈运动(图 4-30)。

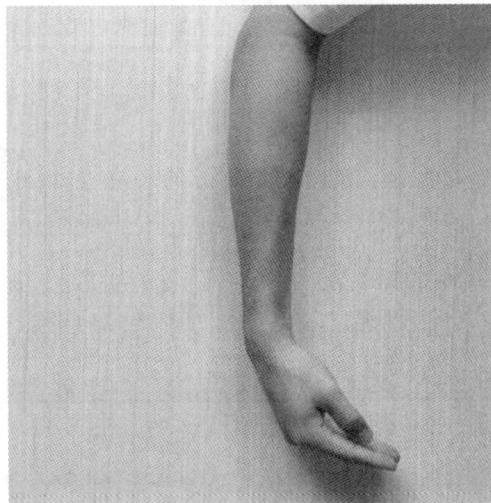

图 4-29 腕关节掌屈肌力评定 4～5 级

1 级:评定者一手置于腕关节掌面尺侧触诊尺侧腕屈肌肌腱,有肌肉收缩(图 4-31)。

0 级:未触及或观察到肌肉收缩。

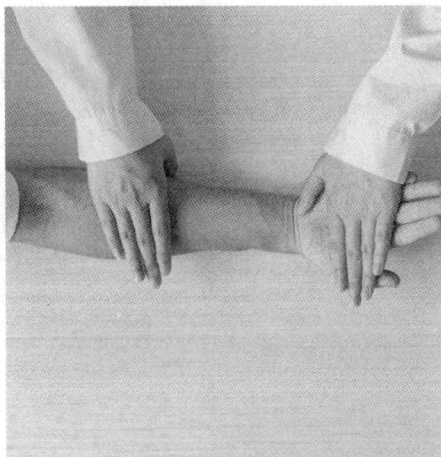

图 4-30 腕关节掌屈肌力评定 2 级

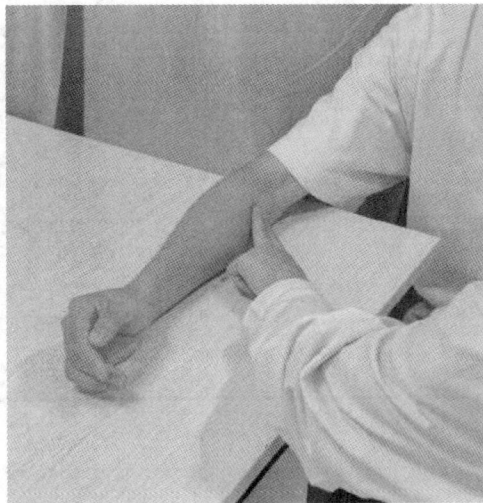

图 4-31 肘关节掌屈肌力评定 1 级

(二) 腕关节背伸

(1)主动肌:桡侧腕长伸肌、桡侧腕短伸肌、尺侧腕伸肌。

(2)固定前臂。

(3)评定方法。

①抗重力体位:坐位,前臂及手置于桌面上,前臂旋前位,手指放松。

5 级：评定者一手固定被评定者前臂，另一手置于掌背尺侧，向掌侧施加阻力，令被评定者腕关节背伸，能对抗最大阻力完成全关节活动范围腕关节背伸运动（图 4-32）。

4 级：动作同 5 级，仅能对抗中等阻力完成腕关节背伸运动。

3 级：能克服重力完成全关节活动范围腕关节背伸的运动。

②去重力体位：坐位，前臂中立位。

2 级：支托被评定者前臂下方，支托掌骨尺侧背面，令被评定者腕关节背伸，能完成关节活动范围腕关节背伸运动（图 4-33）。

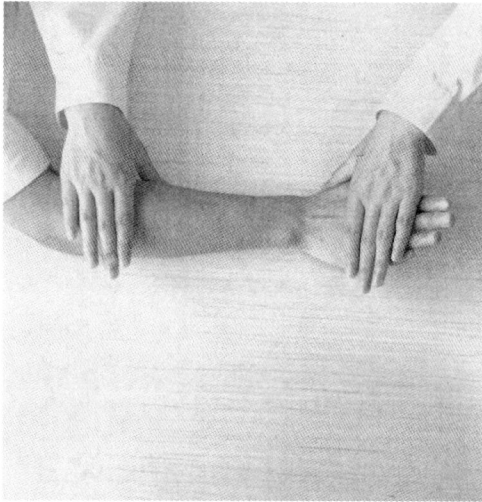

图 4-32　腕关节背伸肌力评定 4～5 级

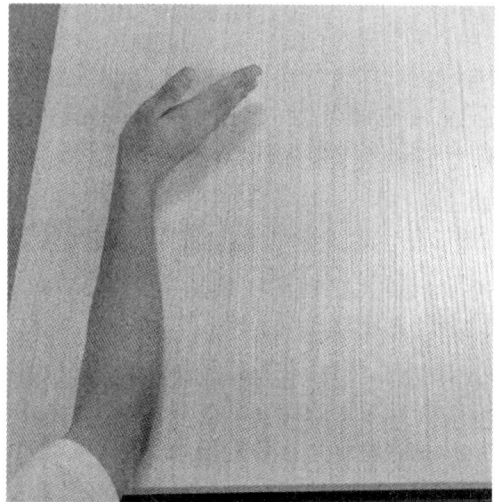

图 4-33　腕关节背伸肌力评定 2 级

1 级：评定者一手置于第 5 掌骨尺侧背面触诊尺侧腕伸肌肌腱，有肌肉收缩（图 4-34）。

0 级：未触及或观察到肌肉收缩。

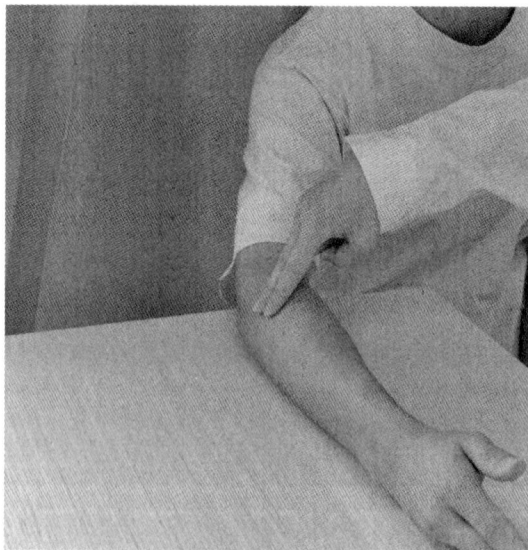

图 4-34　腕关节背伸肌力评定 1 级

（三）掌指关节屈曲

（1）主动肌：蚓状肌、骨间背侧肌、骨间掌侧肌。

（2）固定掌骨。

（3）评定方法。

①抗重力体位：坐位，前臂旋后掌心向上，指间关节伸展置于桌面。

5级：评定者一手固定被评定者掌骨，另一手置于近节指骨掌侧，向掌侧施加阻力，令被评定者掌指关节屈曲，能对抗最大阻力完成全关节活动范围掌指关节屈曲的运动。

4级：动作同5级，仅能对抗中等阻力完成掌指关节屈曲运动。

3级：能克服重力完成全关节活动范围掌指关节屈曲运动。

②去重力体位：坐位，前臂中立位，掌心向内。

2级：令被评定者掌指关节屈曲，能完成关节活动范围掌指关节屈曲运动（图4-35）。

1级：评定者触诊掌心肌肉，有收缩。

0级：未触及或观察到肌肉收缩。

（四）掌指关节伸展

（1）主动肌：指伸肌、示指伸肌、小指伸肌。

（2）固定掌骨。

（3）评定方法。

①抗重力体位：坐位，前臂旋前，掌心向下，指间关节伸展置于桌面。

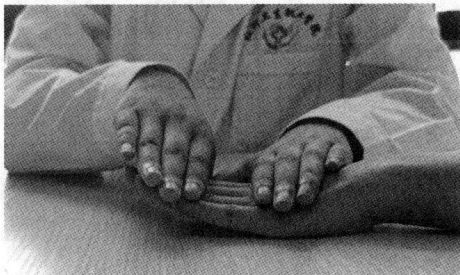

图4-35 掌指关节屈曲肌力评定2级

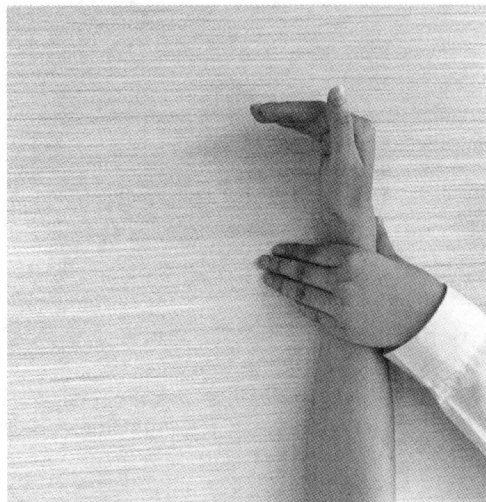

图4-36 掌指关节伸展肌力评定4～5级

5级：评定者一手固定被评定者掌骨，另一手置于近节指骨背侧，向背侧施加阻力，令被评定者伸展掌指关节，能对抗最大阻力完成全关节活动范围的运动（图4-36）。

4级：动作同5级，仅能对抗中等阻力完成掌指关节伸展运动。

3级：能克服重力完成全关节活动范围掌指关节伸展的运动。

②去重力体位：坐位，前臂中立位，掌心向内。

2级：令被评定者伸展掌指关节，能完成关节活动范围掌指关节伸展的运动（图4-37）。

1级：评定者一手固定被评定者掌骨，另一手置于第5掌骨尺侧背面触诊尺侧腕伸肌肌腱，有肌肉收缩（图4-38）。

0级：未触及或观察到肌肉收缩。

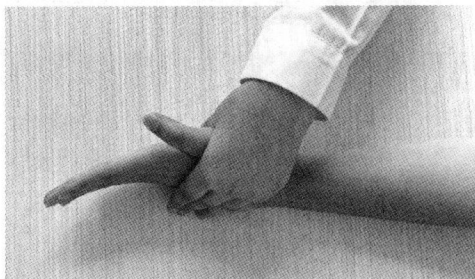

图4-37 掌指关节伸展肌力评定2级

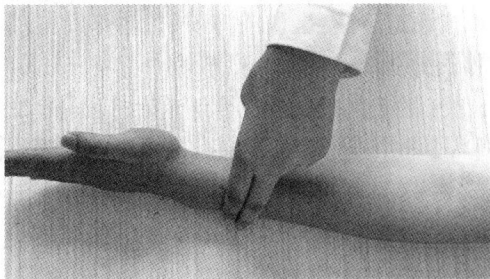

图4-38 掌指关节伸展肌力评定1级

(五)掌指关节内收

(1)主动肌:骨间掌侧肌。

(2)固定掌骨。

(3)评定方法:坐位或仰卧位,前臂旋前,掌心向下,手指伸展并张开。

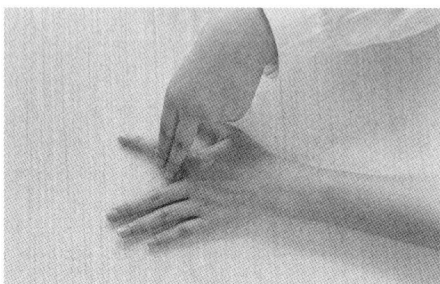

图4-39 掌指关节内收肌力评定4~5级

5级:评定者一手固定被评定者掌骨,施加阻力于2、4、5指内侧,令被评定者做掌指关节内收,能对抗最大阻力完成全关节活动范围的运动。

4级:动作同5级,仅能对抗中等阻力完成掌指关节内收运动(图4-39)。

3级:无阻力时能完成全关节活动范围掌指关节内收的运动。

2级:可完成部分关节活动范围掌指关节内收的运动(图4-40)。

1级:不能内收手指,可触及肌肉收缩(图4-41)。

0级:未触及或观察到肌肉收缩。

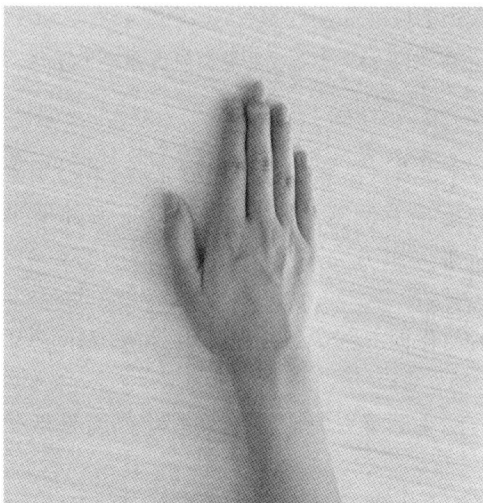

图4-40 掌指关节内收肌力评定2级

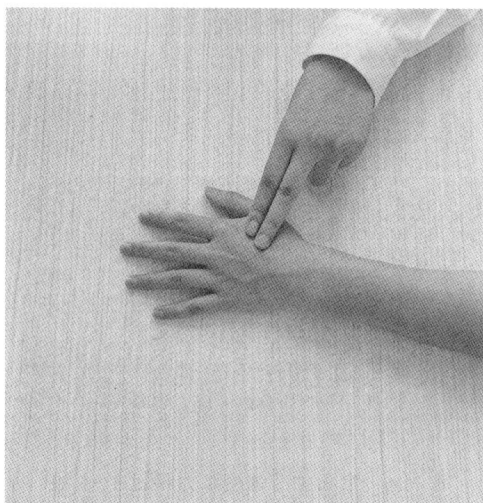

图4-41 掌指关节内收肌力评定1级

(六)掌指关节外展

(1)主动肌:背侧骨间肌、小指外展肌。

(2)固定掌骨。

(3)评定方法:坐位或仰卧位,前臂旋前,掌心向下,手指伸展并拢。

5级:评定者一手固定被评定者掌骨,施加阻力于手指外侧,令被评定者做掌指关节外展,能对抗最大阻力完成全关节活动范围的运动。

4级:动作同5级,仅能对抗中等阻力完成掌指关节外展运动(图4-42)。

3级:无阻力时能完成全关节活动范围掌指关节外展的运动。

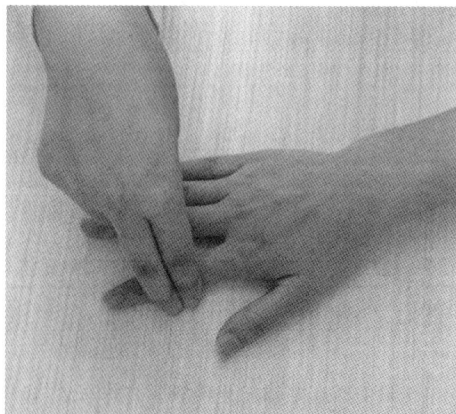

图4-42 掌指关节外展肌力评定4~5级

2级:可完成部分关节活动范围掌指关节外展的运动(图 4-43)。

1级:不能外展手指,可触及肌肉收缩(图 4-44)。

0级:未触及或观察到肌肉收缩。

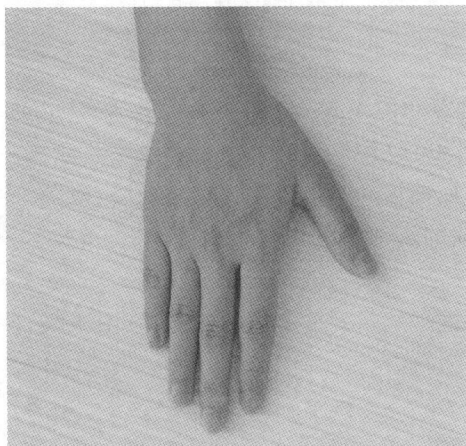

图 4-43 掌指关节外展肌力评定 2 级

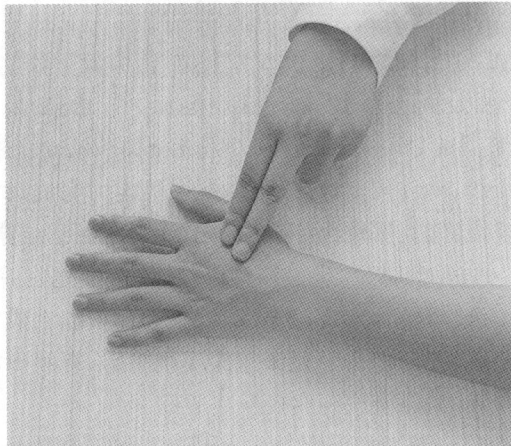

图 4-44 掌指关节外展肌力评定 1 级

(七)近端指间关节屈曲

(1)主动肌:指浅屈肌。

(2)固定近端指骨。

(3)评定方法。

①抗重力体位:坐位或仰卧位,前臂旋后。

5级:评定者一手固定被评定者近端指骨,阻力施加于中节指骨掌侧,令被评定者做 2～4 指近端指间关节屈曲,能对抗最大阻力完成全关节活动范围的运动(图 4-45)。

4级:动作同 5 级,仅能对抗中等阻力完成近端指间关节屈曲运动。

3级:能克服重力完成全关节活动范围近端指间关节屈曲的运动。

②去重力体位:坐位或仰卧位,前臂中立位。

2级:令被评定者近端指间关节屈曲,能完成关节活动范围近端指间关节屈曲的运动(图 4-46)。

1级:评定者一手置于指浅屈肌肌腱,有肌肉收缩。

0级:未触及或观察到肌肉收缩。

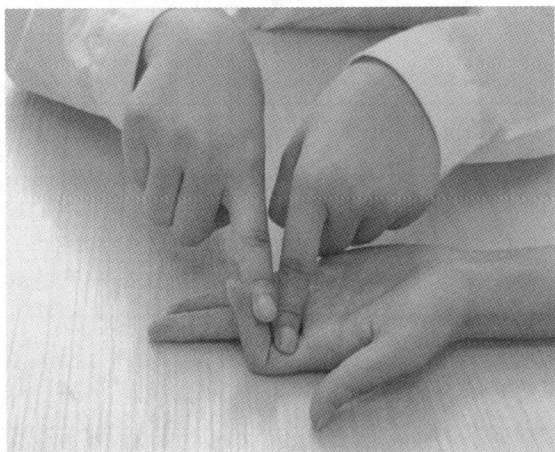

图 4-45 近端指间关节屈曲肌力评定 4～5 级

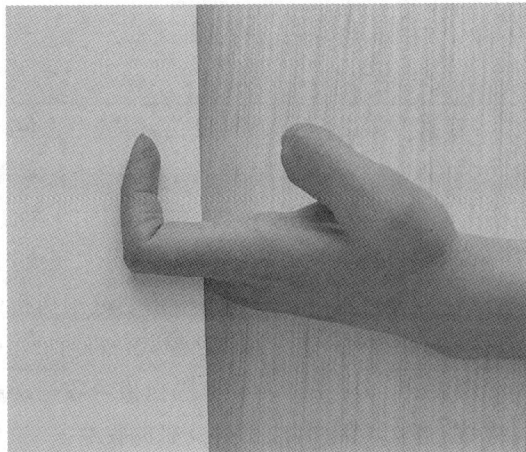

图 4-46 远端指间关节屈曲肌力评定 2 级

(八)远端指间关节屈曲

(1)主动肌:指深屈肌。

(2)固定中节指骨。

(3)评定方法。

①抗重力体位:坐位或仰卧位,前臂旋后位。

5级:评定者一手固定被评定者中节指骨,施加阻力于远节指骨掌侧,令被评定者做2~4指远端指间关节屈曲,能对抗最大阻力完成全关节活动范围的运动(图4-47)。

4级:动作同5级,仅能对抗中等阻力完成远端指间关节屈曲运动。

3级:能克服重力完成全关节活动范围远端指间关节屈曲的运动。

②去重力体位:坐位或仰卧位,前臂中立位。

2级:令被评定者远端指间关节屈曲,能完成关节活动范围远端指间关节屈曲的运动(图4-48)。

1级:评定者一手置于指深屈肌肌腱,有肌肉收缩。

0级:未触及或观察到肌肉收缩。

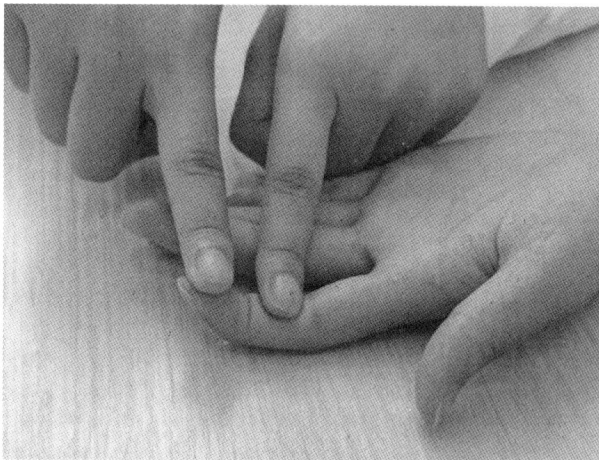

图4-47 远端指间关节屈曲肌力评定4~5级

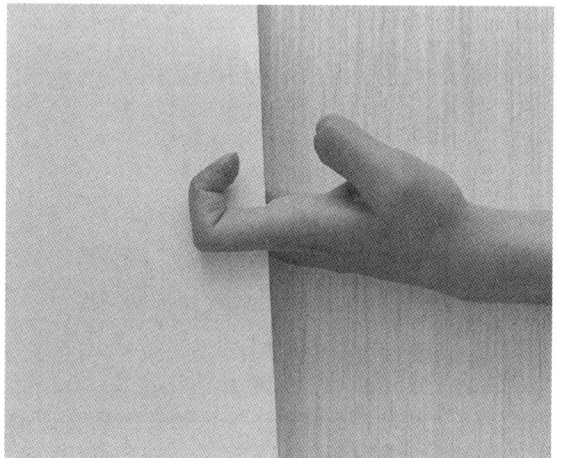

图4-48 远端指间关节屈曲肌力评定2级

(九)拇指内收

(1)主动肌:拇收肌。

(2)固定第2~5掌骨。

(3)评定方法。

①抗重力体位:坐位或仰卧位,前臂中立位,拇指向下外展。

5级:评定者一手固定被评定者第2~5掌骨,施加阻力于拇指近节指骨内侧,令被评定者做拇指内收,能对抗最大阻力完成全关节活动范围的运动(图4-49)。

4级:动作同5级,仅能对抗中等阻力完成拇指内收运动。

3级:能克服重力完成全关节活动范围拇指内收运动。

②去重力体位:坐位或仰卧位,前臂旋前位。

2级:可完成全关节活动范围拇指内收运动(图4-50)。

1级:拇指不能内收,可触及肌肉收缩。

0级:未触及或观察到肌肉收缩。

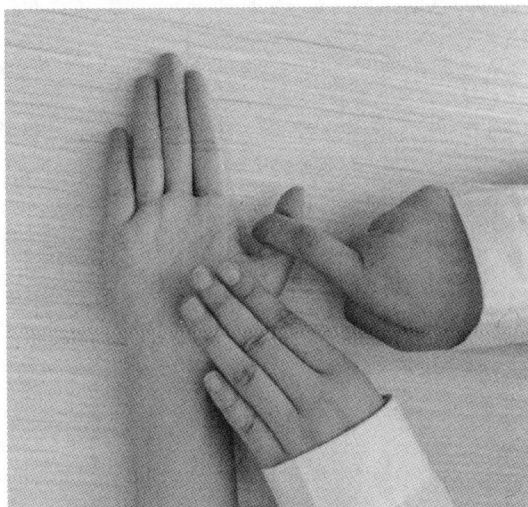

图 4-49　拇指内收肌力评定 4～5 级

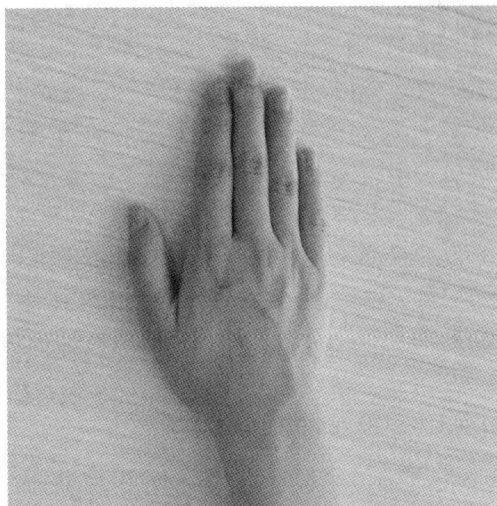

图 4-50　拇指内收肌力评定 2 级

（十）拇指外展

（1）主动肌:拇长、拇短展肌。

（2）固定第 2～5 掌骨。

（3）评定方法。

①抗重力体位:坐位或仰卧位,前臂中立位,拇指向上、内收。

5 级:评定者一手固定被评定者第 2～5 掌骨,施加阻力于拇指近节指骨外侧,令被评定者做拇指外展,能对抗最大阻力完成全关节活动范围的运动(图 4-51)。

4 级:动作同 5 级,仅能对抗中等阻力完成拇指外展运动。

3 级:能克服重力完成全关节活动范围拇指外展运动。

②去重力体位:坐位或仰卧位,前臂旋前位。

2 级:可完成全关节活动范围拇指外展运动(图 4-52)。

1 级:拇指不能外展,可触及肌肉收缩。

0 级:未触及或观察到肌肉收缩。

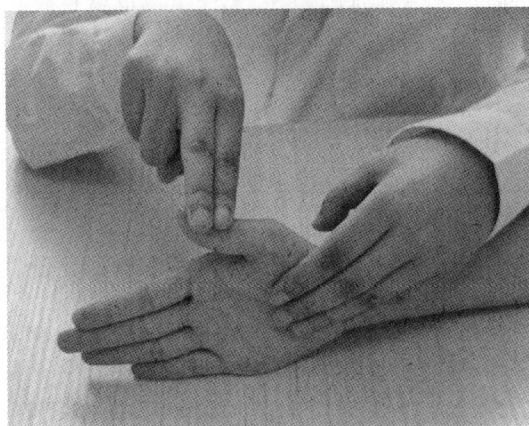

图 4-51　拇指外展肌力评定 4～5 级

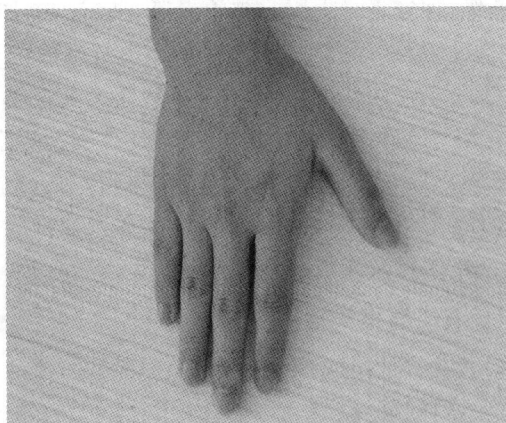

图 4-52　拇指外展肌力评定 2 级

（十一）拇指对掌

（1）主动肌:拇对掌肌、小指对掌肌。

（2）固定腕关节。

（3）评定方法。

①抗重力体位：坐位或仰卧位，前臂旋后位。

5 级：评定者一手固定被评定者腕关节，施加阻力于拇指与小指掌骨掌面，令被评定者做拇指对掌，能对抗最大阻力完成全关节活动范围的运动（图 4-53）。

4 级：动作同 5 级，仅能对抗中等阻力完成拇指对掌运动。

3 级：能克服重力完成全关节活动范围拇指对掌运动。

②去重力体位：坐位或仰卧位，前臂旋前位。

2 级：可完成全关节活动范围拇指对掌运动（图 4-54）。

1 级：拇指不能对掌，可触及肌肉收缩。

0 级：未触及或观察到肌肉收缩。

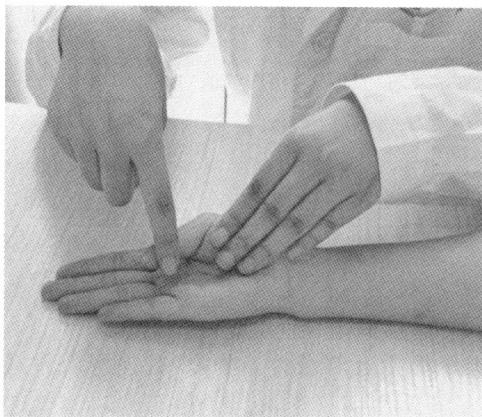

图 4-53　拇指对掌肌力评定 4～5 级

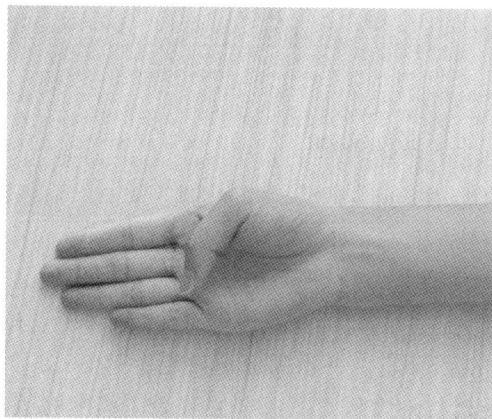

图 4-54　拇指对掌肌力评定 2 级

（十二）拇指掌指关节屈曲

（1）主动肌：拇短屈肌。

（2）固定第一掌骨。

（3）评定方法：坐位或仰卧位，前臂旋后，掌心朝上。

5 级：评定者一手固定被检者第一掌骨，施加阻力于拇指近节掌骨掌侧，令被评定者做拇指掌指关节屈曲，能对抗最大阻力完成全关节活动范围的运动。

4 级：动作同 5 级，仅能对抗中等阻力完成拇指掌指关节屈曲运动。

3 级：无阻力时能完成全关节活动范围拇指掌指关节屈曲运动。

2 级：可完成部分关节活动范围拇指掌指关节屈曲运动。

1 级：拇指掌指关节不能屈曲，可触及肌肉收缩。

0 级：未触及或观察到肌肉收缩。

（十三）拇指掌指关节伸展

（1）主动肌：拇短伸肌。

（2）固定第一掌骨。

（3）评定方法：坐位或仰卧位，前臂中立位。

5 级：评定者一手固定被评定者第一掌骨，施加阻力于拇指近节掌骨背侧，令被评定者做拇指掌指关节伸展，能对抗最大阻力完成全关节活动范围的运动。

4 级：动作同 5 级，仅能对抗中等阻力完成拇指掌指关节伸展运动。

3 级:无阻力时能完成全关节活动范围拇指掌指关节伸展运动。

2 级:可完成全关节活动范围拇指掌指关节伸展运动。

1 级:拇指掌指关节不能伸展,可触及肌肉收缩。

0 级:未触及或观察到肌肉收缩。

(十四)拇指指间关节屈曲

(1)主动肌:拇长屈肌。

(2)固定拇指近节。

(3)评定方法:坐位或仰卧位,前臂旋后,掌心朝上。

5 级:评定者一手固定被评定者拇指近节,施加阻力于拇指远节指骨掌侧,令被评定者做拇指指间关节屈曲,能对抗最大阻力完成全关节活动范围的运动。

4 级:动作同 5 级,仅能对抗中等阻力完成拇指指间关节屈曲运动。

3 级:无阻力时能完成全关节活动范围拇指指间关节屈曲运动。

2 级:可完成部分关节活动范围拇指指间关节屈曲运动。

1 级:拇指指间关节不能屈曲,可触及肌肉收缩。

0 级:未触及或观察到肌肉收缩。

(十五)拇指指间关节伸展

(1)主动肌:拇长伸肌。

(2)固定拇指近节。

(3)评定方法:坐位或仰卧位,前臂旋前,掌心朝下。

5 级:评定者一手固定被评定者拇指近节,施加阻力于拇指远节背侧,令被评定者拇指指间关节伸展,能对抗最大阻力完成全关节活动范围的运动。

4 级:动作同 5 级,仅能对抗中等阻力完成拇指指间关节伸展运动。

3 级:无阻力完成全关节活动范围拇指指间关节伸展运动。

2 级:可完成部分关节活动范围拇指指间关节伸展运动。

1 级:拇指指间关节不能伸展,可触及肌肉收缩。

0 级:未触及或观察到肌肉收缩。

任务三　下肢主要肌肉肌力评定

一、髋部主要肌肉肌力评定

(一)髋关节前屈

(1)主动肌:髂腰肌。

(2)固定骨盆。

(3)评定方法。

①抗重力体位:仰卧位。

5 级:评定者一手固定骨盆,另一手施加阻力于股骨远端前方,令被评定者做髋关节前屈运动。能对抗最大阻力,完成全关节活动范围髋关节前屈运动(图 4-55)。

4 级:能对抗中等阻力完成髋关节全范围前屈运动(图 4-55)。

3 级:去除阻力,仅能克服重力完成全关节活动范围髋关节前屈运动。

②去重力体位:侧卧位,下肢置于光滑平面。

2级:可完成全关节活动范围髋关节前屈运动(图4-56)。

1级:不能前屈髋关节,可在腹股沟上缘触及或观察到肌肉收缩。

0级:未触及或观察到肌肉收缩。

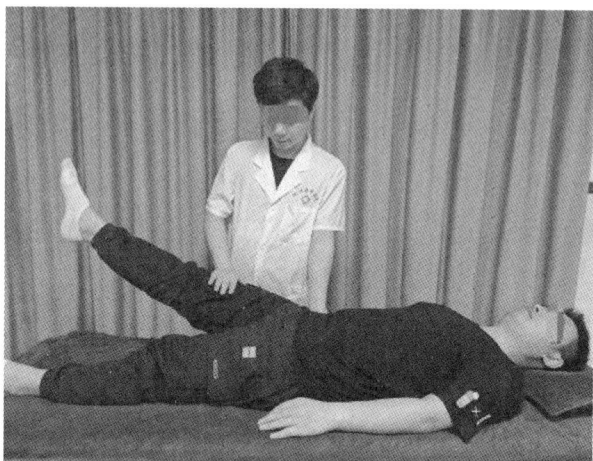

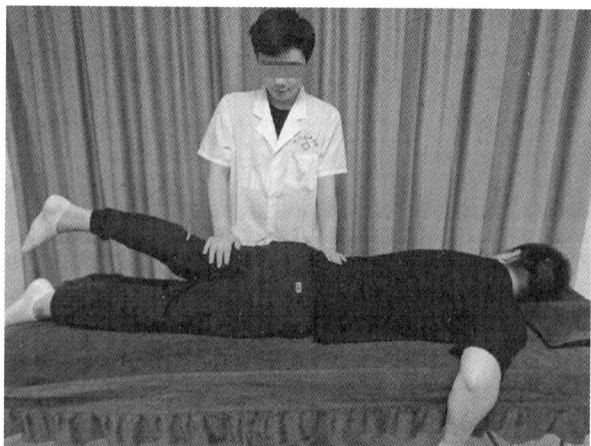

图 4-55 髋关节前屈肌力评定 4～5 级

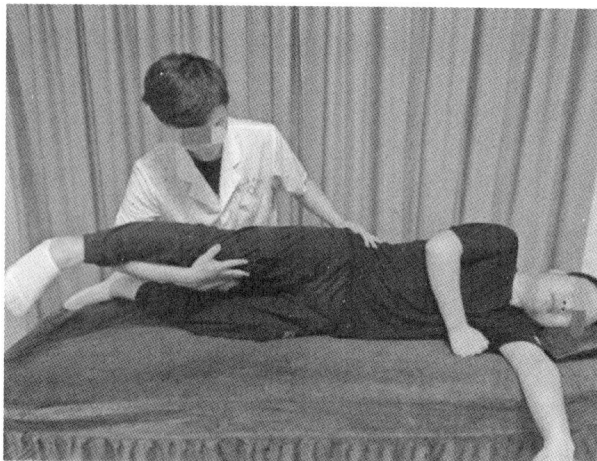

图 4-56 髋关节前屈肌力评定 2 级

(二)髋关节后伸

(1)主动肌:臀大肌。

(2)固定骨盆。

(3)评定方法。

①抗重力体位:俯卧位。

5级:评定者一手固定骨盆,另一手施加阻力于股骨远端后方,令被评定者做髋关节后伸运动。能对抗最大阻力,完成髋关节全范围后伸运动(图4-57)。

4级:能对抗中等阻力完成全关节活动范围髋关节后伸运动(图4-57)。

3级:去除阻力,仅能克服重力完成全关节活动范围髋关节后伸运动。

②去重力体位:侧卧位,下肢置于光滑平面。

2级:可完成全关节活动范围髋关节后伸运动(图4-58)。

1级:不能后伸髋关节,可触及或观察到肌肉收缩。

0级:未触及或观察到肌肉收缩。

图 4-57 髋关节后伸肌力评定 4～5 级

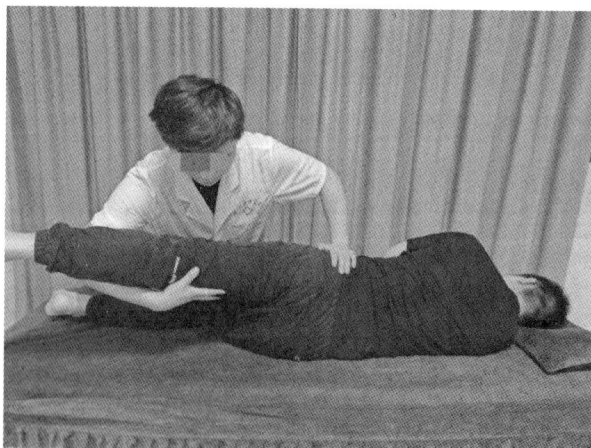

图 4-58 髋关节后伸肌力评定 2 级

80

（三）髋关节内收

（1）主动肌：大收肌、短收肌、长收肌、耻骨肌、股薄肌。

（2）固定上方大腿。

（3）评定方法。

①抗重力体位：侧卧位。

5级：评定者一手抬起上方腿，另一手施加阻力于下方腿股骨远端内侧，嘱被评定者做下方腿的髋内收运动。能对抗最大阻力，完成髋关节全范围内收运动（图4-59）。

4级：能对抗中等阻力完成全关节活动范围髋关节内收运动（图4-59）。

3级：去除阻力，仅能克服重力完成全关节活动范围髋关节内收运动。

②去重力体位：仰卧位，两腿分开45°。

2级：被检下肢可完成全关节活动范围髋关节内收运动（图4-60）。

1级：不能内收髋关节，可触及或观察到肌肉收缩。

0级：未触及肌肉收缩。

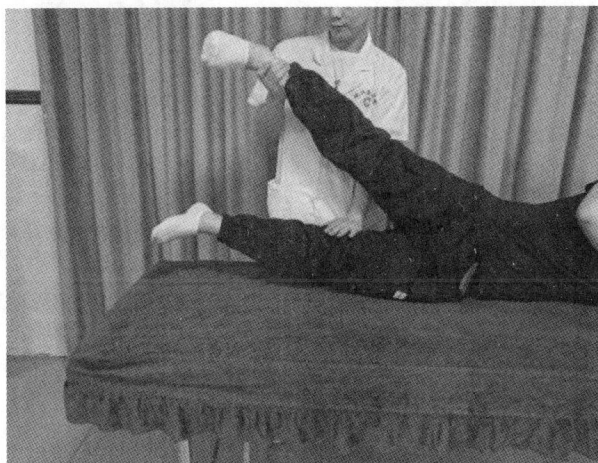

图4-59 髋关节内收肌力评定4～5级

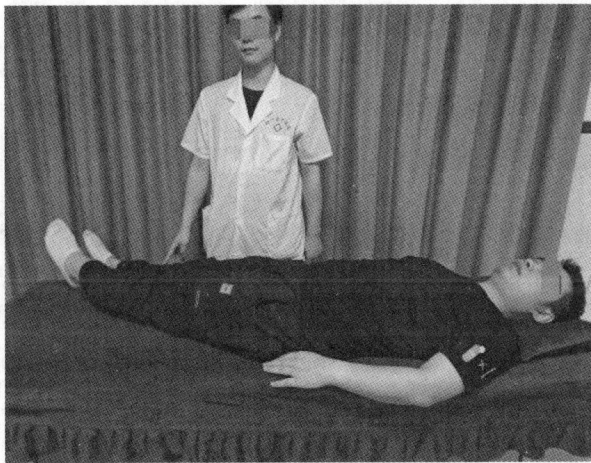

图4-60 髋关节内收肌力评定2级

（四）髋关节外展

（1）主动肌：臀中肌、臀小肌。

（2）固定骨盆。

（3）评定方法。

①抗重力体位：侧卧位。

5级：评定者一手固定骨盆，另一手在股骨远端外侧施以阻力，嘱被评定者做髋关节外展运动。能对抗最大阻力，完成全关节活动范围髋关节外展运动（图4-61）。

4级：能对抗中等阻力完成全关节活动范围髋关节外展运动（图4-61）。

3级：去除阻力，仅能克服重力完成全关节活动范围髋关节外展运动。

②去重力体位：仰卧位，被检者下肢伸直，处于中立位。

2级：可完成全关节活动范围髋关节外展运动（图4-62）。

1级：不能外展髋关节，可触及或观察到肌肉收缩。

0级：未触及肌肉收缩。

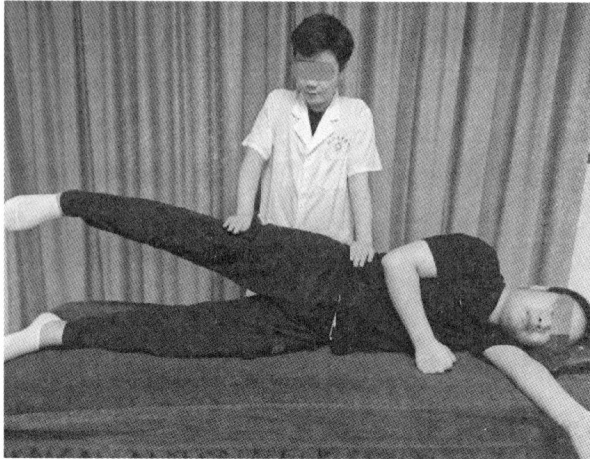

图 4-61　髋关节外展肌力评定 4～5 级

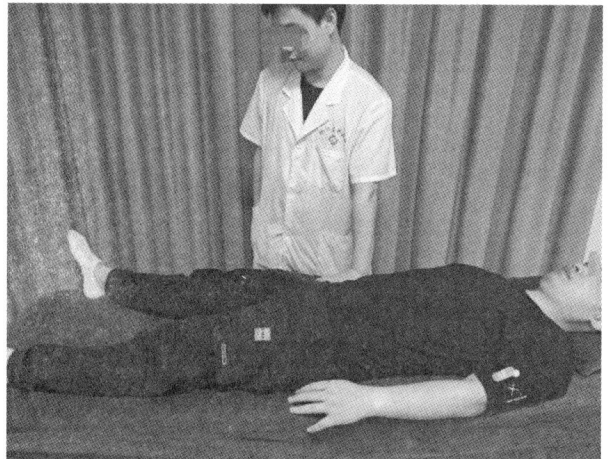

图 4-62　髋关节外展肌力评定 2 级

（五）髋关节内旋

（1）主动肌：臀小肌、阔筋膜张肌。

（2）固定大腿远端。

（3）评定方法。

①抗重力体位：坐位，双侧小腿自然下垂，被评定者双手支撑台面以固定骨盆。

5 级：评定者一手固定大腿远端，另一手在小腿远端外侧施加阻力，嘱被评定者做髋关节内旋运动。能对抗最大阻力，完成全关节活动范围髋关节内旋运动（图 4-63）。

4 级：能对抗中等阻力完成全关节活动范围髋关节内旋运动。

3 级：去除阻力，仅能克服重力完成全关节活动范围髋关节内旋运动。

②去重力体位：仰卧位，被评定者下肢伸直，置于外旋位。

2 级：可完成全关节活动范围髋关节内旋运动（图 4-64）。

1 级：不能内旋髋关节，可触及或观察到肌肉收缩。

0 级：未触及肌肉收缩。

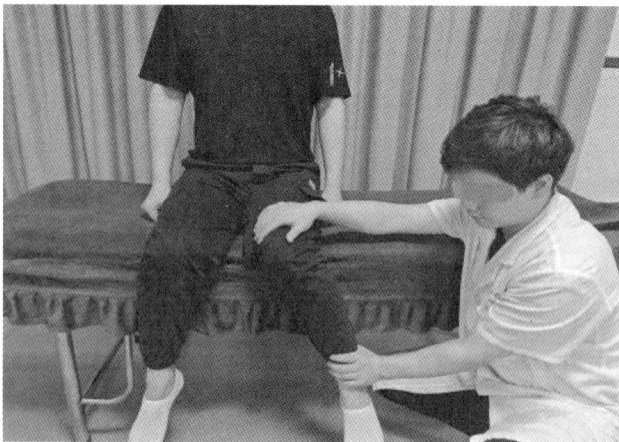

图 4-63　髋关节内旋肌力评定 4～5 级

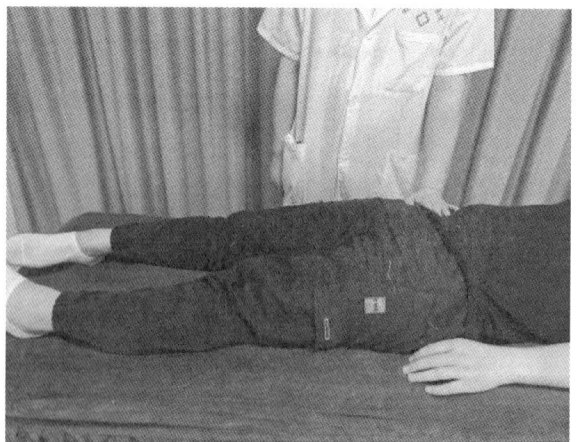

图 4-64　髋关节内旋肌力评定 2 级

（六）髋关节外旋

（1）主动肌：臀大肌、股方肌、梨状肌。

（2）固定大腿远端。

（3）评定方法。

①抗重力体位：坐位，双侧小腿自然下垂，被评定者双手支撑台面以固定骨盆。

5级：评定者一手固定大腿远端，另一手在小腿远端内侧施加阻力，嘱被评定者做髋关节外旋运动。能对抗最大阻力，完成全关节活动范围髋关节外旋运动（图4-65）。

4级：能对抗中等阻力完成全关节活动范围髋关节外旋运动。

3级：去除阻力，仅能克服重力完成全关节活动范围髋关节外旋运动。

②去重力体位：仰卧位，被评定者下肢伸直，置于内旋位。

2级：可完成全关节活动范围髋关节外旋运动（图4-66）。

1级：不能外旋髋关节，可触及或观察到肌肉收缩。

0级：未触及肌肉收缩。

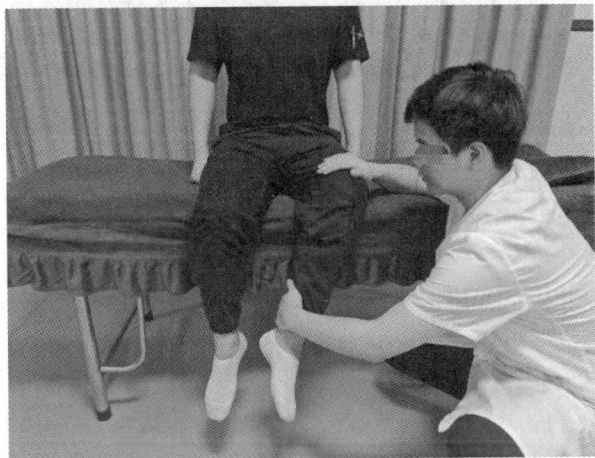

图4-65　髋关节外旋肌力评定4～5级

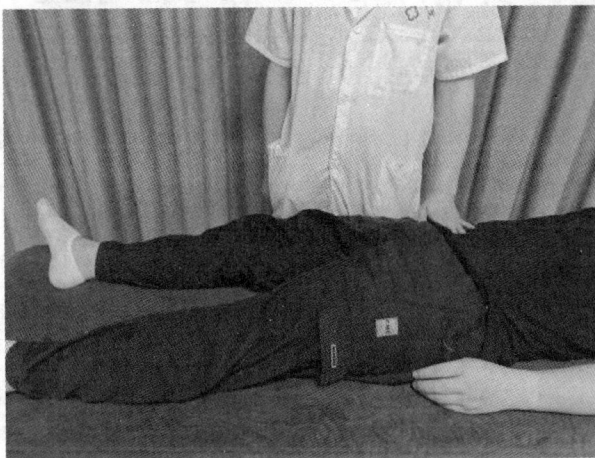

图4-66　髋关节外旋肌力评定2级

二、膝部主要肌肉肌力评定

（一）膝关节屈曲

（1）主动肌：腘绳肌（股二头肌、半腱肌、半膜肌）。

（2）固定骨盆。

（3）评定方法。

①抗重力体位：俯卧位，双侧下肢伸展。

5级：评定者一手固定骨盆，另一手在小腿远端后侧施加阻力，嘱被评定者做膝关节屈曲运动。能对抗最大阻力，完成全关节活动范围膝关节屈曲运动（图4-67）。

4级：能对抗中等阻力完成全关节活动范围膝关节屈曲运动。

3级：去除阻力，仅能克服重力完成全关节活动范围膝关节屈曲运动。

②去重力体位：侧卧位，被测下肢伸直置于光滑平面。

2级：可完成全关节活动范围膝关节屈曲运动（图4-68）。

1级：不能屈曲膝关节，可触及或观察到肌肉收缩。

0级：未触及肌肉收缩。

（二）膝关节伸展

（1）主动肌：股四头肌。

（2）固定大腿远端。

（3）评定方法。

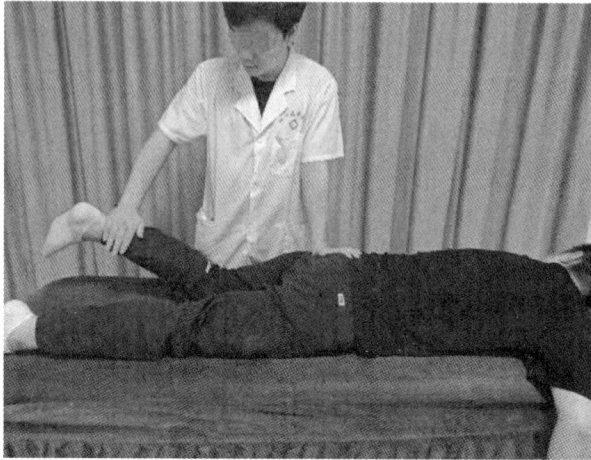

图 4-67 膝关节屈曲肌力评定 4～5 级

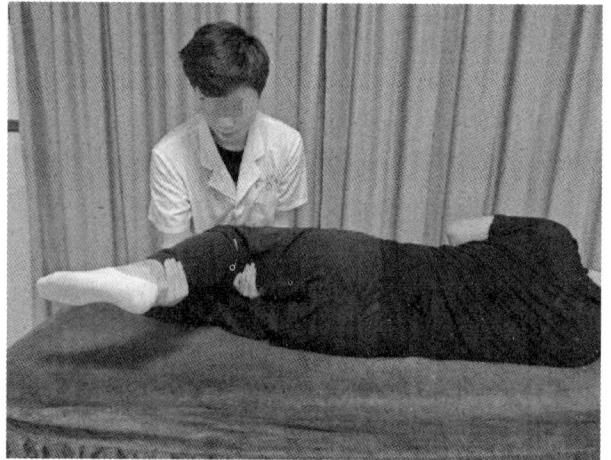

图 4-68 膝关节屈曲肌力评定 2 级

①抗重力体位：坐位，双小腿自然下垂，被评定者双手支撑台面以固定躯干。

5 级：评定者一手固定其大腿远端，另一手在小腿远端前侧施加阻力，嘱被评定者做膝关节伸展运动。能对抗最大阻力，完成全关节活动范围膝关节伸展运动（图 4-69）。

4 级：能对抗中等阻力，完成全关节活动范围膝关节伸展运动。

3 级：去除阻力，仅能克服重力完成全关节活动范围膝关节伸展运动。

②去重力体位：侧卧位，被测下肢屈曲置于光滑平面。

2 级：可完成全关节活动范围膝关节伸展运动（图 4-70）。

1 级：不能伸展膝关节，可触及或观察到肌肉收缩。

0 级：未触及肌肉收缩。

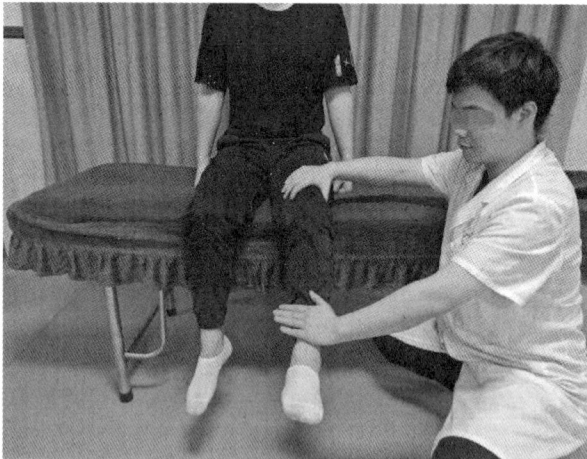

图 4-69 膝关节伸展肌力评定 4～5 级

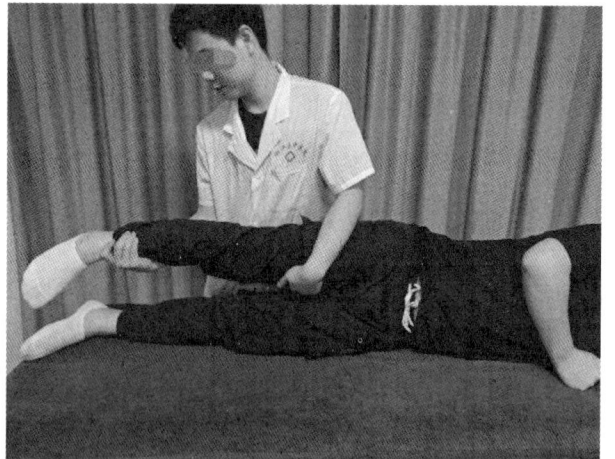

图 4-70 膝关节伸展肌力评定 2 级

三、踝部及足部主要肌肉肌力评定

（一）踝关节跖屈

（1）主动肌：腓肠肌、比目鱼肌。

（2）固定小腿远端。

（3）评定方法。

①抗重力体位：俯卧位。

5级:评定者一手固定其小腿远端,另一手在足底远端施加阻力,嘱被评定者做踝关节跖屈运动。能对抗最大阻力,完成全关节活动范围踝关节跖屈运动(图4-71)。

4级:能对抗中等阻力完成全关节活动范围踝关节跖屈运动(图4-71)。

3级:去除阻力,仅能克服重力完成全关节活动范围踝关节跖屈运动。

②去重力体位:侧卧位。

2级:完成全关节活动范围踝关节跖屈运动(图4-72)。

1级:不能跖屈踝关节,可触及或观察到肌肉收缩。

0级:未触及肌肉收缩。

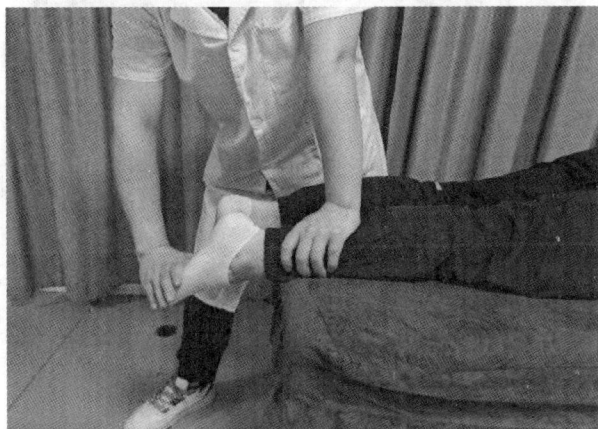

图4-71 踝关节跖屈肌力评定4~5级   图4-72 踝关节跖屈肌力评定2级

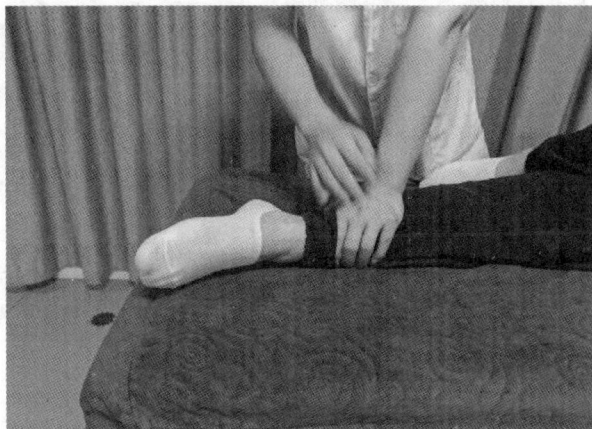

(二)踝关节背伸

(1)主动肌:胫骨前肌。

(2)固定小腿远端。

(3)评定方法。

①抗重力体位:坐位。

5级:评定者一手固定其小腿远端,另一手在足背远端施加阻力,嘱被评定者做踝关节背伸运动。能对抗最大阻力,完成全关节活动范围踝关节背伸运动(图4-73)。

4级:能对抗中等阻力完成全关节活动范围踝关节背伸运动。

3级:去除阻力,仅能克服重力完成全关节活动范围踝关节背伸运动。

②去重力体位:侧卧位。

2级:完成全关节活动范围踝关节背伸运动(图4-74)。

1级:不能背伸踝关节,可触及或观察到肌肉收缩。

0级:未触及肌肉收缩。

(三)足内翻

(1)主动肌:胫骨后肌。

(2)固定小腿远端。

(3)评定方法。

①抗重力体位:坐位(或侧卧位)。

5级:评定者一手固定其小腿远端,另一手在足内侧缘施加阻力,嘱被评定者做足内翻运动。能对抗最大阻力,完成全关节活动范围足内翻运动(图4-75)。

4级:能对抗中等阻力完成全关节活动范围足内翻运动。

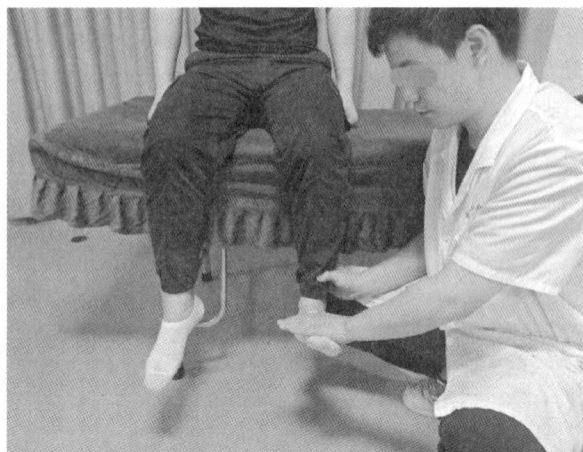

图 4-73　踝关节背伸肌力评定 4～5 级

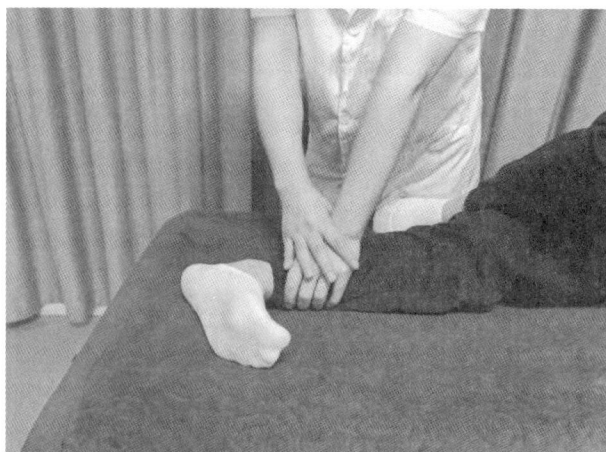

图 4-74　踝关节背伸肌力评定 2 级

3 级:去除阻力,仅能克服重力完成全关节活动范围足内翻运动。

②去重力体位:仰卧位。

2 级:完成全关节活动范围足内翻运动(图 4-76)。

1 级:不能内翻足,可触及或观察到肌肉收缩。

0 级:未触及肌肉收缩。

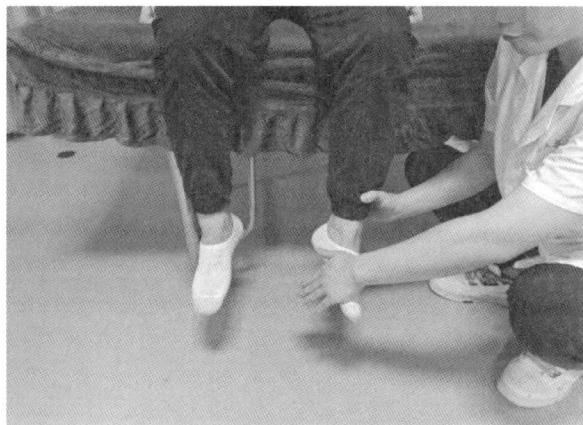

图 4-75　足内翻肌力评定 4～5 级

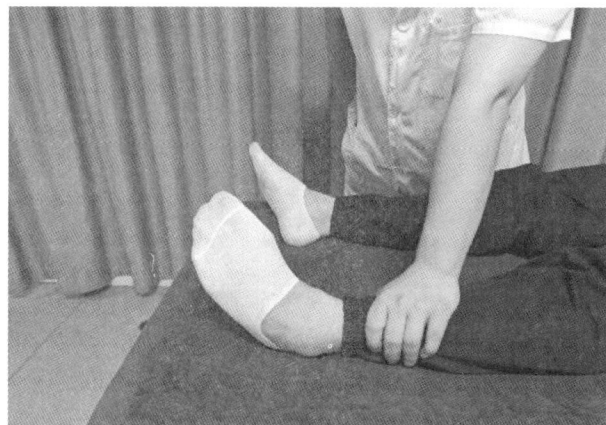

图 4-76　足内翻肌力评定 2 级

(四) 足外翻

(1) 主动肌:腓骨长肌、腓骨短肌。

(2) 固定小腿远端。

(3) 评定方法。

①抗重力体位:坐位(或侧卧位)。

5 级:评定者一手固定其小腿远端,另一手在足外侧缘施加阻力,嘱被评定者做足外翻运动。能对抗最大阻力,完成全关节活动范围足外翻运动(图 4-77)。

4 级:能对抗中等阻力完成全关节活动范围足外翻运动(图 4-77)。

3 级:去除阻力,仅能克服重力完成全关节活动范围足外翻运动。

②去重力体位:仰卧位。

2 级:完成全关节活动范围足外翻运动(图 4-78)。

1级:不能外翻足,可触及或观察到肌肉收缩。

0级:未触及肌肉收缩。

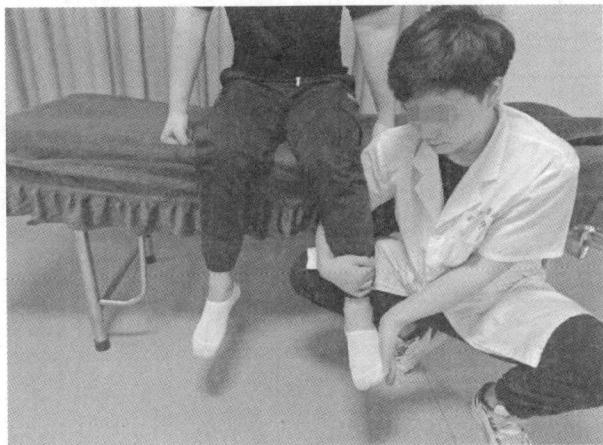

图4-77 足外翻肌力评定4~5级

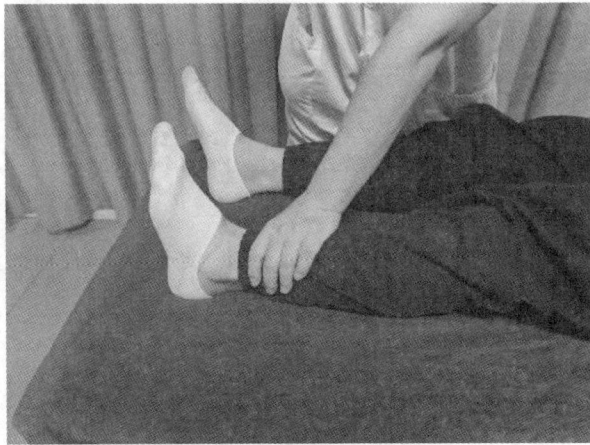

图4-78 足外翻肌力评定2级

(五) 跖趾关节屈曲

(1)主动肌:蚓状肌。

(2)固定前脚掌。

(3)评定方法:俯卧位,评定者一手固定其前脚掌,另一手在近节趾骨跖面施加阻力,嘱被评定者做跖趾关节屈曲运动(图4-79)。

5级:能对抗最大阻力,完成全关节活动范围跖趾关节屈曲运动。

4级:能对抗中等阻力,完成全关节活动范围跖趾关节屈曲运动。

3级:去除阻力,仅能克服重力完成全关节活动范围跖趾关节屈曲运动。

2级:完成部分活动范围跖趾关节屈曲运动。

1级:不能屈曲跖趾关节,可触及或观察到肌肉收缩。

0级:未触及肌肉收缩。

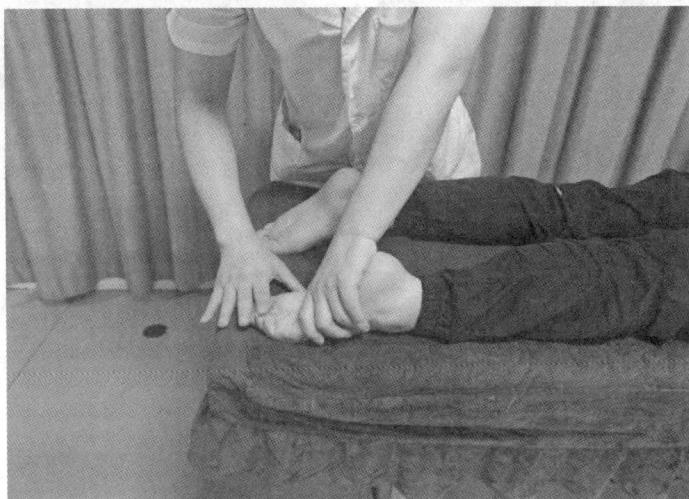

图4-79 跖趾关节屈曲肌力评定4~5级

(六) 跖趾关节伸展

(1)主动肌:趾长伸肌、趾短伸肌。

（2）固定前脚掌。

（3）评定方法：仰卧位,评定者一手固定其前脚掌,另一手在近节趾骨背面施加阻力,嘱被评定者做跖趾关节伸展运动(图 4-80)。

5 级：能对抗最大阻力,完成全关节活动范围跖趾关节伸展运动。

4 级：能对抗中等阻力,完成全关节活动范围跖趾关节伸展运动。

3 级：去除阻力,仅能克服重力完成全关节活动范围跖趾关节伸展运动。

2 级：完成部分活动范围跖趾关节伸展运动。

1 级：不能伸展跖趾关节,可触及或观察到肌肉收缩。

0 级：未触及肌肉收缩。

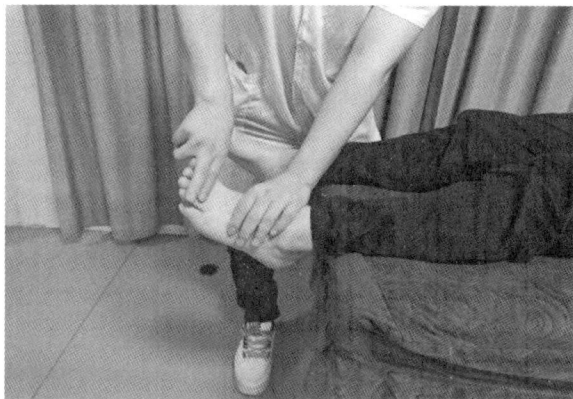

（七）趾间关节屈曲

（1）主动肌：趾长屈肌、趾短屈肌。

（2）固定近节趾骨。

（3）评定方法：俯卧位(或仰卧位),评定者一手固定近节趾骨,另一手在远节趾骨跖面施加阻力,嘱被评定者做趾间关节屈曲运动(图 4-81)。

5 级：能对抗最大阻力,完成全关节活动范围趾间关节屈曲运动。

4 级：能对抗中等阻力,完成全关节活动范围趾间关节屈曲运动。

3 级：去除阻力,仅能克服重力完成全关节活动范围趾间关节屈曲运动。

2 级：完成部分活动范围趾间关节屈曲运动。

1 级：不能屈曲趾间关节,可触及或观察到肌肉收缩。

0 级：未触及肌肉收缩。

图 4-80 跖趾关节伸展肌力评定 4～5 级

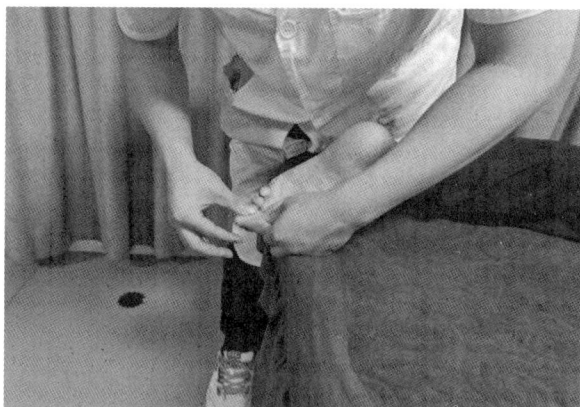

图 4-81 趾间关节屈曲肌力评定 4～5 级

任务四 躯干主要肌肉肌力评定

一、颈部肌肉肌力评定

（一）颈前屈

（1）主动肌：胸锁乳突肌、斜角肌、颈长肌等。

（2）固定躯干。

（3）评定方法。

①抗重力体位:仰卧位。

5级:评定者一手放于胸前,固定胸廓,另一手在前额施加阻力,嘱被评定者做颈前屈运动。能对抗最大阻力,完成全关节活动范围颈前屈运动(图4-82)。

4级:能对抗中等阻力,完成全关节活动范围颈前屈运动。

3级:去除阻力,仅能克服重力完成全关节活动范围颈前屈运动。

②去重力体位:侧卧位,头部水平。

2级:完成全关节活动范围颈前屈运动(图4-83)。

1级:不能前屈颈,可触及或观察到肌肉收缩。

0级:未触及肌肉收缩。

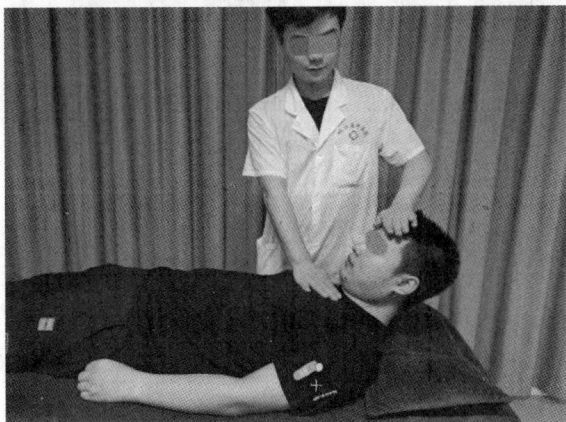

图4-82　颈前屈肌力评定4~5级

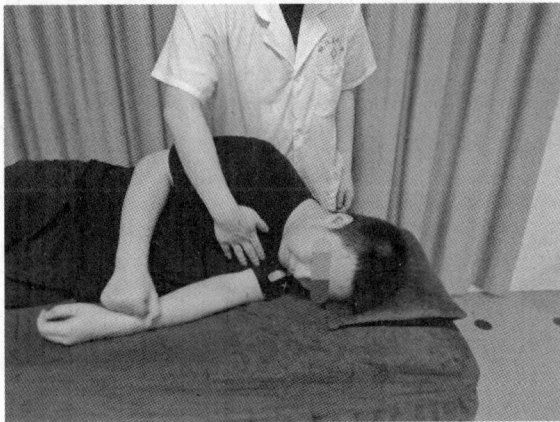

图4-83　颈前屈肌力评定2级

(二)颈后伸

(1)主动肌:斜方肌、颈夹肌、颈部竖脊肌。

(2)固定躯干。

(3)评定方法。

①抗重力体位:俯卧位。

5级:评定者一手固定上胸廓及肩胛骨,另一手在枕部施加阻力,嘱被评定者做颈后伸运动。能对抗最大阻力,完成全关节活动范围伸颈运动(图4-84)。

4级:能对抗中等阻力,完成全关节活动范围颈后伸运动。

3级:去除阻力,仅能克服重力完成全关节活动范围颈后伸运动。

②去重力体位:侧卧位,头部水平。

2级:完成全关节活动范围颈后伸运动(图4-85)。

1级:不能伸颈,可触及或观察到肌肉收缩。

0级:未触及肌肉收缩。

二、胸腰部肌肉肌力评定

(一)躯干前屈

(1)主动肌:腹直肌。

(2)固定双下肢。

(3)评定方法:仰卧位,髋膝伸展,固定双下肢。

5级:双手抱头能坐起(图4-86)。

4级:双上肢胸前交叉抱肩能坐起。

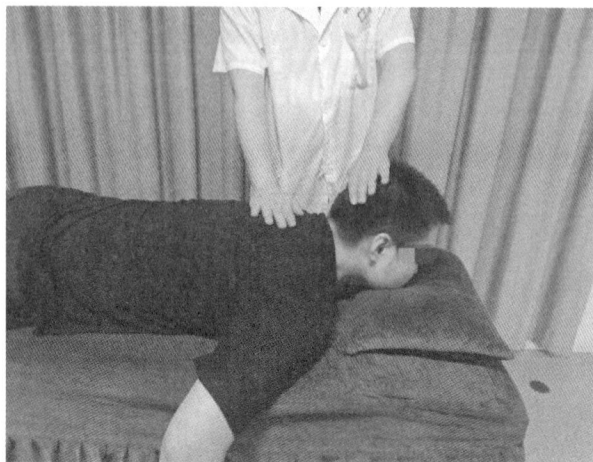

图 4-84　颈后伸肌力评定 4～5 级

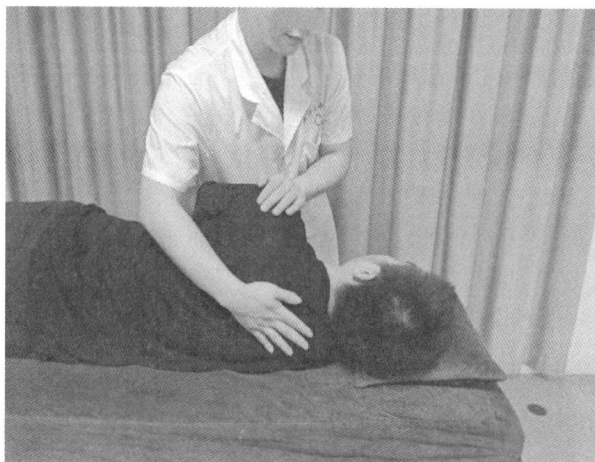

图 4-85　颈后伸肌力评定 2 级

3级:双上肢置于躯干两侧,双侧肩胛骨可抬离床面。

2级:双上肢置于躯干两侧,仅能屈颈抬头,肩不能离开床面(图4-87)。

1级:不能抬头和肩部,可触及腹直肌肌肉收缩。

0级:未触及肌肉收缩。

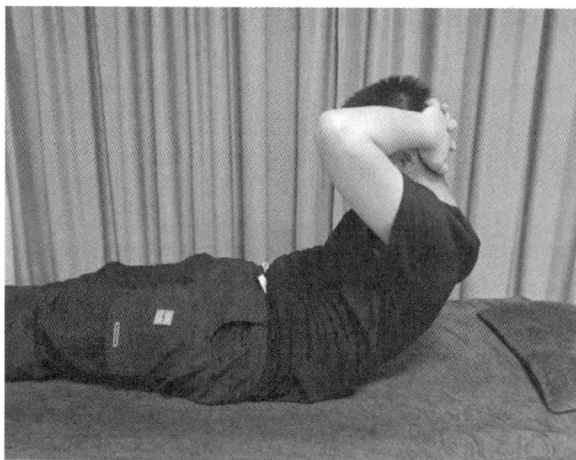

图 4-86　躯干前屈肌力评定 5 级

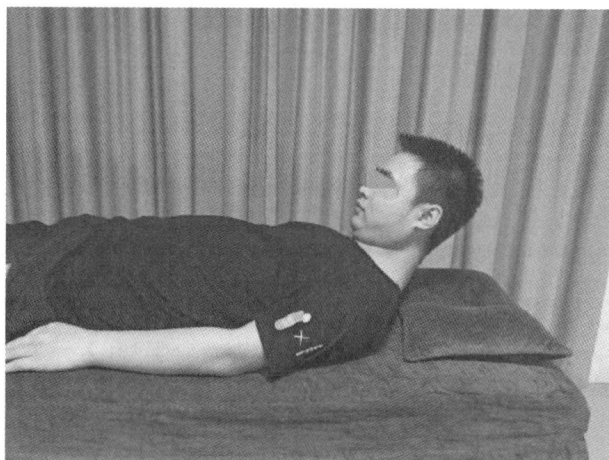

图 4-87　躯干前屈肌力评定 2 级

(二)躯干后伸

(1)主动肌:骶棘肌、腰方肌。

(2)固定骨盆。

(3)评定方法:俯卧位。骨盆固定,双手置于体侧,评定者在后胸背上部施加阻力,嘱被评定者挺直胸背抬起上半身。

5级:能抗最大阻力完成抬起动作(图4-88)。

4级:能抗中等阻力完成抬起动作。

3级:去除阻力,能克服重力抬起上半身(图4-89)。

2级:不能抬起上半身,仅能做头后仰动作。

1级:不能使头后仰,可触及肌肉收缩。

0 级:未触及肌肉收缩。

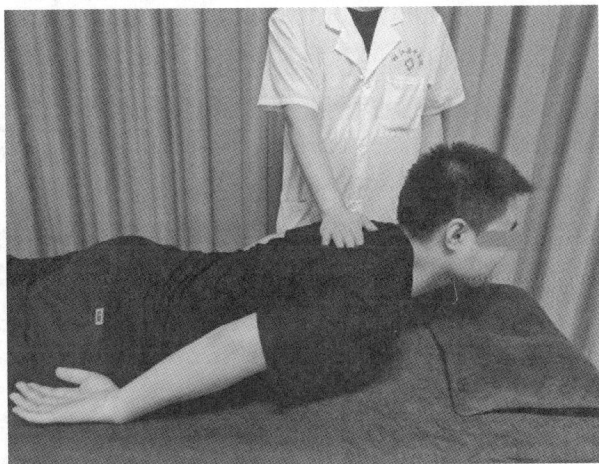

图 4-88　躯干后伸肌力评定 4~5 级

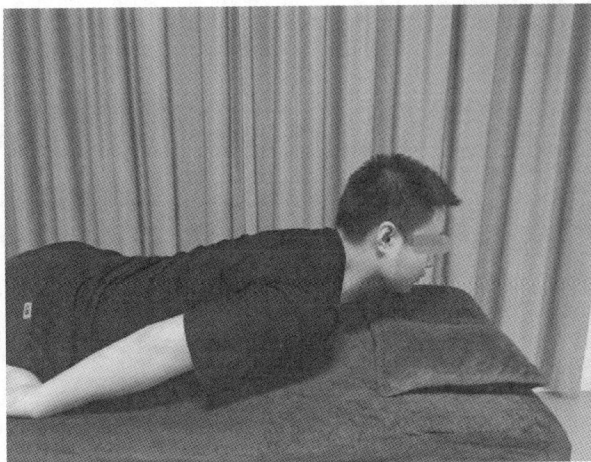

图 4-89　躯干后伸肌力评定 3 级

(三)躯干旋转

(1)主动肌:腹内斜肌、腹外斜肌。

(2)固定双下肢、骨盆。

(3)评定方法。

①抗重力体位:仰卧位。

5 级:固定被评定者双下肢和骨盆,嘱其尽力抬起上半身并同时向一侧转体。髋膝伸直,抱头后能坐起并向一侧转体(图 4-90)。

4 级:髋膝屈曲,双手前平举能坐起并向一侧转体。

3 级:仅能完成一侧肩胛骨下角抬离床面的运动。

②去重力体位:坐位。

2 级:能完成大幅度转体运动(图 4-91)。

1 级:不能转体,可触及肌肉收缩。

0 级:未触及肌肉收缩。

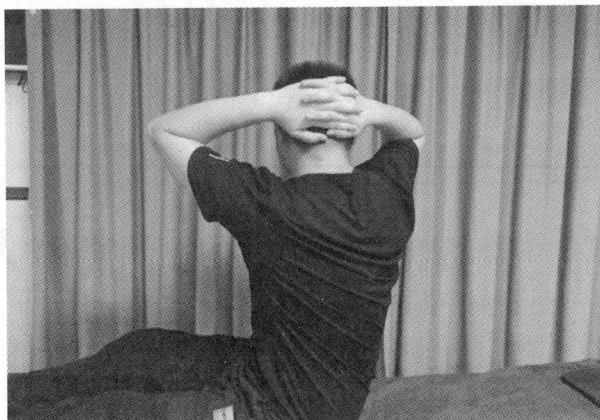

图 4-90　躯干旋转肌力评定 5 级

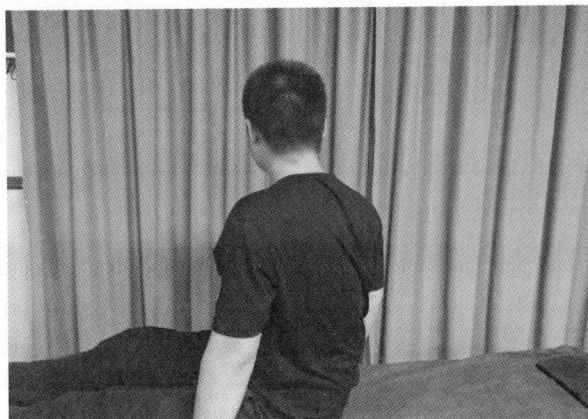

图 4-91　躯干旋转肌力评定 2 级

(付丹丹　李　华)

小结

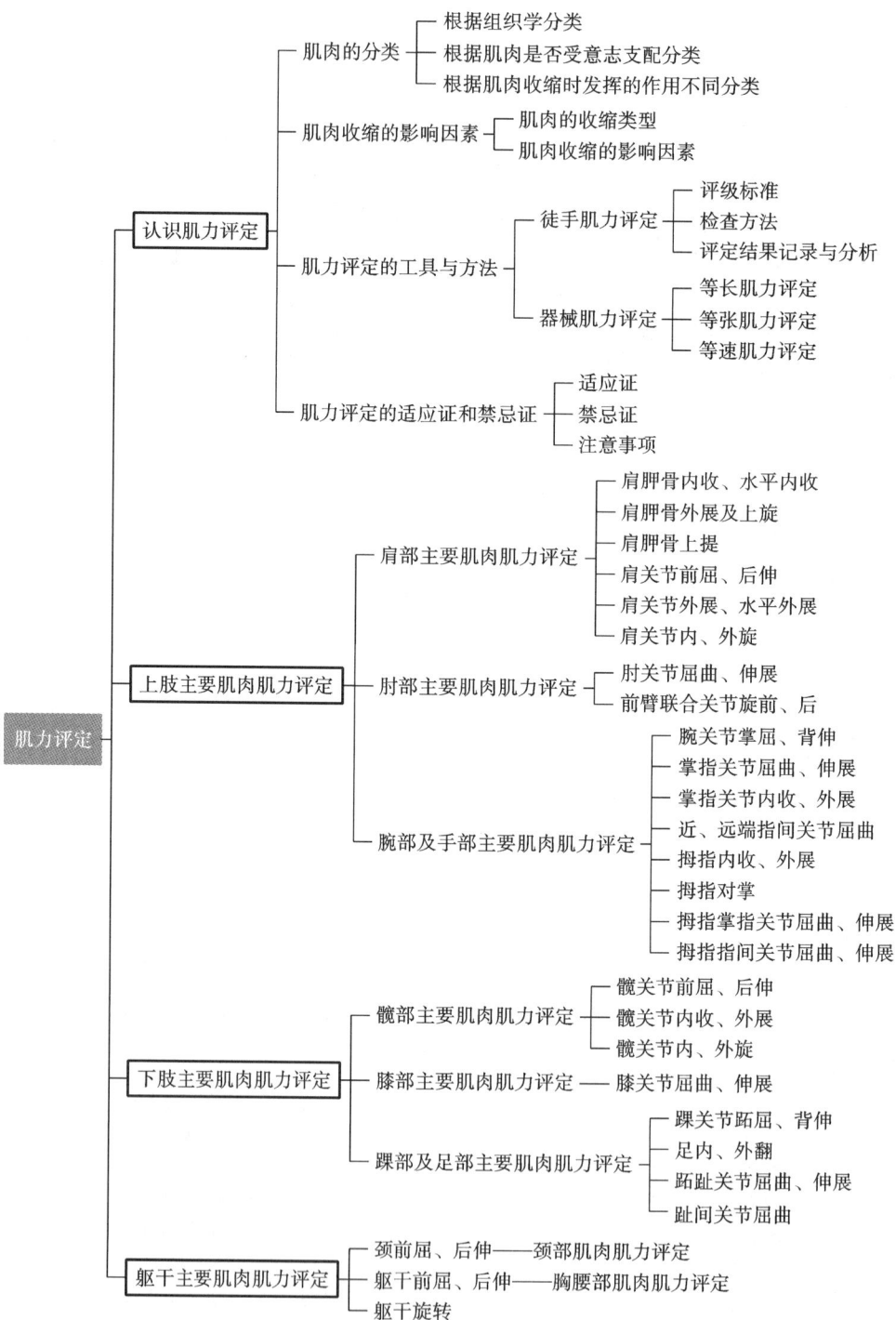

肌力评定
- 认识肌力评定
  - 肌肉的分类
    - 根据组织学分类
    - 根据肌肉是否受意志支配分类
    - 根据肌肉收缩时发挥的作用不同分类
  - 肌肉收缩的影响因素
    - 肌肉的收缩类型
    - 肌肉收缩的影响因素
  - 肌力评定的工具与方法
    - 徒手肌力评定
      - 评级标准
      - 检查方法
      - 评定结果记录与分析
    - 器械肌力评定
      - 等长肌力评定
      - 等张肌力评定
      - 等速肌力评定
  - 肌力评定的适应证和禁忌证
    - 适应证
    - 禁忌证
    - 注意事项
- 上肢主要肌肉肌力评定
  - 肩部主要肌肉肌力评定
    - 肩胛骨内收、水平内收
    - 肩胛骨外展及上旋
    - 肩胛骨上提
    - 肩关节前屈、后伸
    - 肩关节外展、水平外展
    - 肩关节内、外旋
  - 肘部主要肌肉肌力评定
    - 肘关节屈曲、伸展
    - 前臂联合关节旋前、后
  - 腕部及手部主要肌肉肌力评定
    - 腕关节掌屈、背伸
    - 掌指关节屈曲、伸展
    - 掌指关节内收、外展
    - 近、远端指间关节屈曲
    - 拇指内收、外展
    - 拇指对掌
    - 拇指掌指关节屈曲、伸展
    - 拇指指间关节屈曲、伸展
- 下肢主要肌肉肌力评定
  - 髋部主要肌肉肌力评定
    - 髋关节前屈、后伸
    - 髋关节内收、外展
    - 髋关节内、外旋
  - 膝部主要肌肉肌力评定 —— 膝关节屈曲、伸展
  - 踝部及足部主要肌肉肌力评定
    - 踝关节跖屈、背伸
    - 足内、外翻
    - 跖趾关节屈曲、伸展
    - 趾间关节屈曲
- 躯干主要肌肉肌力评定
  - 颈前屈、后伸——颈部肌肉肌力评定
  - 躯干前屈、后伸——胸腰部肌肉肌力评定
  - 躯干旋转

课后习题

1. 在关节运动中，防止产生不必要动作，协同原动肌发挥对肢体运动的动力作用的肌肉是（　　）。
A. 原动肌　　　　B. 协同肌　　　　C. 固定肌　　　　D. 中和肌　　　　E. 副动肌

2. 以下属于肌力检查禁忌证的是(　　)。

A. 严重高血压　　　　　　　　B. 肌源性肌萎缩　　　　　　　　C. 肌肉失用性萎缩

D. 正常人群　　　　　　　　　E. 神经源性肌萎缩

3. 肩胛骨外展的主动肌为(　　)。

A. 前锯肌　　　　　　　　　　B. 斜方肌中部纤维　　　　　　　C. 斜方肌下部纤维

D. 三角肌前部纤维　　　　　　E. 三角肌后部纤维

4. 被评定者坐位,在无阻力的情况下,能做达 60°的肩关节后伸动作,则肩关节后伸的肌力达几级?(　　)

A. 1 级　　　　　B. 2 级　　　　　C. 3 级　　　　　D. 4 级　　　　　E. 5 级

5. 被评定者坐位,双上肢自然下垂,可做全关节活动范围屈肘动作,肱二头肌肌力应为(　　)。

A. 1 级　　　　　B. 2 级　　　　　C. 3 级　　　　　D. 4 级　　　　　E. 5 级

6. 在伸膝动作中,股直肌是(　　)。

A. 原动肌　　　　B. 拮抗肌　　　　C. 固定肌　　　　D. 中和肌　　　　E. 以上都是

7. 在屈膝动作中,主动肌是(　　)。

A. 股四头肌　　　B. 髂腰肌　　　　C. 胫前肌　　　　D. 腘绳肌　　　　E. 小腿三头肌

8. 被评定者仰卧位,下肢被固定,双手置于体侧,令被评定者仰卧起坐,其仅头部离开床面,则其腹直肌肌力达几级?(　　)

A. 1 级　　　　　B. 2 级　　　　　C. 3 级　　　　　D. 4 级　　　　　E. 5 级

9. 关于 3 级肌力的正确描述是(　　)。

A. 无可测知的肌肉收缩

B. 有轻微的收缩,不能引起关节活动

C. 在减重状态下能做全关节活动范围的动作

D. 能抗重力做全关节活动范围的动作,不能抗阻力

E. 能抗重力和充分的阻力的关节活动

10. 被评定者坐位,在无阻力的情况下,膝关节能完成全关节活动范围伸膝动作,则膝关节伸展肌力达几级?(　　)

A. 1 级　　　　　B. 2 级　　　　　C. 3 级　　　　　D. 4 级　　　　　E. 5 级

扫码看答案

肌张力评定

扫码看 PPT

学习目标

▲ **知识目标**

(1) 掌握肌张力评定的概念、异常肌张力的分类、肌张力评定标准、手法评定方法。

(2) 熟悉正常肌张力分类及特征、影响肌张力的因素、肌张力评定注意事项。

(3) 了解正常肌张力产生的原因、肌张力生物力学评定、电生理评定。

▲ **能力目标**

(1) 能理解异常肌张力的影响因素。

(2) 能对异常肌张力进行分类,具备对常见疾病肌张力特征的预判。

(3) 能熟练进行肌张力的手法评定。

▲ **素质目标**

(1) 具有良好的职业道德和职业素养,以及良好的团队协作精神。

(2) 具有良好的人文素养,有较强与患者及家属沟通的意识和能力。

案 例 导 入

患者,女性,67岁,半个月前因"脑出血"导致左侧肢体瘫痪,现左侧上肢呈肩内旋内收、肘屈曲、前臂旋前、腕及手指屈曲的状态。

请问:该患者左侧上肢出现这种情况最可能的原因是什么? 如何进行评定?

任务一　认识肌张力

一、概述

肌张力(muscle tone)是指肌肉组织在静息状态下的一种不随意的、持续的、微小的收缩,是被动活动肢体或按压肌肉组织时所感觉到的阻力。肌张力是支撑体重、维持身体姿势、维持肢体空间位置、维持人体正常活动的基础,也是保证肢体运动控制能力、进行各种复杂运动所必需的条件。

肌张力的正常主要取决于外周神经和中枢神经系统的有效调控,一旦这种调控机制发生异常,就可导致肌张力过高、过低或肌张力障碍等功能性问题。肌肉本身的特性(如收缩能力、弹性、延伸性等)也会对肌张力产生影响。因此,肌张力异常是中枢神经系统损伤、外周神经损伤及肌肉组织损伤的重要特征。

肌张力评定是运动障碍评定,尤其是中枢神经系统损伤后运动障碍评定的重要组成部分。

二、肌张力分类

(一) 正常肌张力

根据身体所处的不同状态,正常肌张力可分为静止性肌张力、姿势性肌张力、运动性肌张力。

(1) 静止性肌张力:肌肉处于不活动状态下肌肉具有的张力。可在肢体静息状态下,通过观察肌肉外观、触摸肌肉的硬度、被动牵伸运动时肢体活动受限的程度及其阻力来判断。

(2) 姿势性肌张力:人体在维持某种姿势时肌肉所产生的张力。可在人体变换各种姿势过程中,通过观察肌肉的阻力和肌肉的调整状态来判断。

(3) 运动性肌张力:肌肉在运动过程中所产生的张力。可在人体完成某一动作的过程中,通过检查相应关节的被动运动阻力来判断。

(二) 异常肌张力

通过比较肌张力与正常肌张力水平,可将肌张力异常分为三类:肌张力低下、肌张力增高、肌张力障碍。

1. 肌张力低下

(1) 定义:肌张力表现为降低或缺乏、被动运动时的阻力降低或消失、牵张反射减弱、肢体出现关节频繁地过度伸展而易于移位等现象,又称为肌张力弛缓。肌张力弛缓时,运动功能受损,且伴有肢体肌力减弱、麻痹或瘫痪。

(2) 原因:小脑或锥体束损害时可暂时性出现肌张力低下。这种现象与中枢神经系统损伤的部位密切相关,如脊髓损伤的脊髓休克阶段或颅脑损伤、脑卒中早期,均可见肌张力低下;下运动神经元损害时肌张力低下常见,此外,还可伴有肌力减弱、瘫痪、低反射性和肌肉萎缩等表现;原发性肌病如重症肌无力。

(3) 特征:对感觉刺激和神经系统传出指令应答性降低可导致肌张力低下,临床表现为肌肉柔软、弛缓,邻近关节周围肌肉共同收缩能力减弱,导致被动关节活动范围扩大,腱反射减弱或消失。肌张力过低时,进行被动拉伸时所感觉到的抵抗低于正常阻力;肢体运动时显得柔软、沉重;肢体静止时,无法维持原有的姿势。

2. 肌张力增高

(1) 痉挛(spasticity)。

①定义:痉挛是肌张力增高的一种形式,广泛被接受的痉挛定义为一种由牵张反射过度兴奋所致的运动障碍,其特征是速度依赖的紧张性牵张反射增强伴腱反射亢进。所谓痉挛的速度依赖即伴随肌肉牵伸速度的增加,痉挛肌的阻力(痉挛的程度)也增高。

②原因:痉挛常由上运动神经元损伤后所致,故也被认为是上运动神经元综合征的一个特征。上运动神经元损伤,导致锥体束下行性控制丧失,脊髓牵张反射亢进,肌张力增高。常见于脊髓损伤、脱髓鞘疾病、脑卒中、脑外伤等。

③特征:巴宾斯基征、折刀样反射(clasp-knife reflex)、阵挛(clonus)、去大脑强直(decerebrate rigidity)和去皮质强直(decorticate rigidity)等。

(2) 僵硬。

①定义:主动肌和拮抗肌张力同时增加,使得各个方向的关节被动活动阻力均增加的现象。

②原因:僵硬常为锥体外系的损害所致,帕金森病是僵硬最常见的病因。帕金森病是一种由于基底神经节黑质多巴胺系统损害造成的中枢神经疾病。帕金森病患者所表现的僵硬可为齿轮样僵硬(cogwheel phenomenon)和铅管样强直(lead-pipe rigidity)。

③特征:任何方向的被动运动时,整个关节活动范围阻力增加;相对持续,且不依赖牵张刺激的速度;

齿轮样僵硬的特征是在僵硬的基础上存在震颤，从而导致整个关节活动范围中收缩、放松交替；铅管样强直的特征是在关节活动范围内存在持续的僵硬；僵硬和痉挛可在某一肌群同时存在。

3. 肌张力障碍

①定义：一种以张力损害、持续和扭曲的不自主运动为特征的运动障碍。运动时肌肉张力不规则地变化。

②原因：肌张力障碍可由中枢神经系统缺陷所致，也可由遗传因素（如原发性、特发性肌张力障碍）所致。与其他神经退行性疾病或代谢性疾病（如氨基酸或脂质代谢障碍）也有一定关系。

③特征：肌肉收缩可快或慢，且表现为重复、模式化（扭曲）；张力以不可预料的形式由低到高变化。其中张力障碍性姿态（dystonia posturing）为一持续扭曲畸形，可持续数分钟或更久。

三、影响肌张力的因素

1. 体位 体位和肢体位置与牵张反射相互影响，不良的姿势和肢体位置可使肌张力增高。

2. 并发疾病和相关问题 尿路结石、感染、膀胱充盈、便秘、压疮、静脉血栓、疼痛、局部肢体受压及挛缩、代谢和/或电解质紊乱等可使肌张力增高。

3. 药物 烟碱能明显增加脊髓损伤患者的痉挛程度；巴氯芬则有抑制脊髓损伤患者痉挛发生和降低其频率、强度的作用。

4. 神经状态 中枢神经系统对外周的易化和抑制状态影响肌张力。

5. 精神因素 紧张和焦虑等心理因素可使肌张力增高。

6. 外部环境 环境温度发生剧烈变化时，肌张力可增高。

7. 主观因素 患者对运动的主观感受可对肌张力产生影响。

任务二　肌张力评定

一、肌张力评定标准

肌张力评定对于康复医师和治疗师了解患者病变部位、病变性质和病情严重程度，制订康复治疗计划，以及选择治疗方法均具有重要作用。正常及异常肌张力评定标准如下。

（一）正常肌张力评定标准

（1）肌肉外观具有特定的形态。

（2）肌肉应具有一定硬度和弹性。

（3）近端关节的主动肌与拮抗肌可以进行有效的同时收缩，使关节固定。

（4）具有完成抗肢体重力及外界阻力的运动能力。

（5）将肢体被动地放在空间某一位置上，突然松手时肢体具有保持位置不变的能力。

（6）可以保持主动肌和拮抗肌的动态平衡。

（7）具有随意使肢体由静止到运动和在运动过程中变为静止状态的能力。

（8）在需要的情况下，个体既可以完成某肌群的协同运动，也可以完成某块肌肉的独立运动。

（9）被动运动时具有一定的弹性和轻度的抵抗。

（二）异常肌张力评定标准

1. 弛缓性肌张力评定标准

弛缓性肌张力的评定相对较为简单，可参考本书中被动运动评定的有关内容，也可将其按严重程度分为轻度、中到重度两级进行评定（表5-1）。

表 5-1 弛缓性肌张力的分级

级 别	评 定 标 准
轻度	肌张力降低;肌力下降;将肢体置于可下垂的位置上并放开时,肢体只能保持短暂的抗重力肢位,随即落下;仍存在一些功能性动作
中到重度	肌张力显著降低或消失;肌力 0 级或 1 级(徒手肌力检查);把肢体放在抗重力肢位,肢体迅速落下,不能维持规定肢位;不能完成功能性动作

2. 痉挛的评定标准

手法检查是通过评估被动运动某一关节时所感受的阻力来进行分级评定。常用的分级方法有改良 Ashworth 分级法(表 5-2)和神经科分级。其他方法还有按自发性肌痉挛发作频度分级的 Penn 分级法和按踝阵挛持续时间分级的 Clonus 阵挛分级法,但不常用。

肱二头肌痉挛评定

表 5-2 改良 Ashworth 分级法(痉挛评定)

级 别	评 定 标 准
0 级	无肌张力的增加
Ⅰ级	肌张力轻微增加,受累部分被动屈伸时,在关节活动度之末出现突然卡住,然后呈现最小的阻力或释放
Ⅰ+级	肌张力轻度增加,表现为被动屈伸时,在关节活动度后 50% 范围内突然卡住,然后均呈现最小的阻力
Ⅱ级	肌张力较明显地增加,在关节活动度的大部分范围内肌张力均较明显增加,但受累部分仍能较容易地被移动
Ⅲ级	肌张力严重增高,进行被动关节活动度检查有困难
Ⅳ级	僵直,受累部分被动屈伸时呈现僵直状态,不能活动

二、肌张力评定方法

肌张力评定是评定肌肉功能的重要内容之一,对指导临床康复具有重要意义。可通过采集病史、视诊、触诊、临床分级、反射检查、被动运动与主动运动等多个方面了解肌张力情况。

(一)临床检查

1. 采集病史 病史在一定程度上可反映痉挛对被评定者身体功能的影响,需要了解的问题包括:痉挛发生的频率、受累的部位;引发痉挛的原因;目前痉挛发作频率、严重程度及与既往的比较。

2. 视诊 作为最初的临床检查项目,评定者应特别注意被评定者肢体或躯干异常的姿态。刻板动作模式常提示存在肌张力异常,不自主的波动化运动变化表明肌张力障碍,自发性运动的完全缺失则表明肌张力弛缓,主动运动的减弱或完全丧失表明肌张力低下。

3. 触诊 在被评定者相关肢体完全静止、放松的情况下,评定者通过触摸受检肌群或观察肢体的运动状况来判断肌张力情况。肌张力降低时评定者可发现以下情况:拉伸肌群时几乎感受不到阻力;当肢体运动时可感到柔软、沉重感;当肢体下落时,肢体即向重力方向下落,无法保持原有的姿势。

肌张力增高时肌腹丰满、硬度增高,触之较硬或坚硬。评定者以不同的速度对被评定者的关节做被动运动时,感觉有明显阻力,甚至无法进行,当评定者松开手时,肢体则被拉向肌张力增高侧。长时间的肌张力增高,可能会引起局部肌肉、肌腱的挛缩,影响肢体的运动,痉挛肢体的腱反射常表现为亢进。

4. 反射检查 检查中应特别注意被评定者是否存在腱反射亢进等现象。检查方法是直接用指尖或叩诊锤轻叩以检查腱反射导致的肌肉收缩情况。其中 0 级为无反应;"+"表示反射减退;"++"表示正常反射;"+++"表示反射活跃;"++++"表示反射亢进。临床上常用的反射检查如下。

(1)肱二头肌反射。

①操作方法:被评定者前臂屈曲 90°,评定者左手拇指置于被评定者肘部肱二头肌肌腱上,右手持叩

诊锤叩左手拇指指甲。

②正常反应：可见肱二头肌收缩，引出屈肘动作。

③结果解释：反射中枢为颈髓5～6节。

④注意事项：a. 被评定者合作，肢体放松；b. 评定者叩击力量均等。

（2）肱三头肌反射。

①操作方法：被评定者外展上臂，半屈肘关节，评定者用左手托住其上臂，右手用叩诊锤直接叩击鹰嘴上方肱三头肌肌腱。

②正常反应：可引起肱三头肌收缩，引起前臂伸展。

③结果解释：反射中枢为颈髓7～8节。

（3）桡骨膜反射。

①操作方法：被评定者前臂置于半屈半旋前位，评定者以左手托住其腕部，并使腕关节自然下垂，右手持叩诊锤叩击桡骨茎突。

②正常反应：可引起肱桡肌收缩，发生屈肘和前臂旋前动作。

③结果解释：反射中枢为颈髓5～6节。

（4）膝反射。

①操作方法：坐位检查时，被评定者小腿完全松弛下垂；卧位检查时，被评定者仰卧位，评定者以左手托起其膝关节，使之屈曲约120°，右手持叩诊锤叩击髌骨下方的髌腱。

②正常反应：可引起小腿伸展。

③结果解释：反射中枢为腰髓2～3节。

（5）踝反射（跟腱反射）。

①操作方法：被评定者仰卧位，髋及膝关节稍屈曲，下肢取外旋外展位。评定者左手将被评定者足部背屈成直角，以叩诊锤叩击跟腱。

②正常反应：可见腓肠肌收缩，足向跖面屈曲。

③结果解释：反射中枢为骶髓1～2节。

（二）手法评定

1. 被动运动评定　被动运动检查可观察肌肉对牵张刺激的反应，用以判断是否存在肌张力过强、肌张力过强是否为速度依赖、是否伴有阵挛，并与挛缩进行比较和鉴别。评分标准可按神经科分级方法，也可以采用其他的等级评分法。

（1）分级方法。

①神经科分级（表5-3）。

表5-3　肌张力的神经科分级

分　　级	表　　现
0级	肌张力正常
1级	肌张力轻度增高
2级	肌张力稍高
3级	肌张力明显增高
4级	肌肉僵硬，肢体被动活动困难或不能

②其他的等级评分法：如反射检查评定。

③改良 Ashworth 分级法：也属于被动运动评定，见表5-2。

（2）被动运动评定具体注意事项。

①要求被评定者尽量放松，由评定者支持和移动肢体。

②所有的被动运动均应予以评定，且特别要注意在初始视诊时被确定为有问题的部位。

③在评定过程中，评定者应保持固定姿势和持续的徒手接触，并以恒定的速度移动被评定者肢体。

④若欲与挛缩鉴别，可加用拮抗肌的肌电图检查。

⑤在评定过程中，评定者应熟悉正常反应的范围，以便建立异常反应的恰当参考。

⑥在局部或单侧功能障碍（如偏瘫）时，不宜将非受累侧作为"正常"肢体进行比较。

（3）被动运动评定常见部位具体操作方法如下。

①腕关节掌屈、背屈：体位为肘屈曲位，上臂置于体侧；评定者一手固定前臂，另一手握住手掌，做腕关节的掌屈、背屈。

②前臂旋前、旋后：体位为肘屈曲位，上臂置于体侧；评定者一手固定肘部，另一手握住腕关节，做前臂旋前、旋后。

③肘关节屈伸：体位为上肢伸展置于体侧；评定者一手固定上臂，另一手握住前臂，做肘关节屈伸。

④肩关节外展：体位为肘关节伸直，上肢置于体侧；评定者把持被评定者手腕和肘关节，做外展。

⑤髋、膝关节屈伸：体位为仰卧位，下肢伸展；评定者一手控制踝关节，另一手放在被评定者小腿后上部，做髋、膝关节屈伸。

⑥髋关节内收、外展：体位为仰卧位，下肢伸展；评定者一手把持踝关节，另一手放在被评定者的膝部，做髋关节内收、外展。

⑦踝关节背屈、跖屈：体位为仰卧位，髋、膝关节屈曲；检查者一手置于踝关节近端附近，另一手置于足底部，做踝关节背屈、跖屈。

⑧颈屈伸、侧屈、旋转：体位为患者取仰卧位，取出枕头，使颈部探出床边；检查者双手把持头部，做颈部的屈伸，左、右侧屈，旋转。

2. 摆动检查　以一个关节为中心，主动肌和拮抗肌交互快速收缩，快速摆动，观察其摆动振幅的大小。肌张力低下时，肌肉摆动振幅增大；肌张力增高时，肌肉摆动振幅减小。

（1）手的摆动运动检查法。

①体位：被评定者取立位，肘屈曲，上臂置于体侧。

②检查法：评定者一手固定在患侧上臂，另一手把持患侧前臂并急速摆动，在摆动前臂时腕和手指相应地出现屈、伸。肌张力低下时腕和手指屈、伸过度，肌张力亢进时腕关节振幅变小，手指屈伸度变小。

（2）上肢的摆动运动检查法。

①体位：被评定者取立位，上肢自然垂于体侧。

②检查法：评定者双手分别置于被评定者双肩，让躯干左、右交替旋转，同时对应上肢前、后摆动。肌张力低下时上肢处于摇摆的状态，肌张力亢进时摆动减少。

（3）下肢的摆动运动检查法。

①体位：被评定者坐在位置较高的地方，使足离开地面。

②检查法：评定者握住被评定者的足并抬起，然后放下，使足摆动。观察下肢摆动至停止的过程。肌张力低下时，足摆动持续时间延长，肌张力亢进时足摆动快速停止。

3. 肌肉僵硬检查　头的下落试验。要点如下。

①体位：被评定者取去枕仰卧位，评定者一手支撑被评定者头部，另一手放置在头部下方。

②检查法：支撑头部的手突然撤走，头部下落。正常者头部下落速度快，评定者放置在头部下方的手有冲击感。僵硬者头部下落缓慢，手的冲击感轻，重度僵硬者头部不能下落。

4. 肌肉伸展性检查　伸展性是指让肌肉缓慢伸展时，能达到的最大伸展度。检查时将一侧与另一侧肢体比较，如果一侧肢体伸展与另一侧相同部位伸展相比出现过度伸展，提示肌张力下降。

（1）腕关节掌屈、背伸：体位为仰卧位，肘屈曲，前臂立起；评定者令被评定者腕关节和手指同时屈、伸。

（2）肘的屈伸：体位为仰卧位，上肢置于体侧；评定者让被评定者做肘关节的屈伸。

（3）手腕靠近肩：体位为坐位，评定者让被评定者肘关节屈曲，腕关节掌屈，向肩关节靠近。

（4）双肘靠近背后脊柱：体位为坐位，评定者令被评定者肘屈曲，左右肘靠近后背脊柱。

（5）上肢绕颈：体位为坐位，评定者令被评定者上肢内收，前臂绕颈部。

（6）踝关节背屈、跖屈：体位为仰卧位，下肢伸展。评定者令被评定者踝关节强力背屈、跖屈。

（7）膝关节屈曲：体位为俯卧位，评定者令被评定者用力屈曲膝关节，同时足跖屈。

（8）髋、膝关节同时屈曲：体位为俯卧位，评定者令被评定者髋、膝关节同时屈曲，足跟接近臀部。

（三）生物力学评定

生物力学评定方法的观察指标包括：①力矩（肢体活动通过某一特定范围所获得的力量大小）；②阈值（力矩或肌电图活动开始显著增加时的特殊角度）；③肌电信号（靠近体表肌群的肌电信号分析等）。

1. 钟摆试验（pendulum test） 是一种评定方法，它通过观察肢体自抬高位沿重力方向下落并随后停止的摆动过程，分析痉挛状态对肢体自由摆动的阻碍程度。痉挛越重，肢体摆动受限越明显。钟摆试验常用于下肢痉挛评定，尤其是股四头肌和腘绳肌。

（1）评定方法：被评定者取坐位或仰卧位，膝关节于检查床沿屈曲，小腿在床外下垂（尽可能使检查床只支持大腿的远端）；然后将被评定者膝关节抬高至充分伸展位，当小腿自膝关节充分伸展位自由落下时，通过电子量角器（或肌电图）记录小腿钟摆样的摆动情况。

（2）结果记录与分析：正常人小腿的摆动角度运动呈典型的正弦曲线模式，而存在痉挛的肢体摆动运动则受限，并很快地回到起始位。

（3）特点。

①优点：重测信度较高；与 Ashworth 分级法相关性好；可在普通装置上进行；可区分偏瘫痉挛和帕金森强直。

②缺点：必须进行多次检查，并计算其平均值。

2. 屈曲维持试验 屈曲维持试验（ramp and hold）用于上肢痉挛的评定。

3. 便携式测力计方法 通过不同速度下的被动运动，记录达到被动运动终点时便携式测力计的读数。可通过低速和高速测试区分痉挛时阻力矩（抵抗性肌紧张）中的反射成分和非反射成分，此方法尤其适合用于长期痉挛患者。

4. 等速装置评定方法 主要有等速摆动试验和等速被动测试两种方法。前者为一种在等速装置上模拟摆动试验的评定方法，后者是一种在等速装置上完成类似 Ashworth 分级法的量化评定方法，并能较好地体现痉挛速度依赖的特征。

（四）电生理评定

电生理评定方法也可用于评定痉挛。这类量化方法与生物力学评定方法一样，可作为痉挛临床评定的补充方法和科研手段。

1. 表面电极肌电图 多通道表面电极肌电图是电生理评定方法中较为可取的一种方法。将表面电极贴于所选择肌肉的相应体表，在痉挛患者进行主动或被动运动或者接受皮肤刺激过程中记录相应的肌电活动，以更好地反映痉挛患者的功能障碍情况。

表面电极肌电图常可用于鉴别挛缩和拮抗肌痉挛。在被动关节活动度和主动关节活动度均明显受限的情况下，应用表面电极肌电图记录拮抗肌及拮抗肌被阻滞后的肌电活动，可以区分挛缩和拮抗肌痉挛。

表面电极肌电图也可用于帮助选择治疗方法和随访治疗效果。例如，表面肌电图可以鉴别脑外伤患者肱二头肌痉挛和臂痛、臂部放射痛造成的肌张力增高，以决定是选择神经阻滞方法还是外科松解手术。

此外,在步态分析过程中同时应用表面电极肌电图可较好地评定这一过程中的痉挛情况,其中主要采用痉挛指数(即所测肌肉在离地期与着地期的肌电活动的比值)或股四头肌与腘绳肌拮抗肌收缩指数作为正常人和痉挛患者的鉴别指标。

2. H 反射

(1) 测定原理。1918 年,霍夫曼通过一系列试验发现,以低电压(10～20 V)刺激胫神经时,可在30～40 ms 后在腓肠肌上记录到一个复合的肌肉动作电位。这一迟发的与踝、膝腱反射有关的复合肌肉动作电位被称为 H 反射。H 反射并非肌肉对其相应运动神经刺激的直接反射,而是与肌肉牵张反射相似的一种单突触反射,与牵张反射不同的是,H 反射绕过了肌梭。当电刺激作用于混合神经,产生的神经活动电位也同时向脊髓传入,然后通过优势单突触反射弧下传至效应运动轴突。显然,这一通路相对较长。而较强的刺激可兴奋 a 运动神经元,引起沿运动纤维正常传导方向的放电。因此,这一直接的肌反应——M 反应的潜伏期较短。如此,H 波常出现在 M 波后面。

正常情况下,刺激电流强度较低时,出现 H 波,波幅随电流强度增大而增高;一旦出现 M 波,H 波波幅反而降低;当刺激电流强度再增大时,M 波波幅增高而 H 波消失。H 反射的出现表明脊髓功能完好,而在上运动神经元损伤时,H 波则发生改变,例如脊髓损伤休克期,H 波不能被引出。偏瘫、脊髓损伤痉挛者可出现 H 反射增强的反应。

(2) 评定指标。H_{max}/M_{max} 值:是用作痉挛评定的指标。痉挛时,H 反射的幅度增大,H 反射最大幅度与 M 反应最大幅度的比值也相应增大。

(3) 缺点。

①操作困难:虽然 H 反射等为标准的电生理试验,但在具体操作时可能会存在许多方法学困难。例如:不精确的电极位置可造成周边肌肉活动对所测肌肉活动的干扰现象。

②影响结果的因素多:如刺激频率的改变、患者放松的程度、肢体的摆位或头颈部的摆位等均可影响结果。

③相关性差:H_{max}/M_{max} 值与临床痉挛严重程度的相关性较差。

④可重复性低:H 反射兴奋性曲线的可重复性低,与临床痉挛确切的相关性也存在疑问。

3. F 波反应 在 H 波研究工作的基础上,研究者进一步发现,当超强刺激作用于神经干时,神经干所支配肌上尚可记录到一迟发电位,这一电位即为 F 波。超强刺激引发的神经冲动可沿神经干向中或离中传导(神经的双向传导性)。

离中传导经神经-肌肉接头引出肌肉的激发电位(即 M 波);随后,向中的传导沿该神经轴索逆向传至运动神经细胞体,并使其兴奋。神经细胞兴奋后所引发出的冲动复经轴索离中地经前根传至外周,再经神经-肌肉接头引出肌肉的激发电位(即 F 波)。这一通路也较长,故潜伏期也长。因而 F 波也在 M 波出现后出现,然后与 M 波并存,但其幅度小于 M 波。

H 反射由亚极量刺激引发,而 F 波则由超强量刺激所引发,F 波不是反射,而是反映经过运动神经元池逆向或顺向传导的情况。在较重的慢性痉挛患者中,F 波的持续时间和幅度可增加,F 波与 M 反应最大幅度的比值也增加。

三、肌张力评定注意事项

1. 适当的评定时间 应避免在运动后或疲劳、情绪激动时进行肌张力评定。评定康复效果时,最好在同一个时间段进行治疗前、后肌张力的评定,保证结果的可比较性。

2. 适宜的评定环境 肌张力与环境温度有密切关系,检查室的室温应保持在 22～25 ℃。

3. 被评定者的配合程度 评定前应向被评定者说明检查目的、步骤、方法以及感受,使被评定者了解评定的过程,消除紧张情绪,配合检查。

4. 正确的检查方法 评定时,被评定者处于舒适体位,充分暴露检查部位,完全放松受检肢体。在进行被动运动时,评定者用力适当,注意保护被评定者以免发生意外。对于难以放松的被评定者,可通过改变被动运动速度的方法帮助做出正确判断。评定时应先评定健侧同名肌,再评定患侧,并对双侧进行对比。

5. 综合分析评定结果 由于肌张力受多种因素的影响,因此在分析时应全面考虑。发热、感染、膀胱充盈、静脉血栓、压疮、疼痛、局部肢体受压及挛缩等,可使肌张力增高,紧张和焦虑等心理因素、不良的心理状态也可使肌张力增高。

(杨纯生)

→ **小结**

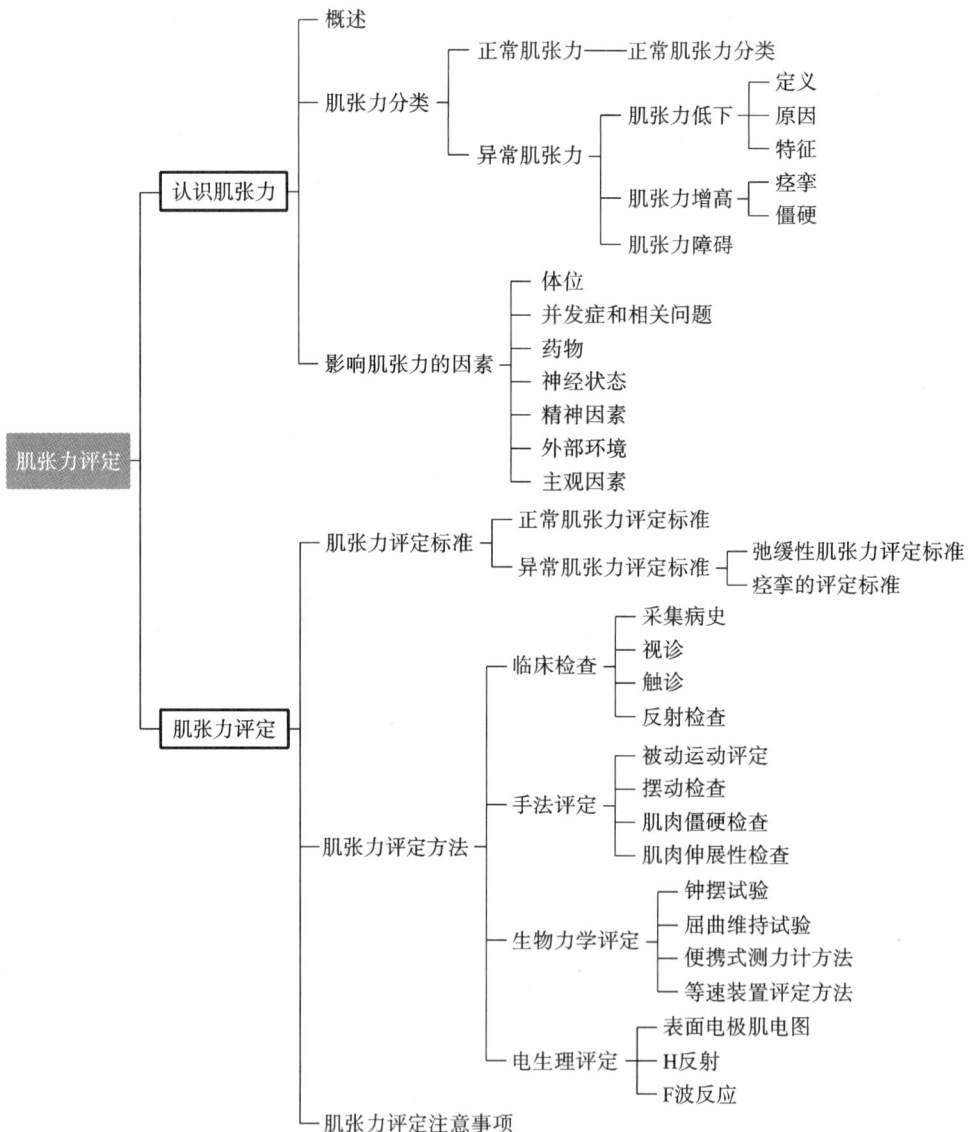

→ **课后习题**

1. 人体变换各种姿势(如翻身、坐站转移、行走等)时肌肉所产生的张力为( )。
A. 静止性肌张力   B. 姿势性肌张力   C. 运动性肌张力
D. 痉挛   E. 僵硬

2. 正常肌张力的特征是（　　　）。

A. 关节近端的肌肉可以进行有效的同步运动（同时收缩）

B. 具有完全抵抗肢体重力和外来阻力的运动能力

C. 将肢体被动地置于空间某一位置时，具有保持该姿势不变的能力

D. 具有随意使肢体由固定到运动和在运动过程中转换为固定姿势的能力

E. 以上均正确

3. 以下对于痉挛的描述，不正确的是（　　　）。

A. 肌张力增高就是痉挛

B. 痉挛为速度依赖性牵张反射亢进

C. 非神经源性因素所致的肌张力增高，不能称为"痉挛"

D. 痉挛常伴有腱反射活跃或亢进

E. 痉挛常伴有病理征阳性

4. 下列（　　　）不是影响肌张力的因素。

A. 感染、便秘、压疮等并发症　　　　B. 紧张、焦虑等心理因素　　　　C. 环境温度的急剧变化

D. 患者对运动的主观感觉　　　　E. 清淡饮食

5. 下列对僵硬的描述不正确的是（　　　）。

A. 常为锥体外系的损害所致

B. 帕金森病是僵硬最常见的病因

C. 帕金森病患者所表现的僵硬可为齿轮样僵硬（cogwheel phenomenon）和铅管样强直

D. 僵硬的特征为任何方向的被动运动时，整个关节活动范围阻力增加

E. 僵硬是一种以张力损害、持续和扭曲的不自主运动为特征的运动障碍

6. 在改良 Ashworth 肌张力分级法中，"肌张力轻微增加，受累部分被动屈伸时在关节活动度之末出现突然卡住然后呈现最小的阻力或释放"属于（　　　）。

A. Ⅰ级　　　　B. Ⅱ级　　　　C. Ⅲ级　　　　D. Ⅳ级　　　　E. Ⅴ级

7. 肌张力的评定可从下列哪些方面进行？（　　　）

A. 病史、视诊、触诊　　　　B. 反射检查　　　　C. 被动运动与主动运动

D. 功能评定　　　　E. 以上均正确

8. 触诊检查时肌张力高的特征为（　　　）。

A. 肌腹丰满、硬度增高，触之较硬或坚硬

B. 可能会引起局部肌肉、肌腱的挛缩，影响肢体的运动

C. 被动运动时阻力增高

D. 可伴有腱反射亢进

E. 以上均正确

9. 下列肌张力评定方法中属于生物力学评定的是（　　　）。

A. 钟摆试验　　　B. 被动运动　　　C. H 反射　　　D. 反射检查　　　E. 表面肌电图

10. 肱二头肌反射中枢为（　　　）。

A. $C_5 \sim C_6$　　　　B. $C_7 \sim C_8$　　　　C. $L_2 \sim L_4$　　　　D. S_1　　　　E. $S_4 \sim S_5$

扫码看答案

平衡与协调功能评定

扫码看 PPT

学习目标

▲ 知识目标
(1) 掌握平衡与协调功能评定的概念、内容和常用方法。
(2) 熟悉平衡与协调功能评定计划的制订、评定的过程。
(3) 了解平衡与协调功能评定的目的、意义。

▲ 能力目标
(1) 能理解平衡与协调功能评定的内容。
(2) 能对常见的平衡与协调功能评定方法做出解释。

▲ 素质目标
(1) 具有良好的职业道德和职业素养,以及团队合作意识。
(2) 具有良好的自我管理能力,有较强的医患沟通意识。

案 例 导 入

患者,男性,49岁,1个月前晚8点左右突发头晕、吐词不清,无意识丧失,无大小便失禁等,到医院就诊,诊断为"左侧基底节区、外囊区脑出血"。给予对症治疗后,现患者右上肢能轻微耸肩,右下肢能抬离床面,可勉强独立维持坐位和站立位,外力触碰身体后不能维持平衡,无法独立完成坐站转移。

请思考:
1. 针对患者以上情况该如何应用 Berg 平衡量表进行平衡功能评定?
2. 平衡功能评定的方法有哪些?

任务一　平衡功能评定

一、概述

(一) 定义

平衡(balance)是指人体在不同环境和情况下保持身体各种姿势状态稳定的一种能力,是一种无意识的或反射性的活动,主要受重心和支撑面两个条件制约。一个人的平衡功能正常时,能够始终保持重心垂直地落在支撑面上方或范围以内。人体平衡的维持能力与重心的高低和支撑面的大小、质地、稳定性都密切相关。

平衡包括了作用在支撑关节上的身体相连节段和支撑面的运动调节。在不同的支撑面上,平衡身体的能力使人体能够有效地进行每天的活动。

(二)分类

人体平衡可以分为以下两大类。

1. Ⅰ级平衡 即静态平衡,是指人体或人体某一部位处于某种特定的姿势,例如坐或站等姿势,保持稳定的状态。

2. 动态平衡 包括以下两个方面。

(1) Ⅱ级平衡:即自动态平衡,是指人体在进行各种自主运动,例如由坐到站或由站到坐等各种姿势间的转换运动时,能重新获得稳定状态的能力。

(2) Ⅲ级平衡:即他动态平衡,是指人体对外界干扰,例如推、拉等产生反应、恢复稳定状态的能力。

(三)平衡的维持机制

为了保持平衡,人体重心必须垂直地落在支撑面的范围内,支撑面是指人体在各种体位下(卧、坐、站立、行走)所依靠的接触面。站立时的支撑面为包括两足底在内的两足之间的面积。支撑面的大小影响身体平衡。人体重心落在支撑面内时,人体就保持平衡,反之,人体重心落在支撑面之外时就会失去平衡。一般认为,保持人体平衡需要三个环节的参与:感觉输入、中枢整合、运动控制。而前庭系统、视觉系统、本体感觉系统、平衡反射、小脑共济协调系统以及肌力在人体平衡功能的维持上也起到了至关重要的作用。

1. 感觉输入 正常情况下,人体通过躯体觉、前庭觉、视觉的传入来感知站立时身体所处的位置及与地球引力和周围环境的关系。因此,适当的感觉输入,特别是躯体感觉、前庭觉和视觉信息对平衡的维持和调节具有前馈(feedforward)和反馈(feedback)的作用。

(1) 躯体感觉:躯体感觉包括皮肤触、压觉和本体感觉。正常人站立在固定的支撑面上时,皮肤触觉、压力觉感受器向大脑皮质传递有关体重分布情况和人体重心位置的信息。分布于肌梭、关节的本体感受器则向大脑皮质输入随支撑面变化(如面积、硬度、稳定性以及表面平整度等变化)而出现的有关身体各部位的空间定位和运动方向的信息。当足底皮肤和下肢本体感觉输入完全消失时,姿势的稳定性也将受到严重影响,出现身体倾斜、摇晃,且易于跌倒。

(2) 前庭觉:前庭系统是人体平衡系统的主要感受器官,包括三个半规管和两个前庭囊(球囊、椭圆囊)。半规管内各有一壶腹,是角加速度的感受器,主要用来感受头部在空间的位置,保持头位及正确姿势。椭圆囊和球囊中各有一囊斑,是线性加速度和重力的感受器。只有当躯体感觉和视觉信息输入均不存在、被阻断或输入不准确而发生冲突时,前庭系统的感觉输入在维持平衡的过程中才变得至关重要。

(3) 视觉:当身体的平衡因躯体感觉受到干扰或破坏时,视觉系统通过颈部肌肉收缩使头部保持向上直位和保持水平视线来使身体保持或恢复到原来的直立位,从而获得新的平衡。如果阻断视觉输入如闭眼或戴眼罩,姿势的稳定性将较睁眼站立时显著下降。这也是视觉障碍者或老年人平衡能力降低的原因之一。

2. 中枢整合 躯体感觉、前庭觉、视觉三种感觉信息输入脊髓、前庭核、内侧纵束、脑干网状结构、小脑及大脑皮质等多级平衡觉神经中枢中进行整合加工,并形成运动方案。当体位或姿势变化时,为了判断人体重心的准确位置和支撑面情况,中枢神经系统将多种感觉信息进行整合,迅速判断何种感觉所提供的信息是有用的,何种感觉所提供的信息是相互冲突的,从中选择那些提供准确定位信息的感觉输入,放弃错误的感觉输入。

3. 运动控制(输出) 中枢神经系统在对多种感觉信息进行分析整合后下达运动指令,运动系统以不同的协同运动模式控制姿势变化,将身体重心调整回到原来的范围内或建立新平衡。运动输出也在运动过程中接收本体感觉等反馈信息的输入并进行适时调整,使运动更加高效。

当平衡发生变化时,人体可以通过三种调节机制或姿势性协同运动模式来应变,包括踝调节、髋调节及跨步调节机制。

(1)踝调节机制:人体站在一个比较坚固和较大的支撑面上,受到一个较小的外界干扰(如较小的推力)时,身体重心以踝关节为轴进行前后转动或摆动(类似钟摆运动),以调整重心,保持身体的稳定性。

(2)髋调节机制:正常人站立在较小的支撑面上(小于双足面积),受到一个较大的外界干扰时,稳定性明显降低,身体前后摆动幅度增大。为了减少身体摆动,使重心重新回到双足的范围内,人体通过髋关节的屈伸活动来调整人体重心和保持平衡。

(3)跨步调节机制:当外力干扰过大,使身体的摆动进一步增加,重心超出其稳定极限,髋调节机制不能应答平衡的变化时,人体启动跨步调节机制,自动向用力方向快速跨出或跳跃一步,来重新建立身体重心支撑点,为身体重新确定稳定站立的支撑面,避免摔倒。

二、平衡反应和形成规律

(一)平衡反应

平衡反应指平衡状态改变时,人体建立新平衡的过程,涉及反应时间和运动时间。反应时间是指从平衡状态的改变到出现可见运动的时间;运动时间是指从出现可见运动到动作完成、建立新平衡的时间。

平衡反应使人体在卧位、坐位、站立位均能保持稳定的状态或姿势,是一种自主反应,受大脑皮质和中脑控制,属于高级水平的发育性反应。人体可以根据需要进行有意识的训练,以提高或改善平衡能力。

(二)特殊平衡反应

1. 保护性伸展反应 当身体受到外力作用而偏离原支撑点时,身体所发生的一种平衡反应,表现为上肢和/或下肢伸展,其作用在于支撑身体,防止摔倒。

2. 跨步及跳跃反应 当外力使身体偏离支撑点时或在意外情况下,为了避免摔倒或受到损伤,身体顺着外力的方向快速跨出一步,以改变支撑点,建立新平衡的过程,其作用是通过获取新的平衡,来保护自己避免受到伤害。

(三)平衡反应的形成规律

人体通常在出生 6 个月时形成俯卧位平衡反应,7～8 个月形成仰卧位和坐位平衡反应,9～12 个月形成蹲起反应,12～21 个月形成站立反应。

知识拓展

人体平衡系统涉及一个复杂的感觉运动控制系统,其交错反馈机制可能会因损伤、疾病或老化过程中一个或多个组件的损坏而中断。平衡受损可伴有其他症状,如头晕、眩晕、视力问题、恶心、疲劳和注意力不集中等。人体平衡系统的复杂性给诊断和治疗失衡带来了挑战。平衡障碍可以在任何年龄人群中发生,但在老年人中更常见。平衡能力下降所引起的老年人跌倒已经成为 65 岁以上老年人排名第一的致死因素,跌倒还可能导致骨折等一系列疾病,严重威胁老年人健康。

三、平衡的影响因素

(一)平衡的维持机制对平衡功能的影响

1. 与平衡有关的感觉的作用 视觉、本体感觉、前庭觉与平衡有重要关系。正常人在睁眼时控制平衡以本体感觉和视觉为主,反应灵敏,而在闭目时则需依靠前庭觉,但不如躯体感觉、视觉灵敏。

2. 与平衡有关的运动控制系统 主要有牵张反射、不随意运动和随意运动三个系统。运动控制系统功能下降,则平衡功能下降。

(二)重心和支撑面对平衡功能的影响

1. 重心　经过人体重心所作的垂线,必须落在支撑面之上才有可能保持平衡,否则将不利于平衡。重心越低,越容易保持平衡;重心越高,越难保持平衡。平衡状态的优劣,还可用重心与支撑面中心的连线同经过支撑面中心所作的垂线所形成的夹角的大小来评定,此夹角越小,平衡越佳,反之则越差。

2. 支撑面　人体坐位时与接触物之间的面积或站立时两足之间的面积为支撑面积,支撑面大、硬、平整时利于保持平衡,小、软、不平时则不利于保持平衡。

四、平衡功能评定的目的、适应证与禁忌证

(一)平衡功能评定的目的

(1)确定评定对象是否存在平衡功能障碍。

(2)明确平衡障碍的程度、类型、跌倒风险及引起平衡障碍的原因。

(3)指导制订康复治疗计划。

(4)监测平衡功能障碍的治疗和康复训练的疗效。

(5)预测跌倒风险以及特殊职业选拔要求。

(二)平衡功能评定的适应证

(1)中枢神经系统损害:如脑血管疾病、多发性硬化、脊髓损伤等。

(2)耳鼻喉科疾病:如各种眩晕症。

(3)骨关节损伤与疾病:如骨折及骨关节病、运动损伤及周围神经损伤等。

(4)其他人群:如老年人、运动员、飞行员等存在平衡协调障碍者。

(三)平衡功能评定的禁忌证

(1)伴有严重的心脑血管疾病并发症者。

(2)下肢不能负重者。

(3)严重认知及精神障碍,不能主动合作者。

五、平衡功能评定的方法

平衡功能评定的方法可分为临床观察法、量表法、仪器测试法。

(一)临床观察法

通过观察被评定者在不同条件下的平衡表现,进行平衡功能评定。此方法的优点是应用简便,用以对平衡功能障碍者进行粗略的筛选,具有一定的敏感性和判断价值;其缺点是评定过于粗略,缺乏量化指标。

(1)闭目直立试验:诊断感觉共济失调的一种工具。该试验也被证明是测量中枢性眩晕、周围性眩晕和头部外伤引起的平衡功能障碍的灵敏、准确方法。试验过程如下:被评定者脱鞋,双脚并拢站立,手臂放在身体两旁或交叉放在身体前面。被评定者先睁开眼睛站立,然后闭上眼睛。被评定者尽力保持平衡。计算被评定者闭上眼睛站立的时间。为了安全起见,评定者必须站在被评定者附近,以防止被评定者跌倒时可能造成的伤害。

(2)Tandem Romberg 试验:要求被评定者两足一前一后、足尖接足跟直立,双前臂交叉于胸前,观察其睁、闭眼时身体的摇摆,维持 60 s 为正常,需重复进行 4 次,用秒表记录。

(3)"起立-行走"计时试验(TUG):一种敏感和具体的衡量老年人跌倒概率的方法,用以确定跌倒风险并监测其平衡能力的改善情况。这项测试最初是为老年人设计的,但也适用于帕金森病患者。所需用具:一把带扶手的椅子、秒表、胶带(标记 3 m)。被评定者坐在椅子上,紧靠椅背,双手放在扶手上,在评定者的命令下站起并向前行走 3 m,转身,走回到椅子前并坐下。被评定者坐下时,时间停止。评定者记录整个过程所用的时间。行走时在维持稳定的前提下尽量提升行走速度。完成该试验所需时间≥12 s

的老年人有跌倒风险。

(4)闭眼单腿站立试验:被评定者单腿站立,非支撑腿屈膝屈髋保持一定的角度,记录其闭眼时所能保持稳定的最长时间,单位为秒(s)。闭眼单腿站立试验可以评估跌倒和运动损伤风险。

(二)量表法

量表法属于主观评定的记录方法。优点是不需要特殊的设备,结果易于量化,评分方法简单,应用方便。目前,临床上用于评估平衡功能的量表有 Berg 平衡量表、Tinetti 平衡与步态量表、Fugl-Meyer 平衡量表、Lindmark 平衡量表等。

1. Berg 平衡量表 Berg 平衡量表最初是一个用于定量描述功能和评估干预措施有效性的临床实践和研究工具(表 6-1)。Berg 平衡量表涉及 14 个动作,每个动作最高得分 4 分,最低得分 0 分,满分 56 分。评分越低,表示平衡功能障碍越严重。总分低于 40 分表明有跌倒的风险。测试时间约 30 min,测试用具包括一块秒表、一根软尺、一个台阶和两把高度适中的椅子。

Berg 平衡
量表评定

表 6-1 Berg 平衡量表

评定项目	指令	得分	评定标准
1. 从坐到站	请试着不用手支撑站起来(用有扶手的椅子)	4 分	能够不用手支撑站起并且独自站稳
		3 分	能够独自用手支撑站起
		2 分	能在尝试几次之后用手支撑站起
		1 分	需要小量协助才可站起或站稳
		0 分	需要中等的或大量的协助才能站起
2. 独立站立	请尽量站稳	4 分	能安全站立 2 min
		3 分	需在监督下才能站立 2 min
		2 分	不需要支撑能站立 30 s
		1 分	尝试几次之后才能在不需支撑下站立 30 s
		0 分	无法在没有协助下站立 30 s
3. 独立坐	请将上肢交叉抱在胸前并尽量坐稳	4 分	能安稳且安全地坐 2 min
		3 分	在监督下能坐 2 min
		2 分	能坐 30 s
		1 分	能坐 10 s
		0 分	无法在没有支撑下坐 10 s
4. 从站到坐	请坐下	4 分	需要很少帮助(手支撑)就能安全坐下
		3 分	需要用手控制才能慢慢坐下
		2 分	腿的背面需要靠着椅子来控制坐下
		1 分	能独立坐下但下降过程无控制
		0 分	需要帮助才能坐下
5. 床-椅转移	请坐到有扶手的椅子上,再坐回床上;然后再坐到无扶手的椅子上,再坐回床上	4 分	能在手的小量帮助下安全地转移
		3 分	需用手帮忙才能安全地转移
		2 分	需在言语的引导或监督下才能转移
		1 分	需一人协助才能转移
		0 分	需两人协助或指导才能转移

续表

评定项目	指　令	得分	评定标准
6. 闭目站立	闭上眼睛并维持站姿不扶	4分	能安全地站立 10 s
		3分	能在监督下站立 10 s
		2分	能站立 3 s
		1分	无法保持闭眼 3 s,但可站稳
		0分	需要帮忙以避免跌倒
7. 双足并拢站立	双脚并拢并维持站姿不扶	4分	能独自并拢双脚,安全站立 1 min
		3分	能独自并拢双脚,在监督下站立 1 min
		2分	能独自并拢双脚但无法维持站立 30 s
		1分	需协助才能并拢双脚但可站立 15 s
		0分	需协助才能并拢双脚且无法维持站立 15 s
8. 站姿手前伸(受试者手臂抬至与地面平行时,评定者将尺规置于受试者手指末端。当受试者手臂往前伸展时,手指不可触碰尺规。记录受试者往前伸展的最远距离。可能的话请受试者使用双臂,以避免受试者转动身体。)	抬起手臂至与地面平行,将手臂与手指伸直并尽量往前伸	4分	能安全地往前伸展 25 cm 以上
		3分	能安全地往前伸展 12 cm 以上
		2分	能安全地往前伸展 5 cm 以上
		1分	需在监督下才能往前伸展
		0分	伸展时失去平衡或需外力支持
9. 由站姿捡起地上的东西	捡起置于脚前的鞋	4分	能安全轻易地捡起鞋
		3分	需在监督下才能捡起鞋
		2分	无法捡起鞋,但弯腰几乎可以碰到鞋(距离 2.5~5 cm),且可独自保持平衡
		1分	无法捡起鞋且在尝试时需要监督
		0分	无法尝试或需协助以免失去平衡或跌倒
10. 站着转头向后看	把头转向你的左边,往你的正后方看。然后向右边重复一次。(评定者可在被评定者正后方举起一物供其注视,以鼓励其转头的动作更流畅)	4分	能够从两侧向后看并且重心转移很好
		3分	只能往一侧回头向后看,往另一侧看时重心转移较少
		2分	只能转头至侧面但能维持平衡
		1分	转头时需要监督
		0分	需要协助以防止失去平衡或跌倒
11. 原地旋转 360°	转一圈走 360°。停下来。换另一个方向再转一圈走 360°	4分	每侧皆能够在 4 s 内安全地转 360°
		3分	在 4 s 内只能安全地往一侧转 360°
		2分	能够安全地转 360°但非常缓慢
		1分	转圈时需要密切地监督或口头提醒
		0分	转圈时需要协助

续表

评定项目	指 令	得分	评 定 标 准
12. 双足交替踏	两脚交替放在阶梯或凳子上,继续直到两脚都踏到阶梯或凳子四次为止	4分	能安全独立地交替踏4次,用时在20 s内
		3分	能独立地交替踏4次,用时大于20 s
		2分	在监督下(不需帮助)双足交替踏2次
		1分	需少量帮助能双足交替踏1次以上
		0分	需帮助尝试/防止摔倒
13. 两脚前后站(步伐长度如果超过另一只脚的长度而且步宽接近受试者的正常步宽,就记为3分。)	(向被评定者示范)将一只脚放在另一只脚的正前方。假如您觉得无法将一脚放在另一脚正前方,试着把一脚尽量往前踏,让你的前脚跟超过后脚脚趾	4分	能够独自把一脚放在另一脚的正前方并维持30 s
		3分	能够独自把一脚放在另一脚前面并维持30 s
		2分	能够独自踏出一小步走并维持30 s
		1分	踏步时需要协助但可维持15 s
		0分	往前踏或站立时失去平衡
14. 单脚站	请在不需要帮助的情况下尽最大努力单脚站立	4分	能够独自把腿抬起10 s以上
		3分	能够独自把腿抬起并维持5~10 s
		2分	能够独自把腿抬起,并维持3 s或3 s以上
		1分	能尝试抬腿少于3 s但能维持独自站立
		0分	无法尝试或需要协助以防止跌倒

总分/最高分数 　　56分

在不使用辅具情况下,取较低分数计分。

每个动作依据被评定者的完成质量分为0~4五个级别计分,最高分4分,最低分0分,评分越低,表示平衡功能障碍越严重。

根据总分所代表的活动状态,将评分结果分为三组。

0~20分:平衡能力差,只能坐轮椅;

21~40分:平衡能力可,能辅助步行;

41~56分:平衡能力好,能独立行走。

<40分,提示有跌倒的风险。

总而言之,Berg平衡量表是一种易于管理、安全、简单和合理简短的老年人平衡能力测量方法,有大量的研究支持其在临床实践中的应用。

2. Tinetti平衡与步态量表 一个简单测试步态和平衡的方法,具有很好的重测性、判别性和预测性,可以用于各种场合。使用Tinetti平衡与步态量表进行评估时一般需要15 min:包括平衡测试和步态测试两部分,满分28分。其中平衡测试有9个项目,满分16分;步态测试共有8个项目,满分12分。测试的分数越低,跌倒的风险就越高(表6-2(a)、(b))。

表6-2(a)　Tinetti平衡与步态量表——平衡量表

测 试 项 目	得分	评 分 标 准
1. 坐位平衡	0分	斜靠或从椅子上滑下
	1分	稳定

续表

测 试 项 目	得分	评 分 标 准
2. 起身	0分	没有帮助就无法完成
	1分	用胳膊帮助才能完成
	2分	不用胳膊就能完成
3. 试图起身	0分	没有帮助就无法完成
	1分	需要尝试1次以上才能完成
	2分	1次尝试就完成
4. 立即站起来时平衡功能(站起的前5 s)	0分	不稳(摇晃,移动脚,躯干明显摆动)
	1分	稳定,但是需要助行器或手杖,或抓住其他物体支撑
	2分	稳定,不需要助行器或手杖,或抓住其他物体支撑
5. 站立平衡	0分	不稳
	1分	稳定,但是两脚距离较宽(足跟中点间距离大于10.16 cm)或使用手杖、助行器等其他支撑
	2分	稳定,两脚距离较窄,且不需要支撑
6. 轻推(被评定者双脚尽可能靠拢站立,用手轻推3次)	0分	开始就会摔倒
	1分	摇晃并要抓东西,但是只抓自己
	2分	稳定
7. 闭眼(被评定者双脚尽可能靠拢站立,用手轻推3次)	0分	不稳
	1分	稳定
8. 转身360°	0分	不连续的步骤
	1分	不稳定(手及身体摇晃)
	2分	稳定
9. 坐下	0分	不安全
	1分	用胳膊或动作不连贯
	2分	安全,动作连贯

总分(满分16分)

注:被评定者坐在没有扶手的硬椅子上。

表 6-2(b)　Tinetti 平衡与步态量表——步态量表

测 试 项 目		得分	评 分 标 准
1. 起步		0分	有迟疑,或须尝试多次方能启动
		1分	正常启动
2. 抬脚高度	a. 左脚跨步	0分	脚拖地,或抬高大于5.08 cm
		1分	脚完全离地,但不超过2.54 cm
	b. 右脚跨步	0分	脚拖地,或抬高大于2.54 cm
		1分	脚完全离地,但不超过2.54 cm

续表

测 试 项 目		得分	评 分 标 准
3. 步长	a. 左脚跨步	0 分	跨步的脚未超过站立的对侧脚
		1 分	有超过站立的对侧脚
	b. 右脚跨步	0 分	跨步的脚未超过站立的对侧脚
		1 分	有超过站立的对侧脚
4. 步态对称性		0 分	两脚步长不等
		1 分	两脚步长相等
5. 步伐连续性		0 分	步伐与步伐之间不连续或中断
		1 分	步伐连续
6. 走路路径（行走大约 3 m）		0 分	明显偏移到某一边
		1 分	轻微/中度偏移或使用步行辅具
		2 分	走直线,且不需辅具
7. 躯干稳定		0 分	身体有明显摇晃或需使用步行辅具
		1 分	身体不晃,但需屈膝或有背痛或张开双臂以维持平衡
		2 分	身体不晃,无屈膝,不需张开双臂或使用辅具
8. 步宽（脚跟距离）		0 分	脚跟分开（步宽大）
		1 分	走路时两脚跟几乎靠在一起

总分（满分 12 分）

注：以舒适速度,使用辅具_____,走 3 m,需_____秒。

3. Fugl-Meyer 平衡量表（FMA） 可以评估中风后偏瘫患者的运动功能、感觉、平衡、关节活动范围和关节疼痛。其应用于临床和研究,以确定疾病的严重程度,描述运动恢复,并计划和评估治疗。Fugl-Meyer 平衡量表已经过广泛的测试,并且被发现具有良好的心理测量特性,是最常用的评估脑卒中患者上肢运动功能的工具。

根据《国际功能、残疾和健康分类（ICF）》中评估身体功能的相关内容,建议将上肢（最高得分 66 分）和下肢（最高得分 34 分）的 FMA 运动评估作为中风康复试验的核心指标。FMA 应用 7 个动作来评价平衡功能障碍者的平衡能力,7 个动作包含了坐位的无支撑坐位测试、健侧展翅反应测试、患侧展翅反应测试以及站立位的支撑站立测试、无支撑站立测试、健侧站立测试、患侧站立测试。总分为 14 分,分数越高,平衡能力越好（表 6-3）。

表 6-3 Fugl-Meyer 平衡量表

评 定 项 目	得分	评 定 标 准
支持坐位	0 分	不能保持平衡
	1 分	能保持平衡,但时间短,不超过 5 min
	2 分	能保持平衡,超过 5 min
健侧展翅反应	0 分	被推动时,无肩外展及伸肘
	1 分	健肢有不完全反应
	2 分	健肢有正常反应
患侧展翅反应	0 分	被推动时,患肢无外展及伸肘
	1 分	患肢有不完全反应
	2 分	患肢有正常反应

续表

评定项目	得分	评定标准
支持站立	0分	不能站立
	1分	完全在他人帮助下站立
	2分	1个人帮助站立1 min
无支持站立	0分	不能站立
	1分	站立少于1 min或身体摇摆
	2分	站立平衡多于1 min
健肢站立	0分	维持平衡少于2 s
	1分	维持平衡4~9 s
	2分	维持平衡多于9 s
患肢站立	0分	维持平衡少于2 s
	1分	维持平衡4~9 s
	2分	维持平衡多于9 s

4. Lindmark 平衡量表 见表6-4。

表6-4 Lindmark 平衡量表

评定内容	得分	评定标准
独自坐	0分	不能坐
	1分	稍许帮助(如一只手支撑)即可坐
	2分	独自坐超过10 s
	3分	独自坐超过5 s
保护性反应——被评定者闭上眼睛,从左侧向右侧推;再从右侧向左侧推	0分	无反应
	1分	反应很小
	2分	反应缓慢,动作笨拙
	3分	正常反应
在帮助下站立	0分	不能站立
	1分	在2个人中度帮助下才能站立
	2分	在1个人中度帮助下能够站立
	3分	稍许帮助(如一只手支撑)即可站立
独立站立	0分	不能站立
	1分	能站立10 s,或重心明显偏向一侧下肢
	2分	能站立1 min,或站立时稍不对称
	3分	能站立1 min以上,上肢能在肩水平以上活动
单腿站立(左腿、右腿)	0分	不能站立
	1分	能站立,不超过5 s
	2分	能站立,超过5 s
	3分	能站立,超过10 s

总分(满分15分)

113

(三)仪器测试法

仪器测试法使测量更加客观、准确。仪器测试的数据通常具有很高的可重复性和有效性。平衡测试系统是近来发展起来的定量评定平衡能力的一种测试仪器。这类仪器采用高精度的压力传感器和电子计算机技术,整个系统由受力平台、显示器、电子计算机和专用软件构成。通过系统控制和分离各种感觉信息的输入,来评定躯体感觉、视觉、前庭系统对于平衡及姿势控制的作用与影响,其结果以数据或图的形式显示。

随着科技的进步,虚拟现实(VR)也进入平衡测试的领域。沉浸式虚拟现实通过增强视觉刺激来进行临床平衡评估,结合现有平衡评定的新训练技术,能够有针对性地定制治疗服务。采用这种高灵敏度标准数据进行客观的平衡评估,为临床康复、家庭健康护理、床边治疗和社区健康计划提供了更加方便的比较方式。

任务二 协调功能评定

案 例 导 入

患者,男性,55岁,因"突发头晕1周"入院,诊断为多发性脑出血。经过2周的积极对症治疗,现在患者病情稳定。右侧肢体活动正常,未见其他异常;左上肢疼痛、手部肿胀明显,左侧上肢-手-下肢 Brunstrom 分级:Ⅳ-Ⅳ-Ⅲ。写字、扣纽扣困难,轮替运动障碍,轻微辨距不良。

请问:

1. 患者可以进行哪些协调功能评定?

2. 请就其中一种协调功能评定步骤进行详细说明。

一、概述

(一)定义

协调功能评定指评定被评定者如何协调地调动多组肌群共同参与并相互配合以准确完成运动的过程。

协调(coordination)是指在中枢神经系统控制下,与发生特定动作或运动的相关肌群以一定时空顺序共向作用,从而产生平滑、准确、有控制的运动能力。主要包括按照一定的方向和节奏,采用适当的力量、速度和距离,达到准确的目标等几个方面。

(二)协调运动的分类

1. 粗大运动　大肌群参与的身体姿势保持、平衡等,如翻身、坐、站、行走等。

2. 精细活动　由小肌群实施的动作,需要手指的灵巧性、控制细小物品的能力等。

(三)协调运动产生的机制

协调运动的产生主要由小脑、基底节和脊髓后索三个神经支配区域参与和调控,其次前庭迷路系统、本体感觉与视觉也有参与,共同维持肌张力、协调运动和姿势平衡。当大、小脑发生病变时,四肢协调动作和行走时身体平衡发生障碍,即协调功能障碍,又称为共济失调,主要表现为动作笨拙、不平衡和不准确,以及不随意的运动出现等。

二、协调功能评定的目的、分级与内容

（一）协调功能评定的目的

（1）主要判断被评定者是否存在协调功能障碍及其程度、类型、原因。

（2）评估肌肉或肌群共同完成一种作业或功能活动的能力。

（3）明确治疗目标，为制订改善协调功能的运动方案提供依据。

（4）对训练疗效进行评估。

（二）协调功能的分级

根据协调活动的完成情况，可将协调功能分为 5 级。

Ⅰ级：正常完成。

Ⅱ级：轻度残损，能完成活动，但较正常速度和技巧稍有差异。

Ⅲ级：中度残损，能完成活动，但动作慢、笨拙，明显不稳定。

Ⅳ级：重度残损，只能发起运动，不能完成。

Ⅴ级：不能完成活动。

（三）协调功能评定的内容

在协调功能评定的过程中，应重点观察以下内容。

（1）运动是否可准确、直接、交替进行。

（2）完成动作的时间是否正常。

（3）进行活动时身体是否有无关运动。

（4）在要求运动速度增加时，运动质量变化的情况。

（5）睁眼与闭眼、静止与运动时的姿势比较。

（6）不协调运动及受累肢体的情况。

（7）了解增加或减少不协调运动的体位或情况。

三、协调功能评定的方法

评定协调功能时主要观察被评定者在维持各种体位和姿势以及完成指定动作时有无异常，是否达到平滑、准确和有控制性，通常采取先睁眼后闭眼，分别评定的方式来判断被评定者有无协调功能障碍。常用的方法有平衡性协调试验与非平衡性协调试验两类。

（一）平衡性协调试验

平衡性协调试验用于评定身体在直立位时姿势、平衡以及静与动的成分。

1. 试验方法　见表 6-5。

表 6-5　平衡性协调试验

项 目 名 称	试 验 方 法
双足站立	舒适位站立，双足并拢站立，一足在另一足前方站立
	站立位时，上肢交替地放在身旁、头上方或腰部
	在保护下，出其不意地让被评定者失去平衡，弯腰，返回直立位
	睁眼和闭眼站立
单足站立	睁眼站立
	闭眼站立

项 目 名 称	试 验 方 法
站立位上肢轮替	站立位,上肢交替地放在身旁、头上方或腰部
	身体侧弯或弯腰,返回直立位
失平衡试验	在保护下,出其不意地让被评定者失去平衡
步行	直线走,一足跟在另一足尖之前
	侧方走和倒退走
	变换速度走
	突然停止后再走
	环形走和变换方向走
	足跟靠着足尖走

2. 评分标准

4分:能完成动作。

3分:能完成活动,但需要较少的身体接触加以保护。

2分:能完成活动,但需要大量的身体接触加以保护。

1分:不能完成活动。

(二)非平衡性协调试验

非平衡性协调试验用于评估身体不在直立位时静止与运动的成分,这类试验包括对粗大运动的检查和精细运动的检查。

1. 上肢 评定手部完成指定动作的准确性和协调能力。

(1)适应证与禁忌证。

①适应证。

a. 脑与脊髓疾病:小脑或前庭疾病、帕金森病、老年动脉硬化、脑瘫、皮质基底节变性(脑炎或中毒)、脊髓疾病等。

b. 其他疾病引起的协调障碍:酒精中毒、巴比妥中毒、慢性肝病、甲状腺功能亢进症、低钙血症、碱中毒和进行性肌营养不良症等。

②禁忌证:意识障碍、认知障碍或不能主动合作者。

(2)操作方法与步骤见表6-6。

表6-6 上肢非平衡性协调试验

项 目 名 称	试 验 方 法
轮替试验	被评定者双手张开,一手向上,一手向下,交替转动;也可以一侧手在对侧手背上交替转动
指鼻试验	被评定者肩外展90°,肘关节伸直,以示指尖触自己的鼻尖,先慢后快,先睁眼后闭眼反复上述运动
指指试验	评定者与被评定者相对而坐,将示指放在被评定者面前,让其用示指去接触评定者的示指。评定者通过改变示指的位置,来评定被评定者对方向、距离改变的应变能力
拇指对指试验	被评定者拇指依次与其他四指相对,速度可以由慢渐快

续表

项 目 名 称	试 验 方 法
示指对指试验	被评定者双肩外展90°,伸肘,再向中线运动,双手示指相对
握拳试验	被评定者双手握拳、伸开。可以同时进行或交替进行(一手握拳,一手伸开),速度可以逐渐增加
拍膝试验	被评定者一侧用手掌,对侧握拳拍膝;或一侧手掌在同侧膝盖上做前后移动,对侧握拳在膝盖上做上下运动
轮替试验 (前臂的旋前与旋后)	被评定者双侧上肢屈肘90°,前臂同时或交替旋前、旋后。交替转动,速度逐渐加快
反跳试验	被评定者屈肘,评定者被动伸其肘,让被评定者保持屈肘姿势,评定者突然松手,正常肱二头肌将控制前臂使之不向被评定者头部冲击

(3)注意事项。

①检查前向被评定者详细说明检查目的和方法,取得其合作。

②检查时注意观察被评定者在完成指定动作时是否直接、精确,所用时间是否正常;在动作完成过程中有无辨距不良、震颤或僵硬;增加速度或闭眼时有无异常。

③注意双侧对比。

2. 下肢 评定下肢完成指定动作的准确性和协调能力。

(1)适应证与禁忌证参见上肢。

(2)操作方法与步骤见表6-7。

表 6-7 下肢非平衡性协调试验

项 目 名 称	试 验 方 法
跟-膝-胫试验	被评定者仰卧,抬起一侧下肢,先将足跟放在对侧下肢的膝盖上,再沿着胫骨前缘向下推移
拍地试验	被评定者足跟触地,脚尖抬起做拍地动作,可以双脚同时做或分别做
画圆或横"8"字试验	受试者用上肢或下肢在空气中画一个圆或横"8"字;测评下肢时取仰卧位
肢体保持试验	将上肢保持在前上方水平位;将下肢膝关节保持在伸直位

3. 评分标准

4分:正常完成活动。

3分:轻度障碍,能完成制订的活动,但较正常速度及技巧稍有差异。

2分:中度障碍,能完成制订的运动,但动作慢,笨拙,不稳定;在增加运动速度时,完成活动的节律更差。

1分:重度障碍,仅能发起运动而不能完成。

0分:不能完成活动。

4. 注意事项 参见上肢。

(张　童)

➡️ 小结

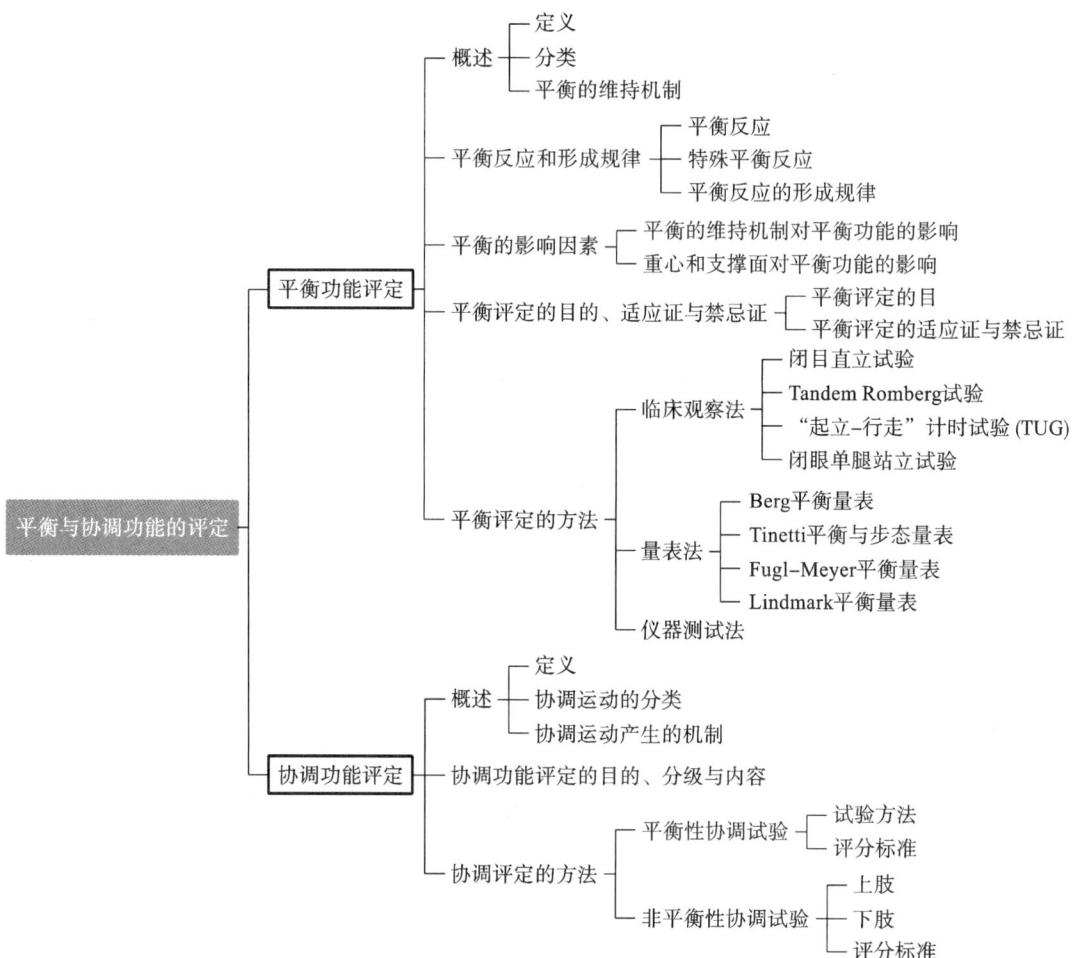

➡️ 课后习题

1. 他动态平衡又叫作(　　)。

A. Ⅰ级平衡　　　B. Ⅱ级平衡　　　C. Ⅲ级平衡　　　D. Ⅳ级平衡　　　E. Ⅴ级平衡

2. 以下哪项不是 Berg 量表中评定的内容?(　　)

A. 从坐到站　　　B. 独立站立　　　C. 闭眼站立　　　D. 转身一周　　　E. 关节活动度

3. 关于 Berg 量表的描述不正确的是(　　)。

A. 共 14 项　　　　　　　B. 每项 0～4 分　　　　　　　C. 满分 56 分

D. 最低分 0 分　　　　　　E. 最高分 46 分

4. 下列哪项不是协调功能评定的方法?(　　)

A. 指鼻试验　　　　　　　B. 拇指对指试验　　　　　　　C. 握拳试验

D. 钟摆试验　　　　　　　E. 反弹试验

5. 下列哪项不是协调的特征?(　　)

A. 人体产生的平滑、准确、有控制的运动能力

B. 适当的力量和速度

C. 包括按照一定的方向和节奏

D. 以笨拙的、不平衡的和不准确的运动为特点

E. 达到准确的目标

6. 下列哪项不是非平衡性协调试验？（　　　）

A. 指鼻试验　　　　B. 指指试验　　　　C. 单足站立　　　　D. 拍膝试验　　　　E. 握拳试验

7. 下列哪项是平衡性协调试验？（　　　）

A. 单足站立　　　　B. 指指试验　　　　C. 指鼻试验　　　　D. 拍膝试验　　　　E. 握拳试验

扫码看答案

步态分析

扫码看 PPT

学习目标

▲ **知识目标**

(1) 掌握步行周期的概念及分期。

(2) 掌握正常步态的时空参数。

(3) 熟悉正常步行的运动学和步行中肌群的活动。

(4) 了解三维步态分析系统。

▲ **能力目标**

(1) 学会步态的定性评定法。

(2) 能用足印法对步态进行定量评定。

(3) 会对患者的步行能力进行评定。

(4) 能对常见的异常步态进行分析。

▲ **素质目标**

(1) 具备爱岗敬业、诚实守信、遵纪守法等职业道德。

(2) 具备康复治疗团队协作精神、创新精神。

(3) 具备康复治疗安全与健康意识。

(4) 具备高度的责任心、同情心、爱心、耐心和细心。

案 例 导 入

患者,男性,51岁。因"左侧肢体无力伴头晕2个月"入院。2个月前患者情绪激动后突感左侧肢体无力,伴头晕,急送至当地医院就诊。颅脑 CT 检查显示:右侧基底节脑出血。患者现可在家人搀扶下行走。为寻求进一步康复,入我院康复科治疗。查体:神志清,精神可,言语流利,对答切题。生命体征平稳,心肺未见异常。Brunnstrom 分级为左上肢Ⅲ期,左手Ⅱ期,左下肢Ⅲ期。

请思考:如何对该患者进行步态分析? 该患者的步态特点是怎样的?

任务一　认识正常步态

步态是人体步行时的行为特征之一,主要包括步行和跑两种状态。步行是人类日常生活中最重要的活动之一。正常步态是人体在中枢神经系统控制下通过骨盆、髋、膝、踝和足趾的一系列活动完成的,同时也与上肢和躯干的姿态有关,任何环节的失调都可能影响步态。在临床工作中,神经系统或运动系统疾病往往会导致正常步态的改变,因此要判断患者是否存在异常步态,需要对正常步态做全面认识。

一、步行周期

步行周期(gait cycle)是指在行走过程中一侧下肢足跟着地至该侧下肢足跟再次着地所经过的时间。每一侧下肢有其各自的步行周期。根据下肢在步行时的位置可将步行周期分为支撑相(站立相)和摆动相(迈步相)两个阶段(图7-1)。

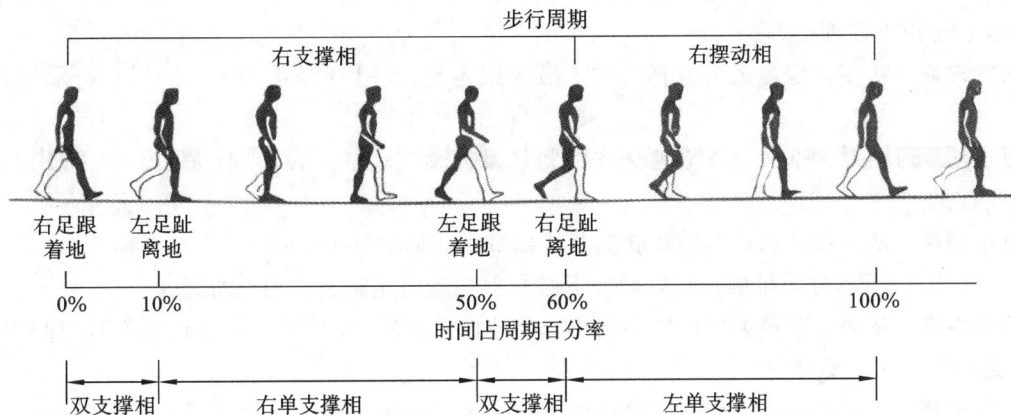

图7-1 步行周期分期示意图

(一)支撑相

支撑相是指在步行中足与地面始终有接触的阶段,包括单支撑相和双支撑相,占整个步行周期的60%。

1. 单支撑相 单支撑相指一侧足全部着地,对侧足腾空的阶段,为单足支撑全部重力的时相,等于对侧下肢迈步相时间。一个步行周期包含两个单支撑期。单支撑相各占20%步行周期时间。

2. 双支撑相 双支撑相指一侧下肢足跟着地至对侧下肢足趾离地前双足与地面接触的阶段,一个步行周期包含两个双支撑相,每个双支撑相约为步行周期的10%。双支撑相是行走的特征,此阶段的时间长短与步行速度成反比,速度越快,双支撑相就越短,当由走变为跑这种状态时,双支撑相消失。临床中步行障碍时往往首先表现为双支撑相时间延长,以增加步行稳定性。

(二)摆动相

摆动相是指在步行中足始终与地面无接触的阶段,通常指从一侧下肢的足尖离地到该侧下肢的足跟着地间的阶段,占整个步行周期的40%。

二、步行周期分期

(一)传统的步行周期划分法

传统的步行周期划分法除了将步行周期分为支撑相和摆动相,每个时相又根据经历过程细分为若干个时期。

1. 支撑相分期 足跟着地、全足底着地、支撑相中期、足跟离地、足趾离地。

2. 摆动相分期 摆动相早期(又称加速期)、摆动相中期、摆动相末期(又称减速期)。

(二)RLA步行周期分期法

美国加利福尼亚州 Rancho Los Amigos(RLA)国家康复中心的 Perry 医生按照步行周期的发生顺序提出了 RLA 步行周期分期法,将支撑相划分为 5 个时期,摆动相划分为 3 个时期。

1. 首次着地 步行周期和站立相的起始点,指足跟或足底的其他部位第一次与地面接触的瞬间。正常人行走的首次着地方式是足跟着地。此时,骨盆旋前5°,髋关节屈曲30°,膝和踝关节保持中立的位置。

2. 负荷反应期 从足跟着地至足底与地面全面接触瞬间的一段时间,即从一侧足跟着地后至对侧下肢足趾离地时(0%~15%步行周期),为双支撑期。此期又叫承重期,是重心由足跟转移至足底的过程,此时膝关节于站立相达到其最大屈曲角度,标志着支撑腿有效地承受了体重。此期人体重心位置处于行走的最低点。

3. 站立中期 从对侧下肢离地至躯干位于该侧腿的正上方时(15%~40%步行周期),为单腿支撑期。此时重心位于支撑面上方。

4. 站立末期 从支撑腿足跟离地到对侧下肢足跟着地的一段时间(40%~50%步行周期),为单腿支撑期。

5. 迈步前期 从对侧下肢足跟着地到支撑腿足趾离地之前的一段时间(50%~60%步行周期),为第二个双支撑期。

6. 迈步初期 从支撑腿离地至该腿膝关节达到最大屈曲时(60%~70%步行周期)。此阶段的主要目的是使足底离开地面(称为足廓清),以确保下肢向前摆动时足趾不为地面所绊。

7. 迈步中期 从膝关节最大屈曲摆动到小腿与地面垂直时(70%~85%步行周期)。保持足与地面间的距离仍是该期的主要目的。

8. 迈步末期 与地面垂直的小腿向前摆动至该侧足跟再次着地之前的一段时间(85%~100%步行周期)。该期小腿向前摆动的速度减慢并调整足的位置,为进入下一个步行周期做准备。

三、正常步态的时空参数

步态分析中常用的基本时空参数包括步长、步幅、步频、步速、步行周期等(图7-2)。

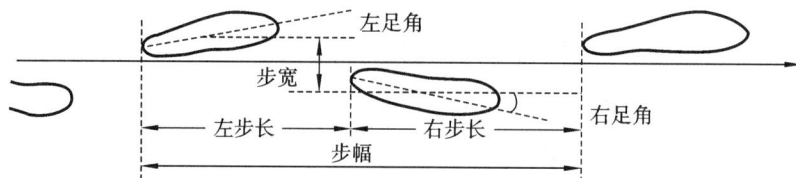

图7-2 步态的时空参数

1. 步长 行走时一侧足跟着地到对侧足跟着地所行进的距离称为步长,又称单步长,通常用cm为单位。步长和身高成正比例,身高越高,步长越长。正常人步长为50~80 cm。步长也可以用时间来衡量,正常人行走时左、右侧下肢步长及各自花费的时间基本相等。左、右步长的不一致性是反映步态不对称的敏感指标。

2. 步幅 行走时,由一侧足跟着地到该侧足跟再次着地所行进的距离称为步幅,又称复步长或跨步长。相当于左、右两个步长相加,为100~160 cm。被评定者沿直线行走时,左右步幅基本相等。

3. 步宽 在行走时左、右两足间的距离称为步宽,通常以一侧足的中点和另一侧足的中点之间的线性距离为测量参考,以cm为单位。正常人步宽为(8±3.5)cm。步宽越窄,步行的稳定性就越差。

4. 足角 在行走中人体前进的方向与足的长轴所形成的夹角称为足角,以度(°)为单位。正常人约为6.75°。

5. 步频 单位时间内行走的步数称为步频,以步数/分为单位。正常人自然步频为95~125步/分。

6. 步速 单位时间内行走的距离为步行速度,以m/s表示。正常人的自然步速约为1.2 m/s。

7. 步行周期 在行走时一侧足跟着地到该侧足跟再次着地所经过的时间称为一个步行周期,以秒(s)为单位。正常成年人的一个步行周期是1~1.32 s。

四、步行运动学

行走不仅是双腿在地面上的移动,全身各部位都在做关联运动。行走中下肢及身体其他部位的运动分述如下。

1. 髋关节 髋关节屈曲角度于迈步中期达到峰值(30°)并保持至支撑相开始。从足跟离地至足趾离地期间其伸展角度达到峰值(10°),随后髋关节再度屈曲。

2. 膝关节 一个步行周期中,膝关节出现两次屈曲和两次伸展。迈步末期,膝关节完全伸展,进入支撑相后小幅屈曲(15°),站立中期再度伸展。随后开始屈曲并在迈步初期达到峰值(60°)。

3. 踝关节 足跟着地时踝关节保持中立位。足跟着地后,踝关节跖屈,使足底轻轻落在地上。随着支撑相的进展,胫骨以踝关节为轴向前转动从而使踝关节由跖屈转为背屈。足跟离地时,足跟抬起,踝关节再度跖屈直至足趾离地,此时踝关节跖屈角度达到峰值20°。摆动相时,踝关节跖屈减少以确保足廓清动作的完成(使下肢向前摆动时足趾不为地面所绊),随后踝关节回到中立位,为进入下一个步行周期做好准备。

4. 骨盆 骨盆是身体重心所在,有助于身体在运动中重新取得平衡。行走时,骨盆要前后旋转,同时亦有轻度前、后倾和一侧骨盆的上、下运动。

5. 躯干 行走时,躯干沿脊柱纵轴旋转并与骨盆运动方向相反。此外,躯干运动还包括上、下垂直运动和左、右侧方运动。

6. 上肢 行走时,双上肢交替前后摆动。为保持平衡,上肢前后摆动的方向与同侧下肢的摆动方向和骨盆的旋转方向正好相反。

骨盆和下肢各关节在正常步行周期中的角度变化见表7-1。

表 7-1 正常步行周期中骨盆和下肢各关节的角度变化

步 行 周 期	骨 盆	髋 关 节	膝 关 节	踝 关 节
首次着地	旋前5°	屈曲30°	0°	0°
负荷反应	旋前5°	屈曲30°	屈曲0°~15°	跖屈0°~15°
站立中期	中立位	屈曲0°~30°	屈曲5°~15°	跖屈15°~背屈10°
站立末期	旋后5°	伸展0°~10°	屈曲5°	背屈10°~0°
迈步前期	旋后5°	伸展0°~10°	屈曲5°~35°	跖屈0°~20°
迈步初期	旋后5°	屈曲0°~20°	屈曲35°~60°	跖屈10°~20°
迈步中期	中立位	屈曲20°~30°	屈曲60°~30°	跖屈0°~10°
迈步末期	旋前5°	屈曲30°	屈曲0°~30°	0°

五、步行中的肌群活动

1. 竖脊肌 竖脊肌为背部深层肌,纵列于脊柱两侧。竖脊肌下起于骶骨、髂骨,上止于椎骨、肋骨、枕骨,作用为使脊柱后伸、头后仰和维持人体于直立姿势。在步行周期支撑相早期和末期,竖脊肌活动达到高峰,以确保行走时躯干直立。

2. 臀大肌 臀大肌为髋关节伸肌,收缩活动始于摆动相末期,并于支撑相即足底全面与地面接触时达到高峰。在摆动相后期臀大肌收缩,其目的在于使向前摆动的大腿减速,约在步行周期85%时,大腿的运动方向改变为向后,为下一个步行周期做准备。在支撑相,臀大肌起稳定骨盆、控制躯干向前以维持髋关节于伸展位的作用。

3. 髂腰肌 髂腰肌为髋关节屈肌,髋关节于足跟离地至足趾离地期间伸展角度达到峰值(10°)。为对抗髋关节伸展,从支撑相中期开始至足趾离地前,髂腰肌呈离心性收缩,最终使髋关节从支撑相末期由伸展转为屈曲。髂腰肌第二次收缩活动始于摆动相早期,使髋关节屈曲,以保证下肢向前摆动。

4. 股四头肌 股四头肌为全身最大的肌,其中股直肌起于髂前下棘,股内侧肌、外侧肌分别起自股骨粗线内、外侧唇,股中间肌起自股骨体的前面;四个头向下形成一个腱,包绕髌骨的前面和两侧,往下为髌韧带,止于胫骨粗隆。股四头肌是膝关节强有力的伸肌,股直肌还可屈曲髋关节。股四头肌收缩活动始于摆动相末期,至支撑相负重期达最大值。此时,股四头肌作为膝关节伸肌,可产生离心性收缩以控制膝关节屈曲度,从而使支撑相中期免于出现因膝关节过度屈曲而跪倒的情况。在步行周期中,股四头肌的第二个较小的收缩活动见于足跟离地后,足趾离地后达峰值。此时具有双重作用:其一,作为髋关节屈肌,提拉起下肢进入摆动相;其二,作为膝关节伸肌,通过离心性收缩来限制和控制小腿在摆动相早期、中期向后的摆动,从而使下肢向前摆动成为可能。

5. 缝匠肌 缝匠肌是全身最长的肌,起于髂前上棘,经大腿的前面斜向下内方,止于胫骨上端的内侧面,作用为屈髋和屈膝,并使屈曲的膝关节旋内。在支撑相末期和摆动相早期,作用为屈膝和屈髋;在摆动相末期和支撑相早期,使膝关节旋内。

6. 腘绳肌 腘绳肌为双关节肌群,均起于坐骨结节,跨越髋、膝两个关节,分别止于腓骨头和胫骨粗隆内下方、胫骨内侧髁,作用为伸髋屈膝。主要收缩活动始于摆动相末期,足跟着地时达到活动高峰并持续到支撑相。在摆动相末期,作为屈膝肌,腘绳肌离心性收缩使小腿向前的摆动减速,以配合臀大肌收缩活动(使大腿向前摆动减速),为足跟着地做准备。足跟着地时及足跟着地后,腘绳肌又作为伸髋肌,协助臀大肌伸髋,同时通过稳定骨盆,防止躯干前倾。

7. 胫前肌 胫前肌起自胫骨外侧面,止于内侧楔骨内侧面和第1跖骨底,其作用为伸踝关节(背屈)、使足内翻。足跟着地时,胫前肌离心性收缩以控制踝关节跖屈度,以防止在足放平时出现足前部拍击地面的情况。足趾离地时,胫前肌收缩,再次控制或减少此时踝关节的跖屈度,保证足趾在摆动相能够离开地面,使足廓清动作顺利完成。

8. 小腿三头肌 小腿三头肌包括腓肠肌和比目鱼肌,起于股骨的内、外侧髁,以跟腱止于跟结节。主要作用为屈踝关节。腓肠肌在行走、跑、跳中提供推动力,作为踝关节跖屈肌,在足跟离地时的蹬离动作中,腓肠肌的向心性收缩达到高峰,产生爆发性的踝关节跖屈,从而将身体重心有力地向上、向前推进;而比目鱼肌主要与站立时小腿与足之间的稳定有关。在支撑相,比目鱼肌能固定踝关节和膝关节,以防止身体向前倾斜。

步行中的主要肌肉活动见表7-2。

表7-2 正常步行周期中的主要肌肉活动

肌 肉	步行周期及活动
臀大肌	摆动相末期,首次触地至支撑相中期
腘绳肌	摆动相末期,首次触地至承重反应结束
髂腰肌	支撑相中期至摆动相早期
股四头肌	摆动相末期,首次触地至支撑相中期 足趾离地至摆动相早期
胫前肌	首次触地至承重反应结束 足趾离地至再次首次触地
腓肠肌和比目鱼肌	支撑相中期至蹬离,首次触地

任务二 常用步态分析方法

步态分析是利用力学的方法和人体解剖、生理学知识,对人体的行走功能状态进行对比分析的一种研究方法。通过分析研究,可发现步态异常的原因和程度,制订有针对性的步态矫治方案,也可以帮助判断预后和训练效果。步态分析包括定性分析和定量分析。

一、步态的定性分析

步态的定性分析是临床中常用的步态检查方法。康复医师或治疗师观察患者行走过程,以获得第一手资料,通过与正常步态进行比较,并结合以往的临床经验来认识异常步态的特征,找出问题所在,为康复治疗提供可靠的依据。

(一) 分析步骤及观察内容

步态的定性分析应在详细了解患者病史和体格检查结果的基础上进行。了解病史和体格检查结果有助于诊断和鉴别诊断。

1. 了解病史 了解病史是判断步态障碍的前提。步态分析前必须仔细询问现病史、既往史、手术史、康复治疗措施等基本情况。同时要了解诱发步态异常和改善步态的相关因素。

2. 体格检查 体格检查是判断步态障碍的基础,特别是神经系统和骨关节系统的检查。体格检查的重点在生理反射和病理反射、肌力和肌张力、关节活动度、感觉(触觉、痛觉、本体感觉)、压痛、肿胀、皮肤状态(溃疡、颜色)等。

3. 步态观察 一般观察自然步态,即最省力的步行姿态。观察角度包括冠状面、矢状面和后面。观察时需要注意全身姿势和步态特征,包括步行的节奏、稳定性、流畅性、对称性,重心的偏移,手臂的摆动方式,各关节的姿态与角度,患者的神态与表情,以及辅助装置(矫形器、助行器)的作用等(表 7-3)。

表 7-3 临床步态观察要点

步态内容	观察要点
步行周期	时相是否合理,左右是否对称,行进是否稳定和流畅
步行节律	节奏是否匀称,速度是否合理,时相是否流畅
疼痛	是否干扰步行,部位、性质与程度与步行障碍的关系,发作时间与步行障碍的关系
肩、臂	塌陷或抬高,前后退缩,各关节活动过度或不足
躯干	前屈或侧屈,扭转,摆动过度或不足
骨盆	前、后倾斜,左、右抬高,旋转或扭转
膝关节	摆动相是否可屈曲,支撑相是否可伸直,关节是否稳定
踝关节	摆动相是否可背屈和跖屈,是否存在足下垂、足内翻或足外翻,关节是否稳定
足	是否为足跟着地,是否为足趾离地,是否稳定
足接触面	足底是否全部着地,两足间距是否合理,是否稳定

在观察自然步态的基础上,可以要求患者加快步速、减少足接触面(踮足或足跟步行)或步宽(两足沿中线步行),以突现异常;也可以通过增大接触面或给予支撑(足矫形垫或矫形器),以改善异常,从而协助评定。

4. 目测分析步态记录表 目测分析步态记录表见表 7-4。

表 7-4 目测分析步态记录表

观察项目		支撑相				摆动相			
		首次着地	负荷反应期	站立中期	站立末期	迈步前期	迈步初期	迈步中期	迈步末期
躯干	前屈								
	后伸								
	侧弯（左/右）								
	过度旋前								
	过度旋后								
骨盆	一侧抬高								
	后倾								
	前倾								
	旋前不足								
	旋后不足								
	过分旋前								
	过分旋后								
	同侧下降								
	对侧下降								
髋关节	屈曲:受限								
	消失								
	过度								
	伸展不充分								
	后撤								
	外旋								
	内旋								
	内收								
	外展								
膝关节	屈曲:受限								
	消失								
	过度								
	伸展不充分								
	不稳定								
	过伸展								
	膝过伸								
	内翻								
	外翻								
	对侧膝过度屈曲								

续表

观察项目		支 撑 相				摆 动 相			
		首次着地	负荷反应期	站立中期	站立末期	迈步前期	迈步初期	迈步中期	迈步末期
踝关节	前脚掌着地								
	全足底着地								
	足拍击地面								
	过度跖屈								
	过度背屈								
	内翻								
	外翻								
	足跟离地								
	无足跟离地								
	足趾或前脚掌拖地								
	对侧前脚掌踮起								
足趾	过度伸展(上翘)								
	伸展不充分								
	过度屈曲								

(二) 定性分析的优缺点

步态分析的目测观察法不需要昂贵的设备,却可以获得有关步态的特征性资料。但是,目测观察的结果具有一定的主观性,其结果的准确性或可靠性与评定者的技术水平和临床经验有直接关系。因此,掌握目测观察步态技术,需要通过系统地学习和培训,并在临床实践中不断积累经验。

此外,被评定者的精力和体力有限,不可能无限反复地行走直至评定者完成对步态的分析。评定者也难以准确地在短时间内完成多部位、多环节的观察分析,因此,可利用摄像机将被评定者行走过程记录下来,以便日后反复观看,细致观察分析,从而提高定性分析的客观性、可靠性。

(三) 检查注意事项

(1) 步态观察场地面积至少 6 m×8 m,测试场地光线要充足。

(2) 被评定者应尽可能少穿衣服以便于更好地观察。

(3) 避免在观察部位和观察步行周期时相上的跳跃,依照关节的顺序(踝关节、膝关节、髋关节、骨盆、躯干等)观察关节在各个步行周期时相的表现,避免遗漏观察项目。

(4) 鉴于患侧下肢运动异常可影响健侧下肢的运动,在矢状面观察被评定者的步态时,应分别从两侧(左侧和右侧)观察分析。

(5) 如果被评定者行走时出现疼痛,则应注意观察疼痛出现的时间,即在步行周期中何时出现疼痛。

二、步态的定量分析

步态的定量分析是通过器械或专门的设备获得的客观数据对步态进行分析的方法。所用的器械或设备可以非常简单,如软尺、秒表、量角器等测量工具以及能留下足印的设备;也可以较为复杂,如利用电子量角器、肌电图仪、录像设备、高速摄像机,甚至步态分析仪等设备,通过精确测量运动学参数、动力学参数、肌电活动参数及能量参数进行这项工作。

尽管步态分析的定量检查能够对异常步态进行精确的分析,但由于设备昂贵,步态分析数据难以解读等问题,限制了其在临床中的普及应用。因此,对步态进行定性分析仍然是目前临床中最常用的手段。即便有条件进行步态的定量分析,也必须建立在临床步态定性分析的基础上进行。

（一）足印法

简单的步态定量分析法主要是足印法,即两足蘸滑石粉或颜料等在地上自然步行,用秒表记录行走时间,并通过足迹测量距离。足印法是一种简便、定量、客观而实用的临床研究方法。

1. 所需设施和器械 颜料(或滑石粉等)、1100 cm×45 cm 硬纸或地板胶、秒表、剪刀、软尺、量角器。

2. 步态采集 选用走廊、操场等处可留下足印的地面作为步道,步道宽 45 cm,长 1100 cm,在距离两端各 250 cm 处画一横线,中间 600 cm 作为测量正式步态用(图 7-3)。被评定者赤脚,让足底蘸上颜料。先在步道旁试走 2～3 次,然后两眼平视前方,以自然行走方式走过准备好的步道。当受试者走过起始端横线处时按动秒表,直到走到终端的横线处停止秒表,记录走过的步道中间 600 cm 所需的时间。要求在上述 600 cm 的步道中至少包括连续 6 个步印,以供测量使用。

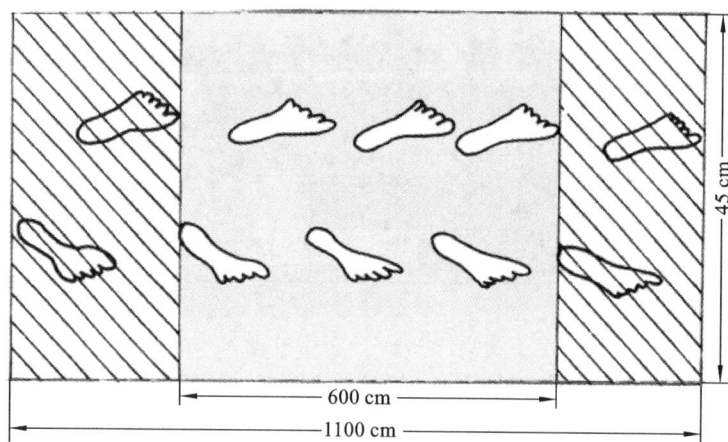

图 7-3 足印分析法

3. 记录与分析 足印法可测量出步长、步幅、步宽、足角、步速和步频等参数,以便和正常的步态时空参数进行定量对比。

（二）复杂的定量分析方法

步态分析系统、足底压力系统、动态肌电图等,与足印法一样,也是通过获得的运动学参数、动力学参数等来分析步态特征。优点是设备测试的精准度高,缺点是设备价格昂贵,分析过程复杂,但随着科技的进步,相关分析技术将会越来越受到临床的广泛重视和推广。

三维步态分析系统(图 7-4)是现代实验室所采用的高科技数字化步态分析系统,集运动学分析和动力学分析于一体,是现代步态评定的必备手段。目前国际上较先进的步态分析系统由以下部分组成。①摄像机:一般配备 4～6 台,带有红外线发射源,固定于实验室不同位置。②反光标记点:小球状,粘贴在关节部位,利于定位采集步行中运动参数的信息并做出分析。③测力台:用来测量行走时地面的支撑反应力。④肌电遥测系统:电极固定在待检肌肉的表面,动态观察步行过程中的肌电变化。⑤计算机分析系统:将摄像机、测力台和肌电遥测系统所采集到的数据进行三维分析。这种三维步态分析系统可以提供多方面的参数和图形,可进行深入细致的分析,做出全面的结论,特别适用于科研工作,但因价格高昂,目前难以普及应用。

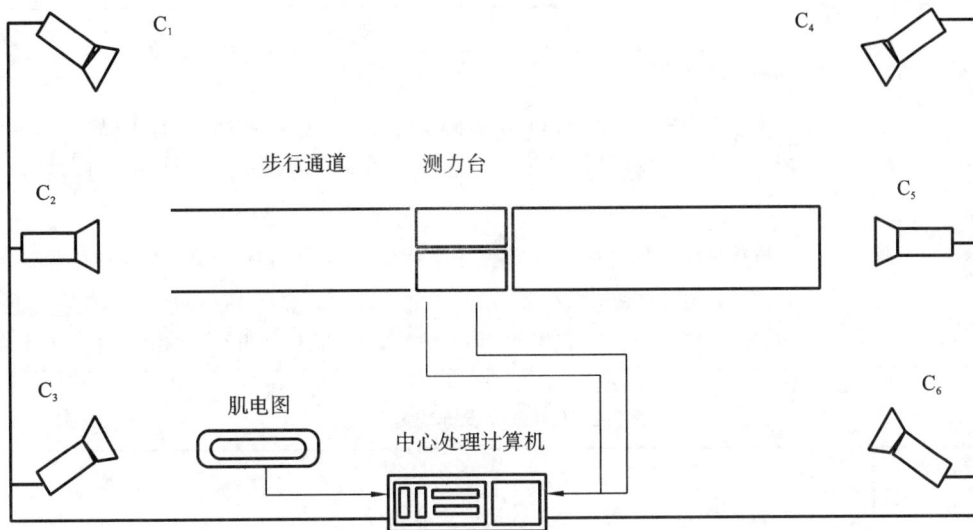

图 7-4 三维步态分析系统示意图（$C_1 \sim C_6$ 为数字化摄像机）

1. 运动学参数 运动学参数是指运动的形态、速度和方向等参数，包括跨步特征（步长、支撑相、摆动相、步频、步速等）、分节棍图、关节角度曲线等，但不包括引起运动的力的参数。为了获得上述参数，将光标贴在患者髋、膝、踝等部位，让患者在指定的实验通道上行走，分布在实验通道两侧的多台摄像机上的频闪观测系统发出红外线，照射在光标上，随后红外线被反射回来而被摄像机录下。光标被摄取和记录下的运动轨迹即形成分节棍图；走路时的关节运动角度可通过分节棍图测出，绘成动态曲线即得出关节角度曲线；将某一关节的伸屈角度用十字坐标的纵坐标来表示，将另一关节的伸屈角度用十字坐标的横坐标来表示，然后将同一时间上两关节的活动角度在坐标上定出相应的点，并将各时间的点相连即得出角度-角度图。在仪器分析中其数据由电脑处理后在屏幕上显示或打印出来。

2. 动力学参数 步行动力学用于研究步行时作用力及反作用力的强度、方向和时间。常用的主要是地面反作用力（简称地反力）的测定。地反力是指人在站立、行走及奔跑过程中足底触及地面产生作用于地面的力量时，地面同时产生的一个大小相等、方向相反的力。人体借助于地反力推动自身前进。地反力分为垂直分力、前后分力和侧向分力。垂直分力反映行走过程中支撑下肢的负重和离地能力，前后分力反映支撑腿的驱动与制动能力，侧向分力则反映侧方负重能力与稳定性。测定时，实验通道上设有测力台（简称力台），患者步行时足踏在力台上即可将力的垂直分力、前后分力、侧向分力等指标测出，并可绘成曲线。地反力与下肢负重能力及步速有关，步速越快，地反力越大。

3. 肌电活动参数 为观察步行中下肢各肌肉的电活动，在相应的肌肉表面涂上电极胶后再固定表面肌电图电极，引线通向挂在患者腰背部的小型肌电发射器上。固定在室内的肌电图机旁设有专门从发射器接收电波的天线和前置放大系统，将接收到的肌电信号送入肌电图机进行放大和记录，通过反映步行中肌肉活动的模式、肌肉活动的开始与终止、肌肉在行走过程中的作用、肌肉收缩的类型以及和体位相关的肌肉反应水平，分析与行走有关的各肌肉的活动。

三、步行能力评定

步行能力评定是一种相对精细的、半定量评定，通过对步行能力进行宏观分级可大致了解患者的步行水平。常用 Hoffer 步行能力分级（表 7-5）、Holdden 步行功能分类（表 7-6）和功能独立性测量（FIM）（表 7-7）。

表 7-5　Hoffer 步行能力分级

分　级	分 级 标 准
Ⅰ级:不能步行	完全不能步行
Ⅱ级:非功能性步行	用膝踝足矫形器(KAFO)或肘拐等辅助器具能在治疗室内行走,故又称治疗性步行。训练时耗能大、速度慢、距离短,无功能性价值,但有预防压疮、血液循环障碍、骨质疏松等治疗意义
Ⅲ级:家庭性步行	用踝足矫形器(AFO)、手杖等可在室内步行自如,但不能在室外长时间步行
Ⅳ级:社区性步行	用或不用踝足矫形器(AFO)、手杖可在室外和所在社区内步行,并可进行散步及去公园、诊所、购物等活动,但不能长时间步行,如果活动超出社区范围,仍须乘坐轮椅

表 7-6　Holdden 步行功能分类

级　别	表　现
0 级:无功能	不能步行,需要轮椅或 2 人协助才能步行
Ⅰ级:需大量持续性帮助	需使用双拐或需要 1 人连续不断地搀扶才能步行及保持平衡
Ⅱ级:需少量帮助	能步行但平衡不佳,不安全,需 1 人在旁给予持续或间断地接触身体的帮助或需要使用膝踝足矫形器(KAFO)、踝足矫形器(AFO)、单拐、手杖等,以保持平衡和保证安全
Ⅲ级:需监护或言语指导	能步行,但不正常或不安全,需 1 人监护或用言语指导,但不接触身体
Ⅳ级:平地上独立	在平地上能独立步行,但在上下斜坡、不平的地面上步行或上下楼梯时仍有困难,需他人帮助或监护
Ⅴ级:完全独立	在任何地方都能独立步行

表 7-7　功能独立性测量

分　值	步 行 能 力
7 分	完全独立:不用辅助设备或用具,在合理的时间内至少能安全地步行 50 m
6 分	有条件的独立:可独立步行 50 m,但需要使用辅助器具,如下肢矫形器、假肢、特殊改制的鞋、手杖、步行器等,步行时需要的时间比正常人长并需充分考虑安全因素。若不能步行,应能独立操作手动或电动轮椅前进 50 m,能转弯,能驱动轮椅到餐桌、床边或厕所;可上行 30°的斜坡,能在地毯上操作轮椅,能通过门槛
5 分	监护或准备:可以步行 50 m,但需要他人的监护、提示及做步行前的准备工作。患者不能独立步行 50 m,但在没有他人帮助的情况下,不管是否使用辅助器具,均能步行 17 m 到达室内生活功能区
4 分	最小量帮助:步行时需要他人轻轻地用手接触或偶尔帮助,患者至少独立步行 37.5 m
3 分	中等量帮助:步行时需要他人轻轻地上提患者身体,患者独立步行 25～37.5 m
2 分	最大量帮助:能独立步行 12.5～25 m。仅需要 1 人帮助
1 分	完全帮助:仅能完成不足 12.5 m 的步行距离,需要 2 人的帮助

任务三　常见异常步态评定

正常人的步行能力体现了神经系统、肌肉骨骼系统、生理支持系统之间的高度协调以及在功能上相互依赖的关系。上述任何一个系统的病变都会导致运动功能障碍,从而表现为异常步态。因此,对异常步态的分析和评定，首先应采集病史和进行体格检查，在此基础上，进一步区分是上运动神经元疾病、下运动神经元疾病、小脑或基底神经节的功能紊乱，还是骨骼肌肉疾病或心理疾病等，继而分析异常步态模式的特征，为进一步制订适宜的康复目标和康复治疗计划做准备。

一、中枢神经疾病所致的异常步态

中枢神经疾病所致的异常步态包括脑卒中、脑外伤、脊髓损伤和疾病、脑性瘫痪、帕金森病等造成的痉挛步态、偏瘫步态、剪刀步态、共济失调步态、蹒跚步态等。原发性因素主要是异常的肌张力、运动模式和反射等；继发性因素包括关节和肌腱挛缩畸形、肌肉萎缩、代偿性步态改变等。

1. **偏瘫步态** 脑卒中、脑外伤后偏瘫患者常常出现典型的肌肉痉挛模式，如下肢伸肌张力增高，常见股四头肌痉挛导致膝关节屈曲困难，小腿三头肌痉挛导致足下垂，胫后肌痉挛导致足内翻。由于足下垂内翻和膝关节伸展，多数患者摆动相时骨盆代偿性抬高、髋关节外展外旋，患侧下肢呈现向外侧划弧迈步的姿态，这种步态称为划圈步态（图7-5）。在支撑相，由于足下垂内翻，一方面导致首次着地时以前脚掌和足外侧缘着地；另一方面足下垂限制了胫骨前向运动，因此往往采用膝过伸的姿态代偿。同时由于患肢的支撑力降低，患者一般通过缩短患肢的支撑时间来代偿。部分患者还采用侧身，健腿在前，患腿在后，患足在地面拖行的步态。很多偏瘫患者的肢体运动还表现为屈曲或伸展联带运动的整体刻板运动模式，患者的随意运动缺乏选择性，不能将各种运动随意结合。如受到下肢屈曲联带运动模式的影响，患者不能在髋关节屈曲的同时内旋，导致摆动相时患侧下肢外旋。

2. **截瘫步态** 截瘫患者如果损伤平面在 L_3 以下，有可能独立步行，但是由于小腿三头肌和胫前肌瘫痪，摆动相时患者出现

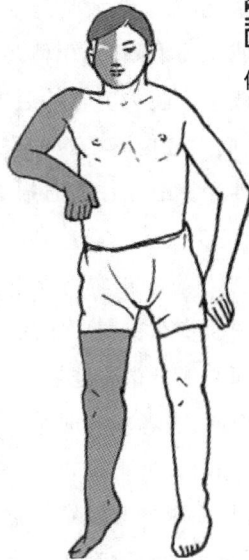

偏瘫步态
分析

图7-5 偏瘫步态

显著的足下垂，只有增加屈髋跨步来克服廓清地面的障碍，这种步态称为跨栏步态。足落地时缺乏踝关节控制，所以稳定性降低，患者通常采用膝过伸的姿态以增加膝关节和踝关节的稳定性。由于髋内收肌及伸肌张力高，使步行时出现剪刀步态，甚至足着地时伴有踝阵挛。L_3 以上平面损伤患者的步态变化很大，与损伤程度有关，如依靠平行杠、拐杖或助行架的四点行走步态、两点行走步态、摆至步态、摆过步态等。

3. **脑瘫步态** 根据神经损害的特点，脑瘫患者分为痉挛型和共济失调型。痉挛型脑瘫患者常见小腿三头肌和胫后肌痉挛导致足下垂和足内翻、股内收肌痉挛导致摆动相足偏向内侧，表现为踮足剪刀步态，即脑瘫步态。严重的内收肌痉挛和腘绳肌痉挛（挛缩）可代偿性表现为髋屈曲、膝屈曲和外翻、足外翻为特征的蹲伏步态。共济失调型脑瘫患者由于肌肉张力的不稳定，步行时通常通过增加足间距来增加支撑相稳定性，通过增加步频来控制躯干的前后稳定性，通过上身和上肢摆动的协助，来保持步行时的平衡，因此在整体上表现为快速而不稳定的步态，类似于醉汉的行走姿态。

4. **帕金森步态** 帕金森病患者由于基底节病变而表现为双侧性运动控制障碍和功能障碍，以面部、躯干、上下肢肌肉运动缺乏、僵硬为特征。步态表现为步行启动困难、双支撑期时间延长、行走时躯干前倾、髋膝关节轻度屈曲、关节活动范围减小，踝关节于摆动相时无跖屈，双下肢交替迈步动作消失，呈足擦地而行，步长、跨步长缩短，表现为步伐细小。由于躯干前倾，致使身体重心前移。为了保持平衡，患者以小步幅快速向前步行。患者虽然启动行走困难，但一旦启动又难以止步，不能随意骤停或转向，呈现出前冲或慌张步态。步行时上肢摆动几乎消失，常见患者跌倒。

5. **共济失调步态** 小脑或其传导通路受损可导致运动的平衡性、协调性和精确性受到破坏。患者步行时步态不稳，动作夸张且不协调。步态多变化，因而重复性差。典型特征为步行时两上肢外展以保

持身体平衡,两足间距加宽,高抬腿,足落地沉重;不能走直线,而呈曲线或呈"Z"形前进;因重心不易控制,故步行摇晃不稳,状如醉汉,故这种步态又称酩酊步态或蹒跚步态。共济失调步态亦见于下肢感觉缺损患者,表现为步宽加大,步调急促(跌跌撞撞)。此外,由于缺乏本体感觉反馈,患者步行时常常需要低头看着自己的脚,因此在晚间或黑暗中步行会特别困难。

二、外周神经损伤所致的异常步态

外周神经损伤所致的异常步态包括神经丛、神经干损伤和外周神经病变等导致的特定肌无力步态,如臀大肌步态、臀中肌步态、股四头肌无力步态等。主要病因为肌肉的失神经支配造成的肌无力或瘫痪。

1. 臀大肌步态　臀大肌是主要的伸髋肌及脊柱稳定肌。在足触地,身体重心前移时防止躯干前倾摔倒。臀大肌肌力下降时,患侧足跟着地后,为代偿其功能,脊柱旁肌群立即收缩,将髋关节向后拉,为使身体的重心线位于髋关节轴的后方而将髋关节锁定于伸展位,躯干在整个站立相始终保持后倾,同时肩关节后撤,从而形成挺胸凸腹的臀大肌步态。腘绳肌可以部分代偿臀大肌,但是外周神经损伤时,腘绳肌与臀大肌的神经支配往往同时损害。臀大肌步态表现为躯干前后摆动显著增加,类似鹅行走的姿态,又称为鹅步(图 7-6)。

2. 臀中肌步态　正常情况下,臀中肌在步行过程中起到稳定、支持骨盆的作用。通常从患者背面或正面观察臀中肌步态。臀中肌肌力减弱时,影响患侧站立相骨盆的稳定性。一侧臀中肌肌力减弱者在患侧足跟着地到健侧足跟着地期间,其健侧(处于摆动相)的骨盆下降超过 5°,患侧骨盆侧方突出。一侧臀中肌完全瘫痪时,患者步行时采取代偿机制,具体表现为摆动相时健侧骨盆下降,躯干向患侧(支撑腿侧)弯曲,同时患侧肩关节下掣,从而使健侧骨盆下降减少。臀中肌瘫痪的患者通过这种方式使重心维持在髋关节上方,从而减少对稳定骨盆所需肌力的要求。臀中肌无力者,由于骨盆下降,处于摆动相的下肢相对变长,进而影响足廓清动作的完成,髋、膝关节屈曲角度和踝关节背屈角度相应增加,通过夸张动作代偿摆动相的足廓清动作。两侧臀中肌受损时,其步态特殊,步行时上身左右交替摇摆,状如鸭子,故又称鸭步(图 7-7)。

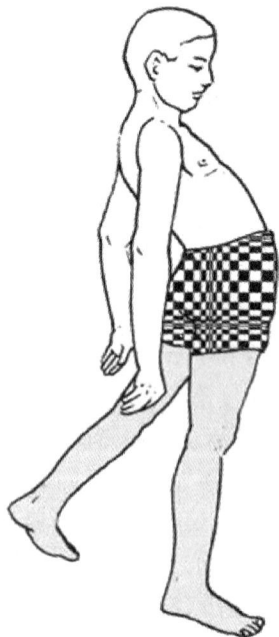

图 7-6　臀大肌步态

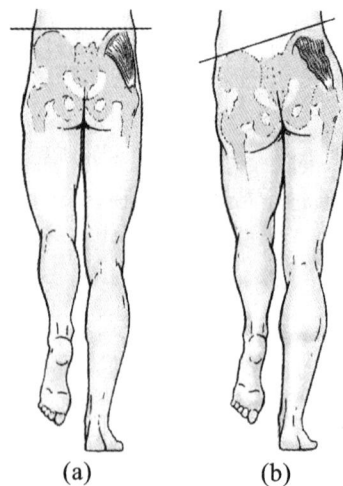

(a)　　　(b)

图 7-7　臀中肌步态

3. 屈髋肌无力步态 屈髋肌是摆动相主要的加速肌,其肌力降低造成摆动相肢体行进缺乏动力,只有通过躯干在支撑相末期向后,摆动相早期突然向前摆动来进行代偿,患侧步长明显缩短。

4. 股四头肌无力步态 股四头肌为跨双关节肌。正常时,股四头肌收缩活动始于摆动相末期以伸展小腿,至支撑相负重期达高峰。此时,股四头肌作为膝关节伸肌,可产生离心性收缩以控制膝关节屈曲度小于 20°,保证膝关节在站立中期不因过度屈曲而跪倒,因而起到维持膝关节稳定性的作用。股四头肌的另一个收缩活动见于足跟离地后,足趾离地后达峰值。此时,股四头肌具有双重作用:其一,作为髋关节屈肌,提拉起下肢进入摆动相;其二,作为膝关节伸肌,通过离心性收缩来限制和控制小腿在摆动相早期、中期向后的摆动,从而启动下肢向前迈步。股神经损伤时股四头肌麻痹,主要表现为对支撑相早期的影响。为保证膝关节不出现过度屈曲的情况,患侧足跟着地时,臀大肌和小腿三头肌代偿性收缩,使髋关节伸展并将受累膝关节锁定在过伸展位,造成膝过伸(又称膝反张)。同时伴有髋关节伸肌无力时,患者常常在足跟首次着地期和站立中期时俯身用手按压大腿以助膝关节伸展,又称扶膝步态。长期处于膝过伸状态将极大地增加膝关节韧带和关节囊负荷,导致损伤和疼痛(图 7-8)。

5. 胫前肌无力步态 胫前肌为踝关节背屈肌。正常人足跟着地时,为控制踝关节的跖屈度,防止足前部拍击地面,胫前肌离心性收缩;在支撑相末期足趾离地时,胫前肌向心性收缩以确保摆动相中期足趾能够离开地面。因此,胫前肌轻度无力时,患者在疲劳或快速步行时可出现足前部拍击地面的情况。胫前肌中度无力时,足跟着地时踝关节跖屈控制减弱,足跟着地到足放平动作迅速出现,胫前肌的离心性控制减少使足前部在足跟着地时就可能出现拍击地面情况。胫前肌麻痹时,踝关节于整个摆动相过程中呈跖屈,即表现为足下垂:首次着地方式异常,即足跟着地消失而代之以足尖着地或全足底同时着地。为了使足尖离地,保证足廓清动作的完成,患者需要通过抬高患肢(过度屈曲髋、膝关节)进行代偿,其动作犹如跨越门槛,故称为跨栏步态(图 7-9),常见于腓总神经麻痹患者。如果同时合并髋关节屈肌无力或下肢伸肌痉挛,则不能出现跨栏步态,患者可表现为足趾拖地行走,同时下肢外展、外旋。这种步态可在脑卒中和其他跖屈肌痉挛患者中见到。

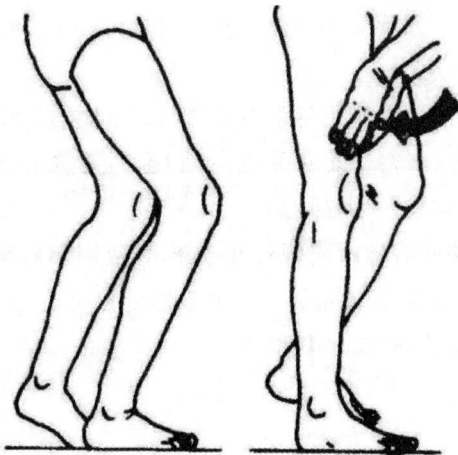

图 7-8 股四头肌无力步态

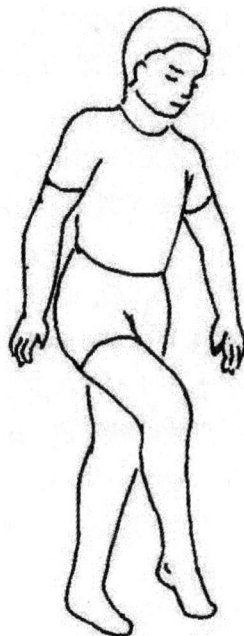

图 7-9 跨栏步态

6. 腓肠肌/比目鱼肌无力步态 腓肠肌是支撑相末期足产生蹬离动作,促使腿向前摆动的主要肌群。作为踝关节的跖屈肌,腓肠肌在蹬离期中通过强大的向心性收缩而使踝关节产生一次爆发性的跖屈动作,强而有力的动作将身体的重心推向上、前方。腓肠肌肌力减弱或麻痹时将使蹬离动作的爆发力减弱,身体前移力量减小,运动减慢,阻碍下肢向前迈进,进而导致步幅缩短,步行速度下降。

小腿三头肌肌力减弱也使支撑期胫骨的稳定性受到严重影响,在站立中期和末期时可由于踝关节过度背屈而跪倒。

三、骨关节疾病所致的异常步态

常见运动损伤、骨关节疾病、先天畸形、截肢、手术等造成躯干、骨盆、髋、膝、踝、足静态畸形和两下肢长度不等。疼痛和关节松弛也对步态产生明显影响。

1. 疼痛步态 急、慢性疼痛都会影响运动功能。疼痛往往会使患者减少活动,导致关节活动能力下降、关节固定,继而进入一个恶性循环,使疼痛逐渐加重。在步行中,患者为了减轻疼痛,患侧在支撑相的时间缩短,在摆动相时,患肢运动范围减少和摆动速度下降。跨步长缩短、步速下降、支撑相时间缩短是疼痛步态的共同特征。

髋关节疼痛时,患者通常会抬高对侧肩关节,躯干向患侧过度倾斜,使身体的重心线越过关节,从而减少对关节的机械压力以减轻疼痛。摆动相时,患者会尽量避免足跟着地以减轻对髋关节的作用力,从而达到减轻疼痛的目的。

膝关节疼痛时,患者会在整个行走过程中轻度屈曲膝关节,并且会用足尖着地代替足跟着地以减轻疼痛。

踝和足的疼痛会使者减少疼痛部位的负重,从而减少患侧支撑相的时间,并且患侧的跨步长明显缩短,正常的足跟-足尖运动模式消失。当疼痛在足前部时,踝关节跖屈和足趾离地的动作消失。当疼痛在踝关节或者足后部时,通常患者会用足尖代替足跟着地。

2. 关节挛缩或强直步态

(1)髋关节:髋关节屈曲挛缩者,步行时,骨盆前倾,腰椎过伸,足尖点地,步幅短小;髋关节伸直挛缩者,行走时骨盆上提,过度屈膝,躯干旋转,从而完成摆动。整个步行过程重心左右、上下移位均明显增加。

(2)膝关节:膝关节屈曲挛缩20°以上者,可出现斜肩步态;膝关节伸直挛缩者,步行时摆动相躯干向健侧倾斜,患侧骨盆上提,髋外展,以提起患腿,从而完成摆动。整个步行过程重心左右、上下移位均明显增加。

(3)踝关节:踝关节跖屈挛缩15°以上者,步行时,支撑相足跟不能着地;摆动相过度屈髋、屈膝、足尖点地,呈跨栏步态。踝关节背屈曲挛缩15°以上者,步行时足尖不能着地,患侧支撑相缩短,健侧摆动加快,亦呈踮脚步态。整个步行过程重心左右、上下移位均明显增加。

3. 短腿步态 患肢缩短达2.5 cm以上者,该腿着地时同侧骨盆下降,导致同侧肩倾斜下沉,对侧摆动腿、髋膝过度屈曲与踝背屈加大,出现斜肩步。如缩短超过4 cm,则步态特点可改变为患肢用足尖着地以代偿。整个步行过程重心上下、左右移位均增大,能量消耗增加。

(叶海霞)

→ 小结

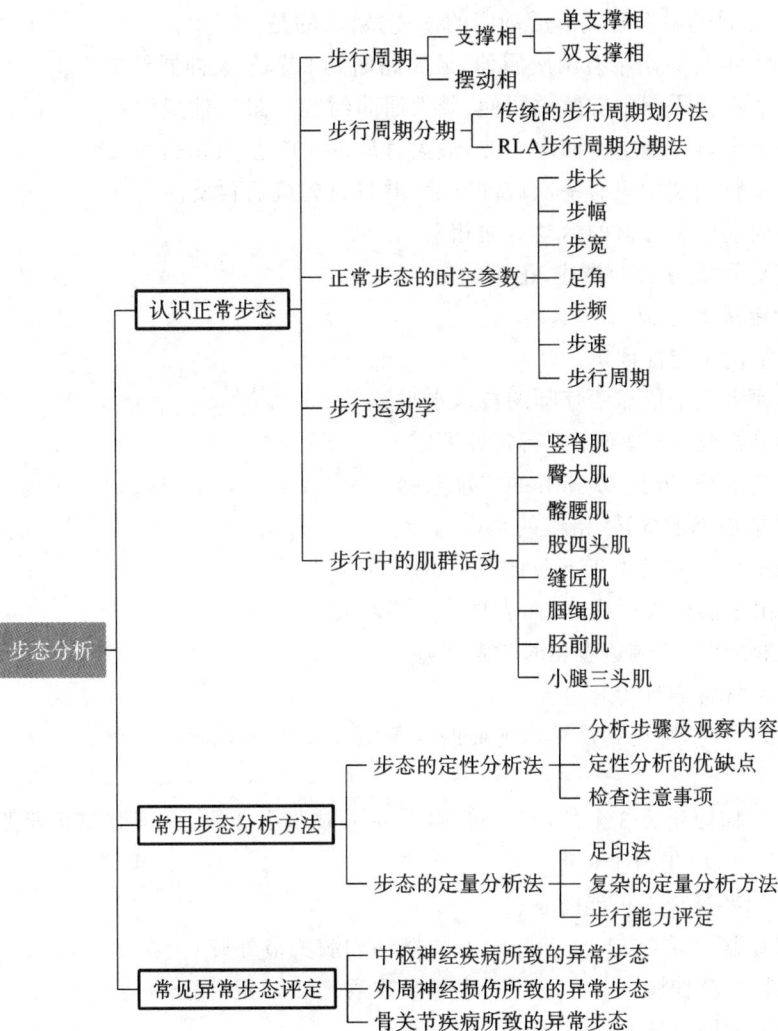

→ 课后习题

【A1 型题】

1. 有关步行周期的说法,以下正确的是(　　)。

A. 从一侧足跟着地到对侧足跟着地所用的时间

B. 包括支撑相和摆动相,其中摆动相占步行周期的 60%

C. 从一侧足跟着地到该侧足跟再次着地所行进的距离

D. 包括单支撑相、双支撑相和摆动相

E. 一侧足处于支撑相时,对侧足一定处于摆动相

2. 以下关于双支撑相的说法,错误的是(　　)。

A. 双支撑相是从一侧足跟着地到对侧足尖离地期间

B. 双支撑相可增强步行的稳定性

C. 一个步态周期里,一侧下肢只有一个双支撑相

D. 异常步态常常表现为双支撑相时间缩短

E. 竞走运动有双支撑相

3. 正常人平地行走的步速为（　　）。

A.0.8 m/s　　　　B.1.2 m/s　　　　C.1.6 m/s　　　　D.2 m/s　　　　E.2.5 m/s

4. 以下关于步行周期中下肢关节活动度的描述，错误的是（　　）。

A. 髋关节在一个步行周期中有两次屈伸，最大屈曲约30°，最大伸展约15°

B. 膝关节在一个步行周期中有两次屈伸，最大屈曲约60°，最大伸展约0°

C. 踝关节在一个步行周期中有两次屈伸，最大背屈约10°，最大跖屈约20°

D. 骨盆在一个步行周期中只有一次旋前旋后，并且是先旋后再旋前

E. 躯干在步行周期中和骨盆的运动方向相反

5. 以下关于步态评定方法的描述，正确的是（　　）。

A. 只有定性和定量评定法

B. 步态定量评定优于定性评定

C. 步态的定性评定完全依靠治疗师的技术水平

D. 如果有步态分析仪，可以不用进行定性评定

E. 足印法可得到步长、步宽、步速等的定量数据

6. 以下关于异常步态的描述，错误的是（　　）。

A. 偏瘫步态的形成主要是由于下肢伸肌张力增高引起

B. 痉挛型脑瘫由于髋内收肌痉挛，而表现为剪刀步态

C. 一侧臀中肌麻痹时，该侧迈步相时骨盆不稳

D. 股四头肌无力常常表现为膝过伸步态

E. 胫前肌轻度无力时，可见到足拍击地面的现象

【A3型题】

患者，女，68岁。脑梗死后3个月，言语可对答，左上肢肌力3级，左下肢髂腰肌肌力4级，股四头肌肌张力1级，小腿三头肌肌张力1＋级。

7. 该患者步态的特征最不可能的是（　　）。

A. 左腿摆动相骨盆上提　　　　　　B. 左腿摆动相髋关节外旋

C. 左腿摆动相膝关节伸展　　　　　D. 左腿首次着地为足跟着地

E. 左腿支撑相早期膝过伸

8. 对该患者步态进行评定时，以下哪种方法不适用？（　　）

A.RLA分期观察法　　　　　　　　B.足印法　　　　　　　　C.Hoeho-Yahr分级法

D.动态肌电图法　　　　　　　　　E.FIM

【B型题】

A. 鸭步　　　　　B. 画圈步态　　　　C. 鹅步　　　　D. 蹒跚步态　　　　E. 跨栏步态

9. 脑卒中患者的步态为（　　）。

10. 腓总神经损伤患者的步态为（　　）。

11. 臀大肌麻痹患者的步态为（　　）。

12. 小脑出血患者的步态是（　　）。

扫码看答案

感觉功能评定

扫码看PPT

学习目标

▲ 知识目标

（1）掌握深、浅感觉及复合感觉的检查方法及目测类比评分法。

（2）熟悉感觉障碍的分型及特点、临床上疼痛常用的评定方法和适用的人群。

（3）了解躯体感觉障碍评定的适应证与禁忌证、疼痛的分类。

▲ 能力目标

（1）能够对患者的深、浅感觉及复合感觉进行评定。

（2）能理解、运用疼痛评定的内容。

▲ 素质目标

（1）尊重患者，能与患者进行有效沟通，具有良好的医德医风。

（2）检查时注意保护患者隐私。

（3）秉持工匠精神，评定细致精确。

案 例 导 入

患者，男性，56岁。因"脑出血"入院一个月，被动卧位，右侧肢体瘫痪，轻度肿胀，自述患侧感觉迟钝。

请思考：此患者是否存在感觉障碍？属于什么类型感觉障碍？如何进行检查？

任务一　认识感觉

一、概念

感觉功能以神经系统为结构基础，是由感受器或感觉器官、神经传导通路和皮质中枢（包括部分皮质下结构）三部分的整体活动来完成的。周围感受器接收机体内外环境的各种刺激，并将其转变成神经冲动，沿着传入神经元传递至中枢神经系统各个部位，最后传递至大脑皮质高级中枢，产生感觉。

人体的主要感觉包括：躯体感觉（也被称为一般感觉，包括浅感觉、深感觉和复合感觉）、特殊感觉（视觉、听觉、嗅觉、味觉）和内脏感觉等。

1. 浅感觉　皮肤和浅表黏膜的感觉，包括痛觉、触觉、温度觉和压觉。

2. 深感觉 又称本体感觉,是指肌肉、肌腱、关节和韧带等深部结构的感觉,即肌肉是处于收缩或舒张状态;肌腱和韧带是否被牵拉以及关节是处于屈曲还是伸直状态等。深感觉包括运动觉、振动觉、位置觉。

3. 复合感觉 大脑综合、分析、判断的结果,故也称皮质感觉。包括皮肤定位觉、两点辨别觉、体表图形觉、实体觉、重量觉、材质识别觉等。

二、感觉障碍症状分类

感觉障碍根据病变性质可分为刺激性症状和抑制性症状两类。

(一)刺激性症状

感觉通路刺激性病变可引起感觉过敏(量变),也可引起感觉障碍,如感觉倒错、感觉过度、感觉异常及疼痛等(质变)。

1. 感觉过敏(hyperesthesia) 又称感觉增强,是感觉阈值降低或强烈的情绪因素造成的。感觉过敏是皮肤对某些疾病引起的刺激感受性增高的表现,以痛觉过敏最为常见。临床表现主要有患者对一般强度刺激的反应特别强烈和敏感,显得难以忍受等。

2. 感觉倒错(paralgesia) 对外界刺激产生与正常人不同性质或相反性质的异常感觉,如将触觉刺激误认为痛觉刺激,将冷觉刺激误认为热觉刺激等。

3. 感觉过度(hyperpathia) 由于刺激阈增高与反应时间延长,刺激必须达到很强的程度方有感觉,有刺激后,需经过潜伏期,才能感到强烈的、定位不明确的不适感觉。患者不能正确指出刺激部位,也不能辨明刺激的性质与强度。有时患者尚感刺激点向四周扩散,并有"后作用",即持续一段时间后才消失。

4. 感觉异常(paresthesia) 没有外界刺激而患者经常或间歇性地在某些部位感到的不适感,如蚁走感、电击感、麻胀感、热感或凉感、针刺感等。感觉异常常由于感觉通路受到刺激所致,多见于周围神经疾病、脊髓病变及脑部疾病等。

5. 感觉错位(allesthesia) 刺激一侧肢体时,对侧肢体相应部位产生感觉,本侧刺激部位无感觉,常见于右侧壳核及颈髓前外侧索损害,为该侧脊髓丘脑束未交叉到对侧所致。

6. 疼痛(pain) 一种不愉快的感觉和实际或潜在的组织损伤刺激所引起的情绪反应。从感受器到中枢的整个感觉传导通路的任何病灶刺激都可引发疼痛。没有外界刺激而感觉到疼痛者,称为自发性疼痛。

(二)抑制性症状

感觉的传导通路被破坏或其功能受到抑制时,出现感觉减退或感觉缺失。

1. 感觉缺失(anesthesia) 感觉缺失是指在意识清楚的情况下对刺激不能感知。在同一部位内各种感觉均缺失,称为完全性感觉缺失;在同一部位内只有某种感觉障碍(如皮肤温、痛觉缺失),而其他感觉(如皮肤触觉)仍保存者,称为分离性感觉障碍;只有深感觉缺失,而浅感觉(痛、温、触觉)仍保存者,亦称为分离性感觉障碍。

2. 感觉减退(hypoesthesia) 对外界刺激感受性减低的感知障碍。如强烈的疼痛刺激,只引起轻微感觉甚至无感觉。

三、感觉障碍分型及特点

感觉障碍主要为感觉系统出现异常所引起的感觉方面的症状,按照病变损伤的部位,可以分为周围神经型感觉障碍、脊髓型感觉障碍、脑干型感觉障碍、丘脑型感觉障碍、内囊型感觉障碍和皮质型感觉障碍。

(一)周围神经型感觉障碍

周围神经型感觉障碍可表现为某一周围神经支配区感觉障碍,如尺神经损伤累及前臂尺侧及第4、5指;而神经干或神经丛损伤则引起一侧肢体多个周围神经的多种感觉障碍。

1. 末梢型 多为周围神经末梢受损所致,表现为四肢末端的各种对称性感觉障碍,越向远端越重,呈手套样和袜套样感觉障碍,伴有相应区域运动及自主神经功能障碍,见于多发性神经病。

2. 神经干型 某一周围神经干受损时,其支配区域皮肤的各种感觉呈条、块状障碍,见于单发性神经炎、周围神经损伤等,常见的有臀上皮神经炎、股外侧皮神经炎、腓骨颈骨折引起的腓总神经损伤、肱骨中段骨折引起的桡神经损伤。

3. 后根型 某一脊神经后根或后根神经节受损时,在其节段范围皮肤出现带状分布的各种感觉减退或消失,并常伴有放射性疼痛,即神经根痛,如颈椎间盘突出或腰椎间盘突出所致的神经根受压,髓外肿瘤压迫脊神经根等。

4. 神经丛型 当颈、臂、腰、骶丛的任何神经丛损伤时,则出现该神经丛支配区的各种感觉障碍,见于臂丛神经损伤等。

(二)脊髓型感觉障碍

脊髓不同部位及不同程度的损伤可产生不同的感觉障碍。

1. 脊髓横断性损伤 如脊髓完全性横贯性损伤,因损伤了上升的脊髓丘脑束和后索,出现受损平面以下的各种感觉缺失或减退,如横贯性脊髓外伤、急性脊髓炎、脊髓压迫症后期。

2. 脊髓半切综合征 脊髓损伤时,受损平面以下同侧深感觉障碍,对侧痛温觉障碍,但触觉无障碍,见于脊髓外伤、髓外肿瘤早期等。

3. 后角损害 表现为病灶同侧的节段性痛觉和温度觉障碍,但深感觉和触觉存在,即分离性感觉障碍,见于脊髓空洞症。

(三)脑干型感觉障碍

脑干型感觉障碍属传导束型感觉障碍,出现的症状依据受损部位而异。

1. 分离性感觉障碍 脊髓丘脑束在延髓内位于接近边缘的外侧部,内侧丘系则近中线。因此延髓旁正中部病变损伤内侧丘系时,出现对侧肢体的深感觉障碍和感觉性共济失调,而无痛觉、温度觉感觉障碍。

2. 交叉性感觉障碍 延髓外侧部病变时脊髓丘脑束及三叉神经脊束核受损,患者出现病变对侧肢体的痛觉、温度觉障碍和病灶同侧的面部感觉障碍。

3. 偏身感觉障碍 脑桥和中脑的内侧丘系、脊髓丘脑束和脑神经的感觉纤维已合并在一起,故损伤时出现对侧偏身和面部的各种感觉缺失。但是一般都有病变同侧脑神经运动障碍,可与其他部位病变导致的偏身感觉缺失相鉴别。

(四)丘脑型感觉障碍

丘脑是各种感觉的汇合之处,受损时出现的感觉障碍比较复杂。

1. 偏身感觉障碍 血管病变累及腹后外侧核和腹后内侧核,导致对侧偏身各种感觉的减退或缺失。偏身感觉障碍以肢体重于躯干,上肢重于下肢,肢体远端重于近端,深感觉受累重于浅感觉为特征。

2. 丘脑痛 在感觉的部分恢复过程中,对侧偏身出现自发的、难以忍受的剧痛,以定位不准、性质难以形容为特征。通常当疼痛阈值提高时,较强的疼痛刺激方可引出痛觉。

3. 感觉过敏或倒错 感觉过敏是对外界刺激的感受能力异常增高。感觉倒错是对外界刺激的性质产生错误的感觉。

4. 非感觉症状 丘脑病变时,常累及其邻近结构而发生其他症状:侵及外侧膝状体或视放射时,可产生对侧同向偏盲;累及内囊后肢时,可出现对侧不完全性偏瘫;丘脑至纹状体及苍白球纤维受损可发生偏身不自主运动等。

(五)内囊型感觉障碍

丘脑皮质束通过内囊后肢后1/3,损伤时出现对侧偏身感觉障碍,其特点为肢体重于躯干、肢体远端重于近端、深感觉受累重于痛温觉。另外，常合并运动、视纤维的受累，表现为"三偏"，即偏瘫、偏身感觉障碍和偏盲。

（六）皮质型感觉障碍

皮质型感觉障碍的特点是精细、复杂的感觉受损严重，如深感觉、定位觉、两点辨别觉和实体觉障碍明显，而痛觉、温度觉、触觉等浅感觉障碍较轻或保持不变。

1. 局限性感觉性癫痫 大脑皮质中央后回感觉中枢的刺激性病变所致，表现为病灶对侧皮肤的相应部位发生阵发性感觉异常，并可向邻近区域扩散，也可扩散至皮质运动区而引起运动性癫痫发作。

2. 偏身感觉障碍 大脑皮质感觉中枢的破坏性病变导致对侧偏身感觉障碍。由于皮质感觉区分布较为广泛，所以感觉障碍往往只累及对侧身体的某一部分，称为单肢感觉障碍。该型上肢感觉障碍重于下肢，远端重于近端部位，上肢的尺侧和下肢的外侧常较明显。

3. 感觉忽略 给予两侧肢体对称部位触觉或痛觉刺激时，患者只能感知健侧肢体的刺激，或同时给予患侧面部和手（足）触觉刺激，患者只能感知面部的刺激。

任务二 感觉功能评定

感觉功能评定包括两个部分，一是给予刺激，二是观察被评定者对刺激的反应。躯体感觉检查具有很强的主观性，很可能会出现误差，因此，评定者一定要对感觉系统解剖知识非常熟悉，并与病史和神经系统体征相结合，才能更快地得到满意的结果。

一、感觉功能评定的方法

（一）评定工具和步骤

1. 评定工具 感觉评定需要准备的物品包括：①大头针若干个（一端尖，一端钝）；②两支试管及试管架；③棉签、纸巾或软刷；④钥匙、钱币、铅笔、汤勺等常见物4～5件；⑤感觉丧失测量器，或心电图测径器头、纸夹和尺子；⑥一套形状、大小、重量相同的物品；⑦几块不同质地的布；⑧音叉（128～256 Hz）、耳机或耳塞。

2. 评定步骤 ①向被评定者介绍评定的目的、方法和要求，并进行示范，充分取得被评定者合作；②叮嘱被评定者闭目，先评定正常的一侧（健侧），使被评定者知道正常的感觉，后评定患侧；③给予刺激，观察被评定者的反应；④记录结果。

（二）浅感觉评定

1. 触觉 令被评定者闭目，评定者用棉签或软毛笔轻触其皮肤，动作要轻，刺激不应过于频繁，询问被评定者有无轻痒的感觉。评定时，应比较两侧对称部位，评定顺序通常是面部、颈部、上肢、躯干和下肢。评定胸腹部时，刺激的走向应与肋骨平行；评定四肢时，刺激的走向应与长轴平行。

2. 痛觉 令被评定者闭目，评定者分别用大头针的尖端和钝端以同等的力量轻刺评定部位的皮肤，要求被评定者立即说出具体的感受（疼痛、疼痛减退/消失、感觉过敏）及部位，评定时，应比较两侧对称部位，对痛觉减弱的被评定者，评定要从障碍部位向正常部位逐步移行，而对痛觉过敏的被评定者要从正常部位向障碍部位逐步移行。

3. 温度觉 在被评定者闭目的情况下，用盛有热水（40～45 ℃）及冷水（5～10 ℃）的试管交替接触其皮肤，让被评定者回答"冷"或"热"。选用的试管直径要小，管底面积与皮肤接触面不要过大，接触时间以2～3 s为宜，评定时应注意比较两侧对称部位。

4. 压觉 评定常从有障碍的部位开始，直到感觉正常的部位。令被评定者闭目，评定者用拇指用力压肌肉或肌腱，压力大小应足以使皮肤下陷以刺激深感受器，询问被评定者是否感到压力。

(三) 深感觉(本体感觉)评定

1. 位置觉 令被评定者闭目,评定者移动其肢体并停止在某个位置,让被评定者说出肢体所处的位置,或让另一侧肢体模仿出相同的位置。

2. 运动觉 令被评定者闭目,评定者轻捏住被评定者的手指或足趾两侧做伸或屈的动作(约5°),让被评定者回答"向上"或"向下"。当被评定者判断移动方向有困难时,可加大活动幅度;当被检者不能感受移动时,可再检查较大的关节(如腕、肘、踝和膝关节等)。

3. 振动觉 将128～256 Hz的音叉柄端置于被检者的骨隆起处(检查时常选择的骨隆起部位有胸骨、锁骨、肩峰、鹰嘴、尺桡骨茎突、腕关节、棘突、髂前上棘、股骨粗隆、腓骨小头及内、外踝等),询问被评定者有无震动感,并注意对比两侧及其震动感持续的时间。

(四) 复合感觉评定

复合感觉是大脑皮质(顶叶)对各种感觉刺激整合的结果,因此,必须在深、浅感觉均正常的前提下,复合感觉评定才有意义。

1. 皮肤定位觉 让被评定者闭目,评定者用手指或棉签轻触一处皮肤,请被评定者说出或指出受触的部位,然后测量并记录与刺激部位的距离。正常误差:手部小于3.5 mm,躯干部小于1 cm。

2. 两点辨别觉 将特制的两点辨别尺、双脚规或叩诊锤两尖端分开至一定距离,同时轻触被评定者皮肤,被评定者在闭目的情况下,感觉到两点时开始缩短距离,直至两点被感觉为一点为止。测出两点间最小的距离。两点必须同时刺激,用力相等。正常人全身各部位的数值不同,正常参考值:口唇为2～3 mm;指尖为3～6 mm;手掌、足底为15～20 mm;手背、足背为30 mm;胫骨前缘为40 mm;背部为40～50 mm。

3. 体表图形觉 被评定者闭目,用铅笔或火柴棒在其皮肤上写数字或画图形(如圆形、方形、三角形等),询问被评定者能否感觉并辨认,也应注意双侧对比。

4. 实体觉 被评定者闭目,将日常生活中熟悉的某物品放于其手中(如火柴盒、刀子、铅笔、手表等),让其辨认该物的名称、大小及形状等,比较两手。

5. 重量觉 给被评定者有一定重量差别的数种物品,让其用单手掂量后,比较、判断各物品的轻重。

6. 材质识别觉 分别将棉、毛、丝、橡皮等不同质地的物品放入被评定者手中并让其分辨。

二、感觉功能评定的注意事项

(1) 感觉功能评定时,被评定者必须意识清楚,认知状况良好。如果被评定者意识欠佳但又必须评定时,则只粗略地观察被评定者对刺激的反应,用以估计感觉功能的状态,如呻吟、面部出现痛苦表情或回缩受刺激的肢体。

(2) 评定环境应安静舒适,被评定者保持舒适的体位,充分暴露评定部位。

(3) 评定者随机地、无规律地给予刺激,评定过程中应注意左右和远近端的比较。

(4) 应按感觉神经及其所支配和分布的区域进行评定。

(5) 先评定整个区域,如果发现感觉障碍的部位,则需进一步仔细找出障碍的具体范围。

(6) 先评定浅感觉,后评定深感觉和皮质感觉;当浅感觉受到影响时,深感觉和皮质感觉也会受到影响。

(7) 若发现感觉障碍,应从感觉消失或减退区移至正常区,若感觉过敏则从正常区移到过敏区,找出具体感觉障碍的范围。

三、疼痛评定

疼痛是一种不愉快的感觉和实际或潜在的组织损伤刺激所引起的情绪反应。疼痛的评定是在临床诊断基础上进行的,可以对疼痛的部位、强度、性质、持续时间和发展过程等相关因素分别进行评定。疼痛是纯主观性的,常常难以限定、解释或描述。在康复医学临床工作中常用的疼痛评定方法有压力测痛评定法、目测类比评定法、口述分级评分法、面部表情分级评分法、简化 McGill 疼痛问卷法、45 区体表面积评分法、疼痛日记评定法等。

(一) 分类

1. 根据临床症状分类

(1) 中枢性疼痛:如丘脑综合征、幻肢痛。

(2) 外周性疼痛:分为内脏痛和躯体痛。①内脏痛,见于胆囊炎、胆结石、肾结石、消化性溃疡和冠心病等。②躯体痛,包括深部肌肉、骨、关节、结缔组织的疼痛以及浅部的各种皮肤疼痛等。

(3) 心因性疼痛:如癔症性疼痛、精神性疼痛等。

2. 根据疼痛的持续时间分类

(1) 急性疼痛:疼痛时间通常在 1 个月以内。

(2) 慢性疼痛:疼痛时间通常在 6 个月以上。

(3) 亚急性疼痛:疼痛时间介于急性疼痛和慢性疼痛之间,约 3 个月。

(4) 再发性急性疼痛:在数月或数年中不连续、有限的急性发作。

(二) 压力测痛评定法

压力测痛评定法常用于对疼痛强度(痛阈、耐痛阈)的评定,特别适用于肌肉骨骼系统疼痛的评定,但不适用于末梢神经炎、糖尿病和存在出血倾向的患者。

1. 评定方法

(1) 先以手按找准痛点,将压力测痛器的测痛探头平稳地对准痛点,逐渐施加压力并观察被评定者的反应(图 8-1)。

(2) 记录首次诱发疼痛所需的压力强度,此值为痛阈。

(3) 施加压力直至被评定者不可耐受时,记录最高疼痛耐受限度所需的压力强度,此值为耐痛阈。

(4) 记录所评定痛区的体表定位以便对比。

(5) 在数日或数周后重复评定,记录读数。

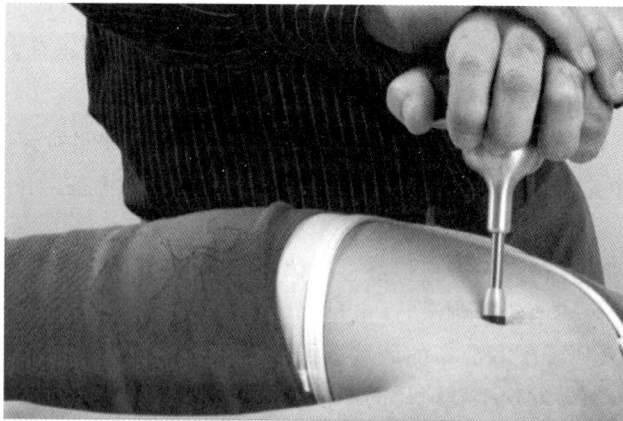

图 8-1 压力测痛器

2. 注意事项

(1) 被评定者体位必须合适,评定部位应松弛以提高评定准确性。

(2) 压力测痛器的圆形探头须平稳地放在待测部位,避免用测痛探头的边缘测试。

(3) 测量记录应从压力测痛器加压时开始,施加的压力在整个实验中应保持不变。

（三）目测类比评分法

目测类比评分法又称视觉模拟评分法（visual analogue scale，VAS），是目前临床上最为常用的评定方法，用于评价疼痛的缓解情况、治疗前后的比对。但对感知直线和准确标定的能力差，或对描述词理解力差的老年人不宜使用。

1. 专用量表法 在纸上或尺上画一条 10 cm 长的直线，一端标为"无痛"，另一端标为"最痛"。被评定者根据自己对疼痛的感觉，用手指或笔画出表示疼痛程度的记号。这种方法简便，评价迅速，重复性好。但两点间不能量化，要求被评定者有一定知识水平且年龄不小于 8 岁。

2. 数字评分法（numerical rating scales，NRS） 将疼痛程度用 0～10 这 11 个数字表示。"0"表示无痛，"10"表示最剧烈的疼痛（图 8-2）。被评定者根据个人疼痛感受在其中一个数字上做标记。

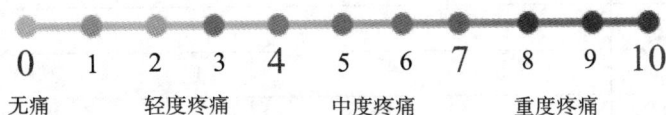

| 0 | 1 | 2 | 3 | 4 | 5 | 6 | 7 | 8 | 9 | 10 |

无痛　　　　轻度疼痛　　　　中度疼痛　　　　重度疼痛

图 8-2　数字评分法

3. 注意事项 应提醒被评定者尽量准确标记，避免随意标记影响评分结果。

（四）口述分级评分法

口述分级评分法（verbal rating scales，VRS）指应用言语评价量表进行疼痛评价的方法。言语评价量表由一系列用于描述疼痛的形容词组成，描述词按疼痛从最轻到最强的顺序排列。临床上最常用的是 6 级评分法，分为无痛、轻痛、中痛、重痛、剧痛和最痛 6 级。

（五）面部表情分级评分法

面部表情分级评分法（face rating scale，FRS）在 1990 年开始被用于临床评估，分为从快乐到悲伤及哭泣 6 个不同表现的面部表情，简单易懂、直观形象，且没有特定的文化背景或性别要求，适用范围广，特别适用于急性疼痛者、老年人、儿童、文化程度较低者及表达能力丧失者等（图 8-3）。

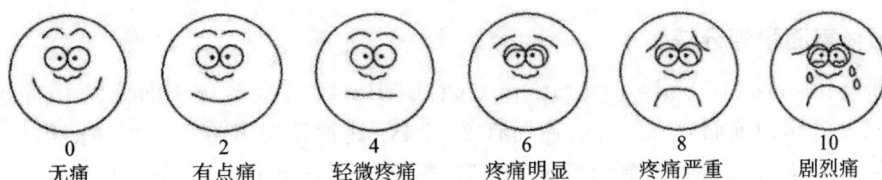

| 0 | 2 | 4 | 6 | 8 | 10 |
无痛　　有点痛　　轻微疼痛　　疼痛明显　　疼痛严重　　剧烈痛

图 8-3　面部表情分级评分

（六）简化 McGill 疼痛问卷法

简化 McGill 疼痛问卷（SF-MPQ）在临床应用上具有简便、快速的特点，适用于对疼痛特性进行评定者和存在疼痛的心理问题者（表 8-1）。

表 8-1　简化 McGill 疼痛问卷

Ⅰ. 疼痛分级指数					
	疼痛性质	疼 痛 程 度			
A	感觉项	无	轻	中	重
1	跳痛	0	1	2	3
2	刺痛	0	1	2	3
3	刀割样痛	0	1	2	3
4	锐痛	0	1	2	3

I . 疼痛分级指数

5	痉挛牵涉痛	0	1	2	3
6	绞痛	0	1	2	3
7	热灼痛	0	1	2	3
8	持续固定痛	0	1	2	3
9	胀痛	0	1	2	3
10	触痛	0	1	2	3
11	撕裂痛	0	1	2	3
感觉项总分					
B	情感类	0	1	2	3
1	软弱无力	0	1	2	3
2	厌烦	0	1	2	3
3	害怕	0	1	2	3
4	罪、惩罚感	0	1	2	3
情感类总分					

Ⅱ . 视觉模拟评分法

无痛(0)＋—＋—＋—＋—＋—＋—＋—＋—＋—＋—＋(100)极痛

视觉模拟评分

Ⅲ . 现时疼痛强度

0 无痛　1 轻度不适　2 不适　3 难受　4 可怕的　5 极为痛苦

现时疼痛强度评分

（七）45 区体表面积评分法

45 区体表面积评分法(45 body area rating score,BARS-45)是将人体表面分成 45 个区域,每个区域内标有该区号码。身体的前面有 22 个区,后面有 23 个区,让被评定者将自己疼痛的部位在相应的区域图上标出(图 8-4),如果被评定者用笔涂盖了一个区,则该区记分为 1 分,其余为 0 分。

1. 评定方法

(1) 准备 45 区体表区域图以及黄、红、黑等颜色笔。

(2) 让被评定者将自己疼痛的部位在相应的区域图上用不同颜色或符号标出。

(3) 涂盖一区为 1 分(每一区不论大小均为 1 分,即便只涂盖了一个区的一小部分也评 1 分),未涂处为 0 分,总评分反映疼痛情况。

(4) 不同颜色或不同符号表示疼痛强度,如用无色、黄色、红色和黑色(或"—""○""□""△")分别表示无痛、轻度疼痛、中度疼痛和重度疼痛。

(5) 最后根据各疼痛区域占整个体表面积的百分比计算患者疼痛区域占体表面积的百分比(表 8-2)。

表 8-2　疼痛区域占体表面积的百分比

疼痛区域号码	占体表面积的百分比/(%)
25,26,27	0.50
4,5,10	1.00

续表

疼痛区域号码	占体表面积的百分比/(%)
3,8,9,10,11,30,31,32,33	1.50
1,2,21,22,23,24,44,45	1.75
6,7,12,13,28,29,36,37	2.00
38,39	2.50
14,15	3.00
19,20,42,43	3.50
34,35	4.00
17,18,40,41	4.75

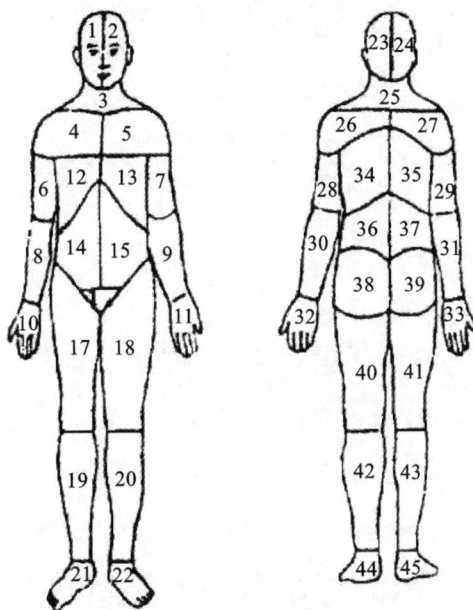

图 8-4 45 区体表面积图

2. 注意事项

（1）应用前对被评定者做详细的解释工作,以免涂盖时误涂。

（2）老年人操作可能困难,难以正确涂盖皮肤分区并形容疼痛,故评定时需耐心,对于结果应结合临床判断。

（八）疼痛日记评定法

疼痛日记评定法适用于需要连续记录疼痛相关结果的情况,如疼痛严重程度、疼痛发作程度、持续疼痛时间、药物用法和日常活动对疼痛的效应等,以及了解被评定者疼痛之间关系、行为与疼痛等。疼痛日记评分法无特殊的禁忌证,特适用于疼痛的镇痛治疗(表 8-3)。

表 8-3 疼痛日记评定法

时间间隔	座位活动时间	行走活动时间	卧位活动时间	药物名称剂量	疼痛度(0～10)
6:00—					
7:00—					
8:00—					

续表

时间间隔	座位活动时间	行走活动时间	卧位活动时间	药物名称剂量	疼痛度(0~10)
9:00—					
10:00—					
11:00—					
12:00—					
13:00—					
14:00—					
15:00—					
16:00—					
17:00—					
18:00—					
19:00—					
20:00—					
21:00—					
22:00—					
23:00—					
24:00—					
次日					
1:00—					
2:00—					
3:00—					
4:00—					
5:00—					
总计					
备注					

注:0 为无痛,10 为最剧烈的疼痛。

(九) Oswestry 功能障碍指数问卷表

疼痛与失能的关系密切,尤其在慢性腰痛等疾病时,有必要对疼痛及其相应的失能情况进行评定。Oswestry 功能障碍指数问卷表(表 8-4)采用 6 级分级法(①无痛;②轻度痛;③中度痛;④严重痛;⑤剧烈痛;⑥难以忍受的痛),累加各项之和计分。

表 8-4 Oswestry 功能障碍指数问卷表

指导语:这个问卷是专门为康复专业医务人员设计的,旨在帮助他们了解您的腰痛或腿痛对您日常活动的影响。请根据您最近一天的情况,在每个项目中选择一个最符合或与您最接近的答案,并在左侧的方框内画一个"√"

1. 疼痛的程度(腰背痛或腿痛)

□无任何疼痛

□有很轻微的痛

□较明显的痛(中度)

□明显的痛(相当严重)

□严重的痛(非常严重)

□痛得什么事也不能做

2. 日常活动自理能力(洗漱、穿脱衣服等活动)

□日常活动完全能自理,一点也不伴腰背痛或腿痛

□日常活动完全能自理,但引起腰背痛或腿疼痛加重

□日常活动虽然能自理,由于活动时腰背痛或腿痛加重,导致小心翼翼,动作缓慢

□多数日常活动能自理,有的需要他人帮助

□绝大多数的日常活动需要他人帮助

□穿脱衣物、洗漱困难,只能躺在床上

3. 提物

□提重物时并不导致疼痛加重(腰背或腿)

□提重物时导致腰背痛或腿疼痛加重

□由于腰背痛或腿痛以至于不能将地面上的重物拿起来,但是能拿起放在合适位置上的重物,比如桌面上的重物

□由于腰背痛或腿痛以致不能将地面上较轻的物体拿起来,但是能拿起放在合适位置上的较轻的物品,比如放在桌面上的

□只能拿一点轻东西

□任何东西都提不起来或拿不动

4. 行走

□腰背痛或腿痛,但一点也不妨碍走多远

□由于腰背痛或腿痛,最多只能走 1000 m

□由于腰背痛或腿痛,最多只能走 500 m

□由于腰背痛或腿痛,最多只能走 100 m

□只能借助拐杖或手杖行走

□不得不躺在床上,排便也只能用便盆

5. 坐

□随便多高的椅子,想坐多久就坐多久

□只要椅子高矮合适,想坐多久就坐多久

□由于疼痛加重,最多只能坐 1 h

□由于疼痛加重,最多只能坐 0.5 h

□由于疼痛加重,最多只能坐 10 min

□由于疼痛加重,一会儿也不能坐

6. 站立

□想站多久就站多久,疼痛不会加重

□想站多久就站多久,但疼痛有些加重

□由于疼痛加重,最多只能站 1 h

□由于疼痛加重,最多只能站 0.5 h

□由于疼痛加重,最多只能站 10 min

□由于疼痛加重,一会儿也不能站

7. 睡眠

☐半夜不会被痛醒

☐用镇痛药后仍睡得很好

☐由于疼痛最多只能睡 6 h

☐由于疼痛最多只能睡 4 h

☐由于疼痛最多只能睡 2 h

☐由于疼痛根本无法入睡

8. 性生活(没有性生活,跳过)

☐性生活完全正常,决不会导致疼痛加重

☐性生活完全正常,但会加重疼痛

☐性生活基本正常,但会很痛

☐由于疼痛,性生活严重受限

☐由于疼痛,基本没有性生活

☐由于疼痛,根本没有性生活

9. 社会活动

☐社会活动完全正常,绝不会因为这些活动导致疼痛加重

☐社会活动完全正常,但是这些活动会加重疼痛

☐疼痛限制剧烈活动如运动,但对参加其他社会活动没有明显影响

☐由于疼痛限制了正常的社会活动,以致不能参加某些经常性的活动

☐由于疼痛限制参加社会活动,只能在家从事一些社会活动

☐由于疼痛无法从事任何社会活动

10. 旅行(郊游)

☐能到任何地方去旅行,腰背或腿一点也不疼

☐可以到任何地方去旅行,但会导致疼痛加重

☐由于受疼痛限制,外出郊游最多不超过 2 h

☐由于受疼痛限制,外出郊游最多不超过 1 h

☐由于受疼痛限制,外出郊游最多不超过 30 min

☐由于疼痛,除了到医院根本就不能外出旅游

(十)疼痛行为记录评定法

通过观察被评定者疼痛时的行为可获得有关其功能障碍的量化信息,这种方法是一种系统化的行为观察方法,如六点行为评分法(表 8-5)。

表 8-5 六点行为评分表法

疼 痛 分 级	疼 痛 行 为	评 分
1 级	无疼痛	0
2 级	有疼痛但易被忽视	1
3 级	有疼痛无法忽视,但不干扰日常生活	2
4 级	有疼痛且无法忽视,干扰注意力	3

续表

疼痛分级	疼痛行为	评　　分
5级	有疼痛且无法忽视,干扰注意力,所有日常活动均受影响,但能完成基本生理需求,如进食和排便等	4
6级	存在剧烈疼痛且无法忽视,需休息或卧床休息	5

(十一) 小儿疼痛的评定

对小儿的疼痛性质和强度进行客观评定具有相当的难度。一般可采用行为评定法,如对婴儿的声音、面部表情、身体活动等进行观察评定;还可以采用生理学疼痛测试法,这种方法利用疼痛时的生理干扰现象及在组织损伤时出现或伴有的行为改变作为指标;另外,视觉模拟评分等方法也常用。

(郭　畅)

小结

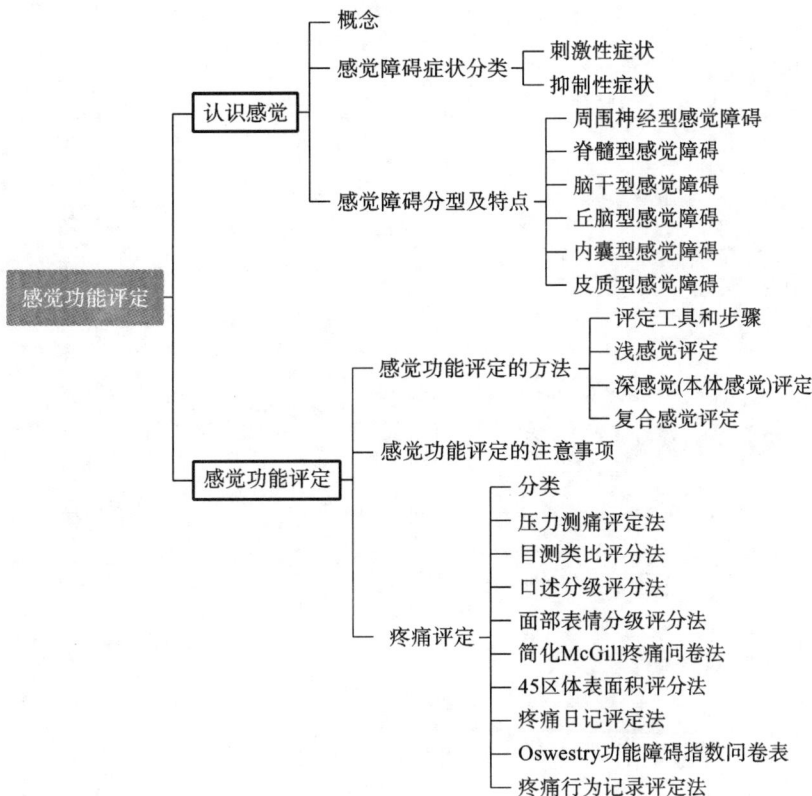

课后习题

1. 以下浅感觉不包括(　　)。

A. 痛觉　　　　　B. 触觉　　　　　C. 压觉　　　　　D. 温度觉　　　　　E. 振动觉

2. 刺激:嘱被评定者闭目,评定者用手或棉签轻触被评定者皮肤。反应:让被评定者说出或用手指出被触及的部位。此种检查用于评定(　　)。

A. 触觉　　　　　B. 压觉　　　　　C. 振动觉　　　　　D. 皮肤定位觉　　　　　E. 两点辨别觉

3. 受损平面以下同侧深感觉障碍,对侧痛、温觉障碍,但触觉无障碍,属于(　　)。

A. 脊髓横断性损伤　　　　　　B. 脊髓半切综合征　　　　　　C. 脊髓后角损害

D. 脑干型感觉障碍　　　　　　E. 丘脑下感觉障碍

4. 评定脊髓损伤患者时,疼痛消失的位置在肚脐水平,提示受损脊髓属于(　　)。

A. T_2 节段　　　B. T_4 节段　　　C. T_6 节段　　　D. T_{10} 节段　　　E. T_{12} 节段

5. 疼痛视觉模拟量表法一般采用(　　)。

A. 10 cm 直线　　B. 10 cm 斜线　　C. 15 cm 直线　　D. 20 cm 直线　　E. 20 cm 斜线

扫码看答案

认知功能评定

扫码看 PPT

▲ 知识目标

(1) 掌握认知、认知功能障碍、知觉、失认症、失用症、注意的定义,知觉障碍和注意障碍的分类。

(2) 熟悉认知功能障碍的评定流程和筛查方法,知觉障碍、注意障碍、记忆障碍、抑郁和焦虑的评定。

(3) 了解注意的特征、记忆的过程和分类、执行功能障碍的评定方法。

▲ 能力目标

(1) 能理解认知功能障碍、知觉障碍的定义和分类。

(2) 能熟练应用认知功能障碍常用筛查量表、注意力障碍评定方法。

▲ 素质目标

(1) 具有良好的临床思维能力、良好的职业道德和职业素养,以及良好的团队合作意识。

(2) 具有良好的自我学习管理能力,能应用量表或方法对常见认知功能障碍、知觉障碍进行评定,有较强的医患沟通意识和能力。

案 例 导 入

患者,男性,60 岁,颅脑损伤后 2 个月,患者肢体运动功能良好,交流流畅,但是存在穿衣困难,出门找不到回家的路,不能独自回家,无法独立完成多步骤的动作,严重影响日常生活活动能力。

请思考:该患者主要存在哪方面的功能障碍?如何对该患者进行康复评定?

任务一 认识认知功能

一、概述

(一) 基本概念

1. 认知 是指大脑接受外界信息并进行接收和处理的过程,是人类获得知识和应用知识的过程,包括信息的获取、编码、操作、提取和使用,是在人类输入和输出之间发生的心理过程。此过程涉及知觉、注意、学习、记忆、语言、思维、理解、情绪等。

2. 认知功能障碍 又称高级脑功能障碍,各种原因引起脑部组织损伤,导致患者的记忆、语言、视空间、执行、计算和理解判断等功能中的一项或多项受损,影响个体的日常或社会活动能力,具体表现为知觉障碍、注意障碍、记忆障碍、视空间能力障碍、计算能力障碍和解决问题能力障碍等。

(二)大脑半球与认知的关系

左、右大脑半球具有各自的功能特点,左侧大脑半球主要负责语言、阅读、书写,同时涉及数学和分析能力,右侧大脑半球主要负责非语言性的能力,以形象思维为主,与空间合成(如空间认知)和旋律有关。正常人的脑功能需要左右两个半球共同合作来完成,并对认知产生影响。

1. 额叶 与随意运动和高级精神活动有关,损伤后产生的精神症状主要为痴呆和人格改变,表现为记忆力减退,注意力不集中,自知力、判断力和定向力下降,反应迟钝等。

2. 顶叶 与对侧身体的深、浅感觉和对侧肢体精巧的技术性运动有关,顶叶损伤会导致皮层感觉障碍、感觉性失语、对侧上下肢精巧运动障碍、说话反常、空间辨别障碍等。

3. 颞叶 与联想、记忆、比较等高级神经活动有关,颞叶损伤主要表现在语言功能上,尤其是优势半球,常常出现感觉性失语、命名性失语和短期记忆障碍。

4. 枕叶 与接受视觉信息有关,损伤后易导致视觉失认、皮质盲等。

5. 岛叶 可能与内脏感觉和运动有关。

(三)认知功能障碍的评定流程

1. 确认患者意识是否清楚 采用格拉斯哥昏迷量表(GCS),判断意识障碍的程度。被评定者意识清楚是认知功能评定的前提条件。

2. 认知功能障碍的筛查 在被评定者意识清楚的条件下,通过简易精神状态检查量表(MMSE),蒙特利尔认知评价量表(MoCA)或认知功能筛查量表(CASI),筛查其是否存在认知功能障碍,这是认知功能障碍评定的关键步骤。这些量表相对简单,耗时较少,当筛查出来有障碍的时候,再进行下一步评定。

3. 认知功能的特异性检查 根据认知功能筛查的结果,初步确定被评定者可能存在某种认知功能障碍,并进行有针对性的认知功能评定,如面容失认、意念性失用等。

4. 成套认知功能测验 是对认知功能较全面的定量评定,常用霍尔斯特德-瑞坦神经心理成套测验(HRNB)、洛文斯顿作业疗法认知评定成套测验(LOTCA)和国内神经心理学成套测验。

二、常见认知功能障碍评定方法

认知功能评定的前提条件是被评定者的意识处于清醒状态,普遍采用格拉斯哥昏迷量表(GCS),判断意识障碍的程度,如被评定者意识清楚,再用简易精神状态检查表(MMSE)和蒙特利尔认知评价量表(MoCA)或认知功能筛查量表(CASI)判断其是否存在认知障碍。

(一)意识状态评定

1. 意识状态的初步判断 意识障碍分三种。被评定者无论处于何种程度的意识障碍,均不适合进行认知功能的评定。

(1)嗜睡:睡眠过度延长,当呼唤或推动被评定者肢体时即可唤醒,醒后能进行正确的交谈或执行指令,停止刺激后被评定者又入睡。

(2)昏睡:一般的外界刺激不能使其觉醒,给予较强烈的刺激时可有短时间的意识清醒,醒后可简短回答提问,刺激减弱后又进入睡眠状态。

(3)昏迷:分为浅昏迷和深昏迷两种。当被评定者对强烈刺激有痛苦表情及躲避反应,无自发言语和有目的的活动,反射和生命体征均存在时为浅昏迷;对外界任何刺激均无反应,反射消失,生命体征发生明显变化,呼吸不规则,为深昏迷。

2. 格拉斯哥昏迷量表(GCS) 评定睁眼反应(E)、语言反应(V)、肢体运动(M)3个部分,反应越差,分数越低(表9-1)。

表 9-1 格拉斯哥昏迷量表(GCS)

项 目	被评定者反应	评 分
睁眼反应	自动睁眼	4
	听到言语命令时被评定者睁眼	3
	刺痛时睁眼	2
	刺痛时不睁眼	1
言语反应	能正确回答问话	5
	言语错乱,定向障碍	4
	说话能被理解,但无意义	3
	能发声,但不能被理解	2
	不发声	1
运动反应	能执行简单口令	6
	刺痛时能指出部位	5
	刺痛时肢体能正常回缩	4
	刺痛时被评定者身体出现异常屈曲(去皮质状态)	3
	捏痛时被评定者身体出现异常伸直(去大脑强直)	2
	刺痛时被评定者毫无反应	1

总分为 15 分,最低分 3 分,8 分以下为重度损伤,预后差,9～11 分中度损伤,≥12 分为轻度损伤。≤8 分提示有昏迷,≥9 分提示无昏迷,数值越低,预示病情越重。被评定者 GCS 总分达到 15 分时才有可能配合评定者进行认知功能评定。

(二)认知功能障碍的筛查

1. 简易精神状态检查表(MMSE) 由 Folstein 于 1975 年编制,是目前世界上最普及、最有影响的认知筛查量表,1991 年 Molloy 等发表了标准的简易精神状态检查表(sMMSE)版本,规范了指导语。简易精神状态检查量表包括时间与地点定向、语言(复述、命名、理解指令)、计算、即刻与短时听觉词语记忆、结构模仿等 11 项题目,总分 30 分(表 9-2)。

表 9-2 简易精神状态检查表(MMSE)

题 号	检查内容	记 分
1	现在是哪一年?	
2	现在是什么季节?	
3	现在是几月份?	
4	今天是几号?	
5	今天是星期几?	
6	我们现在是在哪个国家?	
7	我们现在是在哪个城市(省)?	
8	我们现在是在哪个城区(市)?	
9	这里是哪个医院(胡同)?	
10	这里是第几层楼(门牌号是多少)?	
11	复述"树"	
12	复述"钟"	
13	复述"汽车"	

题　号	检查内容	记　分
14	$100-7=?$	
15	(出示铅笔)这个东西叫什么?	
16	(出示手表)这个东西叫什么?	
17	请你念念这句话,并按上面的意思去做。"闭上你的眼睛"(卡片)	
18	我给你一张纸,请你按我说的去做"用右手拿着张纸"	
19	"用两只手将它对折起来"	
20	"放在你的左腿上"	
21	请你给我说一个完整的句子	
22	$93-7=?$	
23	$86-7=?$	
24	$79-7=?$	
25	$72-7=?$	
26	回忆刚才的三个词　"树"	
27	回忆刚才的三个词　"钟"	
28	回忆刚才的三个词　"汽车"	
29	请你跟我说"如果、并且、但是用得太多"	
30	(出示图案)请你按这个样子把它画下来。	

根据被评定者的文化程度确定认知障碍的标准,一般文盲≤17分,小学文化≤20分,中学文化≤24分,低于标准分数线考虑存在认知功能障碍,需进一步检查。表中第1～5题测试时间定向力,第6～10题测试地点定向力,第11～13题测试复述能力和瞬时记忆,第15～16题测试辨认能力和命名能力,第17～20题测试理解能力,第14、22～25题测试计算能力,第26～28题测试短时记忆能力,第21题测试语言自主表达能力,第29题测试语言的复述能力,第30题测试结构模仿能力,如答错可进行单项检测。

MMSE的优点在于具有良好的效度和信度、完成时间短、容易开展等,特别适用于老年人群,可作为大样本流行病学调查的筛查工具。MMSE在对中重度认知损害评估时假阴性率极低;而其主要的缺点在于敏感度较差,难以识别轻度认知障碍患者,而且容易受被评定者年龄、受教育程度、感官因素等的影响。

2. 蒙特利尔认知评估量表(MoCA)　由Nasreddine等于2004年编制的用于快速筛查认知功能损害的一种评定工具。目前,MoCA在临床试验中主要用于筛查和评估轻度认知功能障碍,是一个对认知功能异常进行快速筛查的评定工具,包括注意与集中、执行功能、记忆、语言、视结构功能、抽象思维、计算和定向力8个认知领域的11个项目,总分30分(表9-3)。

目前蒙特利尔认知评估量表主要用于筛查有轻度认知功能障碍的老年人。与MMSE相比,MoCA更加强调对执行功能和注意力方面的认知功能评估。MoCA的优点在于其涉及的认知域广、操作性强、对轻度认知障碍的特异度和敏感度均较高。对于MMSE评分正常的患者,应用MoCA进行评价后会发现半数存在轻度认知障碍。MoCA的缺点之一是其测试结果受地区和人群差异的影响,因此应根据实际情况及测评目的确定合适的分界值。MoCA的另一个缺点是许多项目不适合受教育程度低的老年人。

表 9-3 蒙特利尔认知评估量表(MoCA)

姓名: 　性别: 　出生日期: 　教育水平: 　检查日期:

视空间与执行功能		得　分
画钟表(11 点过 10 分) 临摹立方体 [　]　　　　　[　]　　　　轮廓[　]　指针[　]　数字[　]		___/5

命　　名	得　分
 [　]　　　　　[　]　　　　　[　]	___/3

记忆	读出右侧词语,然后由被评定者复述,不论第一次复述是否完全正确,重复 2 次,5 min 后回忆		面孔	天鹅绒	教堂	菊花	红色	不计分
		第一次						
		第二次						

注意	读出右侧数字,请被评定者重复(每秒 1 个)		顺背[　]　21854					___/2
			倒背[　]　742					
	读出右侧数字,每当数字出现 1 时,被评定者敲一下桌面,错误数大于或等于 2 不给分	[　]52139411806215194511141905112						___/1
	100 连续减 7	[　]93	[　]86	[　]79	[　]72	[　]65		___/3
		4~5 个正确给 3 分,2~3 个正确给 1 分,全部错误为 0 分						

语言	复述:我只知道今天张亮是来帮过忙的人。[　] 　　　狗在房间的时候,猫总是躲在沙发下面。[　]	___/2
	流畅性:在 1 min 内尽可能多地说出动物的名字。[　]	___/1
抽象	词语相似性:香蕉—橘子=水果　[　]火车—自行车　[　]手表—尺子	___/2

续表

视空间与执行功能								得 分
延迟回忆	回忆时不能提示	面孔 [　　]	天鹅绒 [　　]	教堂 [　　]	菊花 [　　]	红色 [　　]	仅根据非提示回忆计分	___/5
	分类提示							
	多选提示							
定向	日期[　] 月份[　] 年代[　] 星期几[　] 地点[　] 城市[　]							___/6
总分								___/30

如果被评定者受教育年限≤12年则在总得分基础上加1分,最高分为30分,≥26分属于正常。

3. 认知功能筛查量表(CASI) CASI与MMSE类似,检查内容包括定向、注意、心算、瞬时记忆、短时记忆、结构模仿、言语(命名、理解、书写)、类聚流利性、概念判断9个因子,检查耗时15~20分钟。答对1题给1分,总分30分,≤20分为异常(表9-4)。

表9-4 认知功能筛查量表(CASI)

题 号	检 查 内 容	记 分
1	今天是星期几?	
2	现在是几月份?	
3	今天是几号?	
4	今年是哪一年?	
5	这是什么地方?	
6	请说出872这三个数字	
7	请倒着说出刚才的数字	
8	请说出2597这四个数字	
9	请听清975三个数字,然后数1~10,再重复说出刚刚听过的数字	
10	请听清7569四个数字,然后数1~10,再重复说出刚刚听过的数字	
11	从星期日倒数至星期一	
12	9加3等于几?	
13	再加6等于几(在9加3基础上)?	
14	18减5等于几? 请记住下面几个词:帽子、汽车、大树、26。一会我会问你	
15	快的反义词是慢,上的反义词是什么?	
16	大和硬的反义词分别是什么?	
17	橘子和香蕉属于水果类,红和蓝属于哪一类?	
18	你面前有几张纸币,你看是多少钱?	
19	我刚才让你记住的词中第一个词是什么?	
20	第二个词是什么?	
21	第三个词是什么?	
22	第四个词是什么?	
23	计算一下100减7等于几?	
24	再减7等于几?	

续表

题　号	检查内容	记　分
25	再减 7 等于几？	
26	再减 7 等于几？	
27	再减 7 等于几？	
28	再减 7 等于几？	
29	再减 7 等于几？	
30	再减 7 等于几？	

（三）洛文斯顿作业疗法认知评定成套测验（LOTCA）

LOTCA 是由以色列希伯来大学和洛文斯顿康复医院的专家们联合研究提出的成套测验，可以全面评价主要的脑功能，最初被用于脑损伤患者的认知功能评价，之后逐渐扩展应用到具有认知障碍的脑病患者，现已在西方国家及中国台湾地区广泛应用。LOTCA 评定项目包括时间和地点定向、视知觉、空间知觉、动作运用、视运动组织、逻辑思维、注意力和专注力，多于 MMSE，且分项详细。LOTCA 的优点在于不仅能深入反映认知功能，而且还能预测脑损伤的转归；缺点在于评定耗时较长，约为 MMSE 的 2 倍，容易使被评定者疲劳，而且对于失语症（特别是感觉性失语）者、双上肢瘫痪者、听力受损者、视力严重受损者或盲人、注意力集中时间少于 5 min 者评定较为困难。LOTCA 在经过汉化修改后已应用于我国脑部疾病患者的认知障碍评定，此量表效度、信度和敏感度均较高。

任务二　常见认知功能障碍评定

一、知觉障碍

（一）基本概念

1. 知觉　是人类对客观事物各部分或属性的整体认识，是对事物的整体认知或综合属性的判别。

人类认识客观事物始于感觉输入，感觉器官将外界的刺激信息输入神经系统进行识别。知觉是人们认识客观事物最重要的环节，例如橙子，不仅要知道它是橙色的、酸甜味道，摸起来有点硬，还要将它与其他物品区别开，如柠檬、西红柿，这就是知觉。知觉以感觉为基础，但不是感觉的简单相加，而是对各种感觉刺激分析与综合的结果。

2. 知觉障碍　是指在感觉传导系统完整的情况下，大脑皮质特定区域对感觉刺激的认识和整合障碍。当出现各种原因所致的局灶性或弥漫性脑损伤时，人体会出现知觉障碍，如躯体构图障碍、空间知觉障碍等。

（二）知觉障碍的分类及特点

1. 躯体构图障碍　躯体构图指本体感觉、触觉、视觉、肌肉运动觉及前庭觉传入信息整合后形成的神经性姿势模型，包含人体各部分之间相互关系及人体与环境关系的认识。躯体构图障碍包括左右分辨障碍、躯体失认、手指失认、疾病失认、单侧忽略。

（1）左右分辨障碍：不能分辨自己或他人的左侧和右侧，不能执行含有"左"和"右"的指令。

（2）躯体失认：不能识别自己或他人身体各个部位以及各个部位之间的关系，损伤部位一般在优势半球顶叶和颞叶后部。躯体失认表现为否认偏瘫肢体的存在；或承认偏瘫的肢体，但认为长在别人身上；不能完成区别身体各个部位的指令；不能模仿他人动作；把身体的某个部位看得比实际大或小；常常诉说患侧有沉重感；不能识别身体的部位，但能识别物体的结构等。

（3）手指失认：不能识别和命名自己或他人的手指，包括不能命名或指出被触及的手指，轻者不影响手的实用性，但会严重影响手指的功能活动，如系纽扣、系鞋带、打字等，损伤部位在大脑左半球顶叶的角回。双侧手指失认同时合并左右分辨障碍、失写、失算，称为格斯特曼综合征。

（4）疾病失认：否认患病、忽视或不知道瘫痪肢体的存在及其程度，表现为对瘫痪漠不关心或否认。其损伤多在大脑非优势半球顶叶缘上回。

（5）单侧忽略：又称单侧空间忽略，是脑卒中后立即出现的常见的行为认知障碍之一，其特征为受损对侧肢体感知觉缺失，不能注意到对侧视觉、听觉、触觉或嗅觉的刺激，伴空间定位等行为能力的异常。由于人类视空间注意力的分布以右半球占优势，所以临床上以右脑损伤引起的左侧忽略常见。单侧忽略不仅影响患者感觉、运动、认知及日常生活，还影响精神、心理活动，甚至发生意外（如坠床、摔倒、碰撞等）。学习时需注意区分单侧忽略与同向偏盲。

2. 失认症 指并非感觉器官功能不全或智力低下、意识不清、注意力不集中、言语困难或对该物不熟悉等原因导致失认，而是由于大脑损伤，不能通过相应的感官感受和认识以往熟悉的事物，但仍可以利用其他感觉途径对其进行识别的一类症状。其原因是大脑受损后对经视觉、听觉和触觉等途径获得的信息丧失了正确分析和辨别能力，即感觉皮质整合功能发生了障碍。根据其表现特点，失认症可分为视觉失认、触觉失认、听觉失认3种。

（1）视觉失认：指在没有语言障碍、智力障碍、视觉障碍等情况下，能接收视觉刺激，却不能通过视觉认识原来熟悉的物品，即不能识别视觉刺激的意义。视觉失认又包括物体失认、面容失认、同时失认、颜色失认等。

①物体失认：失认症中最常见的一种类型，指在视力和视野正常的情况下，不能通过视觉识别常用物品，但可通过其他感觉如触觉、听觉来识别。例如，拿一个勺子，用眼睛看不知道是什么，但用手触摸以后知道是勺子。学习时需注意区分物体失认与命名性失语的区别。

②面容失认：不能识别以往熟悉的面孔，即便是自己最亲近的人，但可以通过说话、脚步声、发型、服装等识别。

③同时失认：不能同时完整地识别一个图像，只能识别一幅画中微小的细节，即只能理解或识别画中的一个方面或一部分，不能获得整体感，因而不能说出一幅画的主题。

④颜色失认：不能说出熟悉物品的颜色，不能根据口头提示的颜色找出相对应的物品完成匹配任务。但当两种不同颜色的物品放在一起时，能知道两种物品颜色不同，色盲表检查表现正常。颜色失认是后天性皮层病变引起的色彩认知障碍，学习时注意颜色失认与先天性色盲的区别。

（2）触觉失认：触觉、温度觉、本体感觉和注意正常，但不能通过触摸识别熟悉的物品，也不能说明和演示物品的功能、用途。损伤部位在顶叶。

（3）听觉失认：听力没有下降或丧失，能判断声音的存在，但不能识别听到声音的意义。听觉失认分语言性听觉失认和非语言性听觉失认，语言性听觉失认是指纯词聋，仅听觉理解被破坏，其他语言功能（如阅读理解、书写和自发语）均正常。非语言性听觉失认是指不能将一种物体和它所发出的声音联系在一起，表现为不能分辨各种声音的性质，如钟表声、流水声等。

3. 失用症 即运用障碍，是指大脑损伤后大脑高级部位功能失调，表现为在不存在瘫痪和深感觉障碍的情况下的肢体运用障碍，是后天习得的、随意的、有目的性的、熟练能力的运用行为障碍。在神志清楚的情况下，对被要求完成的动作能充分理解，却不能执行，不能完成原先已掌握的、患病前能完成的、有目的性的技巧动作。大脑左半球损伤可导致失用症。常见的失用症有意念性失用、意念运动性失用、运动性失用、结构性失用、穿衣失用等。

（1）意念性失用：即动作意念或概念的形成障碍，意念性失用表现为能正确完成复杂动作中的每一个分解动作，但不能按顺序完成，也不能正确地选择和使用工具。既不能执行指令也不能自发完成动作。如用餐时，餐桌上摆有碗、筷子、勺子、米饭、菜、热汤，患者可能用筷子去喝汤，并且不能合理食用饭菜。

（2）意念运动性失用：不能执行运动的口头指令，也不能模仿他人的动作，但对过去已学会的运动仍有记忆，可无意识地、自动地进行过去学会的动作。如无法按口头指令完成刷牙动作，但递给牙刷时，能完成刷牙动作。

（3）运动性失用：在排除肢体运动功能障碍疾病的情况下，肢体精细动作笨拙，如不能完成系纽扣、系鞋带、穿针引线等。

（4）结构性失用：组合或构成活动障碍，不能将各个不同的部件按正常空间关系组合成一体化结构，如复制、根据指令画图、构造二维或三维的模型或结构困难等。常见于大脑半球顶叶后部病变。

（5）穿衣失用：表现为不能辨认衣服的上下、前后、里外，自己不能穿衣服，找不到袖口及扣眼，常常错位系扣，两条腿穿入一条裤腿中，常见于大脑右侧半球顶叶损伤。

4. 视空间关系障碍 空间知觉是指物体的空间特性，是物体的形状、大小、远近、方位在大脑中的反映，包括形状知觉、大小知觉、深度知觉和方位知觉。大脑损伤后，观察两物体之间，或自己与两个或两个以上物体之间的空间位置关系上存在障碍，称视空间关系障碍。

（1）图形背景分辨障碍：图形背景知觉是指从背景中分辨物体不同的形状，选择必要的对象及忽略无关的视觉刺激的能力。图形背景分辨障碍指不能从视野范围内发现所需要的对象，注意广度缩小，注意分散等，如不能在抽屉中找到想要的剪刀。

（2）空间定位障碍：空间定位知觉又称方位觉，指物体的方位，如上下、前后、左右、内外、东、南、西、北等。不能判断物体与物体之间的关系。

（3）空间关系障碍：不能认识两个或两个以上的物体之间，以及物体与人体之间的位置、距离及角度等关系，主要表现为穿衣、梳妆、转移障碍，不能计算，结构性失用等日常生活活动异常。

（4）地形定向障碍：地形定向觉是指判断两地之间关系的能力，如从一个地点到另一个地点，需要准确判断目的地的方向、线路、周围的环境特征等。地形定向障碍表现为不能描述以往熟悉环境或线路的特征，不能记住新的线路，不能识别路标，在熟悉的环境中迷路等。

（5）形态恒常性识别障碍：形态恒常性指识别两个相似，但大小和位置不同的物体性质的能力。形态恒常性识别障碍者不能观察或注意到物体的结构和形状上的细微差别，如不能区别"b""d"和"田""由"等相似体。

（6）距离知觉障碍：不能准确判断物体之间的距离，如不能准确够到眼前的物品、上下楼梯感觉不安全、水倒在杯子外边或水倒满后不知道停止、不能准确地将饭菜送到口中等。

（三）知觉障碍的评定方法

1. 躯体构图障碍

（1）左右分辨障碍。①指令完成能力检查：评定者发出指令，被评定者完成（表 9-5）。每项能完成指令得 1 分，不能完成指令得 0 分。总分 17～20 分为正常，＜17 分为异常。②动作模仿能力检查：评定者做一个动作，要求被评定者模仿。如评定者将左手放在右侧大腿前面，观察被评定者是否存在镜像模仿。

表 9-5　左右指令完成能力检查

序　号	检查指令	评　分
1	伸出你的左手	
2	指你的右眼	
3	触摸你的左耳	
4	伸出你的右手	
5	用你的左手触摸你的左耳	
6	用你的左手触摸你的右眼	
7	用你的右手触摸你的右膝	

续表

序　　号	检 查 指 令	评　　分
8	用你的左手触摸你的左眼	
9	用你的左手触摸你的右耳	
10	用你的右手触摸你的左膝	
11	用你的右手触摸你的右耳	
12	用你的右手触摸你的左眼	
13	指我的左眼	
14	指我的左腿	
15	指我的左耳	
16	指我的右手	
17	用你的右手触摸我的左耳	
18	用你的左手触摸我的左眼	
19	把你的左手放在我的右肩上	
20	用你的右手触摸我的右眼	
总分		

（2）躯体失认。①观察：观察被评定者如何摆放偏瘫的肢体，是否认识到自己偏瘫肢体的功能丧失。②按指令指出身体部位：在合理的时间内准确说出身体部位的名称，如"指出你的鼻子"，不要用"左"或"右"这样的字，以区别左右分辨障碍。③模仿指出身体部位：能够模仿他人的动作，如果为镜像动作，也属于正常。④回答有关身体部位和相互关系的问题（表 9-6）。⑤画人体部位图：准备好纸和笔，让被评定者画一张人体结构图（图 9-1），包括 10 个部位，头、躯干、双臂、双手、双腿和双脚，每个部位 1 分，共 10分。10 分为正常，6～9 分为轻度障碍，≤5 分为重度障碍。

（3）手指失认。①手指图辨认：向被评定者出示一张手指图，嘱被评定者手掌向下放在桌子上，评定者触及某手指，让被评定者在图中指出被触及的手指，睁眼和闭眼情况下分别指 5 次。②命名手指：评定者说出手指的名称，要求被评定者从自己、评定者及手指图上分别指认，共 10 次。③动作模仿：评定者做指关节弯曲和对指动作，要求被评定者模仿。④绘图：令被评定者画一张手指图，观察各手指排列及分布。

表 9-6　与身体部位有关的问题

序　　号	问　　题
1	你的眼睛在鼻子上面吗？
2	你的腿在胃下面吗？
3	嘴和心脏，哪一个离你的鼻子近？
4	头顶上长的是头发还是眼睛？
5	你的手指在肘和腕之间吗？
6	舌头是在嘴的外边还是里边？
7	腰背部是在前面还是后面？

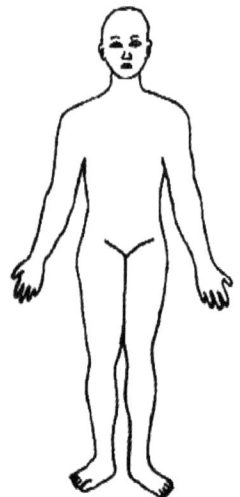

图 9-1　人体图

（4）单侧忽略。

①Schenkenberg 二等分线段测验法：在一张 26 cm×20 cm 的白纸上画三组平行线段，每组 6 条，其长度分别为 10 cm、12 cm、14 cm、16 cm、18 cm，在最上边及下边各画一条 15 cm 长的线段作为示范（图 9-2）。嘱咐被评定者用笔在每条线段的中点做一标记（每条线段只能画一个标记），其中最上端和最下端各一条线段用来做示范，不统计在内。

被评定者画完后，通过粗略目测即可发现所画"中点"是否均偏向一侧，或漏掉标注线段中点（图 9-3）。

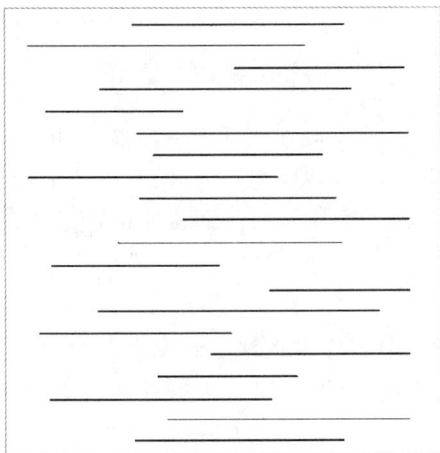

图 9-2 Schenkenberg 二等分线段测验 A

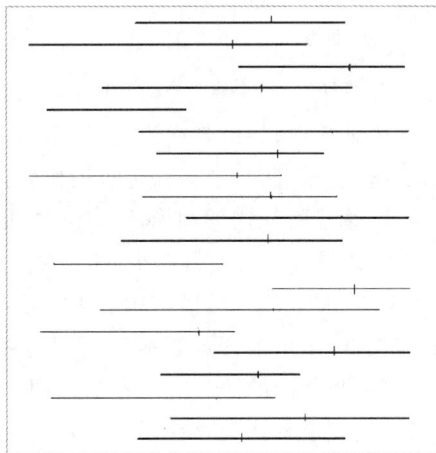

图 9-3 Schenkenberg 二等分线段测验 B

②Albert 划线试验：40 条 2.5 cm 长的短线在不同方向有规律地分布在一张 16 开白纸的左、中、右，让被评定者将整页纸的线条全部划掉（图 9-4），分析遗漏的线段数和偏向（图 9-5）。也可以划消字母（图 9-6）、数字、汉字或符号等。

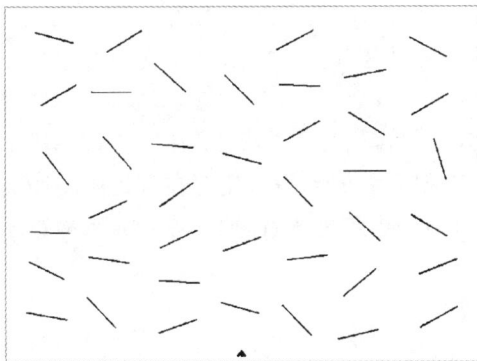

图 9-4 Albert 划线试验 A

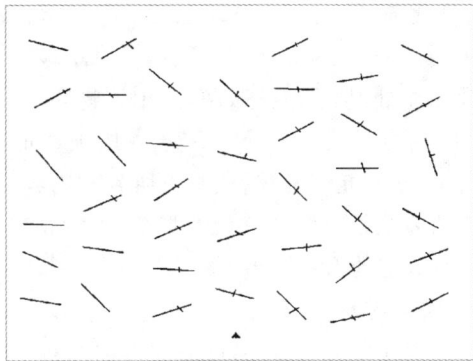

图 9-5 Albert 划线试验 B

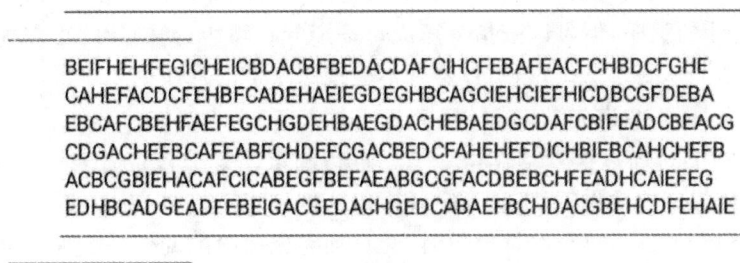

```
BEIFHEHFEGICHEICBDACBFBEDACDAFCIHCFEBAFEACFCHBDCFGHE
CAHEFACDCFEHBFCADEHAEIEGDEGHBCAGCIEHCIEFHICDBCGFDEBA
EBCAFCBEHFAEFEGCHGDEHBAEGDACHEBAEDGCDAFCBIFEADCBEACG
CDGACHEFBCAFEABFCHDEFCGACBEDCFAHEHEFDICHBIEBCAHCHEFB
ACBCGBIEHACAFCICABEGFBEFAEABGCGFACDBEBCHFEADHCAIEFEG
EDHBCADGEADFEBEIGACGEDACHGEDCABAEFBCHDACGBEHCDFEHAIE
```

图 9-6 划消字母试验

③绘画测验:Gainotti 提出给被评定者一幅复合画,该画沿着纸张从左到右排列,中间画一个房子,两侧各有2棵树,让被评定者仿图绘画,结果左侧忽略的被评定者不仅忽略整幅画的左半边,也忽略每一幅画的左半边。临摹房子和树木的复合画是检查是否存在单侧忽略最敏感的测验。

④书写测验:一般在被评定者可以取坐位后进行,书写测验可以是听写也可以是抄写。单侧忽略者表现出明显的空间书写困难。

⑤高声朗读测验:高声朗读一段文章,可以判断是否存在空间阅读障碍。空间阅读障碍者表现在阅读时另起一行困难,常常漏掉左半边的字母和音节,阅读复合字或数字时,随着字数增多可以观察到同样类型的异常。

2. 失认症

(1) 视觉失认。

①物体失认:a.物品命名或辨认:将生活中常见的物品实物或照片放在被评定者面前,如电视、牙膏、牙刷、鸡蛋、碗、筷子等,要求被评定者说出物品的名称,或评定者说出某种物品的名称,被评定者指出相应的物品。b.物品特征描述和模仿应用:要求被评定者根据实物或照片上物体的特征进行描述,如物体的形状、颜色、用途等。c.复制图形:出示常用生活物品的简单线条画,要求被评定者模仿绘制。d.触物辨认:被评定者闭上眼睛,触摸常用的生活物品,并分别说出名字。

②面容失认:出示被评定者本人、亲人、朋友或著名人物的照片,要求被评定者说出人物的名字和面部特征;也可以将相同的照片混杂在诸多照片中,要求其挑选出相同的;还可以根据声音、步态和服装等特征辨认,不能完成者认为存在面容失认。

③同时失认。a.数点测验:出示一张整版印有印刷符号的作业纸,如星号,要求被评定者数星号数,观察其是否只注意作业纸中的某一部分;b.描述图画:出示一幅画,令被评定者描述其主要内容;c.复述图画:要求被评定者照图画画,看其能否完整画出,不能完成者可判定为存在同时失认。

④颜色失认:评定包括以下内容:颜色命名、颜色分类、颜色辨别、非颜色视觉检查、给轮廓图填充颜色。

(2) 触觉失认:确认被评定者不存在深、浅感觉、复合感觉功能障碍及命名性失语后,在桌子上摆放生活中常用的物品,如碗、勺子、盘子、球、玻璃杯、书、铅笔等。被评定者闭上眼睛触摸其中一件物品,识别后放回原处,然后睁开眼睛,挑出该物品。

(3) 听觉失认。①听力检查:判断被评定者听力是否正常。②言语性听觉测试:评定者说一段话,或放录音,让被评定者复述,或写下听到的内容,如不能复述和完成听写功能,可判定存在言语听觉障碍,或言语性听觉失认。③非言语性听觉测试:评定者在被评定者背后发出不同声音,如咳嗽、拍手、敲桌子等,询问被评定者是什么声音。

3. 失用症

(1) 意念性失用:可通过完成事物的目的性及规划性进行测试。准备系列日常生活常用物品,要求被评定者完成系列的日常生活活动。意念性失用者由于对完成某种事情的目的性和规划性缺乏正确的认识和理解,而不能正确完成系列活动过程。例如,将牙杯、牙刷、牙膏准备好,让被评定者完成刷牙的过程,被评定者不知道刷牙的程序,但可以按指令完成每一个分解动作,如刷牙的正常程序是先用杯接水—漱口—将牙膏挤在牙刷上—刷牙漱口,但被评定者不能按照正常的程序刷牙,可能会先用牙刷刷牙,而不知道将牙膏挤在牙刷上,也不知道先漱口。

(2) 意念运动性失用:可通过执行动作口令能力进行测试。令被评定者表演使用某种工具的动作,或评定者做出使用某种工具的动作,要求被评定者模仿。例如,让被评定者表演擦脸的动作,被评定者会表情茫然,但将其脸上滴上水滴,再交给其毛巾时,会自动完成擦脸的动作。

(3) 运动性失用:可采用精细运动进行测试。被评定者在没有运动功能障碍的条件下,对其上肢精细运动功能进行测试,若动作笨拙、缓慢等为存在肢体运动性失用,可以通过以下测试验证。①手指或足尖敲击试验:令被评定者用一只手的手指快速连续敲击桌面,或用一只脚的脚尖快速连续敲击地面。②手指模仿试验:评定者用手演示日常生活常用的动作,如拧瓶盖、洗手等,要求被评定者模仿。③手指屈曲试验:被评定者快速进行示指屈曲动作。④前臂旋前旋后试验:被评定者快速地进行前臂的旋前旋后动作。

(4) 结构性失用。①复制图画:要求被评定者按照给出的图画进行模仿绘画,内容包括表盘、菊花、大象、空心十字、立方体和房子。②复制几何图形:要求被评定者复制二维的平面几何图形(如相互交叉的五边形),或三维几何图形(如立方体)等。③拼图:出示拼图图案,图案不宜过于复杂。④功能活动:令被评定者进行实物组装及部分日常生活活动,如组装家具、穿衣、做饭等,观察其功能活动是否受到影响。

(5) 穿衣失用:可通过穿衣的过程,观察被评定者是否能够分清衣服上下、里外的关系,是否与身体的相应部位对应。首先让被评定者给自己穿衣、系扣、系鞋带,或给玩具娃娃穿衣,如对衣服的正反、左右不分,手穿不进袖子,系扣、系带困难者为穿衣失用,不能在合理时间内完成上述指令者也为穿衣失用。

4. 视空间关系障碍

(1) 图形背景分辨障碍。①图片测试法:向被评定者出示三种物品重叠到一起的图片,要求其在 1 min 内说出所见物品的名称。②功能检测法:在卧室的床上铺上白色床单,要求被评定者挑选出床上摆放的白色浴巾或毛巾;或要求被评定者从没有分类的橱柜中找出勺子,不能完成者即存在图形背景分辨障碍。

(2) 空间定位障碍。①图片测试法:将一张画有正方形的纸放在被评定者面前,令其在正方形的上方或下方画圆圈;或将几张内容相同的图片放在被评定者面前,每一张图片都画有铅笔和铅笔盒,但铅笔的位置不同,要求被评定者描述铅笔与铅笔盒的位置。②功能检测法:将生活中常用的物品摆放在被评定者面前,要求被评定者按照指令完成相应的动作,如"将牙刷放在牙缸中""将勺子放在碗里"等,不能完成指令者即存在空间定位障碍。

(3) 空间关系障碍。①点式图连接测试:将一张左右相同的点式图纸出示给被评定者,左边通过各点的连接形成一个图案,要求被评定者按照左侧图的形状,将右侧的点连接成与左侧一样的图案。②十字标测试:在示范卡片的不同位置画上十字标,要求被评定者按照示范卡的样子,将十字标准确无误地画在另一个卡片上,如果被评定者不理解指令,评定者给予示范。③ADL 测试:让被评定者根据评定者的指令进行穿衣、梳洗、转移、进食等日常生活活动,观察其使用物品、摆放物品、处理物品之间位置关系的能力。④结构性运用测试:准备好盘子、碗、筷子、汤匙等餐具,令被评定者将餐具摆放在餐桌的合适位置上,观察其是否能够合理摆放;也可以准备画笔、纸、绘有表盘的简笔画,令被评定者按简笔画进行模仿绘图,观察其绘画中时针与分针的位置关系。

(4) 地形定向障碍。①了解病史:询问被评定者家属被评定者是否在日常生活中有迷路的情况,并让被评定者描述其非常熟悉的环境的特征,或画出线路图,测试其是否理解和记住两地之间的关系。②地图理解测试:给被评定者一张其居住城市的地图,令其指出其所在的位置,并按地图所指到达指定地点,观察其是否能准确到达目的地。不能根据地图确定目的地的线路,也不能描述或画出过去熟悉环境的线路图者,即存在地形定向障碍。

(5) 形态恒常性识别障碍。①检查所需要的物品:图片(相似的字或物体)及生活中常用的物品(手表、手链、牙刷、铅笔、吸管、钥匙等)。②操作方法:将图片和物品毫无规律地混放在一起,每一个物品从不同的角度呈现给被评定者(物品上下、正反颠倒),让其辨认,不能正确识别相似物品者即存在物体恒常性识别障碍。

(6) 距离知觉障碍。①将一物体抛向空中,让被评定者接取(正常时可以接到)。②将物品摆放在桌子上,让被评定者抓取(正常时可以准确抓取到)。③让被评定者上下阶梯(正常时无不安全感)。不能按指令完成上述动作者即存在距离知觉障碍。

二、注意障碍

（一）基本概念

1. 注意　是心理活动指向一个符合当前活动需要的特定刺激,同时忽略或抑制无关刺激的能力,是心理活动或意识对外界信息有选择的指向和集中的过程。注意有指向性和集中性的特征,贯穿整个心理过程,是一切意识活动的基础。

2. 注意障碍　指当进行一项工作时,不能持续保持注意,注意容易分散,通常是脑损伤的后遗症。存在注意障碍者,不能集中康复训练。注意障碍不仅影响肢体功能训练,也严重影响语言、记忆等各项认知功能康复,导致学习和工作能力明显降低,给人的日常生活带来极大影响。

（二）注意的特征

1. 注意的广度　又称注意的范围,指一个人在同一时间内能清楚有效地把握注意目标的数量。正常成人可以同时注意 8～9 个黑色的圆点,或 4～6 个没有任何联系的字母,或 3～4 个几何图形。通过训练可以扩大注意的范围,提高学习和工作效率,提高康复质量。

一般情况下,注意目标的排列越有序,组合越集中,注意的范围越大;活动任务越复杂,注意的范围越小;一个人在某一件事经验越丰富,注意的范围越大。

2. 注意的强度　又称注意的紧张度,指心理活动对目标的高度集中,与注意对象的兴趣和爱好、良好的身体和精神状况有密切的关系。

3. 注意的稳定性　又称注意的持久性,指对同一对象注意保持时间的长短,其随着注意对象复杂程度的增加而提高。注意的活动单调,容易引起个体疲劳、厌烦;注意的对象过于复杂,也易导致疲劳和注意分散,因此,康复训练需要趣味化。

4. 注意的转移性　指根据新任务的要求,主动、及时地将注意从一个目标转移到另一个目标的能力。对原来活动的注意紧张度越高,注意转移就越困难,转移速度就越慢;对于新活动越有兴趣,转移就越容易,转移速度就越快。

5. 注意的分配性　指在同一时间内进行两种或两种以上活动,能同时注意不同的对象或活动,需要具备以下的条件:一是一种活动程度足够熟练,不需要太多的注意就能进行;二是同时进行的几种活动之间有一定的关联。如歌手可以一边唱一边弹奏同一首歌曲。

（三）注意障碍的分类及临床表现

1. 觉醒状态低下　注意的保持有赖于脑干网状结构、丘脑及大脑皮质(前额叶)功能的整合。这些结构通过网状激活系统在功能上相互联系。网状结构功能障碍,导致脑内的觉醒水平降低,故被评定者对痛、触、视、听及言语等刺激反应不能迅速、准确地做出反应,时间延长,表现为注意迟钝、缓慢。

2. 注意的范围缩小　指在面对刺激信号时主动注意减弱,接收信息量的能力降低,一般能够引起注意的事物不能引起注意。因此注意的范围缩小者常表现为不能完成阅读、听写等任务。

有意注意是指精神活动的主动集中,由主观努力决定,如集中精力看书或学习;相对有意注意的是无意注意,是指无意识地注意到周围事物,由外界刺激被动引起,如给儿童播放传统文化音频,时间久了,儿童自动会背诵。

3. 注意维持和警觉障碍　注意的持久性下降表现为不能长时间保持注意,活动易于中断。注意维持和警觉障碍者在进行持续性和重复性的活动时缺乏持久性,注意力不集中,反应时间延长,易受干扰,并且易于疲劳,作业持续时间短。

4. 选择注意障碍　难以进行有目的地注意当前需要的特定刺激及剔除无关刺激。选择注意障碍者对于相关刺激的易化和对不相关刺激的抑制存在缺陷,容易受自身或外部环境影响从而导致注意不能集中。

5. 转移注意障碍　不能根据需要及时地从当前的注意目标中脱离出来,并将注意及时转向新的目标,因而不能跟踪事件的发展。额叶损伤者常表现为注意固定,如在进行康复训练时,不能根据指令从一个动作转换到另一个动作。

6. 分配注意障碍　不能同时利用多种有用信息,表现为不能在同一时间做两件事情。例如,行走时没有足够的注意同时进行对话等其他活动。

(四) 注意障碍的评定

1. 反应时间评定　指从刺激作用于机体到机体做出明显反应的时间。一般采用视觉或听觉中的一项进行测试,记录被评定者从刺激到反应的时间。如评定者在被评定者身后呼喊其姓名,当听到名字后转过头,记录从呼名到转头的时间。

2. 注意广度的评定　数字距是检查注意广度的常用方法。评定者说出一串数字,让被评定者正向或逆向复述,能正确复述出的数字串最高位数为该被评定者的复述数字距。测试从两位数开始,评定者以每秒 1 位数字的速度说出一组数字,每一水平最多允许进行两次检测(2 次数字不同),通过一次即可晋级下一水平测试,两次测试均没通过,即结束测试。如 37,患者正向复述 37,逆向复述是 73,复述正确后,晋级到三位数水平,如 749。正常人正向复述数字距为 7±2,逆向复述数字距为 5±2。数字距为 3时,提示被评定者为临床状态;数字距为 2 时,可确诊为异常数字距缩小。数字距往往与被评定者的年龄和文化水平有关,与其瞬时记忆能力也有关系。

3. 注意持久性的评定

(1) 划消实验:给被评定者出示一段文字(也可以是数字或字母),让其划去相同的文字(或数字、字母),计算正确的划消数、错误的划消数和划消时间。

在单侧忽略的评定中,错误或遗漏处可能集中在左侧,而注意障碍者出现错误或遗漏的地方可能不会集中,而是各个地方都有。

(2) 连续减 7(或其他数),或倒背时间:让被评定者连续计算 100 减去 7,递减 5 次,或倒数一年的十二个月,一周中的每一天。

4. 注意选择性的评定

(1) 采用视觉反应时测定或听觉反应时测定:要求被评定者在面前出现彩色物品时,举起右手,计算从出现到反应的时间。

(2) 舒尔特方格测验:在一张正方形卡片上画 25 个 1 cm×1 cm 的方格,格子内任意填写阿拉伯数字 1～25(图 9-7),评估时,让被评定者用手指按 1～25 的顺序依次指出数字的位置,同时诵读出声,评定者记录所用时间。耗时越短,注意水平越高。

5. 注意转移的评定　采用连线实验,检查注意和运动速度,内容:A 型(图 9-8)主要是反映较为原始的知觉运动速度,B 型(图 9-9)除了知觉运动速度之外,还包含工作记忆和注意转换的效应。可以分别计分,或用 B 型分数除以 A 型分数。若 A 型时间大于 B 型时间说明存在原始启动障碍,若 B 型时间大于 A型时间说明存在注意转移障碍。

图 9-7　舒尔特方格测验

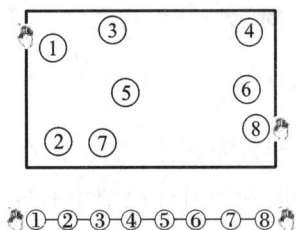

图 9-8　连线实验 A 型

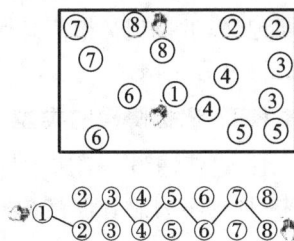

图 9-9　连线实验 B 型

6. 注意分配的评定 让被检者同时做两件事情,如一边写字一边唱歌,有注意分配障碍者,他会停下一件事,不能同时完成两件事情。

三、记忆障碍

（一）基本概念

1. 记忆 是人脑对所输入信息进行编码、存储及提取的过程。由于记忆功能的存在,人们能够利用以往的经验来学习新的知识,记忆不仅仅局限于输入信息,还包括对已经加工过的信息进行进一步的编码、存储和提取。随着年龄增长,记忆逐渐消退。

2. 记忆障碍 是指个体处于一种难以记住或回忆信息或技能的状态。

（二）记忆的过程

记忆是一种心理过程,记忆的基本过程包括识记、保持和回忆三个环节。

1. 识记 是识别并记住事物的过程,是记忆的第一环节。识记的效果与识记的目的性、识记材料的意义、数量和呈现的先后顺序及识记时的情绪状态都有关系。

2. 保持 是识记的事物在头脑中储存和巩固的过程,是实现回忆的必要前提,是记忆的第二环节。信息是否能够得到巩固和持久的保持,跟识记任务的持久性、识记材料的性质、识记后的复习等因素有关。

根据艾宾浩斯遗忘曲线(图 9-10),遗忘在数量上的规律是在识记后的短时间内遗忘特别迅速,然后逐渐变缓;遗忘量随时间递增,增加的速度是先快后慢。因此,及时、经常地进行复习,有利于识记内容在急速遗忘前获得必要的巩固。

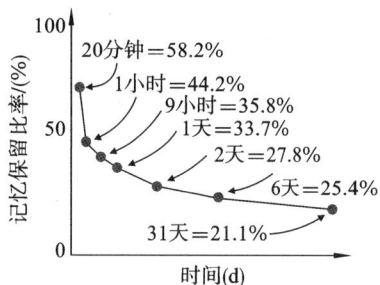

图 9-10 艾宾浩斯遗忘曲线

3. 回忆 是对头脑中所保持事物的提取。回忆有再现和再认两种表现方式。再现是当识记过的事物不在时能够在头脑中重现,如学生在闭卷考试时就需要通过再现学过的内容作答。再认是当识记过的事物再度出现时能够将其识别出来,如目击者从一群疑犯中指认真正的犯人,就属于再认。再认过程由于存在信息提示,故较再现过程简单。

（三）记忆的分类

根据信息维持的时间长短,记忆可分为瞬时记忆、短时记忆和长时记忆。

1. 瞬时记忆 记忆维持时间以毫秒或秒为单位计算,最长 1～2 s。瞬时记忆的过程一般是无意注意,很快就会忘记,感觉信息若变成有意注意,就会变成短时记忆。

2. 短时记忆 是指能维持几秒至几分钟的记忆,短时记忆的容量有限,很容易衰退,如果对某种信息一遍又一遍的复述,使记忆内容得以储存和巩固,则可进入长时记忆。

3. 长时记忆 指信息保留时间在 1 min 以上,甚至数日、数年、终生。长时记忆又分为近期记忆和远期记忆,近期记忆指信息保留时间在数小时、数日、数月之内,而远期记忆指信息保留 1 年以上。长时记忆没有容量限制。

（四）记忆障碍的类型

1. 记忆增强 临床常见轻度躁狂症患者联想加速、"过目不忘",平时不能回忆的往事细节也能回忆起来;抑郁障碍患者也存在类似情况,主要表现为对既往细小的过错记忆犹新,病情缓解后以上现象可消失。

2. 记忆减弱 指记忆过程的功能全面减退,最常见于脑器质性精神障碍,如痴呆患者,也可见于正常老年人。

3. 遗忘 不能回忆某一事件或某段经历,也称为回忆空白,再认功能会保留。遗忘分为顺行性遗忘、逆行性遗忘、进行性遗忘和心因性遗忘四类。前两类多见于脑损伤后记忆障碍,如颅脑损伤;进行性遗忘主要见于痴呆;心因性遗忘具有选择性遗忘的特点,即所遗忘的事情选择性地限于痛苦经历或可能引起心理痛苦的事情,多在重大心理应激后发生,常见于急性应激障碍等。

4. 记忆倒错 是一种记忆错误,表现为在回忆自己亲身经历的事件时,对地点或时间的记忆出现错误或混淆,如将此时间段内发生的事情回忆成是在其他时间里发生的。

5. 虚构 也是一种记忆错误,表现为对某段亲身经历发生遗忘,而用完全虚构的故事来填补和代替,随之坚信不疑。虚构内容大部分由既往记忆的残余和提问者的诱导串联在一起,内容生动丰富,但又显得荒诞。

6. 歪曲记忆 其表现为将别人的经历及自己曾经的所见所闻回忆成自己的亲身经历或者将本人的真实经历回忆成自己所见所闻的别人的经历。

(五) 记忆障碍的评定

1. 瞬时记忆的评定

(1) 数字广度测试:要求被评定者按照数字出现的顺序或相反的顺序回忆数字,正常的正向复述数字距为 7±2,小于 5 为瞬时记忆缺陷。逆向复述数字距为 5±2,数字距为 3 提示瞬时记忆缺陷。

(2) 词语复述测试:评定者说出 4 个不相关的词,如排球、菊花、桌子、汽车等,速度为 1 个词/秒,要求被评定者立即复述。正常时能复述 3~4 个词,复述 5 遍仍不正确者,即存在瞬时记忆障碍。

(3) 视觉图形记忆测试:出示 4 个图形卡片(简单图形),令被评定者注视 2 s,将卡片收起或遮盖,要求被评定者根据记忆临摹画出图形,如绘出的图形不完整或位置错误即为异常。

2. 短时记忆的评定 测试内容同瞬时记忆法,但时间要求是注视 30 s 后,要求被评定者回忆瞬时记忆测试的内容。

3. 长时记忆的评定 长时记忆的评定分别从情节记忆、语义记忆和程序性记忆等不同方面进行。

(1) 情节记忆测试:要求被评定者回忆其亲身经历的事件或重大公众事件,包括事件的时间、地点、内容,包括顺行性情节记忆和逆行性情节记忆。

(2) 语义记忆测试:有关常识、概念及语言信息的记忆,包括常识测试、词汇测试、分类测验物品命名及指物测试等,如提问被评定者"一年有几个月?""肮脏是什么意思?",或让被评定者对物品进行分类、指认物品等。

(3) 程序性记忆测试:程序性记忆有时难以用语言描述,如骑自行车、打羽毛球等。存在程序性记忆障碍者,可以从基础学习这些技能,但其往往凭借以往的记忆进行操作,因此,很难做到自动地、毫不费力地完成任务。

4. 标准化的成套记忆测试

采用韦氏记忆量表(WMS)测试,用于测试长时记忆、短时记忆和瞬时记忆。其中长时记忆测试包括个人经历、时间地点的定向、顺数数序、倒数数序、累积计算。短时记忆测试包括记忆实物图片后立即回忆、记忆实物图片后立即再认、记忆几何图形后立即默画;记忆成对词,立即从一词联想出配对词;手摸图板后立即回忆形状和位置;听故事后复述。瞬时记忆测试包括顺背和倒背数字(表 9-7)。

表 9-7 韦氏记忆量表

测 试 项 目	内　　容
经历	5 个有关个人经历的问题,如出生年月等
定向	5 个有关时间和空间定向的问题

续表

测 试 项 目	内　　容
数字顺序关系	1～100 顺序数数字 100～1 倒序数数字 从 1 起累加,每次加 3,至 49 为止
再认	每套识记卡片有 8 项内容,呈现给患者 30 s 后,让患者再认
图片回忆	每套图片中有 20 项内容,呈现 90 s 后,要求患者说出图片内容
视觉再生	每套图片中有 3 张,每张上有 1 个或 2 个图形,呈现 10 s 后让患者画出来
联想学习	每套卡片上有 10 对词,读给患者听,然后呈现 2 s,10 对词显示完毕后,停 5 s,再读每对词的前 1 个词,要患者说出后 1 个词
触觉记忆	使用 1 幅凹槽板,上有 9 个图形,让患者闭眼,用利手、非利手和双手分别将 3 个木块放入相应的凹槽中,再睁眼,将各木块的图形及其位置默画出来
逻辑记忆	3 个故事分别包含 14 个、20 个和 30 个内容,讲故事讲给患者听,同时让其看着卡片上的故事,念完后要求重复
背诵数目	要求按顺序背诵 3～9 位数,倒序背诵 2～8 位数

四、执行功能障碍

(一) 基本概念

1. 执行功能　是一种综合的运用能力,指人类独立完成有目的、控制自我行为的能力,是人类推理、解决和处理问题的能力,包括制订任务计划、判断任务实施的准确性、分析决策的可行性、控制自我行为和独立解决问题的能力等内容。

2. 执行功能障碍　指大脑损伤或大脑功能减退(如老年痴呆)后,运用知识达到某种目的的能力减退,对待事物的反应缺乏主动性,见于大脑额叶损伤者,常伴有注意障碍及记忆功能障碍。

(二) 执行功能障碍的特点

执行功能障碍以解决问题能力的下降或丧失为重要的特征,即不能认识存在的问题、不能计划和实施所选择的解决方法、不能检验所解决问题的方法是否满意,大体可概括为三个方面:启动障碍、终止障碍和自身调节障碍。

1. 启动障碍　指不能在需要时开始某种动作,对事物缺乏兴趣和动力,淡漠、不能坚持和体力下降。

2. 终止障碍　表现为不能停止运动和构思过程中的言语或动作,情感易变、焦虑、抑郁、沉默。

3. 自身调节障碍　表现为不能根据周围环境的变化而做出相应的反应,以自我为中心、易冲动、不爱社交、没有自制力和愧疚感。

(三) 执行功能障碍的评定

执行功能是高级的大脑功能,是注意、记忆和运动技能统合的结果,往往通过对其他能力的综合检查才能反映出来。

1. 启动能力的评定　要求被评定者在 1 min 内说出以"大"为开头的单词或短语,正常人 1 min 内可以说出 8～9 个,如大家、大地、大方、大小、大伯、大力支持、大权在握、大鸣大放、大大咧咧等。若为失语症患者评定,可提供设计好的图片让其挑选。

2. 变换能力的评定

(1) 评定者出示 1 个手指时,被评定者出示 2 个手指,评定者出示 2 个手指时,被评定者出示 1 个手指,共完成 10 遍。

（2）评定者敲击桌子底面1下（避免视觉提示），被评定者出示1个手指，评定者敲击2下，被评定者不动，共完成10遍。

上述两种变换能力的评定方法结果解读时，被评定者只是模仿评定者的动作，或反复重复某一个动作均为异常。

（3）交替变化检查：评定者出示一个由方波和三角波交替并连续组成的图形，被评定者照图画出图形。被评定者一直重复一个图形而不是交替变化（也称持续状态）为异常。

（4）交替运动检查：评定者示范动作要求，即一手握拳，另一手同时五指伸开，然后左右手动作颠倒过来要求被评定者按要求完成。

（5）动作连续性检查（Luria三步连续动作检查）：要求被评定者连续做三个不同的动作，如握拳，将手的尺侧缘放在桌子上，手掌朝下平放在桌子上。

（6）ADL检查（无运动功能障碍者）：要求被评定者实际演示日常生活中常见的动作，如洗脸、刷牙、吃饭等，被评定者反复进行片段动作，持续状态和不能完成为异常。

3. 解决问题能力的评定

（1）格言解释：此方法适用于具有一定文化知识的被评定者，通过对某些格言解释的准确性进行评定。例如，覆水难收、条条大路通罗马、过河拆桥、功亏一篑等。如果只做字面解释为0分，能通俗地解释深刻的道理为1分。

（2）类似测试：让被评定者判定物品、问题是否存在类似现象。例如，①茄子-西红柿；②汽车-飞机；③桌子-书架；④诗词-小说等。有相似性和差异性两种情况。

（3）推理测试：有言语推理和非言语推理两种类型。

①非言语推理：如1—4—7—10—？—16，根据规律填入合适的数字（填入13）；或者图形推理（图9-11）。

②言语推理：例如，李娟比王红高，王红比刘丽高，张菲比李娟高。请问下面哪项回答是正确的？a.刘丽比李娟高；b.张菲比王红高；c.刘丽比张菲高；d.王红比张菲高。

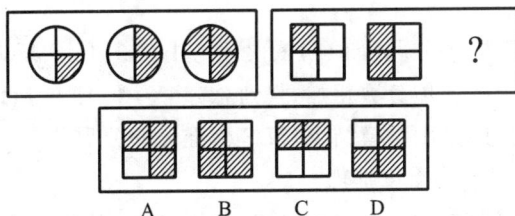

图9-11 图形推理

也可以应用注意障碍中的连线实验来进行评定，也可以反映出一个人的手眼协调能力、空间知觉和注意能力。

五、情绪情感障碍

（一）基本概念

1. 心理健康 即心理卫生，指为维护和改善人们的心理状态以适应当前和发展的社会环境，采取积极有益的教育和措施。心理健康的目标是提高人类对社会生活的适应与改造能力。正确评价人的心理状态，有助于预防心理疾病的发生。当个体的心理过程和心理特征发生异常改变时，称异常的心理现象，如焦虑、抑郁等。

2. 情绪 是以个体的愿望和需要为媒介的一种心理活动，包括喜、怒、思、悲、忧、恐、惊等。当客观事物或情景符合主体的需要和愿望时，就能引起积极的、肯定的情绪，如快乐、兴奋等；不符合主体的需要和愿望时就会产生消极、否定的情绪，如焦虑、抑郁等。无论是积极的，还是消极的情绪反应，如果只是暂时存在，属于人体正常的情绪反应，如果持续存在，对机体产生不利影响，则为异常的情绪反应。

3. 抑郁 是指持久而显著的心境低落，表现为忧郁、悲观、缺少主动语言、自责、食欲减退，甚至有自杀念头或行为等。

4. 焦虑 对未来或可能的风险过分担心和害怕的情绪状态。患者缺乏安全感、整天提心吊胆、对外界事物不感兴趣，甚至做噩梦、胸闷、心悸、月经不调等。

（二）抑郁和焦虑的主要表现

1. 抑郁 表现为心情不好,感到无助或绝望,认为生活毫无价值;或感到自己的疾病无法好转,对治疗和康复失去信心;认为自己给别人带来的只是麻烦,连累了家人;对以前的各种业余爱好和文体活动缺乏兴趣,或不愿意见人,不愿意讲话,甚至厌世、不愿意活下去,产生自杀念头等。

2. 焦虑 自觉无能力面对可能的风险,感到危险马上发生,内心处于警觉状态,或怀疑自己应对行为的有效性。患者表述的症状通常是与处境不相符合的痛苦情绪体验,如担忧、紧张、着急、烦躁、恐惧等情绪反应。

（三）抑郁和焦虑的评定方法

抑郁和焦虑既是一种客观存在的心理问题,又是个人对自身状态的主观感受,因此,评定方法可采用量表法进行评定。常用的量表有汉密尔顿抑郁量表(HAMD)、汉密尔顿焦虑量表(HAMA)、抑郁自评量表(SDS)及焦虑自评量表(SAS)。

1. 抑郁自评量表(SDS) SDS 由 20 个项目组成,每一个项目对应一个有关症状。20 个项目反映抑郁状态的 4 组特异性症状:①精神性情感症状,包含抑郁心境和哭泣 2 个项目;②躯体性障碍,包含情绪的日夜差异、睡眠障碍、食欲减退、性欲减退、体重减轻、便秘、心动过速、易疲劳 8 个项目;③精神运动性障碍,包含精神运动性抑制和激越 2 个项目;④抑郁的心理障碍包含思维混乱、无望感、易激惹、犹豫不决、自我贬低、空虚感、反复思考自杀和不满足 8 个项目。

SDS 包括 20 个项目,评定的依据主要是所定义的症状出现频率,其轻重程度分 4 级,包括正向评分和负向评分(带 * 为负向评分),评分标准:1 分:无/偶尔有;2 分:有时有;3 分:经常有;4 分:总是如此。

正向评分题(15 项)依次评为 1、2、3、4 分;反向评分题(5 项)则为 4、3、2、1 分。评定结束后,将 20 个项目中的各项分数相加,得到总分(X)乘 1.25 后取整数部分,得到标准分(Y)。

按照中国常模结果,SDS 标准分的分界值 53 分,其中 53～62 分为轻度抑郁;63～72 分为中度抑郁;72 分以上为重度抑郁。

SDS 的优点为使用简单,分析方便,不需要经专门的训练即可指导被评定者进行相当有效的自我评定。在一定程度上能了解被评定者近期心境,可用于心理咨询门诊。若用以评估疗效,应在开始治疗或研究前让被评定者评定一次,治疗后或研究结束时再让其自评一次,以便通过 SDS 总分变化来分析被评定者情况。在治疗或研究期间评定,其时间间隔可由治疗师或研究者自行安排(表 9-8)。

表 9-8 抑郁自评量表(SDS)

项　　目	状　　态			
	A 无/偶尔有	B 有时有	C 经常有	D 总是如此
1. 我觉得闷闷不乐,情绪低沉				
* 2. 我觉得一天之中早晨最好				
3. 老是莫名地哭出来或觉得想哭				
4. 我晚上睡眠不好				
* 5. 我吃饭像平时一样多				
* 6. 我与异性密切接触时和以往一样感到愉快				
7. 我感觉自己的体重在下降				
8. 我有便秘的烦恼				
9. 我觉得心跳比平时快				
10. 我无缘无故感到疲乏				

续表

项 目	状 态			
	A 无/偶尔有	B 有时有	C 经常有	D 总是如此
* 11. 我的头脑跟平时一样清楚				
* 12. 我做事情像平时一样不感到有什么困难				
13. 我坐卧不安，难以保持平静				
* 14. 我对未来感到有希望				
15. 我比平时容易生气激动				
* 16. 我觉得做出决定是容易的事				
* 17. 我觉得自己是有用的人，别人需要我				
* 18. 我的生活过得很有意义				
19. 我认为如果我死了别人会生活得更好				
* 20. 对于平常感兴趣的事我仍旧感兴趣				

2. 焦虑自评量表(SAS) 焦虑自评量表(SAS)由 William W. K. Zung 于 1971 年编制。该量表从结构形式到具体评定方法，都与抑郁自评量表(SDS)十分相似，多用于评定患者焦虑的主观感受及其在治疗中的变化。

SAS 包括 20 个项目，评定的依据主要根据所定义症状出现的频率，其轻重程度分 4 级，包括正向评分和负向评分(带 * 为负向评分)，评分标准：1 分：无/偶尔有；2 分：有时有；3 分：经常有；4 分：总是如此。

正向评分题(15 项)依次评为 1、2、3、4 分；反向评分题(5 项)则为 4、3、2、1 分。评定结束后，将 20 个项目中的各项分数相加，得到总分(X)乘 1.25 后取整数部分，得到标准分(Y)。

按照中国常模结果，SAS 标准分的分界值为 50 分，其中 50～59 分为轻度焦虑；60～69 分为中度焦虑；69 分以上为重度焦虑。

SAS 能较好地反映有焦虑倾向的精神病患者的主观感受，适用于具有焦虑症状的成人，它与 SDS 一样具有广泛的适用性。焦虑是在心理咨询门诊中较常见的一种情绪障碍，因此，SAS 可作为咨询门诊中了解焦虑症状的自评工具(表 9-9)。

表 9-9 焦虑自评量表(SAS)

项 目	状 态			
	A 无/偶尔有	B 有时有	C 经常有	D 总是如此
1. 我觉得比平常更容易紧张和着急				
2. 我无缘无故地感到害怕				
3. 我容易心里烦乱或觉得惊恐				
4. 我觉得我可能要发疯				
* 5. 觉得一切都很好，也不会发生什么不幸				
6. 我手脚发抖打战				
7. 我因为头痛、头颈痛和背痛而苦恼				
8. 我感觉容易衰弱和疲乏				
* 9. 我觉得心平气和，并且容易安静地坐着				
10. 我觉得心跳得很快				
11. 我因为一阵阵头晕而苦恼				

续表

项　目	状　态			
	A 无/偶尔有	B 有时有	C 经常有	D 总是如此
12. 我有晕倒发作，或觉得要晕倒似的				
*13. 我吸气、呼气都感到很容易				
14. 我的手脚麻木和刺痛				
15. 我因为胃痛和消化不良而苦恼				
16. 我常常要小便				
*17. 我手脚常常是干燥温暖的				
18. 我脸红发热				
*19. 我容易入睡并且睡得很好				
20. 我做噩梦				

（闫秀丽）

小结

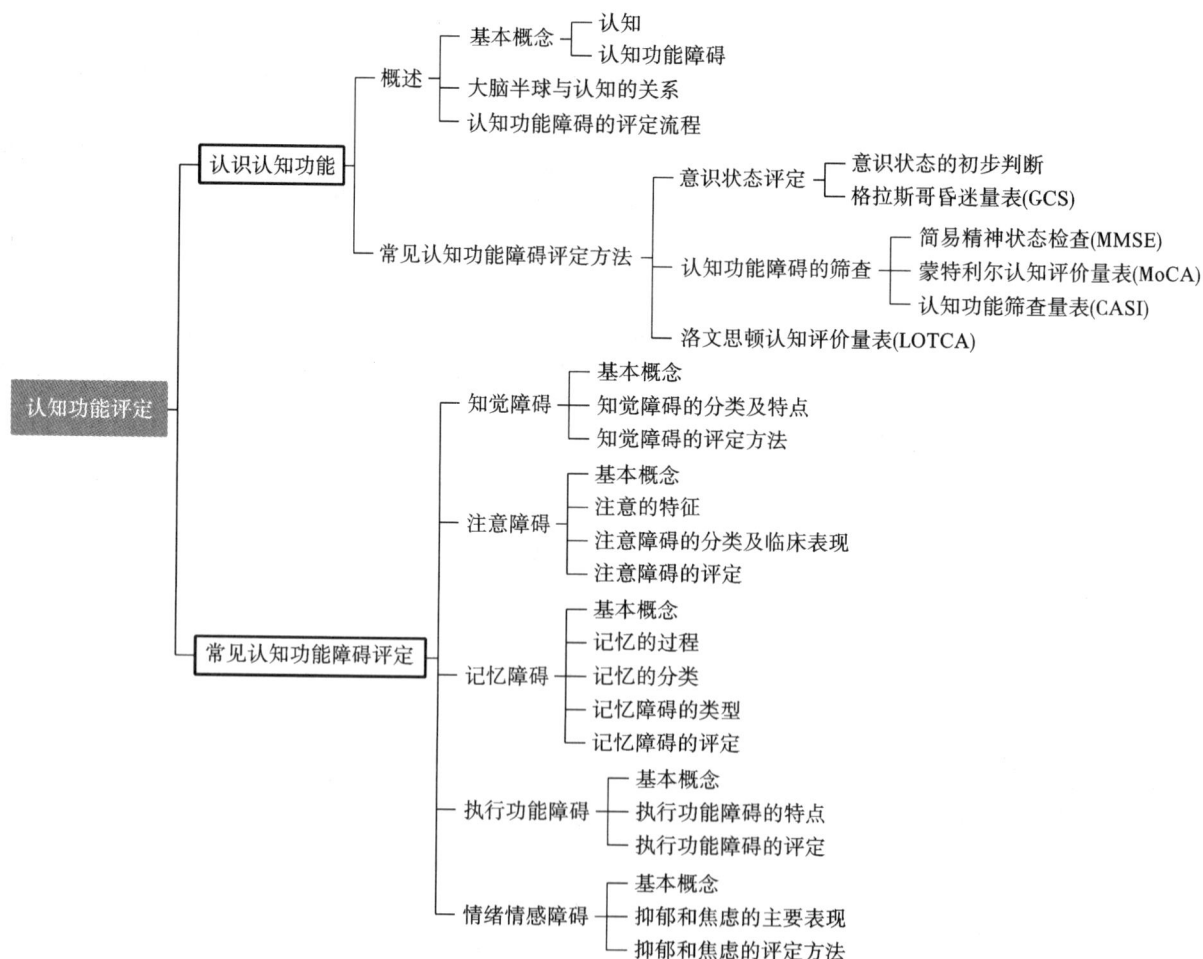

→ 课后习题

1. 属于痴呆筛选量表的是( )。
A. MMSE　　　　B. HRB　　　　C. WAB　　　　D. WAIS-RC　　　　E. BDAE

2. 失用症评定不包括( )。
A. 意念性失用　　B. 运动性失用　　C. 穿衣失用　　D. 结构性失用　　E. 注意障碍

3. 下列不属于感觉障碍的是( )。
A. 感觉缺失　　B. 感觉模糊　　C. 感觉过敏　　D. 感觉倒错　　E. 以上都是

4. 为了避免干扰,进行感觉评定时应让受检者( )。
A. 洗手　　　　B. 闭目　　　　C. 取卧位　　　　D. 取坐位　　　　E. 取半卧位

5. 格拉斯哥昏迷量表对昏迷的界定是( )。
A. ≤3 分为昏迷　　　　　　B. ≤8 分为昏迷　　　　　　C. ≤10 分为昏迷
D. ≤15 分为昏迷　　　　　　E. ≤20 分为昏迷

6. 患者四肢肌力检查正常,言语对答好,但不能用牙刷刷牙,用梳子梳头,应首先考虑( )。
A. 删除实验　　　　　　B. 韦氏记忆量表　　　　　　C. 触觉失认检查
D. 失用症评定　　　　　E. 空间关系障碍检查

7. 家属反映患者经常丢三落四,说过的事情很快忘记,出门后不能回家,此时应该考虑( )。
A. 图形背景分辨困难　　　　B. 空间关系障碍检查　　　　C. 单侧忽略
D. 记忆障碍　　　　　　　　E. 触觉失认检查

8. 认知障碍不包括( )。
A. 焦虑　　　　B. 人格异常　　C. 记忆障碍　　D. 知觉障碍　　E. 注意障碍

9. 不能准确地判断物品的位置,伸手取物时未触及该物而抓空,或伸手过远将物品碰倒,患者可能有( )。
A. 图形背景分辨困难　　　　B. 空间定位障碍　　　　C. 视空间失认
D. 结构性失用　　　　　　　E. 地形定位障碍

10. Gerstmann 综合征不包括( )。
A. 手指失认　　B. 失忆　　C. 失算　　D. 单侧忽略　　E. 失写

11. 结构性失用症的检查是( )。
A. 平分直线法　　　　　　B. 画钟试验　　　　　　C. 删字试验
D. 画空心十字法　　　　　E. 画人试验

12. 失用症是指( )。
A. 偏瘫肢体运动功能障碍　　　　B. 偏瘫肢体感觉功能障碍
C. 偏瘫患者视觉忽略　　　　　　D. 偏瘫患者触觉忽略
E. 偏瘫患者认知障碍,不能计划,组织,执行随意运动

13. 关于认知功能说法正确的有( )。
A. 属于大脑皮质的高级活动范畴　　B. 属于大脑皮质的中级活动范畴
C. 属于小脑皮质的低级活动范畴　　D. 属于大脑皮质的低级活动范畴
E. 以上都不正确

14. 格拉斯哥昏迷量表评定项目是( )。
A. 睁眼、运动反应、言语反应　　　B. 闭眼、运动反应、言语反应
C. 闭眼、平衡反应、言语反应　　　D. 睁眼、运动反应、听力反应
E. 闭眼、运动反应、言语反应

15. 关于简易精神状态检查量表(MMSE)说法正确的是( )。

A. 满分 100 分,表示精神状态正常

B. 文盲者检查结果>17 分,表示痴呆

C. 教育年限≥6 年,检查结果为 22 分,可排除痴呆

D. 教育年限≤6 年,检查结果≥20 分,可排除痴呆

E. 以上都不正确

16. 对视觉、听觉、触觉等感觉途径获得的信息缺乏正确的分析和识别能力,造成对感知对象的认识障碍,称为( )。

A. 失忆症 　　　　B. 失用症 　　　　C. 失语症 　　　　D. 失认症 　　　　E. 抑郁症

17. 让患者读一段文章,经常漏读左侧文字,称为( )。

A. 单侧空间失认 　　　　　　B. 躯体失认 　　　　　　C. 疾病失认

D. 手指失认 　　　　　　　　E. 空间关系障碍

18. 失认症的临床表现,不包括下列哪项?( )

A. 视力正常但看不到东西

B. 听力正常但听不到什么声音

C. 对所见物品不能分辨但用手触摸后则能回答

D. 不能按指令表演刷牙动作

E. 以上都不正确

19. 注意的评定内容不涉及( )。

A. 形状辨别 　　　B. 视跟踪 　　　C. 词的辨意 　　　D. 听跟踪 　　　E. 视觉辨别

20. 患者注意力集中某一事物时,不能再注意与之有关的其他事物,属于( )。

A. 注意减弱 　　　B. 注意分配 　　　C. 转移转移 　　　D. 注意狭窄 　　　E. 转移疲劳

21. 下列哪个量表是专门用来评估患者记忆功能的?( )

A. 神经行为认知量表 　　　　　　　　B. 韦氏记忆量表

C. MMSE 简明精神状态检查量表 　　　D. BIT 检查

E. NCSE 神经行为认知量表

扫码看答案

心肺功能评定

扫码看PPT

学习目标

▲ **知识目标**

(1)掌握代谢当量的概念,心功能的评定分级,呼吸困难分级,心电图运动试验、心肺运动试验、6 min 步行试验的应用范畴、适应证、禁忌证、注意事项,呼吸功能分级。

(2)熟悉心电图运动试验的分类和结果分析,肺容量的测定以及肺通气功能的测定。

(3)了解心肺功能评定的目的,遥测心肺运动测试的应用、运动气体代谢测定。

▲ **能力目标**

(1)能够进行心肺功能的评定。

(2)能够对心肺功能评定结果进行分析。

▲ **素质目标**

(1)具有基本医疗思维和素养,能进行医患沟通,开展健康教育。

(2)能与相关医务人员进行专业交流与协作,开展医疗工作。

案例导入

患者,女性,50 岁,因"反复咳嗽,气促 1 个月余"入院。1 个月余前无明显诱因出现咳嗽、气促,活动后加重,小于平时一般活动即引起心悸、气促等症状,出现阵发性睡眠呼吸困难,经查体,其他方面较正常。

请思考:根据美国纽约心脏病学会心功能分级评定,患者的心功能分级是几级？最常用的评价心脏功能的试验是什么？

任务一 心功能评定

一、心功能分级

美国纽约心脏病学会心功能分级,可用于评定心脏病患者的心功能,并指导患者的日常生活活动及康复治疗。

(一)美国纽约心脏病学会心功能分级

1928 年,美国纽约心脏病学会(NYHA)制订了心功能分级(表 10-1),是目前最常用的分级方法,主要根据心悸、呼吸困难和乏力等症状进行分级。NYHA心功能分级最大的缺点是依赖主观表现分级,评估者判断变异较大。

表 10-1　美国纽约心脏病学会(NYHA)心功能分级

分　级	评 定 标 准
Ⅰ级	日常活动量不受控制,一般体力活动不引起疲乏、心悸、呼吸困难或心绞痛
Ⅱ级	体力活动受到轻度限制,休息时无自觉症状,但一般体力活动即可出现疲乏、心悸、呼吸困难或心绞痛
Ⅲ级	体力活动明显受限制,小于平时一般体力活动即可引起心悸、气促等症状
Ⅳ级	不能从事任何体力活动。休息状态下也出现心力衰竭的症状,体力活动后加重

(二)美国心脏协会心功能分级

1994年,美国心脏协会(AHA)对1928年美国纽约心脏病学会制定的心功能分级做了补充,根据心电图(ECG)、运动负荷试验、X射线、心脏超声、放射学显像等客观检查结果进行分级(表10-2)。

表 10-2　美国心脏协会(AHA)心功能分级

分　级	评 定 标 准
A级	无心血管病的客观证据
B级	有轻度心血管病的客观证据
C级	有中度心血管病的客观证据
D级	有重度心血管病的客观证据

(三)美国心脏病学会及美国心脏协会心力衰竭分级

2002年美国心脏病学会(ACC)及美国心脏协会(AHA)提出心力衰竭分级(表10-3)。

表 10-3　2002年美国心脏病学会(ACC)及美国心脏协会(AHA)心力衰竭分级

分　级	评 定 标 准
A级	有心力衰竭高危因素,但尚未出现心脏结构改变及症状
B级	已出现心脏结构改变,但尚未引起症状
C级	过去或现在有心力衰竭症状并伴有心脏结构损害
D级	终末期心力衰竭,需要特殊的治疗措施

(四)代谢当量

代谢当量(metabolic equivalent,MET)是指机体在坐位休息时,单位时间内单位体重的耗氧量,单位为 mL/(kg·min),1 MET=3.5 mL/(kg·min),即每千克体重每分钟摄氧 3.5 mL,将此定为 1 个 MET。代谢当量(MET)为机体运动时代谢率对安静时代谢率的倍数,是康复医学中常用的运动强度指标。代谢当量是量化心力衰竭患者的心功能分级标准(表10-4)。

表 10-4　各种心功能状态时的代谢当量及可以进行的活动

心　功　能	MET	可以进行的活动
Ⅰ级	≥7	携带 10.90 kg 重物连续上 8 级台阶 携带 36.32 kg 重物进行铲雪、滑雪,打篮球、手球或踢足球 慢跑或走(速度为 8.045 km/h)

续表

心 功 能	MET	可以进行的活动
Ⅱ级	≥5,<7	携带 10.90 kg 以下的重物上 8 级台阶 性生活 养花种草类型的工作 步行(速度为 6.436 km/h)
Ⅲ级	≥2,<5	徒手走下 8 级台阶 可以自己淋浴、换床单、拖地、擦窗 步行(速度为 4.023 km/h) 打保龄球、连续穿衣
Ⅳ级	<2	不能进行上述活动

二、心电图运动试验

心电图运动试验(ECG exercise test)是通过观察被评定者运动时的各种反应(各种临床症状,呼吸、血压、心率等体征及心电图、气体代谢等),判断其心、肺、骨骼肌等的储备功能(实际负荷能力)和机体对运动的实际耐受能力,是心脏负荷试验中最常用的一种。

(一)应用范畴

1. 协助临床诊断 ①冠心病的早期诊断:试验中发生心肌缺血的运动负荷越低,心肌耗氧水平越低,ST 段下移的程度越大,患冠心病的危险性就越高,诊断冠心病的可靠性越大。②鉴别心律失常:运动中诱发或加剧的心律失常提示器质性心脏病,康复治疗时应暂停运动或调整运动量。心律失常在运动中减轻甚至消失多属于良性,平时不一定要限制或停止运动。③鉴定呼吸困难或胸闷性质:器质性疾病在运动试验中会诱发呼吸困难,并与相应的心血管异常表现一致。

2. 确定功能状态 ①判断冠状动脉病变的严重程度及预后:运动中发生心肌缺血的运动负荷越低,心肌耗氧水平越低,ST 段下移的程度越大,冠状动脉病变就越严重,预后也越差。②判定心功能、体力活动能力和残疾程度:运动能力过低可作为残疾评判依据,如 WHO 标准是最大 METs<5 是残疾指标。

3. 指导康复治疗 ①确定进行运动的危险性:低水平运动试验(低运动负荷或低心肌耗氧量)中诱发心肌缺血、心绞痛、严重心律失常、心力衰竭症状等均提示被评定者进行运动的危险性大。②为制订运动处方提供依据:心功能与运动试验时可耐受的运动负荷成正相关。故通过了解被评定者可耐受的运动负荷,可判断其心功能,指导日常生活活动和工作强度,并制订运动处方,以确保康复训练的有效性和安全性。③协助被评定者选择必要的临床治疗,如手术等。④使被评定者了解自己的实际活动能力,消除顾虑,增强参加日常活动的信心。

4. 评定运动锻炼和康复治疗的效果 重复进行运动试验,可根据被评定者对运动耐受程度的变化,评定运动锻炼和康复治疗的效果。

(二)适应证

凡符合上述应用范畴需求,同时也适用于病情稳定,无感染及活动性疾病,无明显步态、骨和关节异常,精神正常且主观上愿意接受检查,并能主动配合者。如有下肢关节或肌肉病变,可采用上肢运动来进行试验。

(三)禁忌证

1. 绝对禁忌证 包括未控制的心力衰竭、严重的左心功能障碍、血流动力学不稳定的严重心律失常(室性或室上性心动过速,多源性室性期前收缩,快速型房颤、三度房室传导阻滞等)、不稳定型心绞痛、近期心肌梗死后非稳定期、急性心包炎、心肌炎、心内膜炎、未控制的严重高血压、急性肺动脉栓塞或梗死、传染病和下肢功能障碍、怀疑或确诊主动脉瘤、严重主动脉瓣狭窄、血栓性脉管炎或心脏血栓、精神疾病发作期间或严重神经症等。

2. 相对禁忌证 包括严重高血压(高于 200/120 mmHg)和肺动脉高压、中度瓣膜病变和心肌病、明显心动过速或过缓、中至重度主动脉瓣狭窄、严重冠状动脉左主干狭窄或类似病变、高度房室传导阻滞及高度窦房传导阻滞、严重肝肾疾病、严重贫血及糖尿病伴血糖控制不佳、甲状腺功能亢进症、骨关节病、血电解质紊乱、慢性感染性疾病、神经肌肉疾病、骨骼肌肉疾病或风湿性疾病、晚期妊娠或妊娠有并发症者、病情稳定的心力衰竭、明显骨关节功能障碍、运动受限或运动可能使病变恶化。

(四) 类型

根据所用设备及终止试验的运动强度等不同,运动试验可分为不同种类。

1. 根据所用设备分类

(1) 运动平板试验:又称跑台试验或踏板试验,即让被评定者在带有能自动调节坡度和速度的运动平板仪上做步行运动,可做极量或亚极量分级运动试验,运动量可由改变运动平板仪速度及坡度而逐渐增加。运动中须连续使用心电监护,间断记录心电图及测量血压,以保证其安全。由于其参与做功的肌群多,包括双下肢、躯干部及双臂,所以运动平板运动是所有目前常用的器械运动中引起心肌氧耗最高的运动方式。其优点是接近日常活动的生理状态,可以逐步增加负荷量,易于提高运动强度,可直接用于监测、指导训练,诊断的特异度和敏感度高。其缺点是因肌肉活动及软组织的弹性作用导致心电图记录有一定的干扰,且进行平板运动时噪声较大,并需要一定的空间。另外,神经系统疾病、下肢关节炎及疼痛患者可能达不到预期运动水平。

不能进行运动平板试验者可行 6 min 步行试验(6MWT),以判断其运动能力及运动中发生低氧血症的可能性。6MWT 对于缺血性心脏病患者而言是一项简便、易行、安全、可重复的客观评价心脏功能的方法。要求被评定者在走廊里尽可能行走,测定 6 min 内步行的距离。6 min 内,若步行距离<150 m,表明心力衰竭程度严重;150~425 m 为中度心力衰竭;426~550 m 为轻度心力衰竭。6MWT 结果可用于评定患者心脏储备功能,评价药物康复治疗的疗效。主要适用于:①病情稳定的慢性心力衰竭患者心功能的评定;②心肌缺血患者运动耐量的评价;③慢性肺部疾病患者肺功能的评价。

(2) 踏车运动试验(自行车测力计):采用固定式功率自行车,被评定者在功率自行车上以等量递增负荷进行踏车,可做极量或次极量分级运动试验。运动中连续监测心电图和血压。踏车运动试验无噪声,且只需要较小的空间。其优点是心电图记录干扰少。其缺点是需要被评定者的主观配合,当被评定者较累时不易保持稳定的工作量。并且,在每一阶段开始增加负荷量时,易形成等长运动,而负荷量易呈"跳跃式"增加,无充分的"清醒"过程,这是本试验最需要注意避免的情况。手摇功率计(臂功率计)试验为上肢用力试验,原理与踏车运动试验相似,适用于下肢功能障碍而双上肢运动功能基本正常者。

上述两种试验,由于运动量较大,有一定危险性,因此测试时需由有经验的医生、护士监测,做好急救准备工作,防止发生意外。

(3) 台阶试验:如二级梯运动试验,被评定者按不同年龄、不同体重规定的走梯速度,在节拍器的指挥下来回在梯子上走动 3 min,即刻记录心电图。此试验优点是方法简单,不需要太多的特殊设备,比较安全,其缺点是运动量比较小,很难达到最大心肌耗氧量,因此阳性率偏低,且不能在运动中得到满意的心电图,所以对于平素运动量较大的人,最好做前两种运动试验才有意义。而对于年老体弱的人来说,二级梯运动试验是比较安全的一种检查方法,但目前已很少应用。

2. 按终止试验的运动强度分类

(1) 极量运动试验(maximal exercise testing):运动强度逐级递增直至被评定者感到精疲力竭,或心率、摄氧量继续运动时不再增加为止,即达到生理极限。这种极限运动量一般多采用统计所得的各年龄组的预计最大心率为终止试验的指标。最大心率粗略计算值为 220－年龄。由于极量运动试验有一定的危险性,适用于运动员及健康的年轻人,以测定个体最大做功能力、最大心率和最大摄氧量。

（2）亚（次）极量运动试验（submaximal exercise testing）:运动至心率达到亚极量心率,即按年龄计算（最大心率＝220－年龄）的 85％或达到参照值（195－年龄）时结束试验。例如 55 岁的被评定者最大心率为 220－55＝165 次/分,亚极量运动试验要求其心率应为 165×85％＝140 次/分。亚极量运动试验比较安全方便,在临床上大多用于测定非心脏病患者的心功能和体力活动能力,但此试验预计最大心率个体变异较大,每分钟可达 12 次/分以上（约为预计亚极量心率的 10％）,故其可靠性受到影响。另外,因某些药物如 β 肾上腺素受体拮抗药以及抗高血压药物会影响安静和运动心率,所以使用此类药物者不宜采用预计的亚极量心率作为终止试验的标准。

（3）症状限制运动试验（symptom-limited exercise testing）:主观和客观指标结合的最大运动强度的试验,以运动诱发呼吸或循环不良症状和体征、心电图异常及心血管运动反应异常和运动肌肉疲劳,试验无法正常进行作为运动终点的试验方法。此试验适用于诊断冠心病、评估心功能和体力活动能力、制订运动处方等。

（4）低水平运动试验（low level exercise testing）:以预定较低水平的运动负荷、心率、血压和症状为终止指标的试验方法。即代谢当量达 3～4 METs;运动中最高心率达 130～140 次/分,或与安静时相比增加 20 次/分;最高血压大于 160 mmHg,或与安静时相比增加 20～40 mmHg 作为终止试验的标准。低水平运动试验适用于心血管疾病康复活动早期,如急性心肌梗死、心脏手术后康复或病情较重者。

3. 按试验方案分类

（1）单级运动试验:运动试验过程中运动强度始终保持不变的运动试验,如台阶试验。

（2）多级运动试验:运动试验过程中运动强度逐渐增强的运动试验,如运动平板试验、踏车运动试验。

（五）方案

根据试验目的、病史以及运动器官的功能状况选择合适的运动试验,如运动平板试验、踏车运动试验、手摇功率计试验等。

1. 运动平板试验 通过增加速度和坡度来增加运动负荷或强度。运动平板试验的运动强度以最大摄氧量（VO_{2max}）表示。

（1）改良 Bruce 方案:本方案是被临床广泛应用的运动平板试验方案。该方案通过同时增加速度和坡度来增加运动负荷,最大级别负荷量最大,一般人都不会越过其最大级别。该方案的缺点是运动负荷增加不规则,起始负荷较大（代谢当量为 4～5 METs）,运动负荷增量也较大。因此,年老体弱者若不能耐受第一级负荷或负荷增量,则难以完成试验。另外,此方案是一种走-跑试验,被评定者往往难以控制自己的节奏,心电图记录质量难以得到保证。改良 Bruce 方案见表 10-5。

心功能评定

表 10-5 改良 Bruce 方案

分　级	速度/(km/h)	坡度/(%)	时间/min	代谢当量/METs
0	2.7	0	3	2.0
1/2	2.7	5	3	3.5
1	2.7	10	3	5.0
2	4.0	12	3	7
3	5.5	14	3	10
4	6.8	16	3	13
5	8.0	18	3	16

续表

分　级	速度/(km/h)	坡度/(%)	时间/min	代谢当量/METs
6	8.9	20	3	19
7	9.7	22	3	22

注：坡度1°=1.75%。

（2）Naughton方案：主要特点为运动起始负荷低，每级运动时间为2 min，代谢当量为1 METs，对于重症患者较易耐受，适用于急性心肌梗死患者出院时检查及心力衰竭或体力活动能力较差者检查。

（3）Balke方案：速度保持不变，通过增加坡度来增加运动负荷，且递增较均匀、缓慢，被评定者易适应，适用于心肌梗死后的早期及心力衰竭或体力活动能力较差者检查。

2. 踏车运动试验　功率自行车的负荷以功率表示。单位为瓦特（W）或（千克·米）/分[(kg·m)/min]，1 W=6.12(kg·m)/min。最常用的是WHO推荐方案，见表10-6，功率自行车的负荷男性由(300 kg·m)/min开始，每3分钟增加300(kg·m)/min，女性由200(kg·m)/min开始，每3 min增加200 (kg·m)/min，速度一般选择50～60 r/min，直到被评定者不能保持50 r/min的速度时结束运动，试验控制在8～12 min完成。

表10-6　WHO推荐踏车运动试验方案

分　级	运动负荷/[(kg·m)/min] 男	运动负荷/[(kg·m)/min] 女	运动时间/min
1	300	200	3
2	600	400	3
3	900	600	3
4	1200	800	3
5	1500	1000	3
6	1800	1200	3
7	2100	1400	3

（六）操作程序及注意事项

1. 试验开始前

（1）测量：描记被评定者十二导联心电图和三通道监测导联心电图。并测量基础心率和血压作为对照，测量体位应与试验体位一致。

（2）皮肤处理：放置电极之前，用75%酒精将需贴电极的部位皮肤擦至微红，以降低电阻，减少干扰。

（3）电极安放：为了减少运动时的干扰、避免伪差，十二导联心电图的导联电极全部移至躯干，两上肢电极分别移至锁骨下胸大肌与三角肌交界处或锁骨上，两下肢电极移至两季肋部或两髂前上棘内侧。胸导联的位置不变。

（4）过度通气试验：连接监测导联后做过度通气试验，方法是大口喘气1 min后立即描记监护导联心电图，如果出现ST段下移为阳性。阳性结果没有病理意义，但提示运动中诱发的ST段改变不一定是心肌缺血的结果。

（5）注意事项：①向被评定者介绍心电图运动试验的方法，取得其合作，有潜在危险者应签订同意试验协议书；②试验前3 h禁止吸烟、饮酒，适当休息30 min，不可饱餐或空腹；③试验前1天内不进行重体力活动，保证夜间充足睡眠；④试验前尽可能停用影响试验结果的药物，包括洋地黄制剂、β受体阻断剂、钙通道阻滞剂、血管扩张剂、血管紧张素转换酶抑制剂等，如硝酸甘油、双嘧达莫、普萘洛尔、咖啡因、麻黄碱、普鲁卡因胺、奎尼丁、吩噻嗪类等；⑤感冒或其他病毒、细菌性感染1周内不宜参加试验，心绞痛新近发作 2 周内暂停试验;⑥运动中注意观察被评定者的主观感觉情况,交代其随时说出不适症状;⑦常备急救药品和氧气瓶、除颤仪、临时起搏器、气管插管等抢救设备,以备意外情况发生时急救。

2. 试验过程中

(1)在试验中应密切观察和详细记录心率、血压、心电图及被评定者的各种症状和体征。每级运动结束前 30 s 测量并记录血压,试验过程中除用心电示波器连续监测心电图变化外,每级运动结束前 15 s 记录心电图。系统在试验过程中收集并自动分析打印各种生理指标和气体代谢指标,如通气量、呼吸频率、最大耗氧量、氧脉搏、心率、呼吸气体交换率、代谢当量等。如果没有终止试验的指征,在被评定者同意继续增加运动强度的前提下,将负荷功率加大至下一级,直至运动试验终点。如出现终止试验的指征,应及时终止试验,并密切观察和处置被评定者。

(2)试验终止后:达到预定的运动终点或出现终止试验的指征时,应逐渐降低运动平板仪或功率自行车的速度,被评定者继续行走或踏车。异常情况常会发生在运动终止后的恢复过程中,因此终止运动后,要于坐位或卧位描记即刻(30 s 以内)、2 min、4 min、6 min 的心电图并同时测量血压。以后每 5 min 测定一次,直至各项指标接近试验前的水平或被评定者的症状或其他严重异常表现消失为止。被评定者在结束后休息 30 min,无不适方可离开。

(七)运动试验终点

1. 极量运动试验 终点为达到生理极限或预计最大心率,即 220-年龄,最多不超过 210-1/2 年龄。

2. 亚极量运动试验 终点为达到亚极量心率,即心率达到 85% 最大心率或 195-年龄。

3. 症状限制性运动试验 终点到达判定情况具体如下。

(1)心肌缺血、循环不良的症状或因体力耗尽或肌肉疲劳无法继续运动:如疲乏、气促、喘息、胸闷、胸痛、心绞痛、极度疲劳、下肢痉挛、严重跛行、身体摇晃、步态不稳、头晕、耳鸣、恶心、面色苍白、发绀、出冷汗、痛苦面容、意识丧失等症状和体征。

(2)血压异常:运动负荷增加时收缩压不升高反而下降,低于安静时收缩压 10 mmHg 以上;运动负荷增加时收缩压上升,超过 220 mmHg;运动负荷增加时舒张压上升,超过 110 mmHg;舒张压上升,超过安静时 15 mmHg。

(3)运动负荷不变或增加时,心率不增加,甚至下降超过 10 次/分。

(4)心电图异常:显示 ST 段下降或上升≥1 mm。

(5)运动诱发严重心律失常:如异位心动过速、频发、多源或成对出现的期前收缩、R-on-T、心房颤动、心房扑动、心室扑动、心室颤动、二度以上房室传导阻滞或窦房传导阻滞、完全性束支传导阻滞等;若被评定者要求停止运动,则必须立即终止试验。

4. 低水平运动试验 终点为达到特定的靶心率、血压和运动强度。此外,出现仪器故障应该作为试验的终止指标。

(八)结果分析

1. 改良 Bruce 方案 正常人各年龄组 VO_{2max}[mL/(kg·min)]测定结果(表 10-7)。

表 10-7 正常人各年龄组 VO_{2max}[mL/(kg·min)]测定结果(改良 Bruce 方案)

年龄/岁	男性		女性	
	活动	少活动	活动	少活动
25~34	42.5±5.1	36.7±5.6	31.7±4.6	26.1±6.4
35~44	39.9±5.4	36.6±4.3	29.9±5.3	24.1±3.2
45~54	37.0±5.3	32.7±4.7	27.6±6.2	23.1±4.0
55~64	33.3±4.4	29.8±4.8	29.7±4.7	20.2±54.3

2. 踏车运动试验（功率自行车运动负荷）方案 正常人各年龄组 $VO_{2max}[mL/(kg \cdot min)]$ 和代谢当量（MET）结果（表 10-8）。

表 10-8 正常人各年龄组 VO_{2max} 和 MET 测定结果（功率自行车运动负荷方案）

年龄/岁	男　性		女　性	
	VO_{2max}	MET	VO_{2max}	MET
15～20	41.9	11.9	32.9	9.4
约 30	39.9	11.3	31.7	9.0
约 40	33.8	9.7	29.1	8.3
约 50	33.6	9.6	25.9	7.4
大于 50	28.0	7.9	23.1	6.6

3. 自觉疲劳程度分级（RPE） 自觉疲劳程度分级是根据被评定者自我感觉用力程度衡量相对运动水平的半定量指标（表 10-9）。RPE 与心率和耗氧量具有高度相关性。一般症状限制性运动试验要求 RPE 达到 15～17 分。分值乘 10 约相当于运动时的心率反应（使用影响心率药物的情况除外）。

表 10-9 自觉疲劳程度分级（Borg 量表）

分值	7	9	11	13	15	17	19
被评定者感觉	轻微用力	稍用力	轻度用力	中度用力	明显用力	非常用力	极度用力

4. 症状 正常人在极量运动试验时可有疲劳、下肢无力、气急，并可伴有轻度眩晕、恶心和皮肤湿冷等症状，亚极量运动试验中应无症状。若上述症状发生在亚极量运动时应认为是异常。胸痛、发绀、极度呼吸困难发生在任何时期均属于异常。运动中发生的胸痛如果符合典型心绞痛表现，可作为诊断冠心病的重要依据。

5. 心脏变时性功能不全 当人体运动或受到各种生理或病理因素作用时，心率可以随着机体代谢需要的增加而适当增加的功能称为心脏变时性功能。当心率不能随着机体代谢需要的增加而增加并达到一定程度或者不能满足机体代谢需求时称为心脏变时性功能不全。运动试验是检测心脏变时性功能的最重要方法。其判定标准如下。

（1）最大心率：当被评定者进行极量运动时最大心率达到最大预测心率（220−年龄）的 85% 时，则认为心脏变时性功能正常。若运动时的最大心率小于最大预测心率的 75% 时提示明显的心脏变时性功能不全。最大预测心率受年龄、静息心率及身体状况等因素影响。

（2）变时性指数：变时性指数等于心率储备与代谢储备的比值。其中，

$$心率储备 = \frac{运动时最大心率 - 静息心率}{最大预测心率 - 静息心率}$$

$$代谢储备 = \frac{运动时代谢值 - 1}{极量运动的代谢值 - 1}$$

正常值约为 1，正常值范围为 0.8～1.3。当变时性指数 <0.8 时为心脏变时性功能不全，当变时性指数 >1.3 时为心脏变时性功能过度。变时性是心脏重要的功能之一，不仅与被评定者可能存在的多种疾病有关，也与被评定者的运动耐量、心功能密切相关。心脏变时性功能不全不仅是冠心病的独立相关因素，也是判断预后的重要指标。运动试验中心脏变时性功能不全可能是诊断冠状动脉病变的一个独立而敏感的阳性指标。

当心率在 110～170 次/分范围内时，心率与运动强度之间呈线性相关，在极限强度下运动时与摄氧量也呈线性相关，故心率可作为指导运动强度的指标。不过，要注意药物和疾病对心率的影响。

6. 血压改变 正常运动时的收缩压应该随运动负荷的增加而逐步升高，舒张压一般不会升高，甚至

可以明显下降,说明血管舒张功能良好。运动负荷每增加 1 MET,收缩压应增高 5~12 mmHg。收缩压一般可以达到 180~220 mmHg。运动时收缩压 250 mmHg,舒张压 120 mmHg 为上限。异常反应表现为运动负荷逐渐加大的过程中收缩期血压不升或升高不超过 130 mmHg,或血压下降,甚至低于安静水平,提示心脏收缩功能储备力很小,可以作为冠心病的重要诊断依据。运动中收缩压越高,发生心源性猝死的概率反而越小。运动中舒张期血压明显升高,比安静水平高 15 mmHg 以上,甚至可超过 120 mmHg,说明总外周阻力明显升高,提示冠状动脉血管储备力接近或达到极限,机体只有通过提高舒张压来增加心脏舒张期的冠状动脉灌注压,从而部分补偿冠状动脉供血,此现象常见于严重冠心病。

7. 心电图 ST 段改变 运动中 ST 段出现明显偏移为异常反应,包括 ST 段下移和上移。

(1) ST 段下移:包括上斜型、水平型、下垂型和盆型,在排除心室肥大、药物影响、束支传导阻滞或其他器质性心脏病的情况下,心电图出现 ST 段下移提示心肌缺血。其中以水平型与下垂型 ST 段下移对心肌缺血的诊断价值较大。ST 段改变持续时间长,涉及导联多,伴有血压下降是反映病变严重的可靠指标。如果 ST 段在运动中和运动后 2 min 均无偏移,而在 2 min 后才出现下移,称为孤立性 ST 段改变,病理意义不大。

(2) ST 段上移:有 Q 波的 ST 上移提示心室壁瘤或心室壁运动障碍,可见于 50% 的前壁心肌梗死和 15% 的下壁心肌梗死患者,预后不佳;无 Q 波的 ST 上移提示冠状动脉近端的严重病变或冠状动脉痉挛和严重的穿壁性心肌缺血。ST 段正常化是指安静时有 ST 段下移,在运动中反而下移程度减轻,甚至消失,这种情况见于严重冠心病患者或正常人。

8. 心率-血压乘积(rate pressure product,RPP) 指心率和收缩压的乘积,代表心肌耗氧相对水平,是反映心肌耗氧量和运动强度的重要指标,正常值<12000。发生心肌缺血时的 RPP 可作为心肌缺血阈。运动中 RPP 越大,说明冠状动脉血管储备越好,而较低的 RPP 提示病情严重。康复训练后 RPP 增大,提示冠状动脉侧支循环生成增加,导致冠状动脉血管储备力提高。训练后在额定 RPP 条件下运动时间延长或强度增大,说明心血管及运动系统的工作效率提升,心血管负担相对减轻,因此患者可以耐受更大强度的运动。

案 例 导 入

患者,女性,53 岁,活动后气促 8 年余,10 天前休息时无明显诱因出现心悸,伴有气促、呕吐入院,诊断为心脏瓣膜病,血压 145/81 mmHg,行体外循环下二尖瓣置换术。手术成功,术后返 SICU 观察。今术后第 7 天转康复科治疗,患者意识清楚,诉伤口疼痛,呼吸稍急促,言语流畅。

请思考:针对患者以上情况应评定哪些内容? 该如何评定?

任务二 肺功能评定

肺最基本和最重要的功能是进行内外环境间的气体交换,为全身组织细胞提供氧气并呼出二氧化碳,以维持最佳的内环境。正常肺功能的保持取决于健全的呼吸中枢、呼吸肌和肺组织以及完整而扩张良好的胸廓。临床上可以根据临床表现、肺通气功能、换气功能、呼吸肌力量测定、运动负荷试验等方面对肺功能进行评定,为康复治疗提供依据。

一、呼吸困难分级

1. 主观呼吸功能障碍程度评定 通常采用 6 级制,见表 10-10。

表 10-10 主观呼吸功能障碍分级(6 级制)

分　　级	主　观　症　状
0 级	虽存在不同程度的肺气肿,但活动如常人,对 ADL 无影响,无气短
1 级	一般劳动时出现气短
2 级	平地步行不气短,速度较快或登楼、上坡时,同行的同龄健康人不觉气短而自己气短
3 级	慢走不到百步即出现气短
4 级	讲话或穿衣等轻微活动时亦出现气短
5 级	安静时出现气短,无法平卧

2. 自觉气短、气急分级法 Borg 呼吸困难分级指数,见表 10-11。

表 10-11 Borg 呼吸困难分级指数

分　　级	描　　述
0 级	没有任何呼吸困难症状
0.5 级	呼吸困难症状非常轻微,刚刚能察觉到
1 级	呼吸困难症状非常轻微
2 级	呼吸困难症状轻微(轻)
3 级	有中等程度的呼吸困难症状
4 级	呼吸困难症状稍微有点严重
5 级	呼吸困难症状严重(重)
6 级	介于 5~7 级的呼吸困难症状
7 级	呼吸困难症状非常严重
8 级	介于 7~9 级的呼吸困难症状
9 级	呼吸困难非常严重,几乎达到极限
10 级	呼吸困难症状极度严重,达到极限

二、肺功能测定

肺功能测定包括肺容量、肺通气、小气道通气功能和运动气体代谢测定。

(一) 肺容量

肺容量(lung volume)是指肺内容纳的气量,是呼吸道与肺泡的总气体容量,反映外呼吸的空间。在呼吸过程中,随着呼吸肌运动,胸廓扩张和收缩,肺容量随之发生变化,肺容量具有静态解剖的意义,也为动态呼吸功能(如通气和换气)提供了基础。肺容量共包括四个基础容量(即潮气量、补吸气量、补呼气量和残气量)和四个基础肺活量(即深吸气量、功能残气量、肺活量和肺总量),除残气量和肺总量外,其余指标可用肺量计直接测定(图 10-1)。

1. 潮气量(tidal volume,TV) 在平静呼吸时,每次吸入或呼出的气量,正常成人的潮气量为 400~600 mL,平均为 500 mL,潮气量与呼吸频率决定了每分通气量,潮气量越小,就要求越高的呼吸频率才能保证足够的通气量。

2. 补吸气量(inspiratory reserve volume,IRV) 在平静吸气末,继续用力吸气所能吸入的气量,称补吸气量。正常成人补吸气量为 1500~2000 mL。IRV 主要反映吸气肌的力量和储备功能。

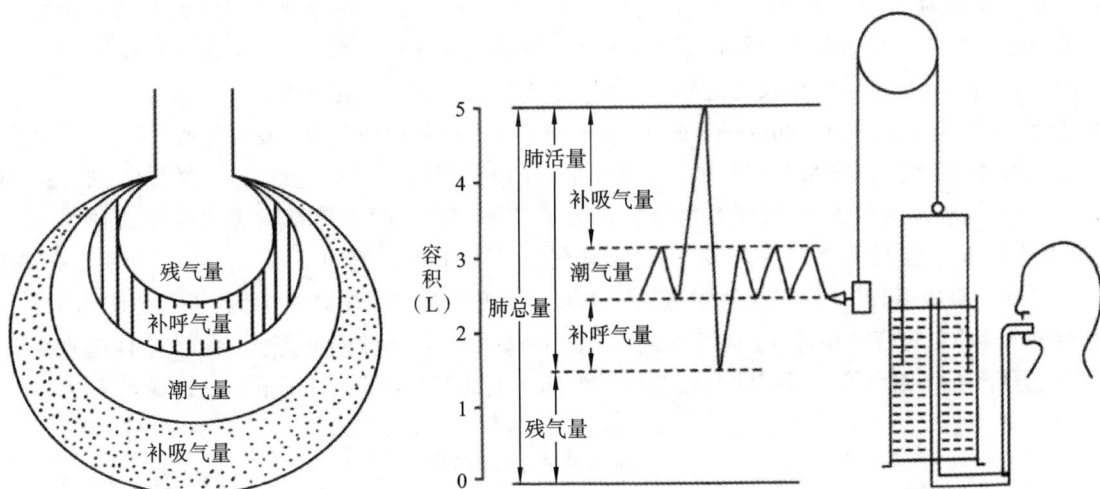

图 10-1 肺容积及其组成

3. 补呼气量（expiratory reserve volume,ERV） 在平静呼气末,继续用力呼气所能呼出的气量,称补呼气量。正常成人补呼气量为 900～1200 mL。ERV 反映呼气肌和腹肌的力量,补呼气量降低,见于阻塞性通气功能障碍患者。

4. 残气量（residual volume,RV） 最大呼气末肺内残余的气量,称为残气量,正常成人残气量为1000～1500 mL。限制性肺疾病患者残气量减少,阻塞性肺疾病患者残气量增加。

5. 深吸气量（inspiratory capacity,IC） 在平静呼气后,做最大吸气所能吸入的气量,由 TV 和 IRV构成。正常成年男性平均深吸气量约为 2600 mL,女性为 1900 mL,是衡量最大通气潜力的一个重要指标。深吸气量减少,提示限制性通气功能障碍,如胸廓、胸膜、肺组织和呼吸肌等病变。

6. 功能残气量（functional residual capacity,FRC） 平静呼气末肺内所含气量,称功能残气量,即补呼气量加残气量。常用密闭式氦气稀释法、氮稀释法测定,正常成人参考值为男性(3112±611)mL,女性(2348±479)mL。肺气肿患者 FRC 增加,肺实质性病变患者 FRC 减少。

7. 肺活量（vital capacity,VC） 最大吸气后,从肺内所能呼出的最大气量称肺活量,是潮气量、补吸气量和补呼气量之和,是常用指标之一。正常成年男性平均约为 3500 mL,女性为 2500 ml。临床判断时均以实测值占预计值的百分比作为衡量指标。肺活量占预计值的百分比大于 80% 为正常,60%～79% 为轻度降低,40%～59% 为中度降低,小于 40% 为重度降低。

8. 肺总量（total lung capacity,TLC） 深吸气后肺内所含的总气量,由 VC 和 RV 构成。正常成年男性的肺总量为 5000～6000 mL,女性为 3500～4500 mL。肺部或胸部限制性疾病如肺浸润性病变、肺不张、肺间质纤维化以及神经肌肉疾病都可导致肺总量减少;阻塞性疾病如支气管哮喘、肺气肿等可引起肺总量增加。通常将肺总量增减 20% 以上视为异常。

（二）肺通气功能

肺通气功能能够客观和动态地观察、评价治疗效果。通气功能的测定包括每分通气量、肺泡通气量、最大通气量以及时间肺活量等项目的测定。

1. 每分通气量（minete ventilation,VE） 每分通气量又称为静息通气量,是指静息状态时每分钟呼出或吸入的气量,即潮气量与呼吸频率的乘积。正常成年男性为(6663±200)mL,成年女性为(4217±160)mL。肺通气有极大的储备功能,一般在静息状态下每分通气量无明显变化,只有严重通气功能受损或通气调节降低时,才会发生改变。

2. 肺泡通气量（alveolar ventilation,VA） 在静息状态下每分钟吸入气量中能到达肺泡进行有效气体交换的通气量称为肺泡通气量。肺泡通气量的大小因人而异,一般为 3000～5000 mL,正常无效腔气

静态肺
功能评定

量与潮气量的比值为 $0.13\sim0.40$。肺泡通气量反映了有效通气量。每分通气量降低或者无效腔气量与潮气量的比值增加均可导致肺泡通气量不足，从而可使肺泡氧分压降低，二氧化碳分压增高。呼吸中枢疾病、神经肌肉疾病、胸部疾病以及气道阻力增高，均可导致肺泡通气量降低。

3. 最大通气量（maximal voluntary ventilation，MVV） 每分钟以最深、最快的呼吸所得到的最大通气量。测试时患者取立位，先平静呼吸数次，得到平稳的潮气基线，然后连续 15 s 做最深、最快的呼吸，将 15 s 内呼出或吸入的气量乘 4，即为每分钟最大通气量。最大通气量与胸廓顺应性、肺顺应性、肺容量、气道阻力以及呼吸肌力都有关，正常人最大通气量应大于预计值的 80%，$60\%\sim70\%$ 为稍有减退，$40\%\sim50\%$ 为显著减退，30% 以下为严重减退。引起最大通气量降低的常见原因：①气道阻力增加：如慢性阻塞性肺气肿、支气管哮喘等；②肺组织病变：如肺水肿、肺间质性病变等；③胸部畸形或神经肌肉病变：如膈肌麻痹、脊柱侧弯等。阻塞性和限制性肺疾病最大通气量都降低，可根据气速指数来鉴别。

$$气速指数 = \frac{最大通气量占预计值的百分比}{肺活量占预计值的百分比}$$

正常人气速指数为 1，若气速指数 <1，提示阻塞性通气功能障碍；气速指数 >1，提示限制性通气功能障碍。

4. 时间肺活量（Forced vital capacity，FVC） 指深吸气后用最快速度呼出的最大气量，又称为用力肺活量，正常成人男性约为 3500 mL，女性约为 2000 mL。FEV 1% 是第一秒用力呼气量（forced expiratory volume in one second，FEV1）与用力肺活量（FVC）的比值，正常值为 83%。

5. 最大呼气中期流量（maximal mid-expiratory flow curve，MMEF，MMF） 是由 FVC 曲线计算得到的用力呼出肺活量 $25\%\sim75\%$ 的平均流量。正常男性为 (34452 ± 1160) mL/s，女性为 (2836 ± 946) mL/s。

最大呼气中期流量临床意义与最大通气量、时间内肺活量相似，由于其不包括呼气终末呼气速度明显减低部分的肺容量及呼气初始与用力有关的肺容量，故能更敏感地反映气道阻塞情况，并能反映小气道功能。

（三）小气道通气功能

小气道指内径 ≤ 2 mm 的细支气管、终末支气管和呼吸性细支气管。许多慢性肺疾病早期就可累积小气道。小气道数量多，总横截面积非常大，阻力很小，仅占气道总阻力的 20% 以下。当发生病变时，临床上常缺乏相应的症状和体征，故常将小气道称为肺的"静默区（quite zone）"。由于常规肺功能检查很难敏感地反映小气道阻力带异常改变，近年来便出现了对小气道疾病的早期诊断很有价值的区域性肺功能-小气道功能测定。以下简要介绍几种常用测定方法。

1. 最大呼气流量-容积曲线 最大呼气流量-容积曲线（MEFV 曲线或 V-V 曲线）是测定小气道功能和判定疗效常用的方法之一，其优点为操作简便，重复性强。临床上常用肺活量在 75%、50% 和 25% 时的瞬时最大呼气流量（$V_{max}50$ 和 $V_{max}25$）作为检测小气道阻力的指标。如 $V_{max}50$ 和 $V_{max}25$ 低于预计值的 80%，$V_{max}50$ 和 $V_{max}25$ 均小于 2.5，即表示小气道功能障碍。

2. 闭合容积和闭合容量 患者从 TLC 位呼气至 RV 位的过程中，肺下垂部位小气道开始闭合时能够继续呼出的气量称为闭合容积（closing volume，CV），而肺下垂部位开始闭合时肺内存有的气量称为闭合容量（closing capacity CC），为闭合容积加残气量，常用测定方法有 2 种，即氮气法和氦或[133]氙弹丸法，前者操作简便，设备简单且不需指示气体，目前最为常用。小气道有阻塞性病变时，在呼气中小气道容易闭合，使闭合容积增加，可作为早期诊断。

3. 频率依赖性肺顺应性 肺顺应性（lung compliance，LC）是指肺的可膨胀性，即单位经压（PL）改变时引起的肺容积的变化。肺顺应性分为静态肺顺应性（static lung compliance，C_{lst}）和动态肺顺应性（dynamic lung compliance，C_{ldyn}）2 种，C_{ldyn} 又分为正常呼吸频率（15 次/分）和快速呼吸频率（30 次/分、60 次/分）2 种，后者即频率依赖性肺顺应性（freguency dependent lung compliance，FDC）。正常人 C_{lst} 和 C_{ldyn} 大致相等，且受呼吸频率影响很小，有小气道疾病时，C_{lst} 与 C_{ldyn} 随呼吸频率增快而降低。FDC

是目前反映小气道阻力最敏感的检测方法。但由于测定方法复杂,难以广泛应用于临床。

(四)运动气体代谢测定

运动气体代谢测定所采用的运动方式多为平板运动,也有采用功率自行车、手臂摇轮运动等。评定肺功能多以动脉血为分析对象,动脉血气分析作为一种很有价值的诊断工具,可以客观评价患者的氧合、通气及酸碱平衡情况。

运动气体代谢测定是通过呼吸气分析,推算体内气体代谢情况的一种检测方法,是测定通气量及呼出气中氧气和二氧化碳的含量,并据此推算吸氧量、二氧化碳排出量等各项气体代谢的参数。呼吸气分析无创、无痛、可多次重复及长时间观察,可用于测定运动能力、基础代谢率等,在康复功能评定中具有较大的实用价值。呼吸气分析方法包括化学分析法和物理分析法,常采用物理分析法。

1. 摄氧量(oxygen uptake,VO_2) 是指在肺换气过程中,由肺泡腔扩散入毛细血管,并供给人体实际消耗或利用的量,即人体吸收或消耗氧的量,称为摄氧量。一般表达为每分钟容量,也可进行体重校正,以 $mL/(kg \cdot min)$ 为单位。VO_2 反映人体能量消耗的情况,人体摄取、利用氧的能力。

2. 最大摄氧量(maximal oxygen uptake,$VO_2 max$) 或称最大耗氧量,是机体在极量运动状态下能摄取的最大氧量,反映了心脏的储备功能,是综合反映心肺功能状况和最大有氧运动能力的最好生理指标。有氧运动耐力通常由心肺运动负荷试验的 $VO_2 max$ 得出,其数值大小主要取决于心排血量、动静脉氧差、氧弥散功能和肺通气量。在康复治疗中用于评估患者多运动耐力、制订运动处方和评估疗效。可以通过极量运动试验直接测定 $VO_2 max$,也可以用亚极量负荷时获得的心率、负荷量等参数间接推测,后者可有 $20\% \sim 30\%$ 的误差。

3. 峰值吸氧量(peak oxygen uptake,$VO_2 peak$) 严重心肺疾病的患者如果不能进行极量运动,可测定其运动终点时的吸氧量,称为峰值吸氧量,作为疗效评定和制订运动处方的指标。

4. 无氧阀(anaerobic threshold,AT) 指体内无氧代谢率突然增高(拐点)的临界状态,或血乳酸和乳酸/丙酮酸的值在运动达到拐点时的峰值吸氧量。在测定时可依据指标分为通气无氧阀和乳酸无氧阀门。AT 是反映心肺功能、运动耐力和机体利用氧能力的良好指标。AT 较高者具有较强的耐力运动能力。一般认为心血管疾病患者的运动训练可以控制在 AT 水平或 AT 水平以下,以避免心血管意外。

5. 无氧能力 指在无氧状态下机体运动的持续能力,其水平与无氧阀之间并无本质关系。在选拔运动员时需要以此作为确定被评定者的无氧耐力。在康复医学中单独应用无氧耐力较少,必要时可以作为综合评估无氧运动能力的参考指标。

6. 氧脉搏 氧摄取量和心率的比值称为氧脉搏(oxygen pulse,$O_2 pulse$),其代表体内氧运输效率,即每次心搏所能输送的氧量,在一定程度上反映了每搏心排血量的大小,氧脉搏减少表明心脏储备功能下降,心排血量的增加主要靠心率代偿。

7. 氧通气当量(VE/VO2) 又称为氧通气比量,是指消耗 1 L 氧所需要的通气量,是确定无氧阀最敏感的指标。

8. 呼吸储备(breathing reserve,BR) 是最大通气量与最大运动通气量之差(MVV−VEmax)的绝对值或以最大运动通气量占最大通气量的百分比表示。正常的呼吸储备功能值大于 15 L/min。阻塞性肺疾病患者的呼吸储备减少。

9. 呼吸商(respiratory quotient,RQ) 为每分钟二氧化碳排出量(VCO_2)与每分钟耗氧量(VO_2)的比值,其反映体内能量产生的来源(有氧供能和无氧供能)和酸碱平衡状况,有氧供能为主转为无氧供能为主时及代谢性酸中毒时呼吸明显升高。

10. METs 可用于判断体力活动能力和预后(表 10-12)、判断心功能及相应的活动水平(表 10-13)、表示运动强度、制订个性化运动处方、指导日常生活活动与职业活动(表10-14)等。

表10-12　用代谢当量(METs)衡量体力活动能力和预后

代 谢 当 量	体力活动能力和预后
＜5 METs	65岁以下患者则预后不良
5 METs	日常生活受限,通常是急性心肌梗死患者恢复的功能储量
10 METs	正常健康水平,药物治疗预后与其他手术或介入治疗效果相当
13 METs	虽然运动试验有异常表现,但是预后良好
18 METs	有氧运动员的体力
22 METs	有充分运动的竞技运动员才能达到的运动量

表10-13　代谢当量与体力活动能力分级的关系

METs	1	2	3	4	5	6	7	8	9	10	11	12	13	14	15	16
疾病发作期																
疾病恢复期																
文职健康者																
劳工																
心功能分级	IV级			III级			II级			I级或正常						

表10-14　常用日常生活、娱乐及工作活动的METs

活　　动	METs
生活指南	
修面	1.0
自己进食	1.4
床上用便盆	4.0
坐厕	3.6
穿衣	2.0
站立	1.0
洗手	2.0
淋浴	3.5
坐床	1.2
坐床边	2.0
坐椅	1.2
步行1.6 km/h	1.5～2.0
步行2.4 km/h	2.0～2.5
散步4.0 km/h	3.0
步行5.0 km/h	3.4
步行6.5 km/h	5.6
步行8.0 km/h	6.7
下楼	5.2

续表

活　动	METs
上楼	9.0
骑车(慢速)	3.5
骑车(中速)	5.7
慢跑 9.7 km/h	10.2
自我料理	
坐位自己吃饭	1.5
上下床	1.65
穿脱衣	2.5~3.5
站立热水淋浴	3.5
挂衣	2.4
园艺工作	5.6
劈木	6.7
备饭	3.0
铺床	3.9
扫地	4.5
擦地(跪姿)	5.3
擦窗	3.4
拖地	7.7
职业活动	
秘书(坐)	1.6
机器组装	3.4
砖瓦工	3.4
挖坑	7.8
织毛线	1.5~2.0
写作(坐)	2.0
焊接工	3.4
轻的木工活	4.5
油漆	4.5
开车	2.8
缝纫(坐)	1.6
娱乐活动	
打牌	1.5~2.0
手风琴	2.3
小提琴	2.6
交谊舞(慢)	2.9
交谊舞(快)	5.5
有氧舞蹈	6.0

活　　动	METs
跳绳	12.0
网球	6.0
乒乓球	4.5
桌球	2.3
弹钢琴	2.5
长笛	2.0
击鼓	3.8
排球(非竞赛性)	2.9
羽毛球	5.5
游泳(慢)	4.5
游泳(快)	7.0

（魏一佳　廖元翠）

小结

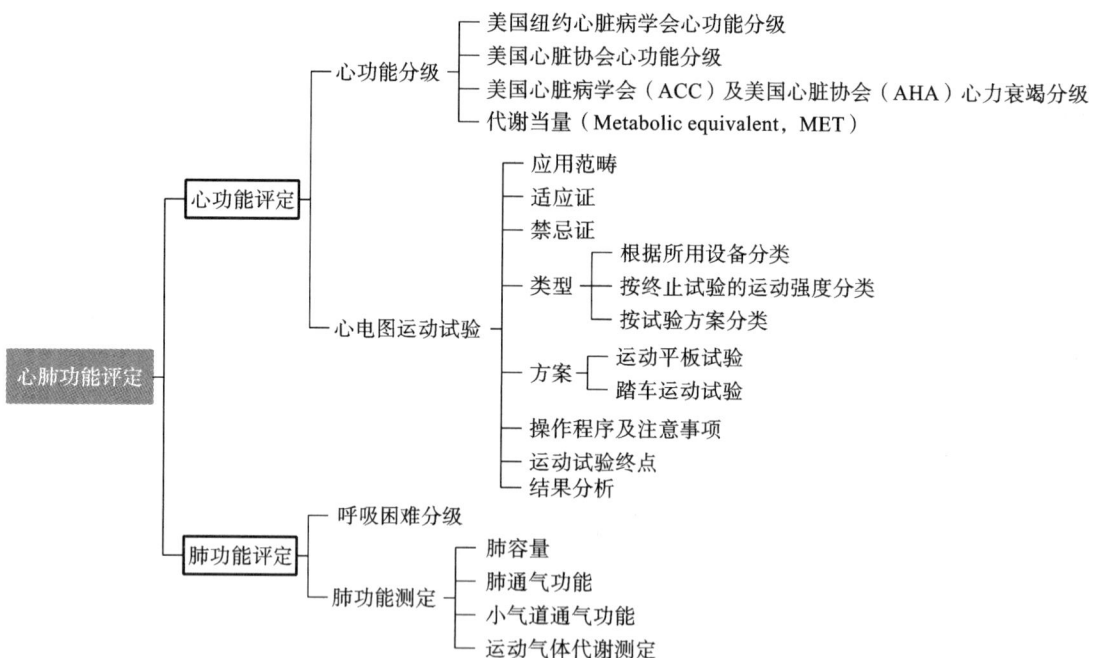

心肺功能评定
- 心功能评定
  - 心功能分级
    - 美国纽约心脏病学会心功能分级
    - 美国心脏协会心功能分级
    - 美国心脏病学会（ACC）及美国心脏协会（AHA）心力衰竭分级
    - 代谢当量（Metabolic equivalent，MET）
  - 心电图运动试验
    - 应用范畴
    - 适应证
    - 禁忌证
    - 类型
      - 根据所用设备分类
      - 按终止试验的运动强度分类
      - 按试验方案分类
    - 方案
      - 运动平板试验
      - 踏车运动试验
    - 操作程序及注意事项
    - 运动试验终点
    - 结果分析
- 肺功能评定
  - 呼吸困难分级
  - 肺功能测定
    - 肺容量
    - 肺通气功能
    - 小气道通气功能
    - 运动气体代谢测定

课后习题

1. 3个代谢当量的耗氧数值为（　　　）。

A. 7 mL/(kg·min)　　　　B. 10.5 mL/(kg·min)　　　　C. 14 mL/(kg·min)

D. 17.5 mL/(kg·min)　　　　E. 21 mL/(kg·min)

2. 以下哪种不是心电运动试验的绝对禁忌证？（　　　）

A. 室上性心动过速 　　　　　B. 三度房室传导阻滞 　　　　　C. 急性心内膜炎

D. 主动脉瘤 　　　　　E. 高血压

3. 下列哪种试验是主观和客观结合的最大运动强度的试验,以运动诱发呼吸或循环不良症状和体征、心电图异常以及心血管运动反应异常进行作为运动终点?(　　)

A. 极量运动试验 　　　　　B. 亚(次)极量运动试验 　　　　　C. 症状限制运动试验

D. 低水平运动试验 　　　　　E. 定量运动试验

4. 下列哪项是心脏负荷试验中最常用的一种?(　　)

A. 心脏超声 　　　　　B. 心电图 　　　　　C. 6 min 步行试验

D. 动态心电图 　　　　　E. 心电图运动试验

5. 心电运动试验按所用设备分类,不包括下列哪一项?(　　)

A. 运动平板试验 　　　　　B. 极量运动试验 　　　　　C. 踏车运动试验

D. 台阶试验 　　　　　E. 踏板试验

6. 关于肺功能检查的说明,以下哪项是错误的?(　　)

A. 肺总量是肺活量与残气量之和

B. 最大吸气量是吸气储备量与 1 次换气量之和

C. 功能性残气量是呼气预备量与残气量之和

D. 残气量不受增龄的影响

E. 功能性残气量占通常肺总量的 40%

7. 健康人的无氧阈一般不应低于最大摄氧量的(　　)。

A. 40% 　　　　　B. 50% 　　　　　C. 60% 　　　　　D. 70% 　　　　　E. 80%

8. 冠心病患者若诉锻炼中出现气促、眩晕症状时,康复医师应采取以下哪种措施?(　　)

A. 减少运动量 　　　　　B. 停止运动

C. 维持运动量数天,再观察 　　　　　D. 不用改变运动量 　　　　　E. 以上都不对

9. 2 个代谢当量的最大摄氧量数值为(　　)。

A. 3.5 mL/(kg·min) 　　　　　B. 7.0 mL/(kg·min) 　　　　　C. 10.5 mL/(kg·min)

D. 14.0 mL/(kg·min) 　　　　　E. 17.5 mL/(kg·min)

扫码看答案

日常生活活动能力评定

扫码看 PPT

学习目标

▲ **知识目标**

(1) 掌握日常生活活动的概念和分类。

(2) 熟悉日常生活活动能力评定的常用方法与评分细则。

(3) 了解日常生活活动能力评定过程中的注意事项。

▲ **能力目标**

(1) 能理解 Barthel 指数、改良 Barthel 指数的主要评定内容与评定规律。

(2) 能应用 Barthel 指数、FIM 量表实施日常生活活动能力评定。

▲ **素质目标**

(1) 具有良好的职业道德和职业素养,具有良好的团队合作意识。

(2) 具有良好的自我管理能力,有较强的医患沟通能力。

案 例 导 入

　　冠心病患者,男性,76 岁,入院时进行日常生活活动能力评定,每周会有 1～2 次大便失禁,每日小便失禁 2 次,需依赖家人使用尿袋便盆;需家属亲自喂食,辅助下可完成擦脸动作;可穿脱上衣,穿脱裤子时需要家人帮忙提裤子,并拉上拉链;如厕时需他人帮忙转移到座便上;平时室内坐轮椅可行走 50 m;上下楼梯需在他人指导下使用拐杖方能完成。日常交流言语不清,但能以点头摇头回应。

　　请思考:以上患者日常生活活动能力水平处于什么等级? 对于该患者,作为一名康复治疗师,你有哪些日常生活活动方面的指导与建议?

任务一　认识日常生活活动能力

一、日常生活活动的概念

　　狭义的日常生活活动(activities of daily living,ADL)是指人们为了维持独立的日常生活而每天必须反复进行的最基本、具有共性的一系列活动,包括衣、食、住、行和个人卫生等方面内容。随着人们对社会功能的日益重视,逐渐出现广义的日常生活活动的概念。广义的日常生活活动除了包括上述内容外,还包括与人交往、社区生活和社会活动等。

二、日常生活活动的分类

根据性质不同日常生活活动可分为基础性日常生活活动和工具性日常生活活动。

（一）基础性日常生活活动

基础性日常生活活动（basic activities of daily living，BADL）又称为躯体性日常生活活动（physical activities of daily living，PADL），是指人们为了维持基本的生存、生活需要而每天必须反复进行的基本活动，包括进食、更衣、个人卫生等自理活动和转移、行走、上下楼梯等身体活动。

（二）工具性日常生活活动

工具性日常生活活动（instrumental activities of daily living，IADL）是指人们为了维持独立的社会生活所需的较高级的活动，完成这些活动需借助工具进行，包括购物、烹饪、洗衣、交通工具的使用、处理个人事务、休闲活动等。

IADL 是在 BADL 的基础上发展起来的体现人的社会属性的一系列活动，其实现以 BADL 为基础。BADL 评定反映较粗大的运动功能，适用于较重的残疾，常用于住院患者。IADL 评定反映较精细的功能，适用于较轻的残疾，常用于社区残疾人及老年人。

三、日常生活活动的主要内容

因年龄、性别、民族、职业、环境、地区的不同，生活方式的差异，人们的日常生活活动的内容有所不同，但日常生活活动是人们维持生存的必需活动，故日常生活活动也具有许多相同之处，其主要内容包括以下几方面。

1. 自理方面

（1）进食：摄食动作（使用筷子、汤勺、刀叉等餐具摄取食物，用杯子和吸管喝水，用碗喝汤）以及咀嚼和吞咽能力。

（2）穿衣：穿脱衣裤（内衣、开衫、套头衫、内裤、长裤、裙子、鞋袜）和解系纽扣、拉拉链、解系鞋带及穿脱矫形器、假肢等。

（3）个人卫生：刷牙、洗脸、洗澡、洗头、梳头、化妆、剃须、剪指甲等。

（4）如厕：进出厕所、穿脱衣裤、大小便的控制、便后清洁、厕所冲洗。

2. 运动方面

（1）床上运动：床上的体位转换（仰卧位、侧卧位、俯卧位之间的转换）、位置移动（上、下、左、右）、坐起、躺下等。

（2）转移：床与轮椅之间、轮椅与座椅之间和轮椅与浴盆、淋浴室、座厕之间的转移等。

（3）行走：室内行走（水泥路面、地板、地毯）、室外行走（泥土路面、碎石路面、水泥路面）、上下楼梯（包括有扶手或无扶手）、使用辅助器械（包括手杖、腋杖、助行器、矫形器、假肢）进行行走。

（4）交通工具的使用：使用自行车、摩托车、上下公共汽车、驾驶汽车等。

3. 家务劳动方面 包括购物、烹饪、洗衣、打扫卫生、使用家具和家用电器、安排家庭财务等。

4. 交流方面 包括理解、表达、阅读、听广播、看电视、书写、打电话、使用电脑等。

5. 社会认知方面 包括记忆、解决问题、社会交往等。

四、日常生活活动能力的评定目的及方法

（一）日常生活活动能力评定的目的

ADL 的各项活动对于健康人来说易如反掌，但对于病、伤、残患者来说其中的任何一项都可能成为一个复杂和艰巨的任务，需要反复的努力和训练才能获得。科学的评估是进行有效康复训练的基础，ADL 评定的目的是综合、准确地评价患者进行各项日常生活活动的实际能力，为全面的康复治疗提供客

观依据。其评定的具体目的如下。

1. 确定日常生活独立情况　通过评定全面准确地了解患者日常生活各项基本活动的完成情况，判断其能否独立生活和独立的程度，并分析引起 ADL 能力受限的来自躯体、心理、社会等各方面的原因。

2. 康复治疗　根据 ADL 评定结果，针对患者存在的问题、ADL 能力的状况，结合患者的个人需要，制订适合患者实际情况的治疗目标，进行有针对性的 ADL 训练。在训练过程中要进行动态评估，总结阶段疗效，根据患者 ADL 能力恢复的情况调整下阶段训练方案。

3. 评价治疗效果　ADL 能力是一种综合能力，反映了患者的整体功能状态，是康复疗效判定的重要指标。临床康复告一段落后，根据治疗后评定情况做出疗效评价，并对预后做出初步判断。通过观察不同治疗方案对患者 ADL 恢复的影响情况，还可进行治疗方案之间的疗效比较。

4. 安排患者返家或就业　根据评定结果，对患者回归社会后的继续康复和家庭、工作环境的改造及自助具的应用等做出指导和建议。

（二）日常生活活动能力评定的实施方法

1. 直接观察法　是评定者通过直接观察患者 ADL 各项活动的实际完成情况来进行评定的方法。评定应尽量在患者实际进行相关活动时进行，如在患者早上起床时观察其穿衣、洗漱、修饰等活动，在进餐时间观察其进食能力等。也可由评定者向患者发出动作指令，要求患者按指令完成动作，评定者根据完成情况进行评定。评定地点既可以在患者实际生活环境中，也可以在 ADL 评定训练室内。ADL 评定训练室的设计应尽量接近患者实际生活环境，设置卧室、浴室、厕所、厨房及家具、家用电器、餐具、炊具等。直接观察法能使评定者详细观察患者的每一项日常生活活动的完成细节，得到的结果较为可靠、准确。但这种方法所需评定时间较长，对于体弱的患者，为避免其疲劳可分次进行检查。

2. 间接评定法　是通过询问的方式来收集资料和进行评定的方法，有口头询问和问卷询问两种。除了面对面的形式外，也可以采取电话、书信等形式。评定时应尽量让患者本人接受调查，若患者不能回答问题（如体力虚弱、认知障碍等）可请患者家属或护理人员回答。间接评定法有利于评定一些不便于直接观察的较私密的活动（如穿脱内衣、大小便、洗澡等），可以在较短时间内得到评定结果，评定也较为简便，但准确性不如直接观察法，可与直接观察法结合使用。

（三）日常生活活动能力评定的注意事项

（1）加强医患合作：评定前应与患者交流，使其明确评定的目的，取得患者的理解与合作。

（2）了解相关功能情况：评定前应了解患者的一般病情和肌力、肌张力、关节活动范围、平衡功能、感觉、知觉及认知功能等整体情况。

（3）选择恰当的评定环境和时间：评定应在患者实际生活环境中或 ADL 评定训练室中进行，若为判断疗效，再次评定应在同一环境中进行，以避免环境因素的影响。评定的内容若是 ADL 中的实际活动项目，应尽量在患者实施时进行，避免重复操作带来不便。

（4）正确选择评定方式和内容：由于直接观察法能更为可靠、准确地了解患者每一项 ADL 的完成细节，故评定时应以直接观察为主，但对于一些不便直接观察的隐私项目应结合间接询问进行评定。评定应从简单项目开始，逐渐过渡到复杂项目，并略去患者不可能完成的项目。

（5）注意安全、避免疲劳：评定中注意加强对患者的保护，避免发生意外。不能强求在一次评定中完成所有项目，以免患者疲劳。

（6）注意评定实际能力：ADL 能力评定的是患者现有的实际能力，而不是潜在能力或可能达到的程度，故评定时应注重观察患者的实际活动，而不是仅依赖其口述或主观推断。对动作不理解时可以由评定者进行示范。

（7）正确分析评定结果：在对结果进行分析判断时，应考虑患者的生活习惯、文化素质、工作性质、所处的社会和家庭环境、所承担的社会角色以及患者残疾前的功能状况、评定时的心理状态和合作程度等有关因素，以免影响评定结果的准确性。

任务二　日常生活活动能力评定内容

ADL 能力评定主要通过各种标准化量表来进行。这些量表经过信度、效度检验,其统一、标准化的检查和评分方法使得评定结果更具科学性,并可以对不同患者、不同疗法和不同的医疗机构之间的评定结果进行比较分析。

一、常用 BADL 能力评定标准化量表

临床常用的 BADL 能力评定量表有 Barthel 指数、改良 Barthel 指数和功能独立性评定量表等。

(一) Barthel 指数评定

Barthel 指数评定(Barthel index,BI)由美国 Floorence Mahney 和 Dorother Barthel 于 20 世纪 60 年代设计并用于临床,是康复医疗机构应用最广、研究最多的 BADL 能力评估工具。Barthel 指数评定方法简单,可信度、敏感度高,不仅可以用来评定患者治疗前后的功能状态,还可以用于预测治疗效果、住院时间和预后。当然 Barthel 指数评定也有其使用上的缺陷,如"天花板效应",即 Barthel 指数评定的最高分值可存在于许多残疾病人中,因此,Barthel 指数评定不能对更高功能性水平的病人进行评价。

1. 评定内容　Barthel 指数评定包括日常生活活动的十项内容,根据患者能否独立及需要帮助的程度分为自理、稍依赖、较大依赖、完全依赖四个功能等级,总分为 100 分(表 11-1)。

表 11-1　Barthel 指数评定内容与评分标准

ADL 项目	自　理	稍 依 赖	较 大 依 赖	完 全 依 赖
进食	10	5	0	0
洗澡	5	0	0	0
修饰(洗脸刷牙、梳头刮脸等)	5	0	0	0
穿衣(包括系鞋带)	10	5	0	0
控制大便	10	5(偶尔失控)	0(失控)	0
控制小便	10	5(偶尔失控)	0(失控)	0
如厕(包括冲洗擦拭、整理衣裤)	10	5	0	0
床椅转移	15	10	5	0
平地行走 45 m	15	10	5(用轮椅)	0
上下楼梯	10	5	0	0

2. 评定标准

(1)进食。

10 分:能在合适的时间内独立进各种正常食物,可使用必要的辅助器具,但不包括取饭、做饭。

5 分:需要部分帮助(如夹菜、切割、搅拌食物等)或需要较长时间。

0 分:较大程度或完全依赖他人。

(2)洗澡。

5 分:无需指导和帮助能独立进出浴室并完成洗澡全过程(盆浴或淋浴)。

0 分:不能独立完成,需依赖他人。

(3)修饰。

5 分:独立完成刷牙(包括固定假牙)、洗脸、梳头、剃须(如使用电动剃须刀者应会使用插头)等。

0 分:不能独立完成,需依赖他人。

（4）穿衣。

10 分：能独立穿脱全部衣服，包括系扣、开关拉链、穿脱鞋、系鞋带、穿脱支具等。

5 分：需要部分帮助，但在正常时间内至少能独自完成一半。

0 分：较大程度或完全依赖他人。

（5）控制大便。

10 分：能控制，没有失禁，如需要，能独立使用栓剂或灌肠剂。

5 分：偶尔失禁（每周少于 1 次），或需要在帮助下用栓剂或灌肠剂。

0 分：失禁或昏迷。

（6）控制小便。

10 分：能控制，没有失禁，如需要使用器具，能独立处理。

5 分：偶尔失禁（每 24 h 少于 1 次，每周多于 1 次）。

0 分：失禁或昏迷。

（7）上厕所。

10 分：能独立进出厕所或使用便盆，能独立穿脱衣裤和进行便后擦拭、冲洗或清洁便盆。

5 分：在保持平衡、穿脱衣裤或处理卫生等方面需要帮助。

0 分：依赖他人。

（8）床椅转移。

15 分：能独立完成从床到轮椅、轮椅到床的转移全过程，包括从床上坐起、锁住车闸、移开脚踏板。

10 分：需较小帮助（1 人帮助）或语言的指导、监督。

5 分：可以从床上坐起，但在进行转移时需较大帮助（2 人帮助）。

0 分：不能坐起，完全依赖他人完成转移过程。

（9）平地行走 45 m。

15 分：能独立平地行走 45 m，可以使用矫形器、假肢、拐杖、助行器，但不包括带轮的助行器。

10 分：在 1 人帮助（体力帮助或语言指导）下能平地行走 45 m。

5 分：如果不能行走，能独立使用轮椅行进 45 m。

0 分：不能完成。

（10）上下楼梯。

10 分：能独立完成，可以使用辅助器械。

5 分：活动中需要帮助或监护。

0 分：不能完成。

3. 结果分析

Barthel 指数得分越高表示功能越好、依赖性越小，得分越低表示功能越差、依赖性越大。Barthel 指数 80～100 分评定为优，表示患者各项基本 ADL 能力良好，日常生活基本能够自理。60～79 分评定为良，表示患者有轻度功能障碍，ADL 需要小部分帮助。40～59 分表示患者有中度功能障碍，ADL 需要一定帮助。20～39 分表示患者有重度功能障碍，ADL 明显依赖他人。0～19 分为完全残疾，ADL 完全依赖他人。其中，Barthel 指数>40 分的患者康复治疗效益最大。

（二）改良 Barthel 指数

Barthel 指数虽然有较高的信度和效度，评定简单易行，临床应用广泛，但也有一定缺陷。如评定等级比较少，相邻等级之间的分数值差距较大，评估不够精确细致。后有学者在 Barthel 指数的基础上进行了改良，称为改良 Barthel 指数（modified Barthel index，MBI），评定项目与每项的满分值不变，而将每一项的评定等级进一步细化（表 11-2）。

表 11-2　改良 Barthel 指数评定内容与评分标准

ADL 项目	完全依赖	较大帮助	中等帮助	最小帮助	完全独立
进食	0	2	5	8	10
洗澡	0	1	3	4	5
修饰	0	1	3	4	5
穿衣	0	2	5	8	10
控制大便	0	2	5	8	10
控制小便	0	2	5	8	10
如厕	0	2	5	8	10
床椅转移	0	3	8	12	15
平地行走 45 m	0	3	8	12	15
上下楼梯	2	5	8	10	10
*使用轮椅	0	1	3	4	5

* 注:只有在行走评定为完全依赖时,才评定轮椅使用。

改良 Barthel 指数评定标准如下。①完全依赖:完全依赖他人完成整项活动;②较大帮助:某种程度上能参与,但在整个活动中(一半以上)需要他人提供协助才能完成;③中等帮助:能参与大部分的活动,但在某些过程中(一半以下)需要他人提供协助;④最小帮助:除了在准备和收拾时需要协助,患者可以独立完成整项活动,或进行活动时需要他人从旁监督或提示,以保证安全;⑤完全独立:可以独立完成整项活动,而不需他人监督、提示或协助。

(三) 功能独立性评定量表

1983 年美国物理医学和康复学会制订了医学康复的统一数据系统,功能独立性评定(functional independence measure,FIM)量表是其中的主要组成部分,它包括供成人使用的 FIM 量表和供儿童使用 WWeeFIM1 量表。自 20 世纪 80 年代在美国开始使用以来,逐渐受到重视,目前 FIM 量表已获得国际普遍认可,在美国、澳大利亚、加拿大、法国、德国、意大利、日本、葡萄牙、瑞典等许多国家的康复医疗机构都得到广泛的应用,其信度、效度已得到大量研究的证实,具有相当的可靠性。它可用于记录入院、出院、随访时的功能评分,观察动态变化,综合反映患者功能及独立生活能力,评估各阶段治疗效果,比较不同治疗方案的优劣。FIM 量表适用于多种伤病引起的功能独立障碍的评定,包括脑卒中、脊髓损伤疾病、骨科疾病、心肺疾病、肿瘤等。在临床康复工作中 FIM 量表有助于确定康复需求、预测康复结局、有针对性地选择治疗方案、节约康复费用,并可作为评定医疗机构管理水平和效率的客观指标,对康复工作进行费用-效益分析。

1. 评定内容　FIM 量表的评定内容包括躯体运动功能和认知功能两大部分,涉及日常生活功能的六个方面,分别是自理活动、括约肌控制、体位转移、行走、交流和社会认知。每个方面又分为 2～6 项,总共 18 个评定项目(表 11-3)。

表 11-3　FIM 评定内容

分　类	具 体 项 目
自理活动	①进食　②梳洗修饰　③洗澡　④穿上身衣物　⑤穿下身衣物　⑥如厕
括约肌控制	⑦小便管理　⑧大便管理
体位转移	⑨床、椅、轮椅　⑩厕所　⑪浴盆、淋浴室
行进	⑫步行(轮椅)　⑬上下楼梯

分　类	具 体 项 目
交流	⑭理解　⑮表达
社会认知	⑯社会交往　⑰解决问题　⑱记忆

2. 评定标准　FIM 量表的每个评定项目分为 7 个功能等级,分别评为 1～7 分。得分是根据患者活动中独立的程度、对辅助器具的使用需要以及对他人帮助的依赖程度来进行评判的。FIM 量表的 7 个功能等级可分为独立、有条件的依赖和完全依赖三个层次,评分的基本原则如下。

(1) 独立。

7 分:完全独立。能在合理的时间内规范、安全地完成活动,无需修改或使用辅助器具。

6 分:有条件的独立。活动无需他人帮助,但需要使用辅助器具(假肢、矫形器、辅助具等),或活动超过合理的时间,或有安全方面的顾虑。

(2) 有条件的依赖。

5 分:监护或准备。活动无需身体接触性的帮助,但需要他人的监护、提示或规劝,或帮助准备必需用品,或帮助穿戴矫形器。

4 分:最小量帮助。活动需要身体接触性的帮助,但只限于扶助,在活动中患者主动用力程度>75%。

3 分:中等帮助。活动需要更多的身体接触性帮助,活动中患者主动用力程度为 75%。

2 分:最大帮助。活动需要大量身体接触性帮助才能完成,活动中患者主动用力程度仅为 25%～50%。

(3) 完全依赖。

1 分:完全依赖。活动基本依赖他人身体接触性帮助完成,活动中患者主动用力程度<25%或完全由他人帮助完成活动。

3. 结果分析　FIM 量表包括了患者躯体运动功能(1～13 项)和认知功能(14～18 项)两大类的能力,两大类应分别计算并记录总分,分别反映患者两个方面的能力,然后计算 18 项总分。18 个项目的总分最高分为 126 分,最低分为 18 分,得分越高则表示独立性越好,得分越低则表示依赖性越强。总分的评价标准如下:126 分为完全独立,108～125 分为基本独立,90～107 分为极轻度依赖,72～89 分为轻度依赖,54～71 分为中度依赖,6～53 分为重度依赖,19～35 分为极重度依赖,18 分为完全依赖。

二、常用 IADL 能力评定标准化量表

常用 IADL 能力评定标准化量表有功能活动问卷(FAQ),快速残疾评定量表-2、Frenchay 活动指数、IADL 能力评定量表。

(一) 功能活动问卷(FAQ)

功能活动问卷是由 Pfeffer 于 1982 年提出,用于研究社区老年人独立性和轻症老年痴呆,后于 1984 年进行修订(表 11-4)。

表 11-4　功能活动问卷(FAQ)

ADL 项目	正常或从未做过,但能做	困难但能单独完成或从未做过	需要帮助	完全依赖他人
1. 每月平衡收支的能力,算账的能力	0	1	2	3
2. 患者的工作能力	0	1	2	3
3. 能否到商店购物,如买衣服、家庭用品等	0	1	2	3
4. 有无爱好,如下棋、爬山等	0	1	2	3

续表

ADL 项目	正常或从未做过，但能做	困难但能单独完成或从未做过	需要帮助	完全依赖他人
5. 能否做简单的事，如点炉子、泡茶等	0	1	2	3
6. 能否准备饭菜	0	1	2	3
7. 能否了解近期发生的事件	0	1	2	3
8. 能否参加讨论和了解电视、书和杂志的内容	0	1	2	3
9. 能否记住约会的时间、家庭节日和吃药	0	1	2	3
10. 能否拜访邻居，独自乘公共汽车	0	1	2	3

注：根据患者完成各项活动的难易程度评分；能够独立完成得 0 分；困难，但可独立完成或从未做过得 1 分；需要帮助得 2 分；完全依赖他人得 3 分。总分越高表示障碍越重。总分<5 分表示正常，可独立完成社会生活；总分≥5 分表示异常，在家庭生活以及社区生活中不能独立。

FAQ 评分越高表明障碍程度越重，正常标准为<5 分，≥5 分为异常。FAQ 是目前 IADL 能力评定量表中效度较高且项目较全面的，提倡在 IADL 评定时首先使用此量表。

（二）快速残疾评定量表-2

快速残疾评定量表-2(rapid disability rating scale 2，RDRS-2)由 Linn 等人于 1982 年在 1967 年开发出来的 RDRS 量表基础上修订而来，适用于住院或在社区中生活的患者，较适合用于老年患者。表格中有 18 个项目，每个项目最高得分为 4 分，最低为 1 分，总分最高为 72 分，分数越高表示残疾越重。完全正常为 18 分。此量表的信度和效度较好。

（三）Frenchay 活动指数

Frenchay 活动指数共有 15 个项目，每个项目直接列举，并未按照一定领域进行分类。每一项目活动得分均为 0～3 分，0 分表示最差的程度，3 分表示最好的程度。Frenchay 活动指数主要用于在社区生活的脑卒中患者的 IADL 评定。

（四）IADL 能力评定量表

IADL 能力评定量表是由 Lawton 等人于 1969 年提出的一个量表，用于评定及反映患者功能障碍的程度及功能指标。量表主要包括上街购物、外出活动、食物烹调、家务维持、洗衣服、使用电话、服用药物和处理财务的能力共 8 个维度（表 11-5）。各项中勾选"不适用"者，该项分数记为满分；各项中不能独立完成的项目为"失能项目"，其中，上街购物、外出活动、食物烹饪、家务维持、洗衣服 5 项中有 3 项以上需要协助即为轻度失能。

表 11-5　IADL 能力评定量表

（以最近一个月的表现为准）

1. 上街购物【□不适用】

□3　独立完成所有购物需求

□2　独立购买日常生活用品

□1　每一次上街购物都需要有人陪同

□0　完全不会上街购物

2. 外出活动【□不适用】

（以最近一个月的表现为准）

□4　能够自己开车、骑车

□3　能够自己搭乘大众运输工具

□2　能够自己搭乘计程车但不会搭乘大众运输工具

□1　当有人陪同时可搭乘计程车或大众运输工具

□0　完全不能出门

3. 食物烹调【□不适用】

□3　能独立计划、烹煮和摆放一顿适当的饭菜

□2　如果准备好一切佐料，会做一顿适当的饭菜

□1　会将已做好的饭菜加热

□0　需要他人把饭菜煮好、摆好

4. 家务维持【□不适用】

□4　能做较繁重的家事或偶尔需家事协助（如搬动沙发、擦地板、洗窗户）

□3　能做较简单的家事，如洗碗、铺床、叠被

□2　能做家事，但不能达到可被接受的整洁程度

□1　所有的家事都需要别人协助

□0　完全不会做家事

5. 洗衣服【□不适用】

□2　能自己清洗所有衣物

□1　只能清洗小件衣物

□0　完全依赖他人

6. 使用电话的能力【□不适用】

□3　可独立使用电话，包括查电话簿、拨号等

□2　仅可拨熟悉的电话号码

□1　仅会接电话，不会拨电话

□0　完全不会使用电话

7. 服用药物【□不适用】

□3　能自己负责在正确的时间服用正确的药物

□2　需要提醒或少许协助

□1　如果事先准备好服用的药物分量，可自行服用

□0　不能自己服用药物

8. 处理财务能力【□不适用】

□2　可以独立处理财务

□1　可以处理日常的购买，但需要他人协助与银行往来或大宗买卖

□0　不能处理钱财

三、ADL 能力评定的注意事项

（1）评定前，要了解患者的一般情况，根据其病情和评估目的等确定评定内容，选择最佳评定方法和

方式。

（2）在进行评定时，要根据障碍的类别确定评定重点。对患者进行 ADL 能力评定时，还必须考虑其未来的生活方式，把握其目前的困难和未来的需求。

（3）在实施评定时，评定者要给患者一个总的活动指令，而不要告诉其具体步骤，当其对动作理解困难时可进行示范，需要辅助器具时可以提供。除非评定表中有特别说明，否则使用辅助器具或采取代偿的方法均认为是患者独立完成（但应注明），患者需要体力帮助的活动都被认为其没有能力独立完成。在实际观察时，应注意保护患者，避免发生意外。

（4）在实施评定中，应尊重患者的生活方式、习惯与隐私，一些不方便进行的活动（如穿脱贴身衣裤、洗澡等）可以采用询问的方式，不可强制完成。

（5）评定应从简单、安全的项目开始，评定时间不宜过长，重复次数不宜过多，避免在其疲倦的状态下实施。当评定项目较多时，可以分成几次进行。此外，应注意在适当的时间和环境中进行评定。

（梁芸婧）

→ 小结

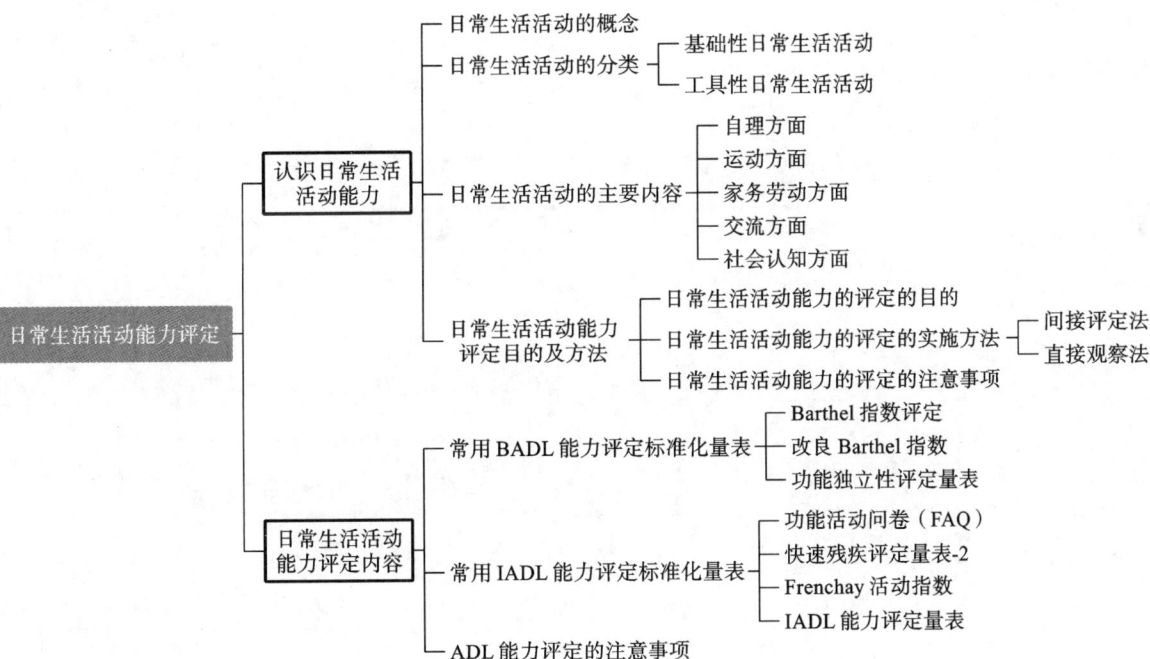

→ 课后习题

1. 下列哪一项不属于日常生活活动能力评定工具？（　　）

A. FIM 量表　　　　　　　　　　　B. Barthel 指数

C. 关节活动度测量　　　　　　　　D. Frenchay 活动指数　　　　　　E. FAQ

2. 下列哪项不是工具性的日常生活活动能力？（　　）

A. 家务劳动　　　B. 如厕　　　　C. 买菜　　　　D. 骑车　　　　E. 打电话

3. 临床上最常用的日常生活活动能力评定量表是？（　　）

A. Barthel 指数　　　　　　　　B. Frenchay 活动指数　　　　　　C. MMSE 检查量表

D. FAQ   E. 快速残疾评定量表

4. Barthel 指数评定内容有几大项？（   ）

A. 8 项   B. 9 项   C. 10 项   D. 11 项   E. 12 项

5. 下列哪些是日常生活活动能力的基础？（   ）（多选）

A. 运动功能   B. 心肺功能   C. 感觉功能

D. 肌肉收缩   E. 脑的高级认知功能

6. 日常生活评定内容有哪些？（   ）（多选）

A. 运动能力   B. 自理活动   C. 家务劳动   D. 交流活动   E. 娱乐活动

扫码看答案

生活质量和社会功能评定

扫码看 PPT

学习目标

▲ 知识目标

(1) 掌握生活质量的概念。

(2) 熟悉生活质量评定的各种方法。

(3) 了解就业评定的方法。

▲ 能力目标

(1) 能使用常用的生活质量评定量表对患者进行评定。

(2) 能对患者开展社会功能评定。

▲ 素质目标

(1) 具有良好的康复评定思维和素养。

(2) 具有良好的医患沟通能力。

案 例 导 入

患者,男性,50 岁,职业是高中语文教师,有高血压病史,因突发性脑出血入院 2 月余,现肢体功能恢复良好,言语流畅,现考虑出院。

请思考:患者出院后能顺利返回原本的工作岗位吗? 还需要进行哪些方面的评定?

任务一 认识生活质量

一、生活质量概述

(一) 生活质量定义

生活质量(quality of life,QOL)也称为生命质量、生存质量、生活质素等。世界卫生组织(WHO)生活质量研究组在 1993 年提出:生活质量是指不同文化和价值体系中的个体对他们的目标、期望、标准以及所关心的事情相关的生活状况的体验。

生活质量有以下几点:①生活质量是一个多维的概念,包括身体功能、心理状态、社会功能和精神健康等;②生活质量是主观的评定指标,是由被评定者自我评定的主观体验;③生活质量是有文化依赖性的,有些方面的评定要基于一定的文化价值体系。

（二）生活质量分类

健康相关生活质量（health-related quality of life，HRQL）是在伤病、医疗干预、老化和社会环境改变的影响下个人的健康状态（包括生理机能、心理能力、社会功能），以及与其经济、文化背景和价值取向相联系的主观满意度，是生活质量的一个分类。

二、生活质量评定的内容

生活质量评定是针对每一位个体进行主观感受和对社会、环境体验的评定，其有别于其他客观评定指标，需要针对性分析不同疾病、状态、人群与生活质量有关的因素，确定合适的生活质量评定内容。

总的来说，生活质量主要包含以下三大方面：①生物学方面。机体功能状态、疾病症状及治疗副作用；②心理学方面。精神、心理状态；③社会学方面。社会关系、工作能力、经济支持等。

健康相关生活质量评定所面对的主要是患者，因此评定的核心内容应包括：①与疾病、治疗有关的症状和体征；②生理功能状态；③日常生活能力；④精神心理状态；⑤适应社会的能力；⑥职业承受能力；⑦健康的自我认识。

三、生活质量评定的意义

1. 生活质量评定是康复评定的重要内容 生活质量评定涉及被评定者总体结局，全面反映疾病及其导致的躯体、心理和社会功能等方面在康复干预等作用下产生的影响，而且更侧重于体现被评定者自身的主观感受。

2. 生活质量评定是康复治疗的重要依据 生活质量评定是制订康复计划的重要依据，借以了解疾病和功能受损对于被评定者生活质量的影响，以便有针对性地进行干预。

3. 生活质量评定是康复效果的重要保障 后期的康复评定中，生活质量评定的各项指标也是判断相应康复治疗效果的重要参数，为后续治疗提供更好的依据。

四、生活质量评定的注意事项

（一）适用人群

生活质量评定适用于研究所有疾病人群，甚至于健康、亚健康人群，但应注意为意识障碍、表达障碍及不配合等特殊人群选择合适的评定方法。

（二）建立有用的生活质量评定指标

若选用量表对生活质量进行评定，应综合考虑其信度、效度、敏感度、广泛被接受、易于理解等方面。

1. 信度 包括评定者内部和评定者之间的信度。

2. 效度 量表所提问题能够区分并反映被评定者有无功能障碍及其严重程度。

3. 敏感度 即在内、外环境变化时，若被评定者也有所变化，测量结果对此变化做出反应的敏感程度。这是检验效度的一种有效方法。

4. 评定结果数量化 数量化地反映被评定者的特点和功能障碍水平。

（三）QOL 评定量表的本土化和民族化

量表要具备国际通用性和可比性，又要照顾到各个国家、地区的本土文化和民族化元素，必要时应对相关内容进行文化调适，比如国内流行使用的世界卫生组织生存质量测定量表（WHO-QOL-100）和健康调查简表（SF-36）等。

（四）有针对性地使用 QOL 量表

针对不同的疾病，尽量选择相应疾病的生活质量专表，以便测得患者特有的问题。比如适用于脑卒中患者的疾病影响调查表中风专用量表-30；用于慢性关节炎患者的关节炎生活质量测量量表 2 等。

（五）不同数据采集过程中的技巧

比如访谈法中访谈者的素质培训、量表评价法中量表的编印等细节，都可能对生活质量评定的准确性造成影响。

（六）评定流程

评定者应首先明确患者主要功能障碍来分析影响生活质量的因素,明确评定目的,并综合被评定者的基本情况选择合适的生活质量评定方法,如选择访谈法还是量表法及选用何种量表。运用生活质量评定技术采集被评定者的相关信息,做好详细、准确的记录。评定结束后整理、分析收集到的信息,阐明生活质量与残损或残疾程度之间的关系,找到影响被评定者康复的主要因素(如心理方面或肢体残缺),针对不同疾病成因机制给出全面且客观的解释,从而提出改善其生活质量的方案。

任务二 常用生活质量评定方法

按照评定目的和内容不同,生活质量评定可有不同的方法。常用的几种方法如下。

一、访谈法

访谈法(interview)是评定者通过与被评定者的广泛交谈来了解其心理特点、行为方式、健康情况、生活水平等,进而对其生活质量进行评定。按照提问和问答的结构方式不同,访谈法可分为有结构和无结构访谈两类。前者是事先规定的所问项目和反应可能性的访谈形式,访谈按预定内容进行;后者是没有定向标准化程序的自由交谈。在实际应用时可两者兼备。

在进行访谈之前,为接近被评定者,使访谈顺利进行,评定者应注意:穿着干净整洁,自我介绍简洁明了,称呼恰当,应当使用肯定和正面的语气。实施访谈时应设计恰当的谈话情境,具备细致的洞察力、耐心和责任心,不使被评定者感到有社会压力,并能如实准确记录访谈资料,不曲解被评定者的回答。访谈内容应包含被评定者与疾病、治疗有关的症状和体征、生理功能状态、日常生活能力、精神心理状态、适应社会的能力、职业承受能力及对健康的自我认识。

访谈法适用范围比较广,可用于不同类型的个体,包括儿童、因病不能活动者、文化程度不高者。访谈法对时间地点没有严格要求,可以根据需要及时调整访谈内容,灵活、易实施,且收集的资料比较可靠。访谈法是一种定性评定方法,缺点是成本较高、时间长、效率不高,主观性强,被评定者可能会回避一些敏感问题或给出一些不真实的回答,影响结果的准确性。此外,对访谈结果的分析处理也比较困难。

二、观察法

观察法(observation)是在一定时间内由评定者对特定个体的心理行为表现或疾病症状及不良反应等进行观察,从而判断其综合的生活质量的一种方法。一般利用眼睛、耳朵等感觉器官去感知被评定者。由于人的感觉器官具有一定的局限性,评定者可在法律允许的前提下借助各种仪器设备,如照相机、录音机、显微录像机等来辅助观察。观察法比较适合一些特殊患者的生活质量评定,如精神障碍者、植物人、阿尔茨海默病患者、危重患者等。

观察法能够通过观察直接获得资料,不需其他中间环节。因此,观察的资料比较真实。此外,观察法的优点是具有即时性,能捕捉到正在发生的现象,获得生动的资料;其缺点是受时间限制,某些现象的发生是有一定的时间限制的,过了这段时间就不会再发生。同时,人的感官都有生理限制,超出这个限度就很难直接观察,与此同时,观察结果也会受到主观意识的影响。观察法不适用于大面积调查。

观察前应根据观察目的制订生活质量观察计划,包含观察重点、观察范围、要搜集的材料、观察的次数、每次观察的时间、使用的仪器、设计观察表格以及填写的要求等。实施观察要注意看、问、思、记等相结合,内部观察和外部观察相结合。应仔细观察与观察目的有关的行为反应和各种现象,例如被评定者的姿势、步态等。内部观察时,评定者可面对面询问被评定者精神心理等方面,例如询问类似于"您最近有失眠的困扰吗?"这类问题,同时应做好详细、准确的记录。评定者从开始提取信息时就应进行思考、分析,随着观察活动的深入,积累观察资料,逐步形成自己的观点及结论。

三、主观报告法

主观报告法(subjective reporting)是由被评定者根据自己的健康情况和对生活质量的理解,用自我报告的形式对其生活质量进行评定,可以用分数或等级来表示。这是一种简单的全局评定法,优点是容易分析处理,但缺点是通过此法得到的生活质量很难具有可靠性和综合性。因而此法一般不单独使用,常和量表结合使用,作为补充。

四、症状定式检查法

症状定式检查法(symptom checklist)是当生活质量评定主要限于疾病症状和治疗的毒副作用时所采用的生活质量评定方法。该法是把各种可能的症状或不良反应列成一个表格,由评定者或被评定者逐一选择。其选项可以是"有""无"两项,也可根据程度分为不同等级。

五、量表评定法

标准化的量表评定法是目前使用最广泛的方法,即通过使用具有较好信度、效度和敏感度的标准化量表对被评定者的生活质量进行多维综合评价。根据评定主体的不同,量表评定法可分为自评法和他评法两种。该法具有客观性强、程式标准化、易于操作等优点,是临床及科研工作中常采用的方法。

在量表评定中,通常将反映障碍的程度提问的备选答案分为两三个等级或五六个等级供被评定者选择。例如:①极为重要;②相当重要;③不能确定;④不那么重要;⑤完全不重要;⑥不知道,或①满意;②稍满意;③不能确定;④稍不满;⑤不满意;⑥不知道,或①很满意;②相当满意;③一般;④有些不满意;⑤很不满意;⑥不知道。每一个等级赋予一定的分值,得分结果用于被评定者之间或个体变化的比较。

生活质量评定的重要工具是生活质量量表,分为普适性量表和疾病专用量表。

生活质量普适性量表的优点:①具有适用于多种疾病的特点,可以借此明确影响生活质量的其他相关因素;②适用于多病种、不同条件下的研究;③便于资料的采样、收集与管理。其缺点:①被评定者通常伴有不同程度的认知、语言功能和心理障碍,不同程度地干扰了评定结果,如果排除这一部分被评定者,将会失去一大部分评定对象;②个别量表会出现封底效应(floor effect)或封顶效应(ceiling effect),影响评估的准确性;③内容的有效性,如:脑卒中患者常见的问题是交流障碍,而众多量表中只有疾病影响量表(sickness impact profile,SIP)拥有这方面的内容。

疾病专用量表优点:①量表内容针对性强,各领域较生活质量的普适性量表更能反映各类疾病的功能特点;②完成量表耗时短,不易因被评定者疲劳或注意力不集中而影响评定结果;③适用于被评定者自答、访问、电话访问和书信访问等形式。其缺点:①有些疾病专用量表应用时间较短,还未经大量研究使用,其信度和效度尚未得到完全证实,特别是缺乏使用国的文化调适时;②部分项目的语句不一定能真实地描述患者的反应。

因此,选择量表时,除了考虑其优缺点外,评定者同时还应兼顾自己研究的目的和内容,资料获取的形式,被评定者的自身状况(如脑卒中的类型、关节炎的受累肢体)等相关因素。现列举几种常用典型的普适性量表和疾病专用量表,供大家学习时参考。

(一)普适性量表

常用于生活质量评定的普适性量表主要有医疗结局研究简表(MOS SF-36)、世界卫生组织生活质量测定量表-100(WHOQOL-100)、世界卫生组织生活质量测定量表简表(WHOQOL-BREF)、疾病影响程度量表(sickness impact profile,SIP)、EuroQol健康指数量表、生活质量指数(quality of life index)量表、诺丁汉健康量表(Nottingham health profile,NHP)、重返正常生活指数(reintegration to normal living index,RNLI)等。

1. 医疗结局研究简表(MOS SF-36) 最初由美国医学结局研究组于20世纪80年代初期开始研制,90年代初,完成了含有36个项目的健康调查问卷简化版。内容包括躯体活动功能、躯体功能对角色功能的影响、躯体痛、健康总体自评、活力、社会功能、情绪对角色功能的影响和心理卫生8个领域。评定大约耗时 5～10 min。MOS SF-36(表 12-1)是目前世界上公认的具有较高信度和效度的生活质量普适性评价量表。

表 12-1 医疗结局研究简表(MOS SF-36)

指导语:这项调查是询问您对自己健康状况的了解。此项数据记录您的自我感觉和日常生活的情况。请您按照说明回答下列问题。如果您对某一个问题不能做出肯定回答,请按照您的理解选择最合适的答案。

(1)您认为您的总体健康状况符合以下哪一项?(只圈出一个答案)

极好 1

很好 2

好 3

一般 4

差 5

(2)和一年前相比较,您认为您目前全面的健康状况如何?(只圈出一个答案)

比一年前好多了 1

比一年前好一些 2

和一年前差不多 3

比一年前差一些 4

比一年前差多了 5

(3)下列各项是您日常生活中可能进行的活动。以您目前的健康状况,您在进行这些活动时,有没有受到限制?如果有,程度如何?(每项只圈出一个答案)

运　动	有很大限制	有一点限制	没有任何限制
a. 剧烈活动,比如跑步、搬重物,或参加剧烈的体育活动	1	2	3
b. 中等强度的活动,比如搬桌子、使用吸尘器清洁地面、玩保龄球或打太极拳	1	2	3
c. 提起或携带蔬菜、食品或杂货	1	2	3
d. 上几层楼梯	1	2	3
e. 上一层楼梯	1	2	3
f. 弯腰、跪下,或俯身	1	2	3
g. 步行 1500 m 以上的路程	1	2	3
h. 步行 1000 m 的路程	1	2	3
i. 步行 100 m 的路程	1	2	3
j. 自己洗澡或穿衣服	1	2	3

(4)在过去四个星期里,您在工作或其他日常活动中,会不会因为身体健康的原因而遇到下列的问题?(每项只圈出一个答案)

问　题	所有的时间	大部分时间	部分时间	小部分时间	没有减少时间
a. 减少了工作或其他活动的时间	1	2	3	4	5
b. 实际做完的比想做的要少	1	2	3	4	5
c. 工作或其他活动的种类受到限制	1	2	3	4	5
d. 进行工作或其他活动时有困难(比如觉得更为吃力)	1	2	3	4	5

(5)在过去的四个星期中,您在工作或其他日常生活活动中,会不会由于情绪方面的原因(比如感到沮丧或焦虑)遇到下列的问题?(每项只圈出一个答案)

问　　题	所有的时间	大部分时间	部分时间	小部分时间	没有减少时间
a. 减少了工作或其他日常活动的时间	1	2	3	4	5
b. 实际做完的比想做的要少	1	2	3	4	5
c. 工作时或从事其他活动时不如往常细心了	1	2	3	4	5

（6）在过去四个星期里，您的身体健康或情绪问题在多大程度上阻碍了您与家人、朋友、邻居或集体的日常社交活动？（只圈出一个答案）

毫无阻碍 ……………………………………………………………………………………… 1

有很少阻碍 …………………………………………………………………………………… 2

有一些阻碍 …………………………………………………………………………………… 3

有较大阻碍 …………………………………………………………………………………… 4

有极大阻碍 …………………………………………………………………………………… 5

（7）在过去四个星期里，您的身体有没有疼痛？如果有，疼痛到什么程度？（只圈出一个答案）

完全没有 ……………………………………………………………………………………… 1

很轻微 ………………………………………………………………………………………… 2

轻微 …………………………………………………………………………………………… 3

有一些 ………………………………………………………………………………………… 4

剧烈或非常剧烈 ……………………………………………………………………………… 5

（8）在过去四个星期里，您身体的疼痛对您的日常工作（包括上班和家务）有多大影响？（只圈出一个答案）

毫无影响 ……………………………………………………………………………………… 1

有很少影响 …………………………………………………………………………………… 2

有一些影响 …………………………………………………………………………………… 3

有较大影响 …………………………………………………………………………………… 4

有极大影响 …………………………………………………………………………………… 5

（9）下列问题是有关您在过去四个星期里您觉得怎样和您其他的情况。针对每一个问题，请选择一个最接近您的感觉的答案。（每项只圈出一个答案）

问　　题	常常如此	大部分时间	相当多时间	有时	从来没有
a. 您觉得生活充实吗？	1	2	3	4	5
b. 您觉得精神非常紧张吗？	1	2	3	4	5
c. 您觉得情绪低落，以至于没有任何事能使您高兴起来吗？	1	2	3	4	5
d. 您感到心平气和吗？	1	2	3	4	5
e. 您感到精力充沛吗？	1	2	3	4	5
f. 您觉得心情不好，闷闷不乐吗？	1	2	3	4	5
g. 您感到筋疲力尽吗？	1	2	3	4	5
h. 您觉得自己是个快乐的人吗？	1	2	3	4	5
i. 您觉得疲倦吗？	1	2	3	4	5

（10）在过去四个星期里,有多少时间由于您的身体健康或情绪问题妨碍了您的社交活动(比如探亲、访友等)?（只圈出一个答案）

常常有妨碍 1

大部分时间有妨碍 2

有时有妨碍 3

偶尔有妨碍 4

完全没有妨碍 5

（11）如果用下列的句子来形容您,您认为对不对?（每项只圈出一个答案）

问 题	肯定对	大致对	不知道	大致不对	肯定不对
a. 您好像比别人更容易生病	1	2	3	4	5
b. 您跟周围人一样健康	1	2	3	4	5
c. 您觉得自己的身体状况在变差	1	2	3	4	5
d. 您的健康极好	1	2	3	4	5

2. 世界卫生组织生活质量测定量表-100（WHOQOL-100） 此量表是由世界卫生组织领导15个国家和地区共同制定的跨国家、跨文化的普适性、国际性量表。目前此量表在国际上使用的语言版本近30种,其内容包括6个领域:生理、心理、独立性、社会关系、环境和精神支柱/宗教/个人信仰,共24个方面。此量表结构严谨、内容涵盖面广,适合于多个学科的有关生活质量的研究。尽管WHOQOL-100能够详细地评估与生活质量有关的各方面,但在临床或研究工作当中有时显得特别冗长,大大增加了实际工作量。因此,WHO于1997年改良出世界卫生组织生活质量测定简式量表（WHOQOL-BREF）。WHOQOL-BREF包括4个领域:生理、心理、社会关系和环境。WHOQOL-BREF具有良好的内部一致性、区分效度和结构效度。WHOQOL-BREF的制定使得在生活质量的评定上有了一个方便的评定量表。

3. 世界卫生组织生活质量测定量表简表（WHOQOL-BREF） 见表12-2。

表12-2 世界卫生组织生活质量测定量表简表

您的个人情况

性别: 年龄: 床号:

职业:

婚姻状况:
□未婚 □工人
□已婚 □农民 学历:
□离异 □行政工作者
□丧偶 □服务行业
□知识分子

指导语:这份问卷是要了解您对自己的生活质量、健康情况以及日常活动的感觉如何,请您务必回答所有问题。请您根据两个星期以来您从他人处获得所需要的支持的程度在最适合的数字处打一个√,如果您多数时候能得到需要的支持,在数字"4"处打一个√;如果根本得不到所需要的帮助,在数字"1"处打一个√。

续表

问　　题	1	2	3	4	5
1. 您怎样评价您的生活质量?	很差	差	不好也不差	好	很好
2. 您对自己的健康状况满意吗?	很差	差	不好也不差	好	很好

下面的问题是关于您两周来经历某些事情的感觉

问　　题	1	2	3	4	5
3. 您觉得疼痛妨碍您去做自己需要做的事情吗?	根本不妨碍	很少妨碍	有妨碍(一般)	比较妨碍	极妨碍
4. 您需要依靠医疗的帮助进行日常生活吗?	根本不需要	很少需要	需要(一般)	比较需要	极需要
5. 您觉得生活有乐趣吗?	根本没乐趣	很少有乐趣	有乐趣(一般)	比较有乐趣	极有乐趣
6. 您觉得自己的生活有意义吗?	根本没意义	很少有意义	有意义(一般)	比较有意义	极有意义
7. 您能集中注意力吗?	根本不能	很少能	能(一般)	比较能	极能
8. 日常生活中您感觉安全吗?	根本不安全	很少安全	安全(一般)	比较安全	极安全
9. 您的生活环境对健康有益吗?	根本不好	很少好	好(一般)	比较好	极好

下面的问题是关于两个星期以来您做某些事情的能力

问　　题	1	2	3	4	5
10. 您有充沛的精力去应付日常生活吗?	根本没精力	很少有精力	有精力(一般)	多数有精力	完全有精力
11. 您认为自己的外形过得去吗?	根本过不去	很少过得去	过得去(一般)	多数过得去	完全过得去
12. 您的钱够用吗?	根本不够用	很少够用	够用(一般)	多数够用	完全够用
13. 在日常生活中您需要的信息都齐备吗?	根本不齐备	很少齐备	齐备(一般)	多数齐备	完全齐备
14. 您有机会进行休闲活动吗?	根本没机会	很少有机会	有机会(一般)	多数有机会	完全有机会

下面的问题是关于两个星期以来您对自己日常生活各个方面的满意程度

问　　题	1	2	3	4	5
15. 您行动的能力如何?	很差	差	不好也不差	好	很好
16. 您对自己的睡眠情况满意吗?	很不满意	不满意	既非满意也非不满意	满意	很满意
17. 您对自己做日常生活的事情的能力满意吗?	很不满意	不满意	既非满意也非不满意	满意	很满意

续表

问　　题	1	2	3	4	5
18. 您对自己的工作能力满意吗？	很不满意	不满意	既非满意也非不满意	满意	很满意
19. 您对自己满意吗？	很不满意	不满意	既非满意也非不满意	满意	很满意
20. 您对自己的人际关系满意吗？	很不满意	不满意	既非满意也非不满意	满意	很满意
21. 您对自己的性生活满意吗？	很不满意	不满意	既非满意也非不满意	满意	很满意
22. 您对自己从朋友那里得到的支持满意吗？	很不满意	不满意	既非满意也非不满意	满意	很满意
23. 您对自己居住地的条件满意吗？	很不满意	不满意	既非满意也非不满意	满意	很满意
24. 您对得到卫生保健服务的方便程度满意吗？	很不满意	不满意	既非满意也非不满意	满意	很满意
25. 您对自己的交通情况满意吗？	很不满意	不满意	既非满意也非不满意	满意	很满意

下面的问题是关于两个星期以来您经历某些事情的频繁程度

问　　题	1	2	3	4	5
26. 您有消极感受吗？（如情绪低落、绝望、焦虑、忧郁）	没有消极感受	偶尔有消极感受	时有时无	经常有消极感受	总是有消极感受
27. 家庭摩擦影响您的生活吗？	根本不影响	很少影响	影响（一般）	有比较大影响	有极大影响
28. 您的食欲怎么样？	很差	差	不好也不差	好	很好

29. 如果让您综合以上各方面（生理健康、心理健康、社会关系和周围环境等方面）给自己的生活质量打一个总分，您打多少分？（满分为100分）_____分

30. 您是在别人的帮助下填完这份调查表的吗？□是　□否

31. 您花了多长时间来填完这份调查表？_____ min

32. 您对本问卷有何建议：_____

感谢您的帮助！

填表日期：_____

4. 疾病影响程度量表(sickness impact profile,SIP) 由 Gilson 等人在 1975 年制定,1981 年,由同一工作组 Bergner 等人完成了量表的修改和定稿,形成目前使用版本。此量表共 12 个方面,136 个项目,包括步行、活动、自身照顾、社会交往、情绪行为、交流、行为动作的灵敏度、睡眠与休息、饮食、家居料理、娱乐与休闲和工作等内容。其中交流、行为动作的灵敏度、情绪行为和社会交往能力比较适合神经系统疾病患者的后期测量,其余各项更表现在 ADL 方面。完成全量表耗时 20~30 min。此量表的内容和长度上表现出其更适用于多中心研究。此量表缺少评定健康、幸福和生活满意度的项目。

5. EuroQOL 健康指数量表 是由英国约克大学的 EuroQOL 研发组于 1990 年制定的普适性生活质量测量量表。内容包括移动能力、自理、日常活动能力、疼痛/不适和焦虑/抑郁 5 个部分。量表效度、收敛效度和重测信度好。量表的评定简单、直观,数据来源于类似温度计的目测表,刻度为 0~100 表示被测者当天的健康状态。完成量表耗时 2~3 min。EuroQOL 量表更适合于轻、中度症状的各类疾病患者的自评和问卷式调查。

6. 生活质量指数(quality of life index)量表 是 Spitzer 等人起初于 1981 年为癌症及其他慢性病患者设计的生活质量量表。此量表包括活动能力、日常生活、健康的感觉、家庭及朋友的支持及对整个生活的认识,包括 100 个条目。高谦等人曾对此量表在脑卒中患者使用的效度进行研究,发现以肢体功能为主的本量表可以有效地评定脑卒中患者的生活质量。

(二)疾病专用量表

常用的疾病专用量表有用于脑卒中患者生活质量评定的疾病影响调查表中风专用量表-30(SA-SIP30)、Frenchay 活动指数(FAI)等,用于关节炎患者的关节炎生活质量测量量表 2(AIMS2)。

1. 疾病影响调查表中风专用量表-30(SA-SIP30) 此量表是 Straten 等将 SIP 改良后形成的脑卒中患者专用生活质量测量量表。此量表将 SIP 减少为 30 个项目,去除了与脑卒中相关性差及可信度差的项目。此量表内容主要包括:身体照顾与活动、社会交往、活动性、交流、情感行为、家居料理、行为动作灵敏度和步行等 8 个方面。

2. Frenchay 活动指数(FAI) 此量表专门为脑卒中患者的生活质量及其功能预后的测量而设计的,最早应用于 1985 年。此量表包括家务、户外活动和休闲与工作 3 个领域,15 个项目,总分 45 分;信度、效度及其敏感度好;可用于自答或访问。完成此量表只需耗时 3~5 min,应答率较高。但由于量表内容较少、覆盖面小,不适合大型研究使用。

3. 关节炎生活质量测量量表 2(AIMS2) 此量表是评价关节炎生活质量的量表之一,Meenan 教授团队在 AIMS 基础上开发的量表,量表共 57 个核心项目,归纳为 5 个维度:躯体(活动能力、步行和弯腰、手和指的功能、上臂功能、自我照顾内容、家务工作);症状(关节炎痛);角色(工作);社会角色(社会活动、家庭和朋友的支持);情感(紧张度、心情)。计分时会将每个条目标准化为 0~10 级,0 表示非常健康,10 表示非常糟糕。完成该量表的评定大概需要 23 min。

任务三 社会功能评定

一、社会生活能力评定

社会生活能力包括社会适应能力(如了解被评定者的生活意愿、家庭协作态度和社会背景)、家庭经济水平和住房情况、社区环境及社会资源(如医疗保健、文化娱乐和公共交通设施)利用可能性等方面的评定。

社会生活能力的评定一般使用量表法,常用量表有社会交往测定表、社会功能缺陷筛选量表等。

(一)社会交往测定表

社会交往测定表是一个简易的评定量表,供评定者针对被评定者的社会生活能力进行简单快速的评定。具体内容见表 12-3。

表 12-3　社会交往测定表

1. 上学或上班情况

与伤病前大致相同　是 20 分

否 0 分

2. 参加社交活动(访亲探友等)

从不参加:0 分;极少参加:5 分;正常参加:10 分

3. 参加社团活动(工会、联谊会、学会等)

从不参加:0 分;极少参加:5 分;正常参加:10 分

4. 与别人一起进行打扑克、下象棋、参观旅行、打球、看球赛等文体活动

从不参加:0 分;极少参加:5 分;正常参加:10 分

5. 与别人一起进行看电视、谈话、听音乐、上公园、散步、购物等业余消遣活动

从不参加:0 分;极少参加:5 分;正常参加:10 分

该表评定总分的最高得分为 60 分,最低得分为 0 分。分级判断标准为:得分为 0 分表示社会生活能力重度障碍;得分≤20 分表示社会生活能力中度障碍;得分为 20～40 分,表示社会生活能力轻度障碍;得分为 60 分,表示社会生活能力正常。

(二) 社会功能缺陷筛选量表

社会功能缺陷筛选量表(social disability screening schedule,SDSS)来源于 WHO 制订试用的功能缺陷评定量表(disability assessment schedule,DAS)。SDSS 由量表协作组许昌麟等修订中国常模(表 12-4)。

表 12-4　社会功能缺陷筛选量表

项　目	评 定 内 容	0 分	1 分	2 分
职业和工作	指工作和职业活动的能力、质量和效率,遵守劳动纪律和规章制度,完成生产任务,在工作中与他人合作等	无异常或仅有不引起抱怨或问题的极轻微社会功能缺陷	水平明显下降,出现问题,或需减轻工作	无法工作,或工作中发生严重问题。可能或已经被处分
婚姻职能	仅评定已婚者。夫妻间相互交流,共同处理家务,对对方负责,相爱、支持和鼓励	无异常或仅有不引起抱怨或问题的极轻微社会功能缺陷	有争吵,不交流,不支持,逃避责任	经常争吵,完全不理对方,或夫妻关系濒于破裂
父母职能	仅评定有子女者。对子女的生活照顾,情感交流,共同活动,以及关心子女的健康和成长	无异常或仅有不引起抱怨或问题的极轻微社会功能缺陷	对子女不关心或缺乏兴趣	根本不负责任,或不得不由他人替其照顾孩子
社会性退缩	主动回避和他人交往	无异常或仅有不引起抱怨或问题的极轻微社会功能缺陷	确有回避他人的情况,经说服仍可克服	严重退缩,说服无效
家庭外的社会活动	和其他家庭及社会的接触和活动,以及参加集体活动的情况	无异常或仅有不引起抱怨或问题的极轻微社会功能缺陷	不参加某些应该且可能参加的社会活动	不参加任何社会活动
家庭内活动过少	在家庭中不做事也不与人说话的情况	无异常或仅有不引起抱怨或问题的极轻微社会功能缺陷	多数日子至少每天 2 小时什么都不干	几乎整天什么都不干

续表

项 目	评 定 内 容	0分	1分	2分
家庭职能	日常家庭活动中应起的作用,如分担家务,参加家庭娱乐,讨论家事务等	无异常或仅有不引起抱怨或问题的极轻微社会功能缺陷	不履行家庭义务,较少参加家庭活动	几乎不参加家庭活动,不理家人
个人生活自理	保持个人身体、衣饰、住处的整洁,大小便习惯,进食等	无异常或仅有不引起抱怨或问题的极轻微社会功能缺陷	生活自理能力差	生活不能自理,影响自己和他人
对外界的兴趣和关心	了解和关心单位、周围、当地和全国的重要消息和新闻	无异常或仅有不引起抱怨或问题的极轻微社会功能缺陷	不太关心	完全不闻不问
责任心和计划性	关心本人及家庭成员的进步,努力完成任务,发展新的兴趣或计划	无异常或仅有不引起抱怨或问题的极轻微社会功能缺陷	对进步和未来不关心	完全不关心进步和未来,没有主动性,对未来不考虑

SDSS主要用于评定社区精神病患者的社会功能缺陷程度,是进行精神医学调查中,较为常用的评定工具。但该量表不适用于住院期间的评定或住院时间少于2周的患者。SDSS适用年龄为15～59岁。评定时由经过培训的评定者,重点询问知情人,参照每个项目的具体评分标准对被评定者做三级评定,评定最近1个月的行为表现。

SDSS共包括10个项目,每项的评分为0～2分。其中:0分为无异常或仅有不引起抱怨或问题的极轻微社会功能缺陷,1分为有社会功能缺陷,2分为严重社会功能缺陷。

二、就业能力评定

就业是衡量个体社会活动中的重要部分,人们通过就业不仅能体现其在社会活动中的地位和价值,而且反映其生命的意义和目的。就业能力是衡量患者社会功能的一个重要部分,不同疾病患者功能康复后,就业前均需要进行就业能力的评定。国际劳工组织(international labor organization,ILO)对就业能力评定的定义:在实际操作中用通常的工作耐性(即普通的操作速度、无疲劳的持续工作和对噪声等各种外界因素的忍耐度)评定个人成绩,增加残疾人的自信心和对社会的责任感,让残疾人了解自己的潜在能力,帮助其接受残疾事实,确定合理的职业方向。

(一)就业能力评定的目的

国际劳工组织《第159号残疾人职业康复和就业公约》明确规定残疾人职业康复目标:使残疾人获得、保持合适的职业并得到提升,从而促使其参与或重新参与社会。就业能力评定为残疾人职业选择、职业训练及职业咨询提供了科学的依据。采用就业评定理论,分析及预测残疾人的职业适应性、可能性,使残疾人得到最全面的康复。

(二)就业能力评定原则

1. 个体化原则 即从个体的角度探讨职业行为。个人的需要、能力、兴趣、价值观、人格等因素对就业选择和就业发展起重要作用。个体化原则强调个人特征与职业特征相匹配、个人内在动机为核心。

2. 科学性原则 ①客观性:采用标准化的测量方法、测量内容、评定程序及评定结果的解释方法;②信度:评定的可靠性及一致性。信度在某种程度上可以反映出评定结果受机遇影响的程度;③效度:有效性,应用一种评定要能够测量出所要测量结果。

3. 综合取向原则 个人就业选择和就业发展受其所处的家庭与社会环境的影响,两者相互作用,共同决定个人的职业行为。就业评定应综合考虑家庭与社会环境这两个方面因素,对躯体功能、心理状态、社会功能等进行全面评定。

（三）就业能力评定内容及方法

就业前通过就业能力评定使评定者清楚地了解被评定者的特点,包括性格、能力、兴趣治疗、躯体局限及其他特质,同时也了解各种职业成功必备的条件、优缺点、酬劳、机会及发展前途,以帮助被评定者制订最合理的职业康复方案。

1. 残存功能评定 通过在平行杠内跑、跳、走、单腿站立等对被评定者平衡及协调能力进行评定;通过拇指与其余四指对捏、抓握、操作手机、电脑等对被评定者的手功能进行评定;通过视力和听力等一般身体功能检查,初步确定被评定者适合的工种及工作强度,如上肢为主的工作或全身性工作以及功能强度。

2. 就业能力的医学评定 由 Crewe 和 Athelstan 拟订的功能评价调查表(functional assessment inventory,FAI)是较全面的功能状态评定表,可了解残疾者就业能力的受损和残存情况。

功能评价调查表包括以下内容。

Ⅰ. 视

0 分:无显著损伤。

1 分:在需要敏锐视力的操作中有困难。

2 分:损伤的程度足以干扰阅读、驾车等主要活动。

3 分:视力全部或几乎全部丧失。

Ⅱ. 听

0 分:无显著损伤。

1 分:会话和用电话时有些困难。

2 分:能借助唇读,进行面对面的会话,但不能用电话,不能听见某些环境中有关的声音(如铃声、高音调声等)。

3 分:极度难听见或聋,不能理解任何言语。

Ⅲ. 言语

0 分:无显著损伤。

1 分:言语易被人理解,但音质或言语方式不悦耳;或说话时特别费力才能使他人听懂。

2 分:言语难被理解,往往必须重复。

3 分:言语不能被他人理解。

Ⅳ. 行走或活动

0 分:无显著损伤。

1 分:步行速度或距离不如常人;若坐轮椅,可独自驱动和转移而无需他人帮助。

2 分:只能在平地上步行短的距离;若坐轮椅,也不能独自转移,但坐电动轮椅能不用帮助驱动 100 m左右。

3 分:无行走的可能;若坐轮椅,在他人帮助下能前进 100 m 左右。

Ⅴ. 上肢功能

0 分:无显著损伤。

1 分:一侧上肢完全或部分丧失功能,另一侧上肢完好。

2 分:双侧上肢至少在某种范围内丧失功能或患侧上肢有严重的功能丧失。

3 分:任一上肢没有有用的功能。

Ⅵ. 手功能

0 分:无显著损伤。

1 分:不能进行大多数需要精细灵巧性、速度和协调性的活动。

2 分:严重损伤,但无论用或不用辅助物或假肢仍能进行书写和进食等 ADL 实践。

3分:几乎没有或没有手功能。

Ⅶ. 协调

0分:无显著损伤。

1分:眼手协调和粗大运动协调均有一些损伤,但主要功能仍完好。

2分:眼手和粗大运动协调显著损伤。

3分:几乎没有能力去控制和协调运动。

Ⅷ. 头的控制

0分:无显著损伤。

1分:保持和确定头的位置有困难,在定向、平衡或外观上可有小的问题。

2分:控制或旋转头部有困难,由于不能控制可轻度阻碍注视。

3分:由于缺乏控制,严重干扰或妨碍阅读时的注视和谈话时与对方保持眼的接触。

Ⅸ. 体力

0分:无显著损伤。

1分:在从事需要极度用力的职业(如需用力上举或需要大量步行、弯腰等职业)中有某些困难,但在中度用力时可以接受。

2分:在任何类型的职业中,甚至只需中等的体力也不能从事。

3分:即使是坐和轻度用手工作的职业都不能从事。

Ⅹ. 耐力

0分:无显著损伤。

1分:安排休息时间可以全天工作。

2分:能工作半天。

3分:每日工作不能超过2 h。

Ⅺ. 运动速度

0分:无显著损伤。

1分:移动比平均速度慢。

2分:移动极慢,需要速度的竞争性职业完全不能从事。

3分:运动极度迟滞。

Ⅻ. 学习能力

0分:无显著损伤。

1分:能学习复杂的就业技能,但速度不正常。

2分:通过特殊的训练,能掌握相当复杂的概念和操作。

3分:只能学习极简单的就业技能并且只有通过充分的时间和重复才能完成。

ⅩⅢ. 判断

0分:无显著损伤。

1分:有时做出不恰当的判断,不花费时间去考虑替代方案或行为的后果。

2分:经常做出仓促和不明智的决定,往往显示出不合适的行为或选择。

3分:由于愚蠢或冲动性行为的结果,可能危及自己或他人。

ⅩⅣ. 坚持性

0分:无显著损伤。

1分:注意的广度或集中于工作或概念上的能力变化大,有时不能坚持到完成他所负责的工作。

2分:注意的广度有限,缺乏集中,为使之坚持一种活动需要大量的监督。

3分:注意的广度极有限,没有持续的监督不能坚持进行工作。

ⅩⅤ．知觉结构能力

0分：无显著损伤。

1分：其知觉组织稍有损伤，以致不能进行任何需要精细分辨的工作，但无明显行为损伤的证据。

2分：偶尔表现出空间失定向（迷路或在粗大知觉问题上有困难）。

3分：行为上证实有极度的知觉畸变（如粗大空间失定向、撞到墙上、不能鉴别物体）

ⅩⅥ．记忆

0分：无显著损伤。

1分：偶因记忆缺陷造成一些困难。

2分：记忆缺陷显著干扰新的学习、指示和通知，必须频繁地重复才能让被评定者记住。

3分：错乱、失定向、记忆几乎丧失。

ⅩⅦ．言语功能

0分：无显著损伤。

1分：言语能力轻到中度损伤；若听觉受损，能用唇读和言语交流。

2分：交流有严重困难，仅限于说单个词或短语，或用非发音交流形式表达简单的概念。若听觉受损，用符号语言有效，但不能用唇读或说。

3分：几乎不可能进行表达性交流。

ⅩⅧ．阅读写作能力

0分：无显著损伤。

1分：由于缺乏文化背景或教育，读、写有困难。

2分：读、写有严重困难。

3分：功能上类似文盲。

ⅩⅨ．行为和康复目标的一致性

0分：无显著损伤。

1分：行为和康复目标表现出不一致。

2分：口头上同意康复目标，但往往并不遵循合适的动作。

3分：行为往往与康复目标相抵触。

ⅩⅩ．对能力和受限的准确感知

0分：无显著损伤。

1分：对于由残疾的结果而引起的职业能力的变化有不正确的理解（如排除掉太多的就业可能性，或否认一些限制的意义）。

2分：不现实地理解其职业能力（如排除所有的就业可能，或否认重要的限制）。

3分：拒绝接受或显著歪曲理解其就业受限，关于其残疾，经常提供其他虚假的、引人入歧途的或极为不合适的信息。

ⅩⅪ．和人们相互作用的有效性

0分：无显著损伤。

1分：在社会交往中有些笨拙或口齿不清。

2分：缺乏在社会中有效交往所必需的技巧。

3分：明显的攻击性、退缩性、防御性、怪异或不合适的行为，常伤害他人。

ⅩⅫ．个人吸引力

0分：无显著损伤。

1分：个人外表或卫生在某些方面是不吸引人的，但能为家人所忍受。

2分：在个人外表或卫生方面，有较严重的问题，难于为他人甚至为家人所接受。

3分:在个人外表或卫生方面,有极严重的问题,很可能为他人所拒绝。

XXIII. 由于治疗或医疗问题的缺勤

0分:无显著损伤。

1分:由于医学监督、治疗或复发,每月有1~2日的请假。

2分:平均每周需要请假1日以接受医学监督或治疗。

3分:由于需要几个阶段的住院,经常缺勤。

XXIV. 状态的稳定性

0分:无显著损伤。

1分:若由饮食、治疗或训练控制则稳定。

2分:状态可能有缓慢进展,或其过程难以预料,并且可导致功能的进一步丧失。

3分:状态在可以预见的将来很可能显著恶化。

XXV. 技能

0分:无显著损伤。

1分:没有可以利用的特殊工作技能,但具有一般技能,能转换到其他工作岗位。

2分:缺乏可以转换工作岗位的技能,由于残疾或其他一些因素,特殊工作技能大部分无用。

3分:缺乏一般技能。

XXVI. 工作习惯

0分:无显著损伤。

1分:工作习惯有缺陷(如不守时、着装不恰当、没有合适的读写方法等),但愿意和能够十分容易地学习这些技能。

2分:工作习惯有缺陷,在受雇之前可能需要进行工作调整训练。

3分:工作习惯上有严重的缺陷,似乎没有可能通过工作调整训练来改善。

XXVII. 工作历史

0分:无显著损伤。

1分:由于年轻或其他理由,没有或几乎没有大多数雇主可以接受的工作经验。

2分:有诸如经常拖拉或经常由于失业而变换工作的工作经历。

3分:有5年的失业期,可用的工作资料匮乏。

XXVIII. 雇主的可接受性

0分:无显著影响。

1分:身体或经历上的一些特征可能干扰某些雇主对雇员的接受。

2分:尽管对行为没有干扰(如控制住的癫痫,有严重复发性的精神病史等),但经历上有极少为雇主和公众接受的特征。

3分:目前和新近的特征不能避免使该患者不为大多数可能的雇主所接受(如新近犯罪史,不能控制的癫痫,显著的行为异常)。

XXIX. 工作机会

0分:无显著影响。

1分:就业机会有些受限制(如由于交通、地理位置、环境状态等问题为雇员所不能耐受)。

2分:就业机会显著受限,几乎没有什么合适的工作条件。

3分:就业机会极度受限,可能只能居留在乡下或生活在工作机会很少的农村。

XXX. 经济上的阻碍

0分:无显著影响。

1分:受雇的可能性受到经济的限制(可能要求异常高的薪金或难以找到的特殊情况)。

2分：由于可能丧失受益，就业选择十分受限（可能会考虑非全天或低收入的工作，以便继续从他处受益）。

3分：由于会导致目前得到的好处（财政上医疗保险的，或伺候人员等）的丧失，所有可能性都不能提供比这更好的工作。

XXXI．社会支持系统

0分：无显著影响。

1分：无或几乎没有支持系统可以利用。

2分：当时的支持系统与康复目标相违背。

3分：支持系统的工作明显地对抗康复的行为。

评定者可以根据量表中0、1、2、3四级、分别制订下述的级别。

0～5分：职业能力无显著损伤。

6～31分：职业能力轻度损伤。

32～62分：职业能力中度损伤。

63～93分：职业能力严重损伤。

注意："3分"的项目均需列出，并根据这些项目的特征，指明因需要这些方面的功能和（或）条件而不能从事的职业。

（孙　薇）

→ 小结

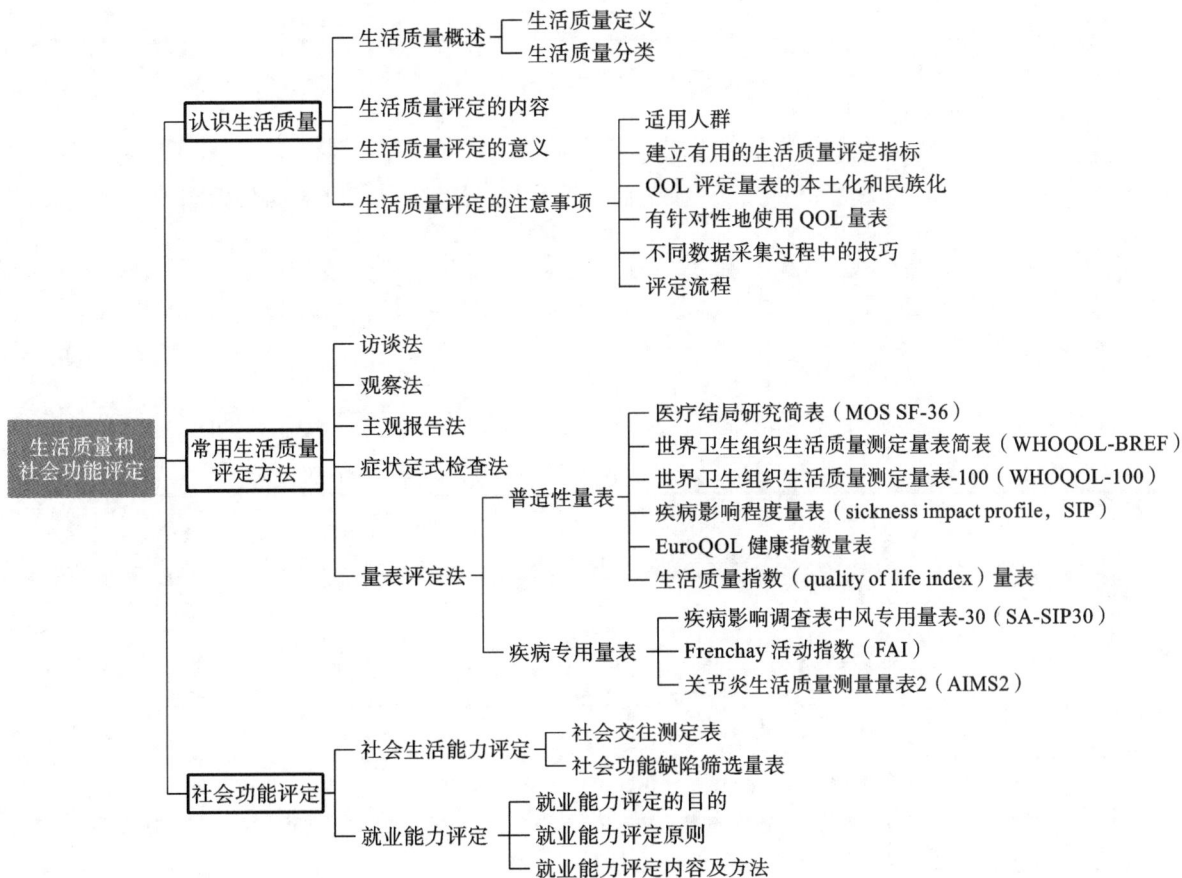

▶ 课后习题

1. 生活质量评定中一般不考虑的因素是（　　）。

A. 心理状况　　　B. 社会制度　　　C. 经济状况　　　D. 宗教信仰　　　E. 身体功能

2. 最适用于脑梗死患者的 QOL 评定的量表是（　　）。

A. Spitzer 生活质量指数量表

B. WHO 生活质量测定量表

C. WHO 生活质量测定量表简表

D. 疾病影响调查表中风专用量表-30

E. MOS SF-36

3. 疾病影响调查表中风专用量表-30 中没有涉及的内容是（　　）。

A. 用药情况　　　B. 言语功能　　　C. 家庭角色　　　D. 体能　　　E. 工作情况

4. 社会功能评定一般不考虑（　　）。

A. 职业情况　　　B. 家庭关系　　　C. 与人交往情况　　D. 躯体功能　　　E. 行为

扫码看答案

神经电生理检查技术

扫码看 PPT

学习目标

▲ 知识目标

(1) 掌握神经电生理检查的概念。

(2) 掌握肌电图的概念。

(3) 熟悉神经肌肉电生理特性。

(4) 了解神经肌电图的检查。

▲ 能力目标

(1) 能对神经电生理检查结果进行初步分析。

(2) 能为制订康复训练方案以及预后判断提供指导。

▲ 素质目标

(1) 富有爱心、耐心、同情心和责任心。

(2) 具有爱岗敬业、乐于奉献的精神。

(3) 具有良好的职业形象、职业态度和良好的人际沟通能力。

案 例 导 入

患者,男性,20岁,因摔伤后左膝关节外侧剧痛,不能行走1h入院,急诊查X线片显示腓骨小头骨折,查体:左膝关节外侧肿胀、青紫,局部压痛;左足不能背伸、外翻,不能伸趾,呈垂足畸形;小腿外侧、足背大部感觉障碍,怀疑左腓总神经损伤。

请问:该患者还可以做哪些检查明确诊断?

任务一　认识神经电生理检查

神经电生理检查是用电生理仪器、微电极等设备记录和分析随意运动或电刺激时肌肉和神经的生物电活动的检查,包括周围神经和中枢神经的检查,其方法包括肌电图(EMG)、神经传导检查、特殊检查、诱发电位(EP)检查,还包括低频电诊断即直流-感应电检查和强度-时间曲线检查等。神经电生理检查在诊断及评估神经和肌肉病变时起关键作用,同时也是康复评定的重要内容和手段之一。

一、概述

从神经电生理的角度来看,人体内各种信息传递都是通过动作电位传导来实现的。对于运动神经来说,动作电位的产生是由于刺激了运动神经纤维,冲动又通过神经肌肉接头到达肌肉,从而产生肌肉复合动作电位;对于感觉神经来说,动作电位通过刺激感觉神经产生,并且沿着神经干传导;而肌电图分析的是静息状态或随意收缩时骨骼肌的电特征。

二、生理特性

（一）静息膜电位

静息膜电位是指细胞未受刺激时,存在于细胞膜内外两侧的电位差,简称静息膜电位。产生机制是细胞膜内 K^+ 浓度高于细胞外。安静状态下膜对 K^+ 通透性大, K^+ 顺浓度差向膜外扩散,膜内的蛋白质负离子不能通过膜而被阻止在膜内,结果引起膜外正电荷增多,电位变正;膜内负电荷相对增多,电位变负,产生膜内外电位差。这个电位差阻止 K^+ 进一步外流,当促使 K^+ 外流浓度差和阻止 K^+ 外流的电位差这两种相互对抗的力量相等时, K^+ 外流停止。膜内外电位差便维持在一个稳定的状态,即静息膜电位。

（二）动作电位

动作电位是指可兴奋细胞受到刺激时在静息膜电位的基础上产生的可扩布的电位变化过程。动作电位产生的机制与静息膜电位相似,都与细胞膜的通透性及离子转运有关。去极化过程:当细胞受刺激而兴奋时,膜对 Na^+ 通透性增大,对 K^+ 通透性减小,于是细胞外的 Na^+ 便会顺其波度梯度和电梯度向胞内扩散,导致膜内负电位减小,直至膜内电位比膜外高,形成内正外负的反极化状态。当促使 Na^+ 内流的浓度梯度和阻止 Na^+ 内流的电梯度,这两种拮抗力量相等时, Na^+ 的净内流停止。复极化过程:当细胞膜除极到峰值时,细胞膜的 Na^+ 通道迅速关闭,而对 K^+ 的通透性增大,于是细胞内的 K^+ 便顺其浓度梯度向细胞外扩散,导致膜内负电位增大,直至恢复到静息状态。可兴奋细胞每发生一次动作电位,总会有一部分 Na^+ 在去极化中扩散到细胞内,并有一部分 K^+ 在复极过程中扩散到细胞外。

三、仪器与设备

肌电图诱发电位检查仪的主要组成部分包括电极、放大器、显示器、扬声器、记录器、刺激器以及存储各种数据的部件。电极是收集电信号的部分,分为针电极和表面电极两类。针电极是传统的常规电极,有同心圆针电极、双极同心圆针电极、单极针电极或单纤维针电极。临床上最常用的是同心圆针电极,其主要记录电极周围有限范围内的运动单位电位的总和;表面电极记录电极下较大范围内电活动的总和,常用于神经传导检查、诱发电位的检查、表面肌电图等。放大器是一台仪器最关键的部分,前置放大器应当噪声低,阻抗高,共模抑制比高。噪声低则易于检出纤颤电位和诱发电位,阻抗高则波形失真小,共模抑制比高则抗干扰能力强,放大器要求频带宽(20～5000 Hz),高低截止频率均可调。显示器中阴极射线管可以无限制地反映频率的变化,以便分析运动单位时限、波幅和波形,因此是很重要的组成部分。肌肉动作电位的音调有特异性,因此在进行肌电图测定时,应用扬声器辨别各种自发电位和肌电活动的声音特点,以帮助分析诊断。

四、基本要求

通常在进行检查以前,肌电图评定者必须充分了解被评定者病史,进行有针对性的神经系统体格检查,以便对被评定者诊断进行估计,然后计划被评定者应做哪些项目的检查,检查哪些神经和肌肉。在检查时,要注重根据被评定者具体情况,个体化调整检查内容,而不能对所有的被评定者都遵循某一特定模式,以期达到最后的检查目的。电生理检查是一项实践性很强、技术要求很严格、并且和临床结合非常紧密的检查,其结果的准确性将直接影响到最后的诊断,而要保证结果准确的首要前提就是要有严格、规范化的操作。神经传导检查的技术操作并不很难,关键是需要评定者能认真地完成每一个检查步骤,及时判断和认真分析检查中出现的技术问题;其次,也要求评定者掌握相当程度的神经解剖知识,神经和肌肉检查和激活方法,以及熟悉神经受损后临床表现和拥有大量的诊断周围神经病经验,并能判断和处理检查中所遇到的各种问题,所有这些都必须在大量的实践中才能获得。

神经电生理检查实验室里要求噪声低,光线柔和,安静舒适,不要让被评定者产生恐惧感。房间要远离电源,肌电图机器电源插头最好用单一的,不要和其他机器插在一起。检查之前要向被评定者解释该检查的过程、目的,有无疼痛,需要被评定者做哪些配合。检查时,要求被评定者要充分放松,取舒适体位,充分暴露所要检查的肢体。另外,检查室的室温最好保持在 28～30 ℃,而被评定者的肢体温度最好保持在 32 ℃以上,这是检查结果准确的一个首要前提。

任务二　神经肌电图检查

一、肌电图检查

(一)肌电图的基本概念

肌电图(electromyography,EMG)是用来评估骨骼肌肌肉电活动的检查。它采用一根非常细的针插入肌肉中以评估肌肉的电活动。

(二)检查与分析

1. 插入电位　针电极停止移动后(只要避开终板区),正常肌肉会放松处于电静息状态。

插入电位减少发生在针电极插入萎缩的肌肉时。

插入活动增加见于肌肉病理状态下,这主要表现为正锐波和(或)纤颤电位,仅在插入时明显且不持续。这种插入电活动增加可能先于实际失神经支配。

2. 肌肉静息状态的检查　自发性电活动:正锐波、纤颤电位、复杂重复放电、肌强直放电、肌纤维颤搐放电都是肌纤维水平产生的典型的异常自发性电位类型。

(1)正锐波(PSW):在受损神经支配的肌肉或肌肉部分受损肌纤维中记录到的动作电位(图 13-1)。

(2)纤颤电位:单个肌纤维自发放电产生的动作电位,可出现在支配神经受损时(图 13-2)。

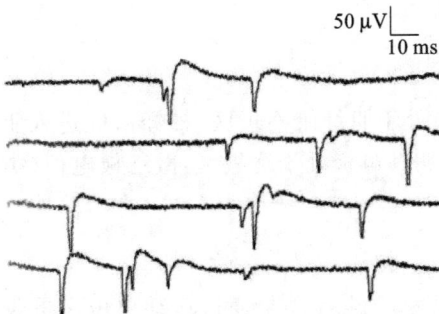

图 13-1　正锐波(连续扫描波形)

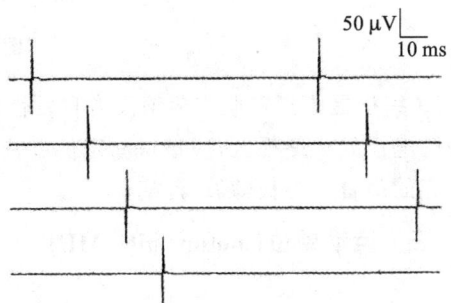

图 13-2　纤颤电位(连续扫描波形)

纤颤电位和正锐波通常表示急性或进行性支配神经受损。

(3)复杂重复放电:自发性放电的类型之一。其病因是受损肌肉区域的电活动刺激邻近肌纤维引起的局灶性肌肉节律失常。这是一种永久性节律,表现为单一或复杂的棘波形重复放电,频率为 10～100 Hz,波幅为 50～500 μV,具有特征性频率,声音类似突然熄火的摩托艇,常见于神经源性和肌源性损伤(图 13-3)。

(4)肌强直性放电:肌纤维激活后出现的动作电位发放延迟的类型,针电极插入时可记录到(图 13-4、图 13-5)。其可出现在先天性肌强直、副肌强直、高血钾性周期性麻痹、多发性肌炎、慢性神经根病和神经病等疾病中。

(5)肌纤维颤搐放电:有规律、节律的运动单位电位组成自发放电,可分为连续和不连续两种表现形

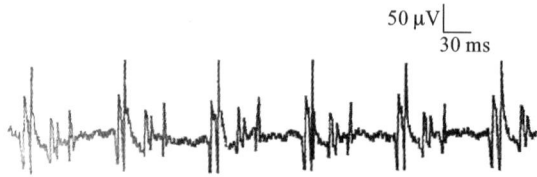

图 13-3 典型的复杂重复放电

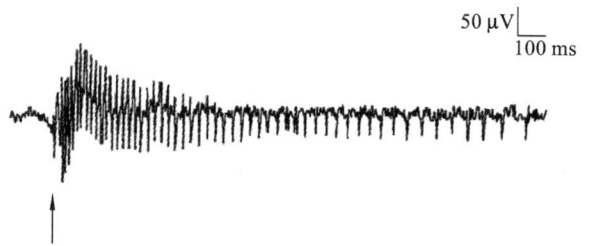

图 13-4 肌强直放电（针极诱发）

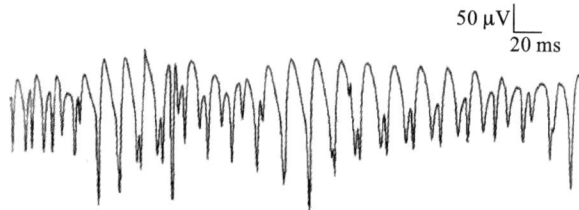

图 13-5 肌强直放电（自发放电）

式。连续形式，是单个或成对的运动单位电位以 5～10 Hz 频率发放；不连续形式，是突发的运动单位电位发放，其重复频率为 0.1～10 Hz，其发出的声音听起来像士兵正步前进(图 13-6)。肌纤维颤搐反应可见于贝尔麻痹的面肌、多发性硬化和多发性神经根病，也可以见于慢性神经损伤和放射性神经丛病变的肢体肌肉上。

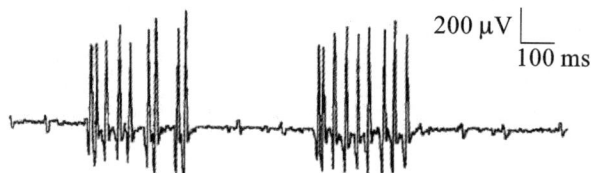

图 13-6 肌纤维颤搐放电

3. 终板区 正常肌肉应该没有自发性电活动，除非针电极处于肌纤维终板区（神经由此进入肌肉）。如果针电极处于终板区，应该重新定位放置。以下三种现象表明针电极处于终板区：微终板电位（类似敲击贝壳的声音）、终板棘波、疼痛。

（三）运动单位（motor unit，MU）

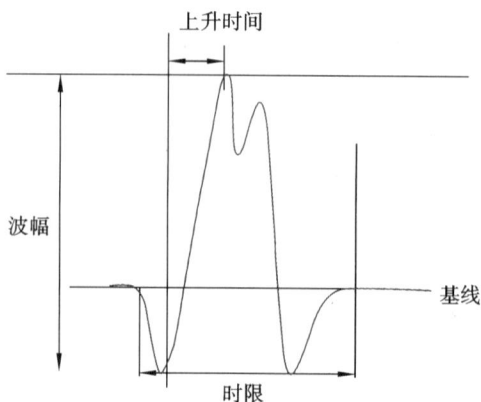

图 13-7 运动单位动作电位（MUAP）组成

肌肉收缩，产生运动是通过运动单位序贯收缩实现的。运动单位由一个前角细胞及其轴突所支配的全部肌纤维组成。运动单位是肌电图评估的主要基础结构。

运动单位的形态学分析应包括以下参数的评估（图 13-7）。

1. 波幅 一个正常的运动神经元，所支配的肌纤维几乎同步放电。位于电极尖端附近的肌纤维主要对运动单位电位的波幅影响最大。

2. 上升时间 从开始正性偏移的波峰到随后的负性向上波峰的时间。这有助于估计记录电极顶端到放电运动单位之间的距离。

3. 时限 从最初离开基线到最后返回到基线的时间,一般约为 11 ms。

4. 位相 在与基线连续交叉的两点间的一个波形。位相值可以通过计数负相或正相峰来确定,也等于与基线交点的数目再加一。通常情况下,运动单位电位的位相≤4 个。多位相运动单位(>4 个位相)提示同步化放电不佳或单个肌纤维减少。

5. 稳定性 在形态学上,运动单位应该是稳定的正常波形。不稳定的运动单位动作电位形态(在波幅和位相数的变化)发生在源于神经肌肉接头(neuromuscular junction,NMJ)的疾病或新的或不成熟的神经肌肉接头处(神经再支配)。

(四)募集

募集是指有序增加运动单位而使得收缩力量增加的过程。

一般来说,募集减少主要见于神经病性疾病,极少见于严重的晚期肌病;干扰相的减少是由于不良激活或不良募集。

早募集是指参与发放的运动单位动作电位(MUAP)数量与产生的肌力大小不相应;早募集不涉及MUAP 发放的数量、与激活的水平或发放频率的关系。早募集常见于肌病和某些神经肌肉接头(NMJ)疾病。

(五)异常肌电图

肌电图异常包括插入电位延长或消失;静息时肌肉出现的自发电活动如纤颤电位、正锐波、复杂重复放电等;主动轻度收缩时运动单位电位的时限、波幅、位相和发放频率有异常;大力收缩时运动单位电位有异常的募集。

1. 插入电位改变 常见的有插入电位延长,即针电极插入时电活动持续时间超过 300 ms,则为插入电位延长。插入电位延长多见于神经源性疾病,也可见于多发性肌炎。但肌肉纤维化后,插入电位改变可减少或消失。

2. 纤颤电位 为肌肉放松时肌纤维自发收缩产生的电位,是一种起始为正相波而后为负相波的双相波,时程为 1~5 ms,波幅为 20~200 μV,发放频率比较规则,多为 0.5~10 Hz,有时高达 30 Hz。在做肌电图检查时,除了在显示器上可以看到起始为正相而后为负相的双相波外,还可以同时听到像雨点落到屋顶瓦片上的声音。一块肌肉上出现两处以上的纤颤电位,就应考虑是病理性的。出现纤颤电位多见于神经源性损伤,但也可见于肌炎、肌纤维破坏、低钾或高钾血症等。

3. 正锐波 又称正尖波,是一个起始为正相,继之伴随出现一个时限较宽、波幅较低的负相波。其波幅变化范围较大,从 10~100 μV,有时可达 3 mV;其发放频率比较规则,介于 0.5~10 Hz,有时达 30 Hz。在做肌电图检查时,可发出比较钝的爆米花声。正锐波出现的意义与纤颤电位相同。

4. 复杂重复放电 又称肌强直样放电或怪样电位,是一组失神经肌纤维的循环放电,在做肌电图检查时,它表现为突发突止,频率为 20~150 Hz,波幅为 50~500 μV,规律出现,每次发放的形态基本一致,并且会出现持续的像机关枪样的声音。复杂重复放电可见于神经源性损伤或肌源性损伤,但其出现多提示病变进入慢性过程。

5. 轻度收缩时的异常肌电图

(1)运动单位的时限和波幅改变:①时限延长、波幅增高又称巨大电位,见于前角细胞病变和陈旧性周围神经损伤,提示神经再生时新生轴突分支增加致所支配的肌纤维增多;②时限缩短、波幅降低又称小电位,见于肌源性损伤的病变。

(2)多相电位数量增多:按波形特点可分为以下几种。①短棘波多相电位,时限短(<3 ms),波幅不等(<300 μV),见于肌源性损伤的病变及神经再生早期,又称新生电位。②群多相,位相多,波幅高,时限可达 30 ms,又称复合电位,意义与巨大电位相同。

6. 大力收缩时的异常肌电图

(1)募集减少:肌肉大力收缩时,可以很清楚地看到单个运动单位电位是由于发放电位的运动单位数量减少,而仅有很少一部分具有功能的运动单位参与发放电位,多见于神经源性损伤的病变。

（2）早期募集现象:肌肉轻收缩即可出现由短时限、低波幅运动单位电位组成的相互重叠的募集现象称为早期募集现象或病理干扰相。这是由于运动单位肌纤维数量减少,参与放电的运动单位数量增多所致,早期募集现象多见于肌源性损伤的病变。

（六）常见病变异常肌电图类型

在做肌电图检查时,评定者可以根据自发电位出现的情况、运动单位电位形态、发放频率和募集形式来判断病变性质、程度和预后,以下是一些常见病变异常肌电图类型。

1. 周围神经病变及损伤

（1）急性轴索损伤:3周后,插入电位延长,肌肉放松时,可见大量正尖纤颤电位;肌肉轻收缩时,可见运动单位电位形态保持正常;肌肉大力收缩时,出现运动单位电位募集相减少。肌肉损害后1周内做肌电图检查,未见自发电位,仅出现正常运动单位电位募集相减少,因此急性周围神经病变时,过早进行肌电图检查意义不大。

（2）慢性轴索损伤:插入电位延长,正尖纤颤电位明显减少或消失,或出现复杂重复放电,主动轻用力时出现时限增宽、波幅高的运动单位电位,即大电位,重用力时募集相减少。一旦出现复杂重复放电或大电位,标志着病程已有几个月或几年,进入慢性期。

（3）以脱髓鞘为主的周围神经病变:插入电位不延长,无自发电位,运动单位形态正常,但募集相减少。此类疾病主要靠神经传导检查来确定。

2. 脊髓前角细胞病变 可有插入电位延长,有正尖纤颤电位,常见束颤电位,肌肉轻收缩时,可见运动单位电位时限增宽,波幅大,常有巨大电位,多相波多,肌肉大力收缩时,运动单位数量减少,呈高频发放的单纯相。

3. 肌源性损伤病变

（1）急性肌源性损伤:可有自发电位,肌肉轻收缩时运动单位电位时限缩短,波幅减小,多相电位增多,肌肉大力收缩时,可出现早期募集现象。

（2）慢性肌源性损伤:可有小的纤颤电位,有长时限、高波幅多相运动单位电位与短时限、低波幅多相运动单位电位同时存在,肌肉大力收缩时,可出现早期募集现象。

总之,神经源性损伤的肌电图表现为宽大电位及单纯相,而肌源性损伤的肌电图表现为矮小电位及早期募集现象。

二、神经传导检查

神经传导检查(nerve conduction study,NCS)可以定义为在周围神经的某一部位诱发可传播的动作电位,并于某一远距离处记录该周围神经传导的电冲动。换言之,即在神经传导通路的某一点或某几点刺激神经,并记录此神经的电活动反应。

神经传导检查可协助评估是否存在神经损伤。神经传导检查沿着周围神经较易接近处进行,使我们可以精确定位局灶性损伤,有助于我们探索周围神经系统疾病的病变过程。

（一）运动神经传导速度测定（motor nerve conduction velicity，MNCV）

在神经干通路上选两个以上的点,在各点分别施以超强刺激,并从该神经支配的远端肌肉上记录各刺激点的诱发电位。

由不同点施以刺激到出现诱发电位的时间称为潜伏期(latency,LAT),两个端点的 LAT 之差称为传导时间。再从人体测两点间距离,代入下列公式,即传导速度为:

$$运动神经传导速度(m/s)=\frac{近端与远端刺激点间的距离(mm)}{近端刺激点诱发电位 LAT-远端刺激点诱发电位 LAT(ms)}$$

（二）感觉神经传导速度测定（sensory nerve conduction velocity，SNCY）

通过刺激一端感觉神经,冲动沿着神经干传导,在感觉神经的另一端记录这种传导,产生的电位称为感觉神经电位。感觉神经传导速度可以直接由刺激点到记录点之间的距离和潜伏期来计算。

（三）神经传导速度的检查结果分析

1. 轴突丢失 是神经传导检查中最为常见的异常类型。典型的轴突丢失表现为波幅下降同时潜伏期及传导速度正常（图 13-8、图 13-9）。

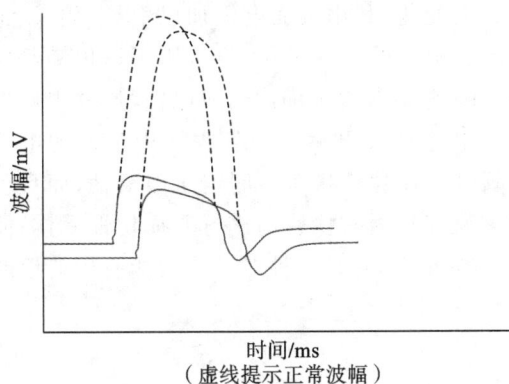

图 13-8 轴突型神经病
（虚线提示正常波幅）

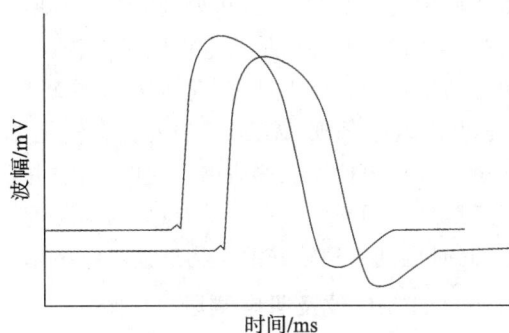

图 13-9 正常传导

2. 脱髓鞘 脱髓鞘与神经传导速度的明显减慢（慢于正常值下限的 75%）、潜伏期的明显延长（延长超过正常值上限的 130%）或两者都密切相关。因此，其主要表现为明显的传导速度减慢，末端潜伏期延长和传导阻滞，但一般不伴有混合肌肉动作电位和感觉神经动作电位波幅改变（图 13-10）。

3. 传导阻滞 近端刺激及远端刺激的动作电位的面漆相差超过 50%。无论是传导阻滞还是异常的时程离散与相位抵消作用都提示获得性脱髓鞘病变（图 13-11）。

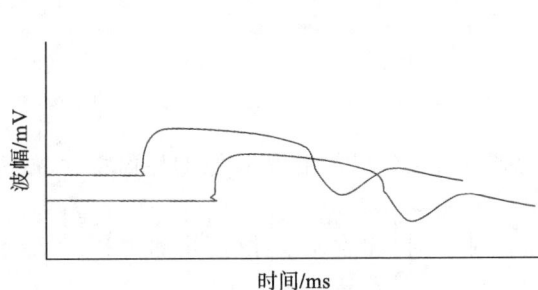

图 13-10 脱髓鞘

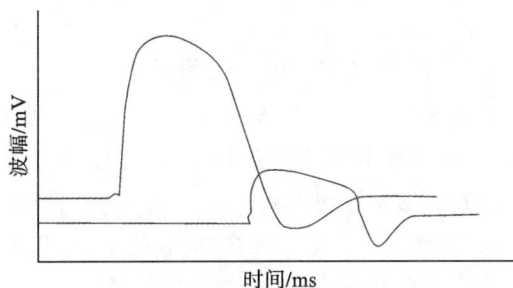

图 13-11 传导阻滞

三、特殊检查

（一）F 波或 F 反应

F 波（F-wave）是以超强电刺激神经干在 M 波（CMAP）后的一个较晚出现的小的肌肉动作电位。

测定方法如下。①电极放置：同 MCV 测定，不同的是阴极放在近端。②潜伏期的测定：通常先连续测定 10～20 个 F 波，然后计算其平均值，F 波的出现率为 80%～100%。F 波出现率的减少或潜伏期延长均提示神经传导异常。

F 波出现率的减少或潜伏期延长均提示神经传导异常。

（二）H 反射

H 反射（H-reflex）是利用较小电量刺激神经，冲动经感觉神经纤维向上传导至脊髓，再经单一突触连接传入下运动神经元而引发肌肉电活动。

临床意义及应用：H 反射相对稳定地出现于正常成人 S_1 根所支配的肌肉，其他部位则较少见。若 H 反射消失则表示该神经根或其相关的反射弧病损。H 反射的正常值和身高有关，但潜伏时一般不超过

35 ms,通常要两侧对比,而且两侧刺激点到记录点的距离要相等,如果两侧潜伏时差超过 1.2 ms 即为异常。H 反射临床用于吉兰-巴雷综合征、腰椎病、腰骶神经根病变的诊断。

四、表面肌电图

表面肌电图(surface electromyography,sEMG)也称动态肌电图或运动肌电图,是用表面电极采集肌肉活动产生的生物电信号。或者说是,肌肉兴奋时所产生的电变化,利用表面电极加以引导、放大、记录后所得到的图形,经计算机处理为具有对肌肉功能状态特异和敏感的客观量化指标,用于评价神经肌肉功能。sEMG 的特点是将电极置于皮肤表面,使用方便,可用于测试较大范围内的肌电信号,并很好地反映运动过程中肌肉生理、生化等方面的改变;同时,sEMG 不需刺入皮肤就可以获得肌肉活动的电信息,提供了安全、简便、无创、无痛的客观量化指标;sEMG 不仅可以在静止状态下测定肌肉活动,而且可以在运动过程中持续观察肌肉活动的变化;并且 sEMG 可以多靶点针对被检肌肉进行非损伤性采样,能够精确地反映不同肌肉在活动时序、活动强度、疲劳状态等方面的信息,它是一种对运动功能有用的诊断方法,同时也是一种较好的生物反馈治疗技术。

(一) sEMG 仪及肌电测量

sEMG 信号形成于众多运动单位的生物电活动在时间和空间上的总和,主要是浅层肌肉的肌电信号和神经干上电活动的综合效应,需经计算机处理才能用来定量分析。表面肌电图仪由表面电极、传输导线、放大器、数据记忆卡、2~16 通道肌电信号处理器、电脑及专门的分析软件等组成。sEMG 系统中具有先进的肌电信号分析处理软件,可对采集的肌电信号进行自动分析。肌电测量有两种方式,即联机的即时测量方式和采用记忆卡的无线遥控的脱机方式,前者肌电信号采集与信号处理及屏幕显示同步进行、便于调节肌肉收缩强度、运动方式及标记等;后者可在各种姿势、体位及运动中测量,不受环境限制,先用肌电测试仪采集肌电信号储存到记忆卡中后,再转移到计算机进行肌电信号的处理加工。

(二) 影响 sEMG 信号的因素

影响 sEMG 信号的因素较多,主要包括以下几类。

1. 技术水平 环境条件(温度、湿度、电磁场)和设备的技术规范(电极、电极-皮肤的界面特性、放大器、滤波器、数据采集卡)。

2. 试验水平 测量程序(皮肤准备、电极配置、电极定位和方向)和收缩条件(所用测力计、收缩类型、肌肉长度、收缩水平、运动持续时间)。

3. 描述水平 信号处理(数字化、信号特征、所选参数、所用参数估计),统计学数据分析。

4. 生理水平 神经肌肉系统的生理学特性,包括结构的(皮肤及皮下脂肪的厚薄、肌纤维的直径、运动单位中肌纤维的结构和组织的滤波特性等)和功能的(肌肉类型、运动单位募集、疲劳、肌肉协调性等)特性。

(三) sEMG 的临床应用

在运动医学方面,sEMG 用于观察不同肌肉收缩时的生理变化、间接评定肌力、客观地评定肌肉的疲劳程度;在康复医学方面,sEMG 用于康复评定如肌力、肌张力、平衡、步态等,同时也用于指导或评价康复训练。

1. 神经肌肉功能评定及指导康复训练 因表面电极测定的肌电图积分值与肌力及肌张力呈正相关,故检测肌电图积分值已成为研究神经肌肉功能的理想指标。因此可通过测定肌电图积分值的改变,了解颈肩腰腿痛等患者的肌肉功能障碍、疼痛的严重程度;观察中枢性损伤(脑瘫、脑卒中、脑外伤)患者肢体的运动模式,了解其肌力、肌张力增高或减退的情况;可以减少评定者主观评价的误差,同时用于评定被评定者治疗受损神经肌肉功能的变化状况及与健侧的差异,观察治疗前后患侧神经肌肉功能的进步情况并据此制定和调整下一步的治疗方案。

2. 肌电生物反馈治疗 sEMG可用于康复治疗,将肌电信号引出放大,可采用显示器及喇叭分别将图像信号及声音信号反馈给被评定者,实现双信号的反馈治疗,增强训练效果,可用于肌肉松弛性反馈训练,治疗偏头痛、失眠症、肌痉挛等;也可用于肌肉兴奋性反馈训练,对于提高肌力有很大帮助,如治疗各种肌肉萎缩和瘫痪等;也可用特殊电极,检测训练盆底肌肉,用于预防和治疗尿失禁、子宫脱垂及痔疮等。

3. 疲劳的评定 肌肉疲劳的测定无论在康复医学还是体育科研都有重要意义,MF斜率作为一个在维持肌肉等长收缩过程中的疲劳度指数。在肌肉疲劳过程中可出现以下生理现象:如运动单位的同步性、慢/快肌纤维的募集顺序改变、代谢方面的改变(包括能量产生形式的改变、缺氧、H^+浓度增加、细胞膜传导性降低),sEMG信号的频率趋向于低频率的转变。

4. 步态分析及平衡功能的评定 sEMG与视频图像结合可较好地对日常活动功能的动作进行分析;与步态分析系统结合,分析异常步态的肌电活动情况;与同步摄像系统结合对照研究,有助于分析并纠正各种异常步态;与平衡测试训练仪和等速测试系统配合使诊断更为明确。

(四)sEMG的优缺点

sEMG的优点是记录大面积范围的肌电信号,无痛,不侵入皮肤,为临床提供了一种安全、简单、无创的肌肉功能状态的检查手段。其可以对所检查的肌肉进行工作情况、工作效率的量化,指导被评定者进行神经、肌肉功能训练;其缺点是不能记录10~12 mm以下的深部肌肉的电活动,不能保证所记录的仅仅是电极下肌肉的电活动,不能观察单个运动单位电位,故对形态较小的肌肉无法准确分析,同时,sEMG测定的并不是肌肉的肌力,而是运动过程中肌肉的电活动,即sEMG无法直接量化肌肉收缩所产生的力量大小。

(王忠磊)

小结

```
                                          ┌─ 概述
                                          │
                        ┌─ 认识神经电生理检查 ┤  生理特性 ┌─ 静息膜电位
                        │                 │         └─ 动作电位
                        │                 │  仪器与设备
                        │                 └─ 基本要求
                        │
                        │                          ┌─ 肌电图的基本概念
                        │                          │  检查与分析
                        │                          │  运动单位
                        │                 肌电图检查 ┤  募集
                        │                          │  异常肌电图
神经电生理检查技术 ┤                          └─ 常见病变异常肌电图类型
                        │
                        │                          ┌─ 运动神经传导速度测定
                        │                 神经传导检查 ┤  感觉神经传导速度测定
                        │                          └─ 神经传导速度的检查结果分析
                        └─ 神经肌电图检查 ┤
                                          │         ┌─ F波或F反应
                                          │  特殊检查 ┤
                                          │         └─ H反射
                                          │
                                          │         ┌─ sEMG仪及肌电测量
                                          │  表面肌电图 ┤  影响sEMG信号的因素
                                          └         │  sEMG的临床应用
                                                    └─ sEMG的优缺点
```

→ 课后习题

1. 肌电图检查中,在最小用力收缩活动时观察运动单位电位的形态,其中最重要的参数包括(   )。

A.波幅、时限、相数   B.波幅、波宽、面积   C.波幅、相数、频率

D.波幅、相数、面积   E.波幅、面积、频率

2. 束颤电位和纤颤电位的特征是(   )。

A.自发电位   B.往往多相   C.有规律地发放

D.物理检查时肉眼可见肌肉抽搐   E.肌肉休息时肌电图检查不能测得

3. 有关F波的说法不正确的是(   )。

A.常用于 S_1 神经根病的判定   B.常用于近心端神经受损的判定

C.刺激电流强度为超强刺激   D.在诊断神经丛病时常采用双侧对比

E.需连续记录 20 个波

4. 不适用于四肢周围神经损伤的电生理学检查的是(   )。

A.体感诱发电位   B.肌电图

C.强度-时间曲线   D.脑干听觉诱发电位   E.神经传导测定

5. 一般认为 H 反射潜伏期双侧对比超过多少时有诊断意义?(   )

A.1.0 ms   B.0.5 ms   C.1.2 ms   D.1.5 ms   E.2.0 ms

扫码看答案

语言-言语功能评定

扫码看 PPT

学习目标

▲ 知识目标

（1）掌握言语和语言的概念、脑功能侧化的概念和语言功能相关的脑区及其功能、失语症的分类及鉴别诊断、失语症 CRRCAE 评定法、儿童语言发育迟缓概念及 S-S 检查法、构音障碍的概念及 Frenchay 评定法。

（2）熟悉语言的解剖学机制和言语发声产生机理，汉语语音学基础知识，言语障碍的分类及原因，失语症、儿童语言发育迟缓、构音障碍主要症状及主要评价手段。

（3）了解口吃的表现及形成原因及口吃的评定方法。

▲ 能力目标

（1）能用 CRRCAE 法对失语症患者进行评定。

（2）能用 S-S 法对儿童语言发育迟缓进行评定。

（3）能用 Frenchay 评定法对构音障碍进行评定。

▲ 素质目标

（1）树立良好的职业道德。

（2）建立"济世救人"康复治疗技术职业认同感。

（3）培养医学同理心和换位思考能力。

（4）建立"以人为本""大医精诚"的康复职业精神。

案 例 导 入

案例 1　患者，女性，63 岁，右利手，小学文化程度，1 个月前突然晕倒，CT 检查示：左侧额叶下回脑梗死。目前患者右侧肢体活动尚好，基本能够生活自理，但言语不流畅，患者期望语言功能恢复。

案例 2　患儿，男，3 岁 3 个月，因其家长自觉"患儿表达较同龄孩子差，无法说清复杂句"就诊。目前患者只会说叠词，词汇量少，不会连句，语言明显落后于同龄儿童。

请思考：针对上述两位患者的情况应如何进行言语功能评定？评定哪些内容？

任务一　认识语言-言语功能评定

一、语言与言语

语言和言语是人类思维和交际的重要工具,也是人区别于其他动物的本质特征之一。

(一)语言

语言是人类社会中约定俗成的符号系统,是以语音或字形为物质外壳,以词汇为建筑构造材料,以语法为结构规律而构成的体系。语言为人类提供了思维和交际的最有效的工具。人们通过应用语言符号达到交流的目的,语言符号包括对符号的运用(表达)和接受(理解)的能力,也包括对文字语言符号的运用(书写)、接受(阅读)以及手势语等。

语言障碍是指大脑在运用语言符号(音声符号和文字符号)的过程中出现障碍,代表性的语言障碍是发生脑卒中和脑外伤时大脑的语言中枢受损所导致的失语症,比如损伤到语言理解中枢会导致能听到别人说话,但却听不懂其中意义;儿童语言发育迟缓是指处于语言功能发育时期的儿童,其语言能力没有达到与同龄儿童相适应的水平,语言发育出现较为明显的延迟。

(二)言语

言语是人们运用语言进行交际的过程,指人的说和写的过程;也是人的一种行为,指人们对语言的运用,可叫言语活动或言语行为。

在言语作为口语(音声语言)形成的过程中,为使口语表达声音响亮、发音清晰,需要有正常的构音器官形态结构和与言语产生有关的神经、肌肉的参与运动作为基础。言语的产生包括呼吸、发声、共振、构音及韵律。

言语障碍是指当这些结构以及相关的神经或者肌肉发生病变时,出现说话费力或者发音不清甚至是完全不能发音的情况。代表性的言语障碍为构音障碍。临床上最多见的是脑卒中、脑外伤、脑瘫等导致与构音相关的神经、肌肉的损害产生的运动性构音障碍,另外较常见的是由于构音器官形态结构异常所导致的器质性构音障碍,其代表为腭裂。

二、语言的解剖学基础

(一)大脑功能侧化理论

人类的大脑由大脑纵裂分成左、右两侧大脑半球;由胼胝体,即连接两半球的横向神经纤维相连。大脑的左右半球虽然在外形上很相似,但是在结构和功能上却存在一定差异,这种差异在神经科学中被称作大脑结构和功能的侧化。

人们对大脑两半球功能分工研究的历史很久,很早就知道大脑两半球在功能上有分工,左半球感受并控制右边的身体,右半球感受并控制左边的身体。大脑功能侧化最早的证据来自临床上对局部脑损伤患者的观察。1861年,法国神经病学专家Broca发现左侧额下回后部病变会导致患者语言表达功能受损,大脑右侧的相应区域受到类似的损伤却不影响语言功能,因此Broca发表了轰动科学界的论文"我们用大脑左半球说话",首次科学地论证了语言与大脑解剖的关系。其后,1874年,德国学者Wernicke发现了感觉性失语,这种失语症与左侧大脑皮层的颞上回后部受损有关。此部位后被称作Wernicke区。Broca和Wernicke的发现具有划时代的意义。

临床上曾对于某些特殊神经系统疾病,比如癫痫,采取了切断两半球间胼胝体,或手术切除一侧大脑半球,这些人被称为裂脑人或半脑人,这些人不存在两半球信息沟通的可能,给研究大脑半球功能不对称提供了特殊条件。斯佩里教授在20世纪60年代设计了一套研究裂脑人的方法,取得了可喜的研究成果。

人的视神经传导通路,右侧视野的视觉信息投射到大脑左半球;左侧视野的视觉信息投射到大脑右半球。所以,斯佩里让裂脑人被评定者坐在速视屏幕前,尽量保持凝视中央点,然后分别在屏幕一侧显示某个单词或两侧同时显示不同的单词,每次显示时间仅 0.1 s,以便被评定者能看见但来不及转动眼睛,确保左侧屏幕显示的单词只刺激被评定者大脑右半球,反之右侧屏幕显示的单词只刺激大脑左半球。要求被评定者随后说出或在词汇表中指出所显示的单词。比如,斯佩里将帽带"hatband"分成两部分,屏幕上用 0.1 s 的时间闪现"hatband",左侧屏幕上映出帽"hat",在右侧屏幕上映出带"band"。实验结果裂脑人只能说出带子"band"。

依据裂脑人实验研究所得的结果,认为大脑两半球在功能上有明显的分工:左半球主要负责逻辑、语言、理解、分析、连接和计算等,右半球主要负责音乐、绘画、综合、整体性、几何与空间等。

大量的研究表明,右半球并非绝对不参与语言过程。研究表明儿童在 10 岁前,两侧大脑半球都有发展语言功能的潜能,由于生理结构的特点,语言中枢在发育过程中逐渐转向左半球;在此期间如果儿童的左侧大脑受损,右半球可以替代左半球司职语言功能,受损时年龄越小,右半球的代偿作用就越大,语言功能恢复的可能也最大。

由于右半球负责语调和韵律,当右半球损伤时,患者表现为语调和音调平淡,感情色彩减弱或消失。斯佩里进行的裂脑人研究提示,虽然右半球与左半球相比在说和写的能力上有限,但有一定的文字理解能力。

另外右半球不是无用的,它也具有一定的功能,如右半球对音乐功能很重要,当左半球受损造成语言受损时,患者的唱歌功能仍然保留,同样,右半球损伤会造成音乐功能的受损,但语言功能则未受影响。

现代认为,大脑两半球各有自身的优势功能(表 14-1),人类的一切正常心理活动,都是在大脑两半球功能相对侧化的基础上,通过两半球之间的协同作用实现的,也就是说大脑两半球虽然存在功能上的分工,但是大脑始终是作为一个整体而工作的。

表 14-1 大脑两半球各自的优势功能

大脑左半球	大脑右半球
语言	绘画,绘图
左右定位	建造
计算力	面容识别
手指识别	穿衣
数学	躯体的和空间的定向
推理	持续运动
逻辑	音乐、想象力

(二) 语言中枢在大脑皮质的定位

从 Broca 证明脑与语言的联系以后,产生了言语定位学派,该学派认为每一种语言行为模式都可以被定位于特定的脑区,不同大脑部位的病变是产生不同语言障碍的基础。现代功能影像技术的发展已经探明了大脑皮质中一些与语言有关的区域(图 14-1、表 14-2)。不过定位理论虽然重要,但不能绝对化。

形成语言的关键是语言中枢。当要讲话时,语言中枢下传的神经冲动通过双侧中央前回(初级运动皮质),再经双侧皮质延髓束纤维,传达到延髓的疑核。疑核是喉上、下神经的起点,不仅接受中枢至喉部的神经冲动,还将信号传递至胸、气管和语言器官的舌、腭、咽、唇、齿等,使之密切协调,发出正确的言语,此时小脑起着重要的协调作用。

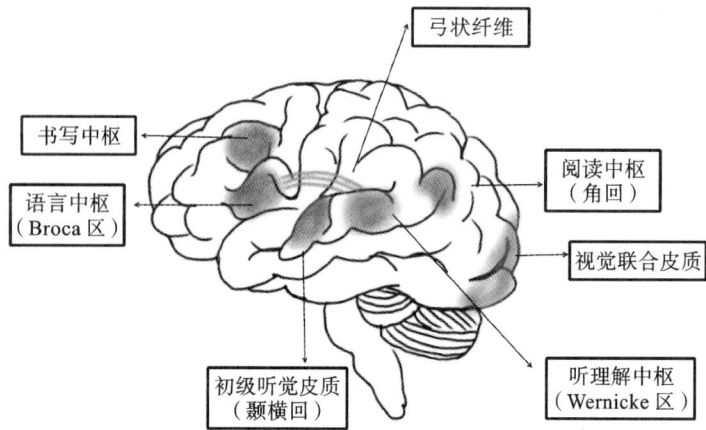

图 14-1　语言功能区示意图

表 14-2　与语言有关的大脑区域

大脑区域	定位	功能
初级听觉皮质	颞横回的 41 区和 42 区	接收和分析听觉信息，辨认听觉信息
Wernicke 区（听理解中枢）	颞上回后部	听觉联合皮质分析从初级听觉皮质传来的听觉信号，将这些信号与储存在记忆库中的信息进行匹配，并翻译。受损后，虽能流利讲话，但混乱而断裂，能听到别人讲话的声音，但不能理解讲话的意思，常常出现所答非所问的现象，称为感觉性失语
弓状纤维	一束将 Wernicke 区和 Broca 区相连的白色纤维	将信息从 Wernicke 区传向 Broca 区
Broca 区（语言中枢）	左侧第三额回下部	对来自 Wernicke 区的信息进行处理，然后传到与头面部运动有关的皮质（初级运动皮质），启动唇、舌、喉肌的运动而形成言语，即口语表达的运动计划或编码
视觉联合皮质	位于初级视觉皮质前，枕叶和顶叶的 18 区和 19 区	对初级视觉信号进行分析（字形等与阅读有关的视感）
角回和缘上回（阅读中枢）	构成顶叶的前下部，位于听觉、躯体感觉和视觉联合皮质的交界区	使三个区域的联合皮质相互联系，当给予视觉信号（字形）时，角回和缘上回能够扫描 Wernicke 区，且能够激发与视觉资料相匹配的听觉信息（字音、字义提取与转换），同样，当提供听觉信息时，角回和缘上回也可以扫描视觉联合皮质。此区受损，视觉虽无障碍，但不能阅读，称为失读症
书写中枢	额中回的后部的 8 区	储存对侧手书写文字的记忆痕迹，管理上肢尤其是手的运动区，此区受损，虽然其他运动功能仍然保存，但写字、绘画等精细运动发生障碍，临床上称为失写症
初级运动皮质	中央前回，Brodmann 4 区	将从 Broca 区传来的信息（口语表达运动模式）转变成构音器官运动活动产生言语
胼胝体	连接两个半球的纤维	联系每一半球的同一区域
外侧裂周区	环绕外侧裂周围的区域	包括 Broca 区、弓状纤维和 Wernicke 区

续表

大脑区域	定 位	功 能
交界区或分水岭区	大脑前动脉与大脑中动脉分布交界区,或者大脑中动脉与大脑后动脉分布交界区(分别位于外侧裂周 Broca 区、弓状纤维和 Wernicke 区周边)	此区受损可以引起经皮质失语,特点是复述不受损,因为 Wernicke 区仍然与 Broca 区保持联系

三、言语发声的机制

(一) 言语与呼吸

呼吸系统是言语产生的动力源,呼吸肌的活动改变胸腔容积,产生肺泡内压变化是产生呼吸运动的基础。言语时呼吸的条件是,呼气时要有一定的压力,即呼气压,呼气压要能维持一定时间,能适当控制呼气压水平。在说话过程中,以上这些都是在无意识过程中实现的。

(二) 声带与发声

喉既属于呼吸道,又是发音器官。喉由喉软骨、韧带、喉肌和喉黏膜构成。喉软骨构成喉的支架。环甲关节运动可使声带紧张或松弛,环杓关节运动能开大或缩小声门。

喉的发声包括从肺产生呼气气流的过程和在声门(左右声带间隙)将呼气气流转变成间断气流并生成声波的过程。

发声时,两侧声带拉紧,声门裂缩小甚至关闭,呼出的气流不断冲击声带,引起振动而发声,在喉肌协调作用的支配下,使声门裂受到有规律性的控制。声带的长短松紧和声门裂的大小,均能影响声调高低。通常,成年男子声带长而宽,女子声带短而狭,因此女子比男子声调高。

(三) 构音器官与构音

在说话时,通过声门以上的各个器官的协调运动产生语音的过程称为构音。构音器官包括双唇、硬腭、软腭、咽、舌、下颌、鼻腔等,其共同组成声道。其中可以活动的有唇、软腭、咽、舌及下颌。声带音经构音器官的协调运动才形成我们听到的语音。

鼻腔由骨及鼻软骨构成支架,覆盖皮肤黏膜而形成,形态相对固定,有四对鼻窦和鼻腔相通,向后以鼻后孔和鼻咽部相通。腭为口腔的上部,前 2/3 称硬腭;后 1/3 由结缔组织和肌肉构成,称软腭。硬腭与软腭相连形成一个半圆形穹顶,软腭是鼻咽腔的底,有利于咽壁对声音推送,运用软腭可促使鼻咽腔形状的变化及音色的变化。一般认为,弧度大的穹形,形成口腔共振的效果好,硬腭有共鸣反射作用,软腭有共鸣调节作用。

软腭和腭垂有改变气流通道的作用,软腭向后上升,抵住咽壁,挡住通往鼻腔的通道时,声带音只能经咽到口腔内形成共振;软腭和腭垂下垂时,鼻腔、口腔、咽腔三者相通,声带音可同时经口腔、鼻腔出去,在口腔、鼻腔形成口鼻音(鼻化音);软腭、腭垂下垂,同时口腔闭塞时,声带音只能从鼻腔出去,就形成了鼻音。

咽分为鼻咽、口咽、喉咽三部分,构成连接鼻腔、口腔、胸腔的管形腔。咽壁的紧与松,对声音的共振与反射的效果影响很大。咽腔是歌唱发声最为关键的共振腔,可以使声带音逐级增响扩大。

舌的运动十分复杂,与构音有关的运动有舌体的上下、前后移动,舌尖的上举、下降等。舌由舌外肌和舌内肌构成。舌的位置、运动和形状是语音生理分析的主要内容。舌是人类语言调节发音的重要器官。舌外肌由舌的外部进入舌,使舌前后、上下移动,改变舌的方向。舌内肌在舌的内部可以改变舌的形状,不断改变口、咽的空间形态,并与软腭升降运动,口形的圆、扁、开、合相配合,从而形成了不同的共振腔,声音进入这种不断变形的共振腔之后,则产生不同频率的音响组合。双唇是声腔的主要出口。与构音相关的运动是双唇的开合和突唇。这些肌肉受面神经的支配。

四、言语发声的语音学基础

(一)音素

音素是可划分的最小语音单位。音素分为元音和辅音两类。

1. 元音 气流振动声带,在口腔、咽不受阻碍(但受节制,如唇的圆展、口腔开合)而形成的共鸣音称为元音,如 a、o、e、u 等。元音是发音时共鸣腔的不同形状造成的。最重要的共鸣腔是口腔,此外舌的高低、前后和唇的圆展也参与共鸣并决定每个元音的音质。

2. 辅音 气流在口腔或咽受到阻碍而形成的音称为辅音。如 b、m、f、d、k、zh、s 等。气流受阻的部位就是发音部位,形成和冲破阻碍的方式就是发音方法。发辅音时要求区别:①清音和浊音。发音时声带不振动的辅音称为清音,发音时声带振动的辅音称为浊音;②送气和不送气;③鼻音和口音。

元音与辅音的鉴别点如表 14-3 所示。

表 14-3 元音与辅音的鉴别点

鉴 别 点	元 音	辅 音
气流	畅通无阻	受阻碍并克服阻碍
发音器官	发音器官均衡地保持紧张	阻碍气流的发音器官明显紧张
气流强度	较弱	较强
有无声带振动	有振动	浊音有振动,清音无振动
语音延长	可延长	某些可以延长

(二)音位

音位是语言中能够区别词义的最小语音单位,也就是不同的语音类型。例如"把"(ba),"比"(bi)、"补"(bu)三个不同词里,b 的实际发音并不完全相同,第一个"b"较松,是由于后续元音"a"的发音特点,双唇肌肉相对放松,气流冲破阻碍时相对比较自然、顺畅。第二个"b"较紧,因后面的元音是"i";发"i"音时,双唇向两边咧开,舌尖抵住下齿背,口腔通路较窄;发音器官(双唇)需要更高的肌肉紧张度来精准地控制气流,使得气流能够顺利地过渡到发"i"音,因此这个"b"的发音感觉上就比较紧。第三个"b",在发"b"这个辅音时,唇形会受到后面"u"的影响,发音动作提前准备,所以这个"b"就带有圆唇的特点。

但是,这种细微的差别在语言的交际中并没有起到区别意义的作用,因此也就可以把这三个"b"归纳为一个语音类型,这就是"b"音位。"八"(ba)、"趴"(pa),其中的"b"和"p"同与"a"相拼,构成了不同的词义,"b"和"p"有了区别词义的作用,因此便是两个不同的音位,即两个不同的语音类型。

(三)音节

音节是听觉能感受到的最自然的语音单位,由一个或几个音素按一定规律组合而成。汉语中一个汉字就是一个音节,每个音节由声母、韵母和声调三个部分组成。

1. 声母 汉语音节中开头的辅音称为声母。每个音节中的声母只由一个辅音充当,例如"中国"(zhong guo)中的"zh"和"g",就是这两个音节中的声母。

2. 韵母 在汉语音节中,声母后面的部分称为韵母。有的韵母由一至三个元音组成,有的韵母中也有辅音成分。

3. 声调 在汉语的发音过程中,贯穿整个音节的声音高低、升降、曲直变化就是声调。声调是汉语音节中不可缺少的组成部分,也是汉语区别于其他语言的又一个显著特点。

(四)辅音及声母发音

发音离不开对发音器官的运用,其中有的发音器官的形状位置是固定不变的,比如齿、齿龈、硬腭等。有的发音器官的形状位置是可变的,如唇、舌、软腭、声带等。

1. 发音部位 发辅音时,对气流能够形成阻碍的发音器官就是主要的发音部位。比如发辅音 b、p、m 时,形成的阻碍在上下唇之间,称为双唇音,根据发音部位的不同,大致可将 21 个声母归纳为七类,如表 14-4 所示。

表 14-4 辅音的发音部位

类 别	发 音 部 位	举 例
双唇音	上唇与下唇中部形成的阻碍	b、p、m
唇齿音	上齿与下唇内侧形成的阻碍	f
舌尖前音	舌尖与上齿背形成的阻碍	z、c、s
舌尖中音	舌尖与上齿龈形成的阻碍	d、t、n、l
舌尖后音	舌尖与硬腭前段形成的阻碍	zh、ch、sh、r
舌面音	舌面中前部与硬腭前部形成的阻碍	j、q、x
舌根音	舌根与硬腭和软腭的交界处形成的阻碍	g、k、h

2. 发音过程 声母发音的全过程可以分为成阻、持阻、除阻三个阶段。①成阻:为发音的两个部位形成阻碍,力求为发音做好准备的阶段,例如在发双唇音 b、p、m 时,双唇先闭拢形成阻碍的过程。②持阻:为成阻部位保持成阻状态,并蓄积一定的力量和阻力,同时让气息积聚在发音部位的后面,为发音做好最后的准备。③除阻:为气流冲破阻碍,最后发音的过程,例如在发双唇音 b、p、m 时,双唇中部打开,气流冲出并发出 b、p、m 的音。

3. 发音方法 发音方法是指发音时形成阻碍和克服阻碍的方式,包括气流的强弱、声带的颤动等,根据声母形成阻碍和克服阻碍的方式,普通话声母的发音方法可以分为塞音、擦音、塞擦音、鼻音、边音(表 14-5)。

(1)塞音:成阻部位完全闭合,持阻并突然除阻,气流冲破阻碍,形成爆破音。塞音包括 b、p、d、t、g、k。

(2)擦音:成阻部位靠近,形成缝隙,气流从缝隙中挤出造成摩擦声。擦音包括 f、s、sh、r、x、h。

(3)塞擦音:成阻部位开始时完全闭合,发音时成阻部位立刻微微打开一条窄缝,让气流从窄缝隙中摩擦挤出,由于这中间有塞和擦的过程,故称为塞擦音。塞擦音包括 z、c、zh、ch、j、q。

(4)鼻音:成阻部位完全闭合堵住气流,发音时,软腭下垂,鼻腔通路打开,让气流向上从鼻腔中通过,发出鼻音。鼻音包括 m、n。

(5)边音:舌尖抬起和上齿龈接触形成阻碍,阻塞气流。发音时,气流沿舌的两边流出,同时舌自然落下造成边音。边音包括 l。

根据除阻时气流强弱的不同,普通话声母的发音又可分为送气音和不送气音两种。①送气音:发音时呼出的气流较强,包括 p、t、k、q、ch、c。②不送气音:发音时呼出的气流较弱,包括 b、d、g、j、zh、z。

根据声母发音时声带振动的情况,普通话声母的发音又分为清音与浊音。①清音:发音时声带不振动。②浊音:发音时声带振动。普通话声母中,只有 m、n、l、r 为浊音,其余的均为清音。

表 14-5 普通话声母发音总表

发音方法 \ 发音部位			唇音		舌尖前音	舌尖中音	舌尖后音	舌面音	舌根音
			双唇音	唇齿音					
			上唇 下唇	上齿 下唇	舌尖 上齿背	舌尖 上齿龈	舌尖 硬腭前	舌面前 硬腭前	舌根 软腭
塞音	清音	不送气音	b			d			g
		送气音	p			t			k

续表

发音方法 \ 发音部位			唇音		舌尖前音	舌尖中音	舌尖后音	舌面音	舌根音
			双唇音	唇齿音					
			上唇下唇	上齿下唇	舌尖上齿背	舌尖上齿龈	舌尖硬腭前	舌面前硬腭前	舌根软腭
擦音	清音			f	s		sh	x	h
	浊音						r		
塞擦音	清音	不送气音			z		zh	j	
		送气音			c		ch	q	
鼻音	浊音		m			n			
边音	浊音					l			

(五)单元音和韵母的发音

韵母是音节中声母后面的部分。普通话里一共有39个韵母,其中单韵母有10个,复韵母有13个,鼻韵母有16个。本节我们主要讨论单韵母。

单韵母的发音指发音从开始到结束,舌头的高低、舌位的前后、唇的展圆都不变的韵母,主要由单元音充当。

舌面元音是指由舌面与硬腭调节共鸣器形状而形成的元音,包括a、o、e、ê、i、u、ü。

舌面元音音色的不同主要是由不同的舌位、口形决定的。发音时舌可升、降,可前伸、后缩;唇可圆可展;口腔开合度可大可小,从而造成不同的共振腔,形成各种不同音色。所以单元音的发音,可以从舌位的前后、舌位的高低、唇的圆展三个方面来分析。

(六)语音四要素

正确发音除了以上发音原则外,还要掌握好语音四要素(表14-6)。

表14-6 语音四要素

语　音	声 音 性 质	物 理 特 性
音高	声音的高低	频率
音重	声音的轻重或强弱	振幅
音长	声音的长短	振动时间的长短
音质	可以从声音的产生和音响两方面分析	—

五、文字

(一)汉字

汉字是建立在象形基础上的表意文字,可以以义构形,以形索义,具有高度抽象的符号功能。

(二)语法

汉语语法单位包括语素、词、短语和句子。

(1)语素:语言中最小的音义结合体,大多数为一个音节,即一个语素。

(2)词:能够独立运用的最小的语言单位,以及构成短语和句子的备用单位。根据语素与语素的结合情况,可分为单纯词(多音单纯词,单音单纯词)和合成词(重叠式合成词、附加式合成词、复合式合成词)。词分为实词和虚词。实词包括名词、动词、形容词、区别词、数词、量词、副词、代词、象声词和叹词十类;虚词包括介词、连词、助词和语气词四类。

(3)句子:由短语或词构成,具有特定的句调,能够表达一个相对完整意思的语言单位。句子可以有如下两种分类:①按照用途和语气,句子可分为陈述句,疑问句、祈使句、感叹句。②按照结构,句子可分为单句、复句。

(三)句法

进行语言表达时,句子能表达一个相对完整的意思。每个句子都有一定的语调,表示不同的语气。在连续进行语言表达时,句子和句子之间有一个较大的停顿。在书写时则用句号、问号或感叹号表示语气和停顿。主要有六种句式。

(1)连动句:基本结构为名词+动词1+动词2。例如"她扭头看了鱼一眼"。

(2)兼语句:基本结构为名词1(主)+动词1+名词2(宾)(主)+动词2。例如,"他告诉我他要走了"。

(3)存现句:基本结构为地点词(或时间词)+动词+名词,例如,"桌上放着两杯茶"。

(4)"是"字句:例如,"这孩子是个急性子",其中"是"为动词;而"老李是明天离开杭州"中的"是"则为副词。

(5)"把"字句:例如,"他把香蕉吃掉了"。

(6)"被"字句:表示被动,例如,"鞋子被穿破了"。

(四)现代汉语中常见的句子变化

(1)倒装:例如,"早就做好了,你弟弟"。

(2)省略:例如,"我弟弟8岁了,(我弟弟)上小学三年级"。

(3)紧缩:例如,"(不……也)你不允许我也去"。

六、常见的语言-言语障碍

(一)失语症

失语症是指言语获得后出现的障碍,是指意识清楚的情况下,由于优势半球的语言中枢病变导致的语言表达或理解障碍,常表现为发音和构音正常但不能言语,肢体运动功能正常但不能书写,视力正常但不能阅读,听力正常但不能理解言语,即听、说、读、写、计算等方面的障碍。临床常见于脑梗死、脑出血、颅脑损伤等疾病,尤其是大脑左半球的损伤。

(二)构音障碍

构音障碍可分为运动性构音障碍、器质性构音障碍与功能性构音障碍。运动性构音障碍指神经肌肉病变引起构音器官的运动障碍,出现发音和构音不清等症状,常见于脑血管疾病、颅脑损伤、脑瘫、多发性硬化等疾病;器质性构音障碍指构音器官异常导致的构音障碍,如腭裂、唇裂、舌系带短缩等;功能性构音障碍指在不存在任何运动障碍、听觉障碍和构音器官形态异常的情况下,部分发音不清晰,多见于学龄前儿童及癔症患者。

(三)语言发育迟缓

语言发育迟缓是指儿童在发育过程中语言发育落后于实际年龄的状态,常见于大脑功能不全发育、自闭症及脑瘫的患者。这类儿童通过语言训练虽然不能达到正常儿童的言语发育水平,但是可以尽量发挥和促进被限制的语言能力。不仅语言-言语功能障碍会有很大程度的改善,还能促进患儿的社会适应能力。

(四)口吃

口吃是言语的流畅性障碍。口吃的确切病因目前还不十分清楚,可能与儿童语言发育环境,或与遗传以及心理障碍等因素有关。口吃可表现为重复说初始的单词或语音、停顿、拖音等。部分儿童可随着成长自愈;没有自愈的口吃常常伴随患者至成年或终生,通过训练多数可以得到改善。

（五）耳聋

耳聋是指听觉系统中的传音、感音以及对声音的综合分析的各级神经中枢发生器质性或功能性异常，而导致听力出现不同程度的减退。耳聋会影响语言的获得和表达。在3岁前后由于先天或后天原因导致的双侧重度耳聋患儿会因为不能通过对声音进行反馈而无法获得语言，这样的人群称为聋哑人或聋人。而在成人期因为各种原因导致双侧重度耳聋的患者，也会因为不能对声音进行反馈而影响其语言表达，同样会对社交产生影响。

任务二　语言-言语功能障碍评定

一、语言-言语功能障碍的概论

（一）语言-言语功能障碍解析

1. 语言功能障碍解析　语言功能障碍是指在语言的理解、表达以及交流过程中出现的各类异常状况，具有多种不同类型。

成人失语症通常是由于大脑损伤、疾病（如脑血管意外、脑肿瘤、脑感染等）导致原本具备的语言能力部分或全部丧失。患者可能之前语言功能正常，但患病或受伤后在听、说、读、写等方面出现不同程度的受损。人类的大脑在长期的进化过程中已经分化出一定的大脑皮质区域，负责语言功能。其中，97%的个体语言中枢定位在大脑左半球，主要包括Broca区、Wernicke区等重要区域。Broca区位于额叶，主要负责语言的表达，此区域受损的患者往往表现出运动性失语，即患者虽能够理解他人语言的含义，但自身难以组织语言进行流畅表达，表现出说话时费力且语句不连贯，常伴有语法缺失和词汇量减少的现象。Wernicke区则处于颞叶，其核心作用是语言的理解，一旦该区域受损，会出现感觉性失语，即患者能听到声音却无法理解语义，语言表达虽然流利但却缺乏实际意义，常常答非所问，且言语中会夹杂一些无意义的词汇或自创词。此外，还有角回等区域在阅读、书写等语言相关的高级认知功能中发挥着不可或缺的作用。当这些部位受损时，语言功能就会发生障碍，属于中枢性的语言功能障碍。

语言发育迟缓表现为儿童在语言习得的年龄进程中显著落后于同龄人，例如在正常儿童开始能说出简单词汇和短语的阶段，言语发育迟缓的儿童可能仍处于仅能发出少量单音节或无意义音节的状态。发育性语言困难则体现为在语言的结构、规则运用及语义理解等方面存在持续性的障碍，比如难以正确组织句子结构，对词汇的内涵和外延理解模糊，致使交流时信息传递不准确或不完整。

语言发育迟缓的关联原因可能是神经发育异常、神经连接的问题、语言刺激不足与语言中枢激活不够。语言中枢的神经细胞发育不完善可能是语言发育迟缓的一个原因。例如，神经细胞迁移异常可能导致语言中枢的功能区域构建不完整，Broca区和Wernicke区不能正常发挥作用，从而使儿童在语言学习和运用方面出现延迟。语言中枢各区域之间以及与其他脑区的神经连接不够成熟或存在异常也可能导致语言发育迟缓。正常语言的产生和理解需要多个脑区之间的协同工作，通过神经纤维进行信息传递。如果神经连接的髓鞘化过程延迟（髓鞘是包裹神经纤维的结构，能够加快神经信号的传递速度），就会影响语言中枢之间的通信效率。比如，Broca区和Wernicke区之间的连接不畅，可能会使儿童在将理解的内容转化为表达时出现困难，进而导致语言发育迟缓。

语言中枢的正常发育还需要足够的语言环境刺激。如果儿童在早期成长过程中，处于语言刺激匮乏的环境，如很少有人与其交流互动，语言中枢则得不到充分的激活，缺乏语言刺激的语言中枢，其神经元之间的联系难以有效建立和强化，也会导致语言发育迟缓。

2. 言语功能障碍解析　言语功能障碍是指在言语过程中，包括呼吸、发声、共鸣、构音和语音等环节出现异常，导致语言的可懂度、流畅性、音质等方面受损的一种状况。

（1）呼吸环节异常：在正常言语过程中，呼吸为发声提供动力支持。呼吸支持不足还会导致言语的音量和时长受到影响。例如，由于不能有效地控制呼气，患者可能只能说很短的句子，甚至一个词组，而且音量微弱，这是因为没有足够的气流来驱动声带产生足够响亮的声音。

（2）发声环节异常：发声主要是由声带的振动产生的。其言语功能障碍可能表现为音调异常，包括音调过高或过低。正常情况下，人的音调范围较宽，可以根据表达的情感和语境进行调节。而有障碍的患者可能出现音调单一，如帕金森病患者一直处于低音调状态；或者出现音调失控，如音调突然变高或变低。音质异常也是发声环节障碍的一个表现，比如声音嘶哑，这可能是由于声带的病变，如声带小结、声带息肉或者神经损伤等，导致声带不能正常闭合或振动不规则。另外，还可能出现气息声过重的情况，这是因为声带闭合不全，气流在发声过程中过多漏出，使发出的声音带有明显的"嘶嘶"声。

（3）共鸣环节异常：共鸣是指声波在声道内的反射和加强，包括口腔、鼻腔和咽腔等部位。例如：共鸣障碍表现鼻音过重，这是因为软腭不能正常抬起，鼻腔共鸣过多所致。正常情况下，发非鼻音（如"b""d""g"等）时，气流主要通过口腔，而有共鸣障碍的患者在发这些音时也会有鼻腔共鸣，这会影响语音的清晰度。共鸣障碍也可能出现鼻音不足的情况，主要是由于鼻腔通道阻塞或者无法正常开启鼻腔共鸣，使得需要鼻腔共鸣的音（如"m""n"）发音不准确。

（4）构音环节异常：构音是通过下颌、唇、舌、软腭等构音器官的协调运动来形成不同的语音。例如：构音障碍患者可能会出现替代音，例如把"g"发成"d"，这是因为舌的运动位置不准确，不能正确地将舌根抵住软腭来发出"g"音，而是用舌尖抵住上齿龈发出了"d"音。

（5）语音环节异常：语音障碍主要涉及语音的韵律方面，包括语速、重音和语调等。①语速异常可以表现为语速过快，如言语运动障碍患者可能会因为肌肉控制失调而无法控制言语的节奏，说话像连珠炮一样，让别人难以理解；也可以表现为语速过慢，如帕金森病患者，每个音节之间的间隔时间过长。②重音异常会使句子的语义理解产生困难。正常情况下，通过在单词或句子中的特定位置加重读音来突出重点内容。但语音障碍患者可能会把重音放错位置，或者不能正确地突出应该强调的部分，从而改变了句子原本的意思。③语调异常是指句子的音调变化不符合正常的语言表达习惯。例如，在一般疑问句中，正常语调是结尾处音调升高，而语音障碍患者可能语调平板，没有这种音调变化，使得句子听起来不像一般疑问句。

（二）语言功能障碍的病因

1. 大脑受损

（1）脑血管疾病：脑梗死是由于脑部动脉血管被血栓、栓子等堵塞，致使局部脑组织急性缺血、缺氧而发生坏死软化。若梗死部位累及语言中枢，如优势半球的 Broca 区，该区域负责语言表达的运动编程，受损后患者表现为运动性失语。而当 Wernicke 区发生梗死时，患者则出现感觉性失语。大脑中动脉供血区域广泛，一旦其主干或主要分支堵塞，常同时影响 Broca 区和 Wernicke 区，导致混合性失语，表现为既存在语言表达困难，又有语言理解障碍。

脑出血多由高血压等导致脑内动脉破裂出血，形成血肿压迫周围脑组织。例如基底节区出血，如果血肿靠近语言中枢，可产生与脑梗死类似的语言功能障碍。

（2）脑肿瘤：不论良性肿瘤还是恶性肿瘤，其生长时会占据颅内空间并压迫周边脑组织与神经结构。若肿瘤在额叶 Broca 区附近，随其体积增大，起初患者可能仅有轻微语言表达迟缓，如偶尔的找词困难或语句停顿稍多，之后逐渐发展成典型运动性失语。若位于颞叶 Wernicke 区，患者先是对复杂语句或隐喻理解有误，慢慢演变为严重感觉性失语，不仅日常交流语言难理解，自身表达也会毫无逻辑。另外，部分脑肿瘤切除手术即使精细操作，也可能因牵拉损伤周围脑组织，致使术后出现语言功能障碍。

（3）脑部感染：脑炎（如单纯疱疹病毒性脑炎）是脑实质炎症，早期多有轻微头痛、发热等症状，累及语言中枢后会引发语言功能异常，影响 Broca 区、Wernicke 区时有不同程度表达及理解障碍表现。

（4）脑外伤：如车祸撞击致额叶挫裂伤，涉及 Broca 区可引发运动性失语，弥漫性轴索损伤会破坏大脑区域联系,使患者产生全面性语言功能障碍并伴有认知、记忆等其他神经功能缺损症状。

2. 神经发育异常

（1）先天性因素：某些基因突变或染色体异常可导致先天性语言中枢发育不良。例如,在一些遗传性神经发育疾病中,特定基因的突变会影响神经元在胚胎发育过程中的迁移和分化。正常情况下,神经元会从神经生发区迁移到特定的脑区并分化为具有特定功能的神经细胞,以构建语言中枢。但在这些疾病中,神经元迁移可能出现异位或停滞,导致语言中枢的结构和功能异常。脆性 X 染色体综合征是一种遗传性疾病,由 X 染色体上的基因突变引起。这种突变导致大脑发育出现异常,患儿在语言发育方面表现出明显的迟缓特征,与正常儿童相比,患儿开口说话晚,词汇量增长极为缓慢,对语法规则的掌握和运用能力差,往往只能使用简单的单词或短语表达基本需求,难以进行复杂的语言交流。

（2）后天性因素（早期发育环境）：儿童于语言发育关键期（一般为 0～6 岁）,倘若长期处于语言刺激匮乏的环境,其大脑语言中枢的神经连接便难以实现正常构建与强化。例如,因父母外出务工,儿童由年迈祖父母照料,祖父母或因精力不济,或受自身文化程度所限,与儿童的语言交流较少。此类儿童于 2～3 岁时仍难以表述简单词语,对他人的语言指令亦理解欠佳。伴随年龄渐长,相较同龄人,其在语言表达的丰富性、精确性以及语言理解的深度与广度方面均呈现显著差距。

3. 神经系统退行性疾病　阿尔茨海默病早期,患者大脑海马体及颞叶内侧区域神经细胞退变死亡,此与语言记忆和语义理解密切相关。表现为交谈时偶忘常用词汇,如描述事物时想不起"钥匙"一词,而以模糊表述替代。病情进展中,语言理解能力下降,对复杂些的句子结构与语义理解困难,如"把书放桌上,再挪开椅子"这类指令无法准确执行。阿尔茨海默病中期患者语言表达混乱,语法错误频出,句子结构简单残缺,词汇量锐减,常反复说简单词语或短语。晚期则近乎完全丧失语言交流能力,仅能发出无意义声音或简单音节。

（三）言语功能障碍的病因

1. 发音器官结构异常　先天性病因,如腭裂使口腔鼻腔相通、舌系带过短限制舌头运动,均会影响发音;后天性病因,如喉部外伤、喉炎、口腔肿瘤等可破坏发音器官正常功能,导致发音障碍。

2. 周围神经损伤　喉返神经损伤常见于颈部手术等,单侧损伤致声带麻痹、声音嘶哑,双侧损伤引起声门狭窄或关闭不全,严重影响发音甚至呼吸;面神经、舌下神经等其他支配发音器官的神经受损,也会因相应肌肉运动障碍而使发音出现异常。

3. 罕见病因或特殊情况　遗传性神经肌肉疾病如进行性肌营养不良症、遗传性痉挛性截瘫伴复杂型痉挛性构音障碍,会因相关肌肉受累而导致言语障碍;重金属中毒（如铅中毒）、有机磷农药中毒等,因损害神经系统及发音器官神经联系或致肌肉功能异常,从而引发言语功能障碍。

二、失语症评定

失语症是指由于大脑半球损伤,导致已经获得的语言能力丧失或受损,常表现为语言表达和理解能力的障碍,并非发音器官功能障碍所致。

（一）失语症的主要症状

失语症的主要症状为口语表达障碍、听觉理解障碍、阅读障碍及书写障碍等。

1. 口语表达障碍　口语表达障碍表现为可以理解别人说话,但很难用准确的语言表达自己的意思,或者语速很慢,甚至完全说不出;还可以表现为语量较多、滔滔不绝,或重复同样的单词或短语。

（1）发音障碍：表现为咬字不清、说话含糊或发音有困难。模仿语言发音不如自发语言,通常指运动性失语,与构音障碍有本质区别。发音障碍出现的发音错误往往多变,大多由言语失用所致。

（2）言语费力：言语不流畅、语速缓慢,并伴有全身用力叹气及附加表情或手势,能理解他人的语言。

（3）错语：包括语音错语、词义错语和新语。语音错语是音素之间的置换,如将"电视（diàn shì）"说成"念诗（niàn shī）"。词义错语是词与词之间的置换,如将"桌子"说成"椅子"。新语则是用无意义的词或新创造的词代替说不出的词,如将"铅笔"说成"乌里"。在表达时,大量错语混有新词,称为杂乱语(jargon)。

(4)语法障碍:表达时将名词和动词罗列,缺乏语法结构,类似电报文体,故称电报式言语;或句子中有实词和虚词,但用词错误,结构及关系混乱。

(5)找词困难:找不到恰当的词语表达自己的意思,多见于名词、形容词和动词,表现为谈话出现停顿,或重复结尾词、介词及其他功能词,如想说头痛却指着头说不出来,或重复说"这个,这个"。如果找不到恰当的词语,而以描述说明等方式进行表达,称为迂回现象。当面对物品或图片时,不能说出其名称的现象称为命名障碍。

(6)刻板语言:只能说出几个固定的词或短语,如"八""发""我""妈妈"等,常见于重症患者,这类患者对任何问题都以刻板语言回答,有时会发出无意义的声音。

(7)模仿语言:不自主复述他人的话,如问"你叫什么名字",回答也是"你叫什么名字"。有模仿语言行为的患者常有语言的补完现象,即患者对于系列词、熟悉的诗歌不能自动叙述,但若他人说出前面部分,其可接着完成其余部分。如评定者说"1,2,3",他可以接着说"4,5,6"。有时补完现象只是不自主反应,实际上患者并不一定了解内容。

(8)持续症:在正确反应后,当改变刺激时仍以原来的反应来回答,如命名"杯子"换成铅笔后问患者"这是什么",其仍答"杯子"。

(9)复述困难:不能正确复述他人说的词或句子。

(10)流畅度:以每分钟说出多少词表示,每分钟说出的词在100个以上称为流利性口语,在50个以下称非流利性口语。一般情况下,流利性口语表现为口语量多,句子长,说话不费力,语调正常且发音清晰,但语言空洞,难以理解,信息量少;非流利性口语表现为口语量显著减少,找词困难,说话费力,句子短,实词多,单音调,但口语多为关键词,信息量多。

2. 听觉理解障碍 听觉理解障碍是指理解能力降低或丧失,表现为听不懂,但可以流利地说话;或能正确朗读或书写,却不能理解文字或手势的含义。症状轻者可能只对某些单词或短语不能理解;或能回答问题,但不一定完全准确;严重者表现为答非所问。

(1)语音辨认障碍:能像正常人一样听到声音,但对所听到的声音不能辨认,给人一种似乎听不见的感觉。纯音听力检查结果正常或仅有言语频率以外的高频听力减弱。典型者为纯词聋,是临床上偶见的语音辨认障碍。

(2)语义理解障碍:能正确辨认语音,部分或全部不能理解词义,根据病情轻重不同表现为:①对常用物品名称或简单的问候语不能理解;②对常用的名词能理解,对不常用的名词或动词不能理解;③对长句、内容和结构复杂的句子不能完全理解。

3. 阅读障碍 阅读能力受损,称为失读症,表现为不能正确朗读和理解文字,或能够朗读但不能理解朗读的内容。

4. 书写障碍 书写比其他语言功能更复杂,其不仅涉及语言本身,还有视觉、听觉、运动觉等参与。因此,在分析书写障碍时,首先要判断是否属于失语性质。失语症的书写障碍常见以下几种表现。

(1)书写不能:完全性书写障碍,可以简单写1~2画,但构不成字形,也不能抄写。

(2)构字障碍:写出的字看起来像该字,但有增添或减少,或写出的字的笔画全错误。

(3)象形书写:不能写字,可以用图表示。

(4)镜像书写:笔画正确,而方向相反,可见写出的字与镜中所见相同,见于右侧偏瘫而用左手写字者。

(5)惰性书写:写出一个字词后再写其他词时,仍不停地重复写前面的字词。与口语的言语保持现象相似。

(6)书写过多:书写中混杂一些无关的字词或造字。类似口语表达中的言语过多。

（7）语法错误：书写句子时出现语法错误。类似口语表达中的语法障碍。

（8）视空间性书写障碍：表现为笔画正确但笔画的位置错误。

（二）失语症的分类

根据患者的表达、理解、复述及书写等方面的特点，失语症可分为以下几类。

1. Broca 失语（Broca aphasia，BA） 又称运动性失语，以口语表达障碍较为突出，自发语言呈非流利性，口语量少，找词困难，说话费力，复述及阅读困难，语言呈电报式言语，甚至无言状态，病变部位在优势半球的额下回后部（Broca 区）。

2. Wernicke 失语（Wernicke aphasia，WA） 又称感觉性失语，患者无发音障碍，口语理解障碍较为突出，自发言语呈流利性，但不知在说些什么，口语表达有适当的语法结构但缺乏实词，有时表现为答非所问，口语量多，有较多的错语或不易于被别人理解的新语。理解、命名、阅读及书写均存在不同程度障碍。病变部位在优势半球的颞上回后部（Wernicke 区）。

3. 传导性失语（conduction aphasia，CA） 复述功能不成比例地受损为此型失语的特点。患者表现为语音错语，但自发语言流利，由于找词困难而使谈话犹豫或中断，口语理解有轻度障碍。病变部位在优势半球的缘上回或弓状纤维。

4. 经皮质失语（transcortical aphasia，TA） 复述功能相对较好，病变部位多在优势半球分水岭区，根据其在分水岭的位置不同分为经皮质运动性失语、经皮质感觉性失语、经皮质混合性失语。

5. 命名性失语（anomic aphasia，AA） 又称健忘性失语或失名词性失语。其表现为语言流畅，忘记熟悉人的名字，或对物品的命名有障碍，但可以通过描述的方式表达，常有错语，多为迂回语言。病变部位在优势半球的颞中回后部或颞顶枕结合处。

6. 皮质下失语（subcortical aphasia，SA） 复述功能相对保留，当丘脑受损时表现为语调低，语言流利，可有语音性错语，轻度的阅读理解障碍，基底节受损时，语言流利性较差，容易出现复合句的理解障碍。病变部位在优势半球的丘脑、基底节或内囊。

7. 失写症（agraphia） 又称为书写不能，病变部位在优势半球额中回后部。失写症表现为手运动功能正常，但丧失书写的能力，或写出的内容存在词汇、语义和语法方面的错误，抄写能力保留，多合并运动性和感觉性失语。

8. 失读症（alexia） 其病变部位在优势半球顶叶角回。失读症表现为无失明，但不能辨识书面文字，不能理解文字意义。轻症者能够朗读文字材料，但常出现语义错误，如将"桌子"念成"椅子"，将"上"念成"下"等；重症者将口头念的文字与书写的文字匹配能力丧失。

（三）失语症的评价量表

1. 国外常用失语症评价方法

（1）波士顿诊断性失语症测验（BDAE）：目前英语国家应用较为普遍的失语症诊断性测验方法，由 5 个大项 26 个分测验组成，能全面测出语言各组成部分的功能。

（2）西方成套失语症检查法（WAB）：BDAE 修改后的缩短版，克服了 BDAE 冗长的缺点，在 1 h 内可完成检查，比较实用。

（3）日本标准失语症检查（standard languang test of aphasia，SLTA）：由日本失语症研究会设计完成，检查包括听、说、读、写、计算 5 大项目，共包括 26 个分测验，按 6 阶段评分，在图册检查设计上以多图选一的形式，避免了被评定者对检查内容的熟悉，使检查结果更加客观。此方法易于操作，而且对训练有明显指导作用。

（4）Token 测验：由 De Renzi 和 Vigrolo 于 1962 年编制，此测验由 61 个项目组成，包括两词句 10 项，三词句 10 项，四词句 10 项，六词句 10 项以及复杂指令 21 项。此测验适用于检测轻度或潜在的失语症患者的听觉理解。目前使用较多的是简式 Token 测验，其优点是不但可以用于重度失语症患者，而且省时，该测验还有量化指标，可测出听觉理解的程度。

2. 国内常用失语症评价方法

（1）北京医科大学汉语失语成套测验（ABC）：参考 WAB 并综合汉语语言特点编制而成，包括了自发谈话、复述、命名、理解、阅读、书写、结构与视空间、运用和计算九个项目，并规定了评分标准，是国内目前较常用的失语症检查方法。

（2）中国康复研究中心失语症检查法（CRRCAE）：由中国康复研究中心听力语言科以日本标准失语症检查法（standard language test of aphasia，SLTA）为基础，同时借鉴国外有影响的失语评价量表的优点，按照汉语的语言特点和中国人的文化习惯所编制，亦称中国康复研究中心失语症检查法（CRRCAE）。CRRCAE 于 1990 年编制完成，经 40 例正常成人测试后应用于临床。经过近 10 年多家医院的临床应用，CRRCAE 被证实适合中国的失语症患者。于 1999—2000 年，对 151 名正常成人和非失语症患者进行检测并计算出均数和标准差，并用方差分析年龄、性别、利手、职业和文化水平对此检查法的影响，除了不同文化组间在执行口语指令和描述图有差异外，其他项目未发现显著差异。因此，本检查方法适用于我国不同地区使用汉语的成人失语症患者。

此检查包括两部分内容，第一部分是通过患者回答 12 个问题了解其言语的一般情况；第二部分由 30 个分测验组成，分为 9 个项目，包括听觉理解、复述、说、出声读、阅读理解、抄写、描述、听写和计算。为避免检查时间太长，身体部位辨别、空间结构等高级皮质功能检查没有包括在内，必要时另外进行检查。此检查只适合失语症成人患者。在大多数项目中采用了 6 等级评分标准，在患者的反应时间和提示方法上都有比较严格的要求，除此之外，此检查还设定了中止标准。此检查是通过语言的不同模式来观察反应的差异，为避免检查太烦琐，在一些不同项目中使用了相同词语，又为了尽量避免和减少患者由此造成对内容的熟悉，在图的安排上有意设计了一些变化。使用此检查以前要掌握正确的检查方法，应该由参加过培训或熟悉检查内容的检查者来进行检查。

（四）失语症严重程度的评定

目前国外多采用波士顿诊断性失语症检察法（BADE）中的失语症严重程度分级表来评定患者失语症的严重程度，这是判断失语症患者预后的重要依据（表 14-7）。

表 14-7 BADE 失语症严重程度分级标准

0 级	有无意义的言语或听觉理解能力
1 级	言语交流中有不连续的言语表达，但大部分需要听者去推测、询问或猜测；可交流的信息范围有限，听者在言语交流中感到困难
2 级	在听者的帮助下，可以进行熟悉话题的交谈，但对陌生话题常常不能表达出自己的思想，使患者与检查者都感到言语交流有困难
3 级	在仅需要少量帮助下或无帮助下，患者可以讨论几乎所有的日常问题，但由于言语和（或）理解能力的减弱，使某些谈话出现困难或不大可能
4 级	言语流利，可观察到有理解障碍，但思想和言语表达尚无明显限制
5 级	有极少可分辨得出的言语障碍，患者主观上可能有点困难，但听者不一定能明显察觉到

（五）失语症鉴别诊断

1. 语言的流利性 失语症鉴别诊断的第一步是确定语言的流利性。大脑皮质病变所致的失语症依据会话语言的特征分成流利性失语和非流利性失语两类，这些会话语言的范例应该包括社会交往方面的话题，如"你今天好吗？"以及个别的需要以短句和较长句子回答的问题，如"请介绍一下你的职业"或"请说一下你的发病经过"。虽然有经验的评定者可以根据与被评定者的谈话便可以确定其语言的流利性，但最好将与被评定者的谈话录音并仔细分析。

表 14-8 中根据患者的口语，失语症可分为流利性失语和非流利性失语两大类，非流利性失语：Broca

失语、经皮质运动性失语、完全性失语，经皮质混合性失语；流利性失语：Wernicke 失语、经皮质感觉性失语、命名性失语、传导性失语。

表 14-8　流利性与非流利性失语的鉴别

项　　目	流利性失语	非流利性失语
内容	空洞，缺乏实词，虚词多	仅有实词，突出名词
错语	常见	少见
语法	完整，但无序	不完整
持续言语	少见	常见
语句长度	正常（每句大于 5 字词）	短，电报式（每句小于 4 字词）
言语艰难性	不费力，正常	费力
言语速度	正常或稍快（大于 80 字词/分）	缓慢（0～40 字词/分）
词中断	少	常出现
发音	正常	障碍
韵律	正常或接近正常	异常，变化少

2. 口语的听觉理解　失语症检查中的听觉理解由四个分测验组成，即名词、动词、句子和执行口头命令。对听觉理解的评定，重要的是要看患者理解短句、较长句子、需要用对或错回答的篇章水平的材料和完成指令（一步到三步指令），如果患者可以理解检查中的句子或简单指令，则视为听觉理解较好，反之视为听觉理解较差。

非流利性失语中听觉理解好的是 Broca 失语和经皮质运动性失语；听觉理解较差的是完全性失语和经皮质混合性失语。流利性失语中理解较好的是传导性失语、命名性失语；理解较差的是 Wernicke 失语、经皮质感觉性失语。

3. 复述　像听觉理解检查一样，这项检查主要鉴别患者的复述和面对面会话能力的相对保留或损害，在检查中包括名词、动词复述（其中有单节词到三音节词）以及短句和较长句子。能够较好复述句子可以视为复述好的失语症类型。

非流利性失语听觉理解好的一组中复述好的是经皮质运动性失语，复述差的是 Broca 失语；听觉理解差的一组中复述好的是经皮质混合性失语，复述差的是完全性失语。流利性失语听觉理解好的一组中复述好的是命名性失语，复述差的是传导性失语；听觉理解差的一组中复述好的是经皮质感觉性失语，复述差的是 Wernicke 失语。通过这三方面的鉴别，评定者可以比较容易区别这些临床上常见的失语症类型。

（六）确定失语症类型

失语症的鉴别诊断与常见分类见图 14-2。

三、构音障碍评定

构音障碍（dysarthria）是指由于神经系统损害导致与言语有关的肌肉麻痹或运动不协调而引起的言语障碍以及构音器官结构异常所致的言语障碍。患者通常听觉理解正常并能正确选择词汇，而表现为发音和言语不清，重者甚至不能闭合嘴唇，完全不能讲话或丧失发声能力。

（一）分类

构音障碍根据病因不同可以分为以下 3 类。

1. 运动性构音障碍　是指由于神经病变、与言语有关肌肉麻痹、收缩力减弱或运动不协调所致的言语障碍。根据神经解剖及言语声学特点将运动性构音障碍分为以下 5 类。

	自发性言语	听觉理解	复述	诊断	脑损伤定位
失语症	非流利性	较好	差	Broca 失语	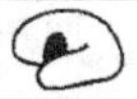
			好	经皮质运动性失语	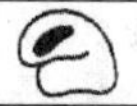
		差	差	完全性失语	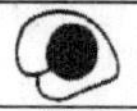
			好	经皮质混合性失语	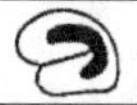
	流利性	差	差	Wernicke 失语	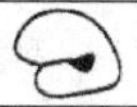
			好	经皮质感觉性失语	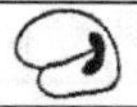
		较好	差	传导性失语	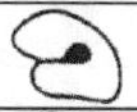
			好	命名性失语	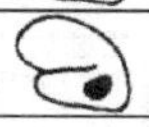

图 14-2 失语症的鉴别诊断与常见分类

（1）迟缓型构音障碍：主要表现为鼻音过重，鼻漏气致呼气发音时出现语句短促、低音调、音量减弱、字音不清等。常见于下运动神经元损伤或真性延髓性麻痹。

（2）痉挛型构音障碍：主要表现为说话缓慢费力，伴有面部表情改变、发音不准、鼻音较重、缺乏音量控制等。常见于假性延髓性麻痹，双侧上运动神经元损伤。

（3）运动失调型构音障碍：主要表现为发音不清、不规则，语音、语调异常，暴发性语音，声调高低不一，间隔停顿不当。常见于小脑或脑干内传导束病变。

（4）运动过弱型构音障碍：主要表现为构音肌群强直造成发音低平、单调、语音、语调差、言语速度加快、音量控制差、音量小。常见于锥体外系病变，如帕金森病等。

（5）运动过强型构音障碍：主要表现为发声高低、长短、速度失调，可突然开始或停顿，类似运动失调型构音障碍。常见于锥体外系病变，如舞蹈病、肝豆状核变性、手足徐动症等。

2. 器质性构音障碍 是指由于先天和后天原因结构异常所致的构音障碍。临床上最常见的是由于唇腭裂所致的构音障碍，其次为舌系带短缩。

3. 功能性构音障碍 是指发音错误表现为固定状态，但找不到明显原因的构音障碍。构音器官无形态、结构异常和运动功能异常，听力在正常水平，语言发育已达 4 岁以上水平，构音错误已经固化。临床多见于儿童，特别是学龄前的儿童。

（二）构音障碍评定法

构音障碍的评定包括构音器官评定和构音评定。

1. 构音器官评定 通过构音器官的形态及粗大运动评定来确定构音器官是否存在器质异常和运动异常，常常需要结合医学、实验室检查、言语-语言评价才能做出诊断。此外，了解病史、交往史，评定听觉和整个运动机能有助于诊断。

范围：肺（呼吸情况）、喉、面部、口部肌肉、硬腭、腭咽机制、舌、下颌、反射。

用具：压舌板、手电筒、长棉棒、指套、秒表、叩诊锤、鼻息镜等。

方法：在观察患者安静状态下构音器官的同时，通过指示或模仿，使其做粗大运动，对以下项目做出评价。

（1）部位：构音器官哪个部位存在运动障碍。

（2）形态：确认构音器官的形态是否异常偏位及异常运动。

（3）程度：判断异常程度。

（4）性质：判断异常是属于中枢性、周围性还是失调性。

(5) 运动速度:确认单纯运动或反复运动,速度是否低下或节律是否变化。

(6) 运动范围:确认运动范围是否限制,协调运动控制是否低下。

(7) 运动的力:确认肌力是否低下。

(8) 运动的精巧性、正确性、圆滑性:可通过协调运动和连续运动判断。

检查说明:做每项检查前,应向患者解释检查目的,按检查表的要求记录(表14-9)。

表14-9 构音器官检查表

Ⅰ 肺	
1. 最长呼气时间________秒 2. 呼吸频率________次/分 3. 呼吸类型 胸腹________胸________腹________	
4. 快吸气 能________ 不能________ 慢呼气 能________ 不能________	
Ⅱ 喉功能	
1. 最长发音时间(a)________秒	
2. 音质、音调、音量	
a. 正常音质________ 嘶哑________ 震颤________	
b. 正常音调________ 异常高调________ 异常高量________ 气息声 0 1 2 3	
c. 正常音量________ 异常低调________ 音量过低________	
d. 异常音质________	
气息声 0 1 2 3 无力声 0 1 2 3	
费力声 0 1 2 3 粗糙声 0 1 2 3	
3. 音调、音量匹配	
a. 正常音调变化________	b. 正常音量变化________
单一音调________	单一音量________
Ⅲ 面部	
a. 对称________不对称________ b. 麻痹(R/L)________ c. 痉挛(R/L)________	
d. 口角下垂(R/L)________ e. 眼睑下垂(R/L)________ f. 流涎________	
g. 扭曲________抽搐________鬼脸________ h. 面具脸________ I. 口呼吸________	
Ⅳ 口部肌肉检查	
1. 噘嘴 a. 缩拢范围正常________缩拢范围异常________ b. 对称缩拢________不对称缩拢________	
2. 咂唇 a. 力量正常________力量减低________	
3. 龇牙 a. 范围正常________范围减少________ b. 口角对称________口角不对称________	
Ⅴ 硬腭	
a. 腭弓正常________高窄腭弓________ b. 新生物________ c. 黏膜下腭裂________	
Ⅵ 腭咽机制	
1. 大体观察	2. 软腭运动
a. 正常软腭高度________	a. 中线对称________
软腭下垂(L/R)________	b. 正常范围________
b. 分叉悬雍垂(L/R)________	范围受限________
c. 正常扁桃体________	c. 鼻漏气________
肥大扁桃体________	d. 高鼻腔共鸣________
d. 节律性波动________	低鼻腔共鸣________
或痉挛________	鼻喷气声________

3. 鼓颊	4. 吹
a. 鼻漏气_____	a. 鼻漏气_____
口漏气_____	口漏气_____

Ⅶ 舌

1. 舌外伸　a. 正常_____偏移_____　b. 正常长度_____外伸减少_____
2. 舌灵活度　a. 正常速度_____速度减慢_____　b. 正常范围_____范围减小_____
3. 舔左右嘴唇　a. 充分_____不充分_____

Ⅷ 下颌

a. 正常下拉_____异常下拉_____　b. 正常上抬_____异常上抬_____

Ⅸ 反射

1. 角膜反射_____　2. 下颌反射_____　3. 眼轮匝肌反射_____
4. 呕吐反射_____　5. 缩舌反射_____　6. 口轮匝肌反射_____

2. 构音障碍评定　构音障碍评定是以普通话语音为标准音结合构音类似运动对被评定者的各个言语水平及其异常的运动障碍进行系统评定。

（1）房间及设施要求：房间内应安静，没有玩具和可能分散被评定者注意力的物品。光线充足，通风良好，两把无扶手椅和一张训练台。椅子的高度以评定者与被评定者视线处于同一水平为准。检查时，评定者与被评定者可以隔着训练台相对而坐，也可让被评定者坐在训练台的正面，检查者坐在侧面，为避免被评定者注意力分散，除非是年幼儿童，否则被评定者的亲属或护理人员不要在室内陪伴。

（2）检查用具：单词检查用图卡50张、记录表、压舌板、卫生纸、消毒纱布、吸管、录音机，上述检查物品应放在一清洁小手提箱内。

（3）检查范围及方法。

①会话：可以通过询问被评定者的姓名、年龄、职业、发病情况等。观察是否可以说，音量、音调变化是否清楚，有无气息音、粗糙声、鼻音化、震颤等。一般5 min即可，需录音。

②单词检查：此项由50个单词组成，根据单词的意思制成50张图片，将图片按记录表中词的顺序排好或在背面注上单词的号码，检查时可以节省时间。

展示表中的所有单词和文章等检查项目及记录时均用国际音标，无法记录的要尽量描述。检查时首先向被评定者出示图片，被评定者根据图片的意思命名，不能自述时采取复述引出。50个词检查结束后，将检查出的各种异常标记在下一页以音节形式出现的表上，音节下面的第一行数字表示处于前页第一个音节的单词号码，第二行（在虚线之下）为处于第二音节的单词号，依此类推。记录方法见表14-10。

表14-10　记录方法

表达方式	判断类型	标记	举例	
			音标	拼音
自述引出，无构音错误	正确	○	(tʌsuan)	(dasuan)
无歪曲、自述、由其他替代	置换	—	tʌsuan t'	dasuan t
自述，省略，漏掉音	省略	/	ʈʌsuan	ɟasuan
自述与目的音相似	歪曲	△	△ʌsuan	△asuan
歪曲严重，很难判定是哪个音歪曲	无法判断	×	tʌsuan ×	dasuan ×

表达方式	判断类型	标记	举例	
			音标	拼音
复述引出		( )	(t∧suan)	(dasuan)
鼻音化音	鼻音化	～	ĩ∧suan	d̃asuan

③音节复述检查:此表是按照普通话发音方法设计,共140个音节,均为常用和比较常用的音节,目的是在被评定者复述时,在观察发音点的同时并注意被评定者的异常构音运动,发现患者的构音特点及规律。方法为评定者说一个音节,患者复述,标记方法同单词检查,同时把被评定者异常的构音运动记入构音操作栏,确定发生机制,以便制订训练计划。

④文章水平检查:通过在限定连续的言语活动中,观察被评定者的音调、音量、韵律、呼吸运用,可选用一首儿歌,有阅读能力者自己朗读,被评定者不能读时由复述引出,记录方法同前。

⑤构音类似运动检查:依据普通话的特点,选用有代表性的15个音的构音类似运动,如[f](f)、[p](b)、[p'](p)、[m](m)、[s](s)、[t'](t)、[n](n)、[l](l)、[k](g)、[k'](k)、[x](h)等。

方法:评定者示范,被评定者模仿,观察被评定者是否可以做出,在结果栏能与不能项标出,此检查可发现被评定者构音异常的运动基础,对指导康复训练有重要意义。

(4)结果分析:将前面单词、音节、文章、构音运动检查发现的异常分别记录此表加以分析,确定类型,共9个栏目,下面分别说明。

①错音:发什么音时出现错误,如[p]、[p']、[k]。

②错音条件:在什么条件下发成错音,如词头以外或与某些音结合时。

③错误方式:以什么方式发成错音。

举例:

错音	错音条件	错误方式
[k]	与[a]、[o]结合发音时	[t]
[t]	词头以外	歪曲

④一贯性:包括发声方法和错误方式。

⑤发声方法:发音错误为一贯性的以"＋"表示,非一贯性也就是有时正确者以"－"表示。

⑥错误方式:错误方式与错音是一致的,以"＋"表示,各种各样以"－"表示。

举例:[ts] [ts']发成[t] [t'],如发音方式标记"＋",说明[ts][ts']发音错误是一贯性的;标记"－"说明患者有时将[ts][ts']发成[t][t'],有时发成其他的音。

⑦被刺激性:以音节或音素形式进行提示,能纠正构音错误的称为有被刺激性,以"＋"表示,反之为无被刺激性,以"－"表示。

⑧构音类似运动:可以完成以"＋"表示,不能完成以"－"表示。

⑨错误类型:根据目前所了解的构音异常,共总结出26种类型。

(5)总结:将被评定者的构音障碍特点归纳分析,结合构音运动和训练计划观点进行总结。

四、语言发育迟缓评定

(一)正常儿童语言发育顺序

语言发育迟缓儿童虽然语言发展落后于正常儿童,但其仍然遵循正常的语言发育顺序,要真正理解儿童语言发育迟缓,首先必须掌握正常儿童语言的发育规律。正常儿童的语言发育过程中,需要经历语言前阶段和语言发展期两大阶段。

语言发育迟缓,是指儿童在发育过程中,其语言发育没有达到与其生理年龄相符的水平。这类儿童

26种构音异常类型

的语言发育遵循正常的发育顺序,但比正常发育速度要慢。其多数具有精神或对周围人反应的发育延迟与异常。

(二)语言发育迟缓的病因

语言发育迟缓的原因很多,如癫痫、21-三体综合征、儿童自闭症。一般认为,阻碍语言发育的主要原因有以下六个方面。

1. 听觉障碍 听觉对儿童语言的发育尤为重要,如在语言发育时期长时间存在声音的输入障碍,要实现较好的语言发展相当困难。语言障碍程度与听觉障碍程度相平行。

2. 社交障碍 儿童的语言绝大部分是在生活中与人交往中发育起来的。儿童如果对语言交流对象及语言刺激本身的关心不够,其语言发育必然会受到影响。孤独症(自闭症)儿童即是这一障碍的典型。

3. 智力发育迟缓(精神发育迟缓) 智力发育迟缓在语言发育迟缓中所占的比例最大,其定义:儿童在发育期间整体智能较正常平均水平有显著降低,并伴有适应性行为障碍。

国际上公认的精神发育迟缓诊断标准:

(1)智能低下,比正常平均水平低两个标准差以上,IQ 值小于 70。

(2)存在与实际年龄不相符的社会适应行为障碍。

(3)在发育期(18 岁以前)出现。

对智力发育迟缓的儿童来说,无论是听觉理解、言语表达、构音运动等方面,都比正常儿童迟缓一些,一般来说,智力发育迟缓的儿童表达能力障碍较理解能力障碍更为严重,5～7 岁时还只能用手势、点头、摇头表达思想。目前多数的精神发育迟缓原因不明。

4. 受语言学习限定的特异性障碍(发育性运动性失语及发育性感觉性失语) 发育性运动性失语是语言的接受与年龄相符,但会导致语言表达障碍,此类病例预后较好。发育性感觉性失语是指对语言的理解和表达同时出现极度的迟缓,语言发育预后不理想。

5. 语言环境的脱离 儿童自身发育无问题,但在儿童语言发育的早期,被剥夺或脱离语言环境也可导致语言发育障碍。如长期完全被隔离在正常语言环境之外而导致的语言发育迟缓。

6. 构音器官的异常 是指以脑性瘫痪为代表的运动障碍性疾病以及腭裂为代表的构音器官的结构异常等;这些疾病单独或同时存在均会阻碍语言的产生以及表达,导致语言发育迟缓。

(三)语言发育迟缓的表现

语言发育迟缓多数是由大脑功能发育不全或者功能障碍导致的,所以除了语言的问题之外,还多伴有智力低下、注意力不集中、乱扔东西、不与人对视、注视及追视时间短暂、多动、自残或者伤害他人等一系列问题。

其具体表现如下。

(1)过了说话的年龄仍然不会说话,说话比较晚或者很晚。

(2)开始说话时,音量小、声调低、语言获得时间较长。

(3)语言的技能获得和语言应用词汇、语法时,均低于正常儿童。

(4)与人交流时,仅用单字词交流,不会用句子表达,回答问题反应慢。

(5)对于指令不能完全遵循及语言理解困难。

(四)语言发育迟缓的临床评定

1. 评定目的

(1)发现和确定患儿是否存在语言发育迟缓,判断语言发育迟缓的类型、患儿所处的阶段。

(2)根据评定结果制订康复训练计划。

(3)根据训练后再评定结果,评价治疗效果,调整训练计划,帮助判断预后。

2. 评定程序 语言发育迟缓的评定采用 SOAP 法,内容包括主观资料、客观资料、功能评定和制订康复治疗计划。评定可涉及多学科、多专业知识，基本的评定程序如图 14-3 所示。

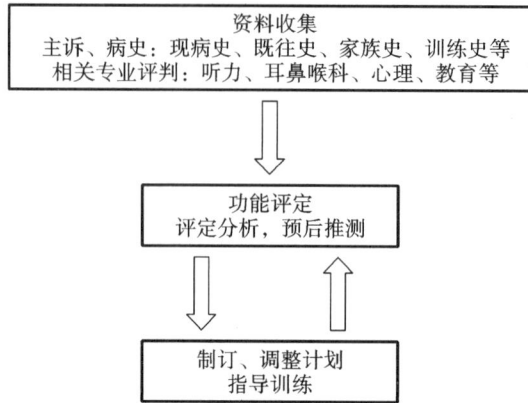

图 14-3　语言发育迟缓评定程序

3. 临床评定内容

（1）病史采集：病史采集非常重要，问诊主要从家属或看护人员那里获得，主要了解与患儿语言发育迟缓相关的情况，包括主诉、现病史、既往史、家族史等。

①主诉：言语发育迟缓的主要症状及持续时间。

②现病史：要尽量详细询问患儿原发病的情况以及进展情况，病情程度，发病后对语言的影响和语言发育速度，是否接受过语言相关的检查、治疗、训练及其效果等。

③既往史上要记录患儿出生时的有关情况，如是否足月出生、分娩方式、胎次、产次，出生时的体重、出生后有无窒息和黄疸情况等，必要时还要详细询问患儿母亲妊娠时的情况。生长发育史方面要询问患儿的发育情况，重要发育指标包括患儿抬头、坐、爬、开始叫父母时的月龄或年龄，还要询问儿童出生后由谁抚养以及关系等。此外还应了解患儿的语言环境是否良好，生活习惯方面要询问儿童的生活是否规律、平时的兴趣和是否有特殊的爱好，某一阶段患儿的性格上是否有较大的转变和表现等。

④家族史：主要询问家庭成员中是否有与患儿类似表现、父母及亲属是否有遗传病史、父母及看护者的文化程度及与患儿的关系和语言环境等情况。

⑤康复治疗及训练史：询问患儿来医院以前是否接受过针对性的康复治疗和训练，治疗或训练的情况如何及治疗时间和效果。

（2）语言及相关专业情况检查：通过进行有关语言评定，了解语言发育迟缓儿童的语言发育年龄与实际年龄的差距，以及语言发育迟缓的现状与性质。另外，还要尽量了解相关专业和学科的情况，比如儿童的整体发育情况、吞咽和咀嚼能力的发展、是否有吞咽困难等；听力情况要了解是否曾经检测听力及其结果；心理方面要关注儿童的性格特点、情绪变化、注意力、社会适应性能力发展、智力等。

4. 常用评定方法

（1）语言行为评定。大体上从三个方面：即语法学、语义学、语用学来进行。这也就是美国心理学家 Bruner 所说的：①辨别、记忆的产生、范畴化等的内容（content）；②语言的构造形式（form）；③交流关系的建立、维持、展开等使用（use）方面。在 S-S 法中这些分别被称为符号形式与指示内容关系、基础性过程和交流态度，也称为语言行为的三个方面（表 14-11）。

表 14-11　语言行为的三个方面

语言行为的三个方面	内　　容
语言行为的基础（语法学）	辨别、记忆的产生（认知）
构造性方面（语义学）	符号形式与指示内容关系（构造、语法、意思）
功能性方面（语用学）	交流态度

语言行为及语言发育迟缓儿童均可从这三个方面进行评定,语言发育迟缓语言障碍的性质不只是言语障碍,更主要的是语言的障碍。并且,很多孩子还伴随智力和人际关系障碍,部分儿童还伴有行为障碍。所以,我们应该对这些儿童的语言行为和相关活动进行综合评定。

(2)汉语儿童语言发育迟缓评价法:汉语儿童语言发育迟缓评价法是根据符号形式与指示内容关系(sign-significant relation,S-S),由中国康复研究中心语言治疗科于1990年从日本引进。在原检查法的原理基础上,根据中国汉语体系制作成S-S语言发育迟缓评价法,经临床实践证明,此检查法在临床应用上是切实可行、方便可靠的检查法。

其他相关检查

(3)其他相关检查。

(五)汉语儿童语言发育迟缓评价法

从认知研究的角度,一般将语言行为分为语法、语义、语言应用三方面。S-S法即是依照此原理论对语言发育迟缓儿重进行评定的,在此检查法中对"符号形式与指示内容关系""促进学习有关的基础性过程"和"交流态度"三方面进行评定,并对其语言障碍进行诊断、评定、分类和针对性的治疗。

S-S法适用于各种原因引起的语言发育迟缓,原则上适合1.5~6.5岁的语言发育迟缓儿童,有些儿童的年龄已超出此年龄段,但其语言发展的现状如未超出此年龄段水平,也可应用,不适用于听力障碍所致的语言障碍或学龄前儿童的获得性失语。

检查内容是对符号形式与指示内容关系、基础性过程、交流态度三个方面进行综合评定,但以符号形式与指示内容的关系评定为核心,其比较标准分为五个阶段(表14-12)。将评定结果与正常儿童年龄水平相比较,即可判断儿童是否存在语言发育迟缓。

符号形式与指示内容关系的五个阶段

表14-12 符号形式与指示内容关系的五个阶段

阶　　段	内　　容
第一阶段	对事物状态理解困难
第二阶段 2-1阶段 2-2阶段 2-3阶段	事物的基础概念 功能性操作 匹配 选择
第三阶段 3-1阶段 3-2阶段	对事物用符号理解表达阶段 手势符号(象征性符号) 言语符号　幼儿语(象征性符号) 成人语(任意性符号)
第四阶段 4-1阶段 4-2阶段	词句、主要句子成分 两词句 三词句
第五阶段 5-1阶段 5-2阶段	语句、语法规则 语序 被动语态

1. 检查用具 见表14-13。

表14-13 检查用具及图片目录

类　型	检查用具及图片目录	数量
实物	A:帽子、鞋、牙刷、玩具娃娃	4
	B:电话—听筒、鼓—鼓槌、茶壶-茶杯	3

类　　型		检查用具及图片目录	数量
镶嵌板		鞋、剪刀、牙刷	3
操作性课题用品		小毛巾、小玩具、小球、积木6块、装小球容器1个、3种图形镶嵌板、6种图形镶嵌板、10种拼图	
图片	日常用品	鞋、帽子、眼镜、手表、剪刀、电话	6
	动物	象、猫、狗	3
	食物	面包、香蕉、苹果、米饭	4
	交通工具	飞机、火车、汽车	3
	身体部位	眼、嘴、手、鼻、耳、脚	6
	动词	睡觉、洗、吃、哭、切	5
	大小	帽子(大、小)	2
	颜色	红、黄、绿、蓝	4
	词句	(妈、弟)+(吃、洗)+(香蕉、苹果)	8
	大小+颜色+事物	(大、小)+(红、黄、绿、蓝)+(鞋、帽)	8
	语言规则	(小鸡、乌龟、猫)+(小鸡、乌龟、猫)+追	6

2. 检查顺序　一般水平较差的儿童应从头开始进行全部的检查。为了节省时间,对年龄较大或水平较高的儿童一般没有必要进行全部的检查,可按以下顺序:①不可用图片检查的儿童,可用实物进行第一至第二阶段检查;②可用图片检查的患儿,在3-2阶段以上,用图片检查单词、词句;③年龄在3岁以上、能进行日常会话者,进行第四及以上阶段检查,以词句检查为主。

3. 评定结果分析　检查结束后,分析检查结果和问诊情况,再综合各种信息对患儿进行评定与诊断。

评定总结:将S-S法检查结果显示的阶段与实际年龄语言水平阶段进行比较,如低于相应阶段,可诊断为语言发育迟缓,各阶段与年龄的关系见表14-14。

表14-14　符号形式与指示内容的关系及各年龄可通过阶段

年　　龄	1.5~2.0岁	2.0~2.5岁	2.5~3.5岁	3.5~5.0岁	5.0~6.5岁
阶段	3-2	4-1	4-2	5-1	5-2
言语特征	语言符号	两词句	三词句	语序	被动语态

表14-15展示了不同年龄阶段儿童在基础性操作课题方面应达到的能力水平。从幼儿早期的简单手部精细动作如抓取物品、涂鸦,到逐渐发展为能够完成较为复杂的任务,如使用工具(剪刀)、构建复杂造型(积木搭建)、完成拼图以及进行绘画创作等。这些操作性课题涵盖了手部精细运动、手眼协调、空间认知、形状与颜色辨别、逻辑思维等多方面能力的体现与发展。

表14-15　基础性过程检查结果(操作性课题)与年龄阶段对照表

年　　龄	镶嵌形状	积　　木	描　　画	投入小球及延续性
5岁以上			◇	
3岁6个月~4岁11个月			△□	
2岁5个月~3岁5个月	10种图形10/10(+)		+○	
2岁~2岁5个月	10种图形7/10(+)	隧道		
1岁9个月~1岁11个月	6种图形3/6-4/6	排列	—丨	

年　龄	镶嵌形状	积　木	描　画	投入小球及延续性
1 岁 6 个月～1 岁 11 个月	3 种图形 3/3	堆积	＋	
1 岁～1 岁 5 个月				部分儿童＋

该对照表对于评估儿童语言发育迟缓具有重要意义。儿童的语言发育与认知、运动等多方面能力相互关联、相互促进。通过观察儿童在这些操作性课题中的表现,可以间接了解其大脑发育和认知发展水平,从而辅助判断语言发育迟缓是否由于整体发育迟缓或特定认知领域的问题所致。如果儿童在操作性课题上明显落后于同龄人,可能预示着存在更广泛的发育问题,包括语言发育迟缓,这有助于专业人员及时发现问题并给予针对性的干预措施,促进儿童全面发展,包括语言能力的提升。同时,家长也可以依据此表对儿童的发展进行初步监测,以便在必要时寻求专业帮助。

4. 分类

(1) 按交流态度分类:Ⅰ群,交流态度良好;Ⅱ群,交流态度不良。

(2) 按符号形式与指示内容的关系分类:原则上适用于实际年龄为 3 岁以上的儿童,分为 ABC 三类主群(图 14-4)。但这种分群并不是固定不变的,随着语言的发展,有的患儿会从某一症状群向其他的症状群过渡,称为过渡群。

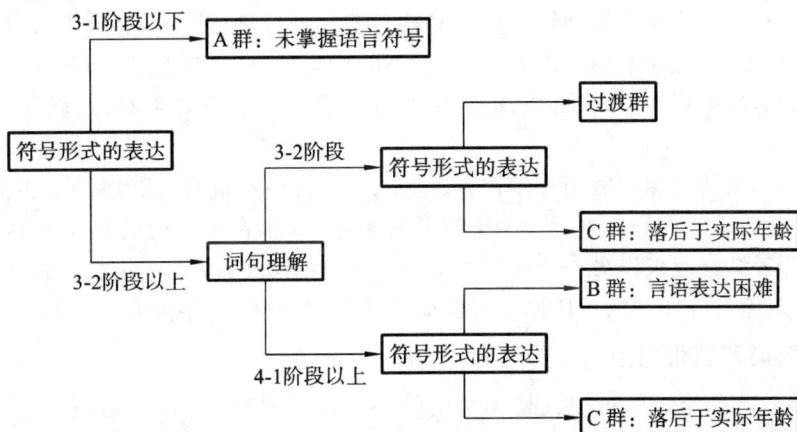

图 14-4　语言发育迟缓症状分期

根据符号形式与指示内容的相关检查和基础性过程的完成情况相进行比较,将以上的 A 群和 C 群又分为 6 个亚群。

A 群:尚未掌握符号形式,符号形式与指示内容关系的检查在 3-1 阶段以下,不能理解口语中的名词。

A 群 a:操作性课题和符号形式与指示内容的相关检查均落后于实际年龄。

A 群 b:操作性课题好于符号形式与指示内容的相关检查。

B 群:无亚群,但应具备以下条件和言语表达困难。

条件:①实际年龄在 4 岁以上。

②词句理解在 4-1 阶段以上。

③一般可以用数词表达。

④言语模仿不佳,或有波动性。

⑤上述②～④的状态,持续 1 年以上。

⑥无明显的运动功能障碍。

C 群:语言发育落后于实际年龄,符号形式与指示内容相关检查在 3-2 阶段以上。

亚项分类:

C 群 a:基础性过程＝言语符号的理解＝表达。

C 群 b:基础性过程＞言语符号的理解＝表达
C 群 c:基础性过程＝言语符号的理解＞表达。
C 群 d:符号形式表达尚可,但理解不好,此亚群多见于孤独症儿童或有孤独倾向的儿童。

五、口吃评定

(一)口吃的概念

世界卫生组织对口吃的定义:口吃是一种言语节奏的紊乱,是一组因不自主的声音重复、延长或中断而无法表达清楚自己所想表达的内容,并伴有特有的情感表达、行为和认知特征的临床综合征。口吃的发生率在各种语言和文化中十分相似,为 1‰左右。正常人在情绪紧张、吃惊、窘迫、恐惧、急于表达,在某种束缚下或陌生的环境下说话,找不到恰当的词汇时,会出现说话中断、重复或自我修正,不属于口吃的范畴,真正的口吃多表现为慢性的状态。

(二)口吃的原因

关于口吃的原因的学说有器质学说、心理学说、后天学习学说、遗传学说等。若从口吃的发展状态全面分析,口吃一般由多种因素所致。

开始口吃的年龄大部分为 3～5 岁,正好是儿童语言发育的重要时期。神经系统和构音器官的功能发育存在相互协调的问题,这一阶段口语的一系列运动过程,也是在经过多次“验证”后逐步达到完善的。在这个发育阶段中,口语会产生非流利性。如果对这种非流利性进行干预,将会失去“验证”的余地,将非流利性固定下来。另外,儿童在掌握口语的过程中,不断地将自身发出的语言与他人的语言进行比较,然后不断地调整。因此,如果将他人的或自己的非流利性语言作为模仿对象时,这就是后天学习学说的理论根据。

现代研究认为,大脑两半球功能相对侧化,大脑左、右半球各有优势,相互补充,相互制约,相互代偿,以完成各种高级神经活动。人们在进行口语交流的过程中,大脑左半球分管语义和话语连贯性,右半球分管语调和韵律,两者结合起来作为一个整体才能说出准确动听的话。而口吃者缺乏这种大脑优势,造成激活言语肌肉的双侧神经冲动的不协调。各类研究表明,口吃的确存在神经因素。

(三)口吃的形成和表现特点

1. 口吃的形成 言语学习的过程就是模仿所听到的言语的速度、节奏、次序和韵律,为了说得正确就难免会出现犹豫、迟疑等言语不流畅现象。口吃形成的年龄多在儿童语言发育阶段,一般是 3～5 岁。

由于语言的形成首先从听开始,通过听觉传到大脑,大脑对构音器官发出指令,形成语言。儿童在语言发育阶段,对第一次听到的字、词或句子,都是陌生的,需要大脑的反复记忆才能流利地说出来。因此,必须经过非流利性语言形成过程,如果此期间经常听到非流利性语言,或对儿童语言要求过高,儿童对自己的语言不能肯定,就容易形成口吃。

2. 口吃的特点

(1)异常的言语行为:口语重复、拖长,甚至中断;发音用力过强,表现为只有发音动作但发不出声,用残留的呼气说话、伴有表情及肢体动作等。

(2)回避现象:有意掩饰自己的语言流畅性障碍,插入一些无意义的词语。

(3)情绪的变化:过度紧张、说错话并自我修正。

(4)处世态度和方式的改变:因口吃致社会交往等场景使儿童自信心受挫,儿童变得内向孤僻,主动交流意愿降低,倾向避开口语表达情境,影响其人际关系。口吃会加重儿童心理负担,表现出退缩。

3. 容易出现口吃的情况

(1)儿童:①急于表达时;②在严厉的束缚下说话时;③与不喜欢自己的人说话时;④使用较难的词汇或尚不习惯的词句时;⑤在激动、吃惊、害羞、恐惧、窘迫、失望等情绪下说话时。

(2)成人:①紧张时;②过分关注听者的反应(事先预感)时;③表达内容的重要程度很高时;④发觉自己口吃时。

（四）口吃的评定

口吃的严重程度受多方面因素的影响，如说话的方式、内容、速度、身心状态、情绪等，因此，在评定时应将上述因素考虑在内，并且评定不能只限于一次完成。

1. 初发性口吃的检查与评定

（1）学龄前儿童口吃检查：学龄前儿童的口吃检查，根据检查目的设定如下几项检查项目。

①自由会话：以了解在日常生活中的说话状态。

②图片单词命名（选 30 个单词）：在命名当中了解出现口吃的情况以及根据语音的种类来推测口吃的特点。

③句子描述（选 8 张情景图片）：以了解在不同句子长度及不同句型当中的口吃情况。

④复句描述（选 2 张情景图片）：以了解描述的口吃情况。

⑤复述或相伴复述（与评定者一起复述）：以了解口吃是否有被刺激性因素及口吃在相伴复述的情况下改善的情况。

⑥回答问题：了解口吃患者是否有回避现象及说话困难程度。

⑦母子间谈话：以了解母子间的交流状态。进行此项检查，需要设定母子游戏场面，让患儿越放松越好。

（2）学龄期与成人口吃检查：学龄期与成人期的口吃检查略有不同，检查项目相同但检查内容的难易度不同。

①单词命名（30 个词汇）：在口吃检查中，会准备 30 个词汇，要求被评定者逐个说出这些词汇的名称。

②句子描述：要求被评定者根据给定的情境、图片或者主题，用完整的句子进行描述。观察被评定者在连续的语言表达过程中是否出现口吃现象，以及口吃的具体表现和严重程度。

③复句描述：要求被评定者使用复句来描述更复杂的情境、事件或者观点。这需要被评定者能够理解不同分句之间的逻辑关系（如因果、并列、转折等），并且能够流利地将这些分句组合在一起表达出来。

④单词朗读（用单词词卡）：以了解单词朗读时词头音不同时口吃情况的差别，检查结果要与单词命名相比较。

⑤朗读句子（句子卡）：以了解朗读句子时口吃时的状态、句子长度对口吃的影响以及在句子内口吃的位置等。

⑥朗读短文：以了解朗读短文时口吃的状态、句子内口吃的位置以及语法关系对口吃的影响，还可以了解其一贯性效果和适应性效果等。

⑦回答问题：以了解回答问题时说话状态及口吃情况。

⑧自由会话：以了解日常生活中的说话状态。

⑨复述及相伴复述（与评定者一起复述）：以了解口吃在有被刺激性及口吃在相伴复述的情况下改善的程度。

⑩对口吃是否有预感：此项检查也可以在上述 9 项检查中通过观察总结其对口吃的预感性及表现形式来完成。

（3）口吃检查与评定结果记录表（表 14-16）。

表 14-16　口吃检查与评定结果记录表

检查日期：　　年　　月　　日

检查时间：

检查者姓名：

1. 基本情况：

姓名：　　　　　　　　　　　性别：

出生日期：　　　　　　　　　年龄：

职业或学校：

续表

幼儿园或托儿所：

住址：

家庭成员：

近亲中是否有类似疾病：

2. 主诉：

3. 口吃以外的障碍：

(1)　　　　　　　　　　　　　　　　发病年龄：

(2)　　　　　　　　　　　　　　　　发病年龄：

(3)　　　　　　　　　　　　　　　　发病年龄：

(4)　　　　　　　　　　　　　　　　发病年龄：

4. 生长史、口吃史、现病史：

(1) 生长史(包括发育方面、成长环境方面、既往史)：

(2) 口吃史的总结：

(3) 现在口吃状态以及对口吃的态度：

(4) 其他专科检查结果：

(5) 检查及观察小结：

①交流态度：

②语言行为：

③非语言行为(游戏、非语言行为中智力发育情况、日常生活行为等)：

④运动发育(身体发育、粗大运动、精细运动发育等)：

⑤发音说话器官的形态及功能(发声、持续呼气、舌运动等)：

⑥口吃症状的评价及小结：

⑦口吃特征：

a.言语症状：

b.伴随症状：

c.努力表现：

d.情绪性反应：

⑧引起口吃的情境：

⑨是否有可变性：

a.一贯性：

b.适应性：

⑩预感口吃发生的自我判断。

⑪促进口吃的原因：

a.本人方面的条件：

b.环境方面的条件：

2. 顽固性口吃的检查与评定　顽固性口吃与初发性口吃具有不同的特点(表 14-17)，检查方法也不完全相同。对顽固性口吃者进行检查时，评定者要注意三个方面：①要描述言语流畅性方面的问题；②要评定被评定者消极情绪的情况和程度；③对被评定者(口吃者)的态度和对其进行心理调整。

表 14-17 口吃程度诊断表

项 目	讲 话 时 间	口 吃 次 数	口 吃 形 式
A			
B			
C			
D			
E			
F			
G			
H			
I			
J			
合计			

注:A.被评定者按要求说一段简单的话:从 1 数到 20;从星期一数到星期日;背一首短诗或说一首歌谣等。

B.复述:跟着评定者说字、词、词组或句子。例如花、鸟、房子、汽车、长颈鹿、拖拉机、雨过天晴、聪明才智、有毅力的人、他爱打篮球、虚心使人进步、骄傲使人落后、他学习非常努力等。

C.朗读:根据被评定者的文化程度选择约需 1 min 的文章片段。

D.看图说话:选用 10 张看图识字卡片,每次说 1~2 个字。

E.自言自语(评定者及其他人员要离开现场):自行选择话题。

F.讲一段故事情节:可讲述最近看过的某个电视节目、电影、或自己的亲身经历。

G.问答:例如"你叫什么名字? 你在哪里工作(上学)? 你在单位(学校)都做些什么? 你家里有几口人? 他们都是谁?"等。

H.交谈:评定者与被评定者交谈,话题自选,时间约 2 min。

I.打电话(儿童可不做此项):假装给朋友或亲戚打电话,谈一件事情。

以上项目检查在治疗室进行。

J.观察被评定者在其他场合的言语情况:包括问路、交谈等。(此项目不在治疗室内进行)

口吃的评价总结:

$$每分钟口吃次数 = \frac{口吃总次数}{总时间(min)}$$

测验时的口吃印象程度:1　2　3　4　5　6　7

"1"表示口吃极其轻微几乎难以察觉;"7"表示口吃非常严重且频繁发生。数字越大代表口吃的严重程度越高,可由专业测评人员根据观察到的口吃频率、类型、伴随表现以及对整体语言流利性的影响等多方面因素综合判断后给出相应等级。

检查方法 B 的使用说明:

①诊断时要录音(J 项除外)。计时只计口吃者的谈话和朗读的部分。

②儿童感到有困难的项目可以略去不做。

③口吃次数:计算重复拖长、阻塞等障碍的出现次数。

④可选择朗读和对话两部分作为筛查。

⑤测验时的口吃印象程度是指口吃者本人或家长对测验时的口吃情况与近几个月口吃情况的比较。近几个月内最轻的程度记作 1,最重的程度记作 7,请口吃者本人或家长指出测验时的口吃程度大致相当于哪一级。由此可推测口吃者平时的口吃程度。

治疗结束时可以用此表再次检查,并与治疗开始时的检查结果做对照,以确定治疗最终效果。

对于初发口吃的儿童进行检查与评定时,可参照相关标准,但需考虑两个关键问题:其一,儿童呈出何种程度的语言不流利状况;其二,所产生的语言不流利属于何种类型。二者之中,后者尤为关键,因其与儿童口吃的发展态势密切相关。倘若儿童语言中仅音节重复频率高于普通儿童,此类儿童口吃程度相对较轻。而若语言中出现回避行为,则表明口吃较为严重。在对儿童口吃进行检查与评定时,应明晰儿童对于自身语言不流利现象存在何种自我认知,然而达成这一目标颇具难度。部分3岁儿童虽知道自身患有口吃,不过该年龄段儿童实则对自身口吃状况毫不在意。

（黄 炜）

小结

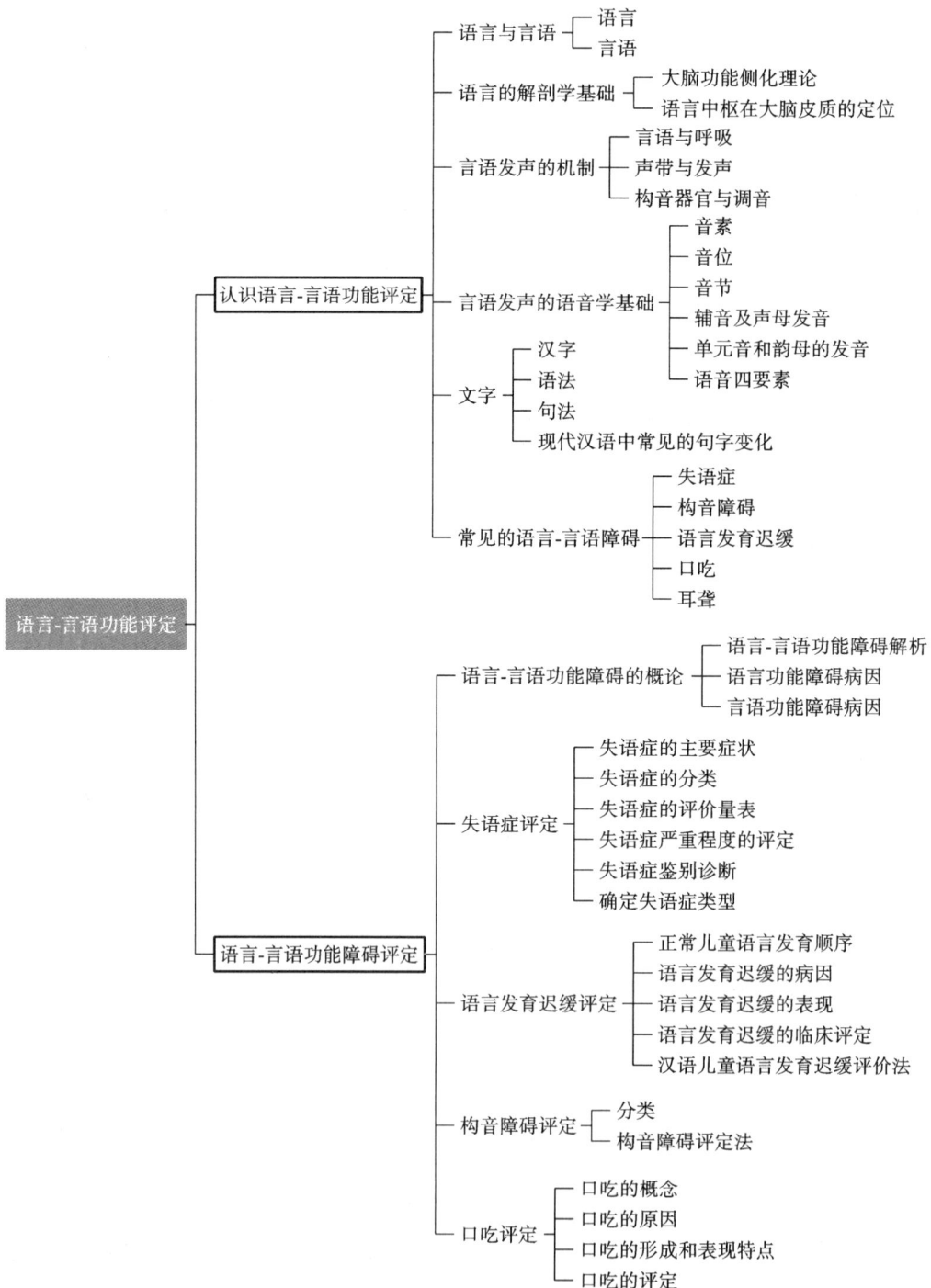

→ 课后习题

1. 对于言语的相关说法正确的是(   )。

A. 一种符号　　　　　　　　　B. 人类社会约定俗成的　　　　　C. 只与声带有关

D. 音带语言形成的机械过程,与神经和肌肉相关

E. 以意愿的形成和转化为语言的符号为特征,同时也包括了由声音符号转化为内容的理解

2. Broca 区在(   )。

A. 优势半球额下回后部　　　　B. 优势半球额中回后部　　　　　C. 优势半球颞上回后部

D. 优势半球颞中回后部　　　　E. 优势半球颞下回后部

3. 辅音 g、k、h 的发音部位是(   )。

A. 上、下唇　　　　　　　　　B. 舌根后部与硬腭后部　　　　　C. 舌尖与上齿背

D. 上齿与下唇　　　　　　　　E. 舌尖与硬腭前部

4. zh 的发音方法是(   )。

A. 塞音　　　　　B. 塞擦音　　　　C. 擦音　　　　D. 边音　　　　E. 鼻音

5. 以下关于鼻音的描述不正确的是(   )。

A. 发鼻音时,成阻部位开始完成闭合,发音时,软腭上抬

B. 发鼻音时,成阻部位开始完全闭合,发音时,软腭下降

C. 发鼻音时气流向上从鼻腔中通过

D. 副鼻音包括 m、n

E. m 的发音部位是上唇和下唇

6. 人类的构音器官不包括(   )。

A. 鼻　　　　　　B. 舌　　　　　　C. 心脏　　　　D. 声带　　　　E. 喉

7. 感觉性语言中枢位于(   )。

A. 颞上回后部　　　　　　　　B. 颞下回后部　　　　　　　　　C. 额上回后部

D. 额下回后部　　　　　　　　E. 额中回后部

8. 关于说话时的呼吸的说法错误的是(   )。

A. 呼气时要有一定的压力　　　B. 呼气时压力能维持一定的时间

C. 能适当控制呼气压的水平　　D. 以上的条件,是在有意识中实现的

E. 说话时,吸气相在 0.5 s 左右,呼气相在 5 s 以上

9. Broca 失语的主要临床特征是(   )。

A. 流利性失语、口语理解差、复述相对好、阅读理解相对差

B. 非流利性失语、口语理解相对好、复述不正常、阅读理解相对好

C. 非流利性失语、口语理解差、复述相对好、阅读理解相对好

D. 流利性失语、口语理解相对好、复述不正常、阅读理解相对好

10. 构音障碍的临床表现不包括(   )。

A. 发音困难　　B. 发音不准　　C. 咬字不清　　D. 听理解障碍　　E. 音调异常

11. 下面哪一项不是鉴别常见失语症的要点?(   )

A. 听理解　　　　B. 复述　　　　C. 阅读　　　　D. 病灶部位　　　　E. 言语流利性

12. 患者在听者的帮助下,可以进行熟悉话题的交谈,但对陌生话题常常不能表达出自己的思想,使患者与检查者都感到言语交流有困难,是 BDAE 分级中的(   )。

A. 2 级　　　　　B. 3 级　　　　C. 1 级　　　　D. 5 级　　　　E. 4 级

13. S-S 法评定的核心为(   )。

A. 符号形式与指示内容关系　　　　B. 基础性过程　　　　　　　　　C. 交流态度

D. 说话量　　　　　　　　　　　　E. 哭闹行为

14. 儿童能够用三词句理解与表达事物状态应达到哪个阶段？（　　　）

A. 第 1 阶段　　　　B. 3-2 阶段　　　　C. 第 5 阶段　　　　D. 4-2 阶段

15. Wernicke 失语的临床特征中不包括（　　　）。

A. 表达流利　　　　　　　　　　　B. 听觉理解相对好

C. 不能复述　　　　　　　　　　　D. 命名障碍

16. 错误构音呈固定状态多见于（　　　）构音障碍。

A. 运动性　　　　　B. 功能性　　　　C. 器质性　　　　D. 痉挛性

17. 语言损伤的共同特点为复述障碍（　　　）。

A. 命名性失语　　　　　　　　B. 传导性失语　　　　　　　　C. 分水岭区失语综合征

D. 完全性失语　　　　　　　　E. 外侧裂周围失语综合征

扫码看答案

环境评定

扫码看 PPT

案例导入

患者,男性,50 岁,因车祸导致 T_2 脊髓损伤,认知正常,受伤后辞职在家,使用手动轮椅,宽度为 65 cm,长度为 104 cm,椅座的高度为 51 cm。目前患者与爱人及女儿同住,女儿长大成人,家庭和谐,支持度高,患者性格外向,与朋友关系好,爱人在工作,经济条件尚可。患者受伤后经常半夜起床,在家经常使用的房间包括卧室、盥洗室、厨房和客厅。

请思考:针对患者以上情况应如何为其居住环境进行环境评定? 环境评定需要评定哪些内容?

任务一 认识环境评定

一、概述

根据 ICF 观点,残疾人所遇到的活动受限和参与限制是由于残疾人自身(功能、结构)的损伤和环境障碍交互作用的结果。残疾人的某些损伤通过康复治疗后能有所改善,但有些损伤是无法改变的,所以只有改变环境来适应残疾人的损伤并发挥潜能,才能从根本上解决残疾人活动和参与的困难,使他们能融入现代社会并发挥作用。为此,在改变环境前,必须先进行环境评定,以明确残疾人的环境障碍在哪里,以及障碍的程度,而在环境评定前,必须先了解环境和障碍的定义,环境的特性、分类、作用以及无障碍环境等这些基础知识。

(一) 环境和无障碍环境定义

1. 环境的定义 环境(environment)是指围绕着人类的生存空间,是人类赖以生存和发展的外部条件的综合体,是直接、间接影响人类生存和发展的各种自然因素和社会因素的总体。ICF 将环境因素定义为"构成个体生活背景的外部或外在世界的所有方面,并对个体的功能发生影响"。即人的身体以外并对个人功能发生影响的一切事物可统称为"环境"。此外,环境由物质环境、社会环境和态度环境构成。

物质环境(physical environment)是指客观存在的事物即客观世界,其中有看得见、听得到、摸得着、闻得出的周围物质,也有感觉不到却客观存在的物质,如超声波、红外线和紫外线等。物质环境又包括自然环境和制造环境两大类。

社会环境(social environment)是指人类的社会,不同的国家有由不同的社会制度、法律法规、语言文学等构成的外在非物质环境。

态度环境(attitudinal environment)是指人们的相互关系、对事物的看法,如对待亲戚朋友、上下级和陌生人的态度等构成的内在非物质环境。

2. 无障碍环境的定义 障碍(barrier)是个人环境中限制功能发挥并形成残疾的各种因素。障碍包括许多方面,例如有障碍的物质环境、缺乏相关的辅助技术、人们对残疾的消极态度,以及既存在又妨碍所有健康人全部生活领域里的服务、体制和政策。

无障碍(barrier-free)是相对障碍而言的,即没有障碍。

无障碍环境(accessibility)最早见于 1993 年 12 月联合国大会的《残疾人机会均等标准规则》中附录第 5 条,并在联合国文件中被译为"无障碍环境"。为实现残疾人平等参与社会活动,就要使残疾人在任何环境里进行任何活动都没有障碍。实际上,完全无障碍环境只是理想环境,许多社会障碍对任何人都是不可避免的。如出国后在国外所处的环境,其语言、文字、风俗习惯都不同于国内,健全人和残疾人一样都遇到了沟通障碍。

(二) 环境的特性

1. 物质环境是一切生命的基础 物质环境的最大特征是客观存在。没有物质环境就没有社会环境和态度环境。物质环境可以分为自然环境和制造环境两大类。

自然环境即自然界,如阳光、空气、高山、河流和海洋等,是地球形成时就存在的环境,并随着地壳的变迁如地震、火山、海啸等在改变,但仍是自然形成的物质。

制造环境是某些动物为了生存而特意制造的物质,如鼠造环境(鼠洞)、蜂造环境(蜂巢)、鸟造环境(鸟巢)、蚁造环境(蚁穴)、蜘蛛造环境(蜘蛛网)等。显然,最大的制造环境是人造环境,即人类制造的产品和技术,如高楼大厦、电灯、电话、道路、桥梁等。

2. 社会环境和态度环境是群体动物繁衍和发展的需要 无论是初等动物的蚂蚁、蜜蜂等,还是高等动物的狮、象、猴等都有它们各自的社会环境和态度环境。例如蜜蜂群体中,有蜂王、雄蜂、工蜂还有幼蜂,社会分工很明确,相处很和谐,是完善和复杂的社会环境。其态度环境也很清楚,如工蜂很勤劳,对蜂王做出奉献,对幼蜂给予爱护,以及与入侵者进行浴血奋战,甚至不惜牺牲自我等。白蚁也类似,白蚁穴是白蚁社会环境和态度环境的杰作,人类常为建筑复杂的白蚁穴而惊叹。猴群已经很接近人类的原始社会。猴群是由首领猴王及后妃,还有公猴、母猴和幼猴构成的群体社会。

3. 人造环境的特性

(1) 特异性:人造环境是人类特有的环境,动物的物质环境基本上就是自然环境,动物只能适应自然,"适者生存"是动物的唯一出路。而人类除了要适应自然,还要能利用甚至改造自然。例如,御寒要穿衣、打猎要用弓箭等,并构成了一个互相联系又互相依存的人类-环境系统。

（2）发展性：人类的历史就是人造环境的发展史。据考证，约250万年前，人类从古猿进入人阶段，并开始使用石块制造工具。制造工具是人和猿的重要分水岭，标志着人类历史的开始，即旧石器时代。从此以后，在地球就出现了人造环境。

（三）人造环境的分类和作用

1. 人造环境的分类 人造环境有两大类，一类是涉及人类活动的7种环境：生活环境、行动环境、交流环境、教育环境、就业环境、文体环境和宗教环境；另一类是2种建筑环境：居家环境和公共环境。人造环境共9种。从属性来看人造环境，这9个人造环境可以分为三个层次。第一层次是人类基本活动环境，即生活环境、行动环境和交流环境；第二层次是人类技能活动环境，即教育环境和就业环境；第三层次是人类社会活动环境，即文体环境、宗教环境、居家环境和公共环境。

2. 人造环境的作用

（1）人造环境的正面作用：正是人造环境的发展，才使人类从简单劳动的石器时代发展到今天的高科技电脑时代。而推动人造环境发展的原动力是科学技术，即"科学技术是第一生产力"。简而言之，没有人造环境的发展，就没有现代化的一切。

（2）人造环境的负面作用：随着人造环境的不断出现和发展，负面作用也越来越大。改变自然环境后的污染已经威胁到人类的生存，人造环境侵占了大量的自然环境，导致耕地减少、绿洲沙漠化、热带雨林消失、淡水过度消耗、海洋酸化、许多物种消亡。特别是现代战争和各种事故造成的残疾人越来越多。

（3）人造环境是双刃剑：如原子能发现后出现了许多新的人造环境，既有造福人类，起正面作用的放疗、核发电，又有毁灭人类，起负面作用的原子弹、核泄漏等。

二、残疾与环境

残疾的出现与人造环境有非常密切的关系。人类生命从诞生直至死亡，一生中都可能出现残疾。由于近代科学技术发展，一些偏瘫、截瘫和先天聋儿等残疾人，通过现代康复治疗和训练，能克服障碍甚至回归正常人的状态。然而随着科学技术发展，残疾人数量并没有减少，这一现象正是受环境的影响。例如一些出生后窒息的婴儿，在现代医疗条件下能救活，这显然是环境的正面作用。可是不久后发现，由于大脑长时间缺氧受损导致的脑瘫将伴随他的一生，这给个人、家庭和社会均带来了痛苦。有些残疾是人类不可避免的，只要人与环境不协调，就可能会出现残疾。

1. 胎儿阶段 众所周知，"海豹肢畸形"就是因为孕妇服用了"反应停"导致的，孕妇禁用的很多药物都与畸形儿的出现有密切关系，这就是人造环境导致的先天残疾。

2. 出生阶段 许多脑瘫儿正是在出生时或出生后不久，大脑受到损伤，导致运动障碍和姿势障碍，显然环境是罪魁祸首。

3. 生长发育阶段 先天性残疾人从出生后就是残疾，因此许多在我们看来是正常的环境对他们来说都构成障碍，以致他们在儿童时期出现生长发育异常，甚至畸形，例如儿童期的脊柱侧弯、佝偻病、"X"形腿、"O"形腿、小儿麻痹后遗症等。

4. 成人阶段 成年期，环境和残疾的关系就更为密切，如近代的战争、事故（交通和工伤）、疾病、污染导致残疾的例子更是举不胜举。

5. 老年阶段 老年人由于器官老化，在听力、视力、言语、肢体等各方面都存在一定问题，导致他们在正常的环境里也遇到了障碍。例如，老年人一次意外摔倒就可能出现骨折，甚至成为残疾人。

三、辅助器具与无障碍环境

辅助器具和环境的关系，要追溯到史前时期的原始社会。实际上，自从有人类就有残疾人，也就有辅助器具，目的是通过器具来帮助残疾人克服活动和参与的困难。目前辅助器具的分类为国际标准ISO 9999，在2011年发布的第六版《残疾人康复辅助器具分类与术语》中，将康复辅助器具分为12个主类、130个次类和781个支类（表15-1）。

表 15-1 残疾人康复辅助器具分类与术语

主　类	次类与支类
主类 04 个人医疗辅助器具	下分 18 个次类和 64 个支类
主类 05 技能训练辅助器具	下分 10 个次类和 49 个支类
主类 06 矫形器和假肢	下分 9 个次类和 102 个支类
主类 09 个人生活自理和防护辅助器具	下分 18 个次类和 128 个支类
主类 12 个人移动辅助器具	下分 16 个次类和 103 个支类
主类 15 家务辅助器具	下分 5 个次类和 46 个支类
主类 18 家庭和其他场所的家具及其适配件	下分 12 个次类和 72 个支类
主类 22 沟通和信息辅助器具	下分 13 个次类和 91 个支类
主类 24 操作物体和器具的辅助器具	下分 8 个次类和 38 个支类
主类 27 用于环境改善和评估的辅助器具	下分 2 个次类和 17 个支类
主类 28 就业和职业训练辅助器具	下分 9 个次类和 45 个支类
主类 30 休闲娱乐辅助器具	下分 9 个次类和 28 个支类

知识拓展

ICF 的基本特点

ICF 基于"生物-心理-社会"理论模式,从残疾人融入社会的角度出发,将残疾作为社会性问题。要求改造环境以使残疾人充分参与社会生活的各个方面。具有以下特点:①广泛性;②平等性;③准确定义;④类目使用中性词语;⑤结构与功能分离;⑥用活动替代残疾;⑦用参与代替残障。

任务二　环境评定方法

一、环境评定分级

对环境进行评定时要根据 ICF 和 ICF 量表提出的环境因素限定值和分级限定值用"障碍"或"辅助"来判断,每项环境因素采用 0~4 级来表示。对环境的评定若根据环境的障碍程度来判断时,则分值从无障碍的"0"到完全障碍的"4";若根据在该环境下需要辅助的程度来判断时,则在分值前要冠以"+"号,从无需辅助的"0"到完全辅助的"+4"(表 15-2)。

表 15-2 环境评定分级

级　别	障　碍		辅　助		百　分　比
	障碍状况	障碍分值	辅助状况	辅助分值	
0 级	无障碍(没有,可忽略)	0	无需辅助	0	0~4%
1 级	轻度障碍(低,一点点)	1	轻度辅助	+1	5%~24%
2 级	中度障碍(中,一般)	2	中度辅助	+2	25%~49%
3 级	重度障碍(高,很高)	3	重度辅助	+3	50%~95%
4 级	完全障碍(全部)	4	完全辅助	+4	96%~100%

二、环境评定原则

环境是个体以外并对个体功能产生影响的一切事物,考虑到要评定的大环境是 9 个人造环境,而对功能产生影响的是 ICF 活动和参与的 d110~999 几百个活动,所以环境评定的实操就很困难了。因此必须简化,减少不必要的环境评定,特制定环境评定的原则如下。

(一) 在标准环境下评定残疾人的活动和参与

在评定残疾人活动和参与的困难时,ICF 提出了两个限定值,即行为限定值(performance qualifier)和能力限定值(capacity qualifier)。前者是在现实环境中的行为,后者是在标准环境下的行为。ICF 指出,为评定个人全部能力,需要有一个标准环境,以免去不同环境对个人能力的多种影响。标准环境可以是:①通常评定能力时,试验设定的实际环境。②如果此种情况不可能,则可以假定有一种环境具有统一的影响。据此可以认为所谓标准环境(standard environment)是指在既无障碍又无辅助的前提下,正常人进行活动和参与的环境。例如,ICF 类目"步行 d450"的环境是平地不能有台阶;是白天不能是黑夜;是独自步行不能他人扶或用辅助器具等。用器具或交通工具的行动环境不用评定。

(二) 评定残疾人的真实环境

从表面上来看,人类同处于一个环境中。但由于个体差异性,特别是功能的差异,即使有"标准环境"为前提,每个人的真实环境也是不一样的。如盲人生活在看不见的环境(无光世界)中,聋人生活在听不到的环境(无声世界)中,语言障碍者生活在说不出的环境(无语世界)中,肢体残疾人生活在行动不便的环境(无动世界)中,这就是他们所处的真实环境,所以才有活动和参与困难。但同时,盲人生活在有声有语的世界,聋人生活在有光的世界等,这使他们在这方面的活动和参与上又没有困难。为此,我们必须站在残疾人的角度来认识环境和评定环境,而不是正常人的角度。正常人无须进行障碍评定。

(三) 评定残疾人活动和参与时需要外界环境的辅助

ICF 对活动和参与的评定用"困难",对环境的评定用"障碍"(或"辅助")。专业人员进行环境评定实操时,经常把活动和参与的"困难"与环境的"障碍"混淆,这是因为,活动和参与困难的评定和环境障碍的评定是同一现象从不同角度观察时找出的不同原因。如果站在正常人的角度来看环境和残疾人的活动和参与时,就看不到环境障碍,因为一般的环境都是标准环境,对正常人没有障碍,所以只能看到残疾人的活动和参与困难是由自身损伤造成的,对困难的评定反映出自身损伤的程度,这就是 ICIDH 的残疾医学-社会模式。但当站在残疾人的角度来看自己活动和参与的困难时,由于他们的自身损伤不可改变,因此活动和参与困难的原因不是自身,而是外界环境没有给予足够的帮助(人辅助或器具辅助),残疾人需要帮助的程度就反映出环境存在的障碍,这就是 ICF 的残疾"生物-心理-社会"的综合模式。这样,对评定者来说,评定环境障碍是既熟悉又容易了,因为这两种评定值是相关联的,困难程度的评定类似于 FIM 和 Barthel 指数,但角度的转变正反映出两种残疾观。为此,现在推荐用"辅助"来评定环境便于评定者进行角色转换。所谓"辅助"就是外界环境的帮助,评定是否需要外界环境的他人或器具辅助来改变残疾人的真实环境,才能进行活动和参与。困难越多,需要的辅助就越多,说明环境障碍越大。这样,对辅助的评定就反映出外界环境的障碍,而不是自身活动和参与的困难。

(四) 评定必要的且能使用辅助器具的环境

活动和参与的具体环境有几百个,没有必要评定这所有的环境,且不可能面面俱到。故只能评定必要的且能辅助的环境,不评定无法辅助或可以代替的环境。

根据上述四个环境评定原则,可以制定环境评定报告的具体内容,并针对环境评定报告的具体活动内容按"环境评定分级"表逐项评定。但在具体操作时,参照 FIM,针对活动和参与的环境,为界定辅助的分值,特制定环境评定规范如下。

1. 无辅助——完全自理(0 分) 完成该项活动无任何附加条件,即构成活动的所有动作均能规范、安全地在合理时间内完成。所谓合理时间是指健全人完成该动作的时间。相当于 FIM 的 7 分。

2. 轻辅助——有条件的自理（＋1 分） 自己能完成该项活动，但至少符合下列条件之一：①完成该项活动比合理时间长；②需要考虑安全性；③残疾人与护理者或残疾人与辅助器具之间虽无身体接触，但需要监护和准备。相当于 FIM 的 6 分。

3. 中辅助——有条件的依赖（＋2 分） 完成该项活动需要自己付出不小于 50％，其余需依赖护理者或辅助器具，残疾人与护理者或辅助器具可以有少量肢体接触。相当于 FIM 的 3～5 分。

4. 重辅助——有条件依赖（＋3 分） 完成该项活动需要自己付出小于 50％，主要需依赖护理者或辅助器具，残疾人与护理者或辅助器具可以有中度肢体接触。相当于 FIM 的 2 分。

5. 完全辅助——有条件依赖（＋4 分） 完成该项活动需要自己付出小于 5％，完全需要依赖护理者或辅助器具，否则活动不能进行。残疾人与护理者或辅助器具可以有大量肢体接触。相当于 FIM 的 1 分。

环境评定的分级与 FIM 量表是对应的，区别在于 FIM 量表评定的是人的功能独立性，即个体执行该项活动时是否独立完成，评定的是人；而环境评定评定的是外界环境的影响，即个体执行该项活动时是否需要外界环境的辅助（人辅助或器具辅助），评定的是环境。可见，两种评定的区别是站在不同的角度对同一事物进行评定。前者是站在正常人的角度评定残疾人，后者是站在残疾人的角度评定外界环境。

三、环境评定步骤

（一）根据残疾类别来选择评定环境

不同类别的残疾人活动和参与困难不同，需要辅助的环境也就不同，要评定的环境障碍也随之不同。

（二）根据活动和参与的困难来评定具体环境

深入残疾人有障碍的环境中，按评定报告内容，判断每一项具体活动的真实环境是否需要辅助来进行评定和打分。

考虑到不同评定者对环境评定分级中百分比的理解是不同的，因此在对个案的每项活动和参与具体打分时，为减少误差，最好是协作组打分，取其平均值。如果没有协作组，则由一人对某个环境的全部项目打分。

（三）实施步骤

确定评定目的和范围，选择合适的评定工具和方法，收集环境信息，包括物理、社会、文化等方面，对环境信息进行分析和评估，提出改进建议和方案，实施改进措施并监测效果，定期进行环境评定，确保环境质量持续改善。

四、环境评定内容

按照人造环境的分类，有 9 个人造环境需要评定，但根据近几年来的实际情况，当实地进入残疾人家庭时，遇到最多的是居家环境障碍。所以在实际操作中常评定 5 个环境，即生活环境、行动环境、交流环境、居家环境和公共环境。具体的评定内容就是残疾人在这些真实环境里活动和参与时，有困难，需要辅助的地方，即环境的障碍，我们需要对其进行环境改造，即创建无障碍环境，以实现全面康复。下面分别叙述五个方面的环境评定内容。

（一）生活环境评定

生活环境是人类日常生活的基本环境，通俗来讲就是吃、喝、拉、撒、睡，以及穿衣洗澡等活动，即日常生活活动（ADL）。生活环境中主要有以下日常生活活动（ADL）：①自己清洗和擦干身体（部分身体、全身）；②护理身体各部位（皮肤、牙齿、毛发、手指甲、脚趾甲）；③如厕（控制小便、控制大便）；④穿脱（衣裤、鞋袜）；⑤进食（进餐，使用餐具）；⑥喝水（用杯子、用吸管）；⑦照顾个人健康（确保个人身体舒适、控制饮食和身体素质、维持个人健康）。根据上述环境评定原则，生活环境中的 ADL 可以简化为 7 类共 18 项生活活动来评定是否需要环境辅助。

(二) 行动环境评定

行动是人类生存的重要活动功能。参照 ICF"活动和参与"第 4 章行动的 d410～d475,主要有 13 类,共 47 项行动活动:①改变身体的基本姿势(卧姿、蹲姿、跪姿、坐姿、站姿、体位变换);②保持一种身体姿势(卧姿、蹲姿、跪姿、坐姿、站姿);③移动自身(坐姿移动自身、卧姿移动自身);④举起和搬运物体(举起、用手搬运、用手臂搬运、用肩和背搬运、放下物体);⑤用下肢移动物体(用下肢推动、踢);⑥精巧手的使用(拾起、抓握、操纵、释放);⑦手和手臂的使用(拉、推、伸、转动或扭动、投掷、接住);⑧行走(短距离、长距离、不同的表面、绕障碍物);⑨到处移动(爬行、攀登、奔跑、跳跃、游泳);⑩不同场所移动(住所内、非住所的建筑物内、住所和建筑物外);⑪使用器具移动(助行器具、各种轮椅等);⑫乘坐交通工具(各种汽车、火车、飞机、轮船等);⑬驾驶车辆(骑自行车、三轮车、摩托车,开汽车等)。根据上述环境评定原则,上述行动活动可以简化为 6 类,共 17 项行动活动来评定是否需要环境辅助。对每个项目的环境评定都列出了 5 个选择,即无辅助、轻辅助、中辅助、重辅助和完全辅助。行动"无辅助"是指能自主地、迅速地完成该项行动。例如偏瘫患者尽管有一只手不好使,但只要健手能单独完成该项手的动作,就是无辅助。因为 ICF 并没有规定手的动作必须用左手或右手或双手。而"完全辅助"是指完全不能自主地行动。若只能自主完成不到 50% 的该项行动活动,就属于"重辅助"。根据全部辅助情况可以计算出个案的行动环境辅助平均值。

(三) 交流环境评定

互相交流是人类生活的重要活动功能,无交流能力的人会失去与社会的联系,从而可能导致情绪障碍。交流环境评定包括 3 类共 13 个项目,以及对每个项目的环境评定都列出了 5 个选择。交流"无辅助"是指能自主地迅速地完成该项交流,而"完全辅助"是指完全不能自主地交流。根据全部辅助情况可以计算出个案的交流环境辅助平均值。

(四) 居家环境评定

居家环境是从事家务活动的环境,包括居家活动环境和居家建筑环境两方面。前者是动态环境,后者是静态环境。居家活动环境是指家庭生活的环境。参照 ICF"活动和参与"第 6 章家庭生活中的 d620～d660,居家环境可分为三大部分(3 类),即获得必需品、家庭任务、照顾居室物品和帮助别人,共 6 类 26 项居家活动。根据环境评定原则,居家活动可以简化为以下 11 项:准备膳食、清洗和晾晒衣服、清洁烹饪区和餐具、清洁生活区、使用家用电器、贮藏日用品、处理垃圾、缝补衣服、维修器具、照管室内外植物、照管宠物。而居家建筑环境内容有 3 项:①私人建筑物的出入口设施;②建筑物内的设施;③私人建筑物为指示道路行进路线和目的地而建造的标识。参考 2012 年颁布的中华人民共和国国家标准 GB 50763—2012《无障碍设计规范》(以下简称为《国标》)内容,具体实操时可以归纳为 6 项居家建筑环境的评定:住宅门口、客厅和走廊、浴室和厕所、厨房和饭厅、卧室和书房、阳台和窗户。

居家环境评定包括对居家活动环境和居家建筑环境的评定,总共 2 类 17 个项目,并对每个项目的环境评定都列出了 5 个选择。居家活动"无辅助"是指从事各种家务活动完全没有障碍,而"完全辅助"是指完全不能从事任何家务活动,半需要辅助的家务活动就属于"重辅助"。根据上述 11 项辅助情况,可以计算出个案的居家环境辅助平均值。考虑到当评定者进行居家环境评定时,由于他们对残疾人活动和参与的困难评定很熟悉,而困难评定和障碍评定又密切相关,所以对居家活动的环境评定较容易进行。但对于居家建筑环境的障碍评定就不一定熟悉了,为此需要详细介绍以下 6 项居家建筑环境的评定规范,以便于实操。

1. 住宅门口

(1) 门前:门前要有不小于 1.50 m×1.50 m 的轮椅活动面积;门前有台阶时,要建坡道,坡道的坡度与高度的最大容许值如表 15-3 所示。

表 15-3 坡道的坡度与高度的最大容许值 单位:m

坡度(高/长)	1/20	1/16	1/12	1/10	1/8
最大高度	1.20	0.90	0.75	0.60	0.30
水平长度	24.00	14.40	9.00	6.00	2.40

(2)门开启:若为自动门则无障碍,若为其他类型的门则有一些障碍。

(3)门槛:若无门槛则无障碍,特别是四肢瘫用手动轮椅时,不能有门槛,有门槛就是完全障碍,而对其他的轮椅用户,可以有一点门槛,《国标》规定门槛高度不应大于 1.5 cm;门槛为 1.5~4 cm 时,应根据残疾状况判断是轻度障碍还是重度障碍。

(4)门宽度:根据《国标》,自动门为 1.00 m,其他门不小于 0.80 m,符合标准为无障碍;不符合标准时,要实测轮椅和门宽,可能是轻度、中度、重度障碍;只要轮椅不能进门就是完全障碍。

(5)楼房住宅:通常都是平开门,《国标》规定在门把手侧的墙面应留有不小于 0.5 m 的墙面宽度,否则开门有障碍。

综合考虑以上情况可以评定住宅门口的环境障碍。

2. 客厅和走廊

(1)宽度:客厅和走廊的宽度应不小于 1.50 m。

(2)扶手:高度为 0.85 m,扶手末端应向内拐到墙面或向下延伸 0.10 m。

(3)墙角:做成圆弧形。

(4)墙面:应设自地面起高度为 0.35 m 的护墙板,防轮椅脚托板撞墙。

(5)地面:应平整,并选用防滑材料,且要有轮椅移动的足够空间。

(6)门槛:走廊到住宅内各室的门槛要求同住宅门口。

(7)设备:家具的摆放要方便乘轮椅者接近和操作,如轮椅到椅子和沙发的转移,以及电灯、电话、电视、音响、空调、插座等电器要操作方便等。

综合考虑以上情况可以评定客厅和走廊的环境障碍。

3. 浴室和厕所

(1)门:宽度不小于 0.80 m,方便轮椅进出,且门扇内侧要设置关门拉手。

(2)地面:应平整并选用防滑材料,且要有轮椅移动的足够空间。

(3)坐便器:高度与标准轮椅高度一致(0.45 m),坐便器两侧需设置 0.70 m 水平抓杆,在坐便器的内侧还需设高 1.40 m 的垂直安全抓杆;要方便取手纸。

(4)洗浴器:浴盆高度为 0.45 m,便于轮椅转移;浴盆上安放活动坐板或在浴盆一端设置 0.40 m 洗浴坐台,浴盆内侧的墙面要有两层水平抓杆;若淋浴,则淋浴椅高度要与轮椅一致,要方便打开水龙头。

(5)洗面器:最大高度为 0.85 m,应采用单杆水龙头或感应水龙头;洗面器下部距地面不小于 0.60 m,以方便轮椅靠近使用电源插座,且应设在使用方便的地方。洗面器上方的镜子底边距地面为 1.10 m,并向前倾斜 0.15 m,站立者和坐轮椅者均可使用。

(6)应急:设置紧急呼叫按钮;门扇向外开,其上需设置观察窗口;能开关电灯。

综合考虑以上情况可以评定浴室和厕所的环境障碍。

4. 厨房和餐厅

(1)门:厨房和餐厅合二为一且为开敞式,方便残疾人;若有门则设置为推拉门,比较方便实用。

(2)案台:台面距地面高度为 0.75~0.80 m,对乘轮椅者和可立姿的残疾人都可使用;案台下方为便于乘轮椅者深入,最小空间宽度是 0.70 m,高度是 0.60 m,深度为 0.25 m;案台最好是高度可调节的,案台两侧可设置抽屉式落地柜。

(3)吊柜:案台上的吊柜底面距案台 0.3 m,吊柜自身高度为 0.6~0.8 m,深度为 0.25~0.3 m,方便取餐具、调料、食物和开关柜门。最好使用高度可调的吊柜。

（4）炉灶：应采用案台上安放的炉灶，控制开关在案台前面。

（5）洗涤池：应采用单杠杆水龙头或感应水龙头；洗涤池的上口与地面距离不应大于 0.80 m，洗涤池深度为 0.10～0.15 m；洗涤池下方轮椅的空间同案台。

（6）设备：冰箱和冰柜取物要方便；微波炉、电水壶、电开关等使用应方便。

（7）餐桌：桌面高度和桌下空间要求同案台。

此外，厨房面积要考虑到乘轮椅者进入和操作的位置及回转方便等；综合考虑以上情况可以评定厨房和餐厅的环境障碍。

5. 卧室和书房 卧室和书房都要有轮椅活动的足够空间，家具如床和椅子的高度与标准轮椅座高一致（0.45 m），便于转移；床边有助站扶手，床位的一侧要留有直径不小于 1.50 m 的轮椅回转空间；电灯、电话和电视操作方便；床头柜和衣柜取物，以及书柜取书要方便；书桌的桌面高度和桌下空间要求同案台。综合考虑以上情况来评定卧室和书房的环境障碍。

6. 阳台和窗户 阳台深度要大于 1.5 m，便于乘轮椅者休闲。乘轮椅者的视线水平高度一般为 1.10 m，所以阳台围栏或外窗窗台的高度应不大于 0.80 m，以便于乘轮椅者有较好的视觉效果。窗扇的开启和窗把手的高度要符合乘轮椅者的使用要求，以便乘轮椅者能自行开关各房间的窗户和窗帘。

根据上述 6 项辅助情况，可以计算出个案的居家建筑环境障碍的评定值。

（五）公共环境评定

公共环境是从事公共活动的环境，包括公共活动环境和公共建筑环境两方面。

公共环境评定包括 4 类，共 11 项，对每个项目的环境评定都列出了 5 个选择。公共环境"无障碍"就是公共环境完全无障碍，而"完全障碍"是公共环境完全障碍，一半障碍属于"重障碍"。考虑到当评定者对"活动线"所涉及的途径和公共建筑进行环境评定不熟悉，为此需要参考《国标》内容来详细介绍这 4 项公共活动及公共建筑进行评定的规范，以便实操。

1. 到达公共建筑物的途径

（1）人行道：途径中是否设置无障碍通道，即盲人有盲道，乘轮椅者有坡道。

（2）交通：途径中的交通是否无障碍，即乘轮椅者有无障碍巴士或出租车。

2. 公共建筑物出入口设施

（1）门前：同居家评定。

（2）门开启：同居家评定，门宽度不小于 1.5 m，应采用自动门。

3. 公共建筑物内设施

（1）大厅和走廊：可参考居家评定，但宽度不应小于 1.8 m，以便两台轮椅可并排通过。

（2）楼梯和台阶：应采用有休息平台的直线形梯段和台阶，宽度不应小于 1.5 m，两侧应设高度为 0.85 m 的扶手，直径为 0.35～0.45 m。

（3）公共厕所：男、女公共厕所各设一个无障碍隔间厕位，面积不应小于 1.80 m×1.40 m，坐便器和扶手尺寸同居家评定；洗手盆两侧和前缘应设安全抓杆，盆前应有 1.10 m×0.80 m 乘轮椅者使用面积；男厕所小便器两侧和上方应设安全抓杆。

（4）电梯：轿厢门宽不小于 0.8 m，深度不小于 1.4 m，轿厢宽度不小于 1.1 m，正面和侧面应设高度为 0.80～0.85 m 的扶手，正面有高度为 0.90 m 至顶部的镜子，侧面应设高度为 0.90～1.10 m 的带盲文的选层按钮（候梯厅等同），有上下运行、数字显示和报层音响。

（5）设备：要方便乘轮椅者使用，包括服务台、收款窗口、售票口、挂号口、取药口、饮水器、公用电话、电灯开关等。

4. 公共建筑物标识

（1）盲道：在楼门口、服务台、门厅、楼梯口及楼梯平台、电梯、电话亭、洗手间等应设置提示盲道。

（2）指示牌：如紧急出口、洗手间、电梯口、服务台、公用电话亭等要有指示牌；建筑物外要有无障碍通道、停车场、残疾人停车位等标识。

根据上述 11 项障碍情况，可以计算出个案某个活动线的公共环境障碍的评定值。

（六）环境评定汇总

将上述常用的 5 个环境评定报告汇总，并取平均值得出个案残疾人环境的总体障碍分值，可评估其环境的总体障碍。

任务三　常用环境评定应用

经过环境评定后，明确了环境障碍所在，可采用人造环境的辅助器具来改造环境。下面将分别介绍 5 种人造环境改造的应用。

一、生活环境应用

针对 7 类生活活动的困难，基本上都有辅助器具。此外，盲人生活辅助器具有防溢提示器、点字手表、语音体温计、语音血压计等（表 15-4）。

表 15-4 　生活环境改造的辅助器具

序号	ICF 代码	生活活动项目	ISO 代码		生活辅助器具举例
1	d510	自己清洗和擦干身体（部分身体、全身）	09	33	淋浴椅、浴缸、浴盆、擦洗身体刷子、擦干器
2	d520	护理身体各部位			
2.1	d5200	护理皮肤	09	45	电动剃须刀、易夹镊、镜子
2.2	d5201	护理牙齿	09	42	粗柄牙刷、电动牙刷
2.3	d5202	护理毛发	09	39	长柄梳、电吹风、充气洗头盆
2.4	d5203 d5204	护理手指甲 护理脚趾甲	09	36	指甲刷、带吸盘指甲锉、带放大镜指甲剪、带底座指甲剪
3	d530	如厕	09	12	坐便椅（带轮或不带轮）、坐便凳、坐便器、坐便器垫、增高坐便器座、手纸夹
3.1	d5300	控制小便	09 09 09 09	24 27 30 31	导尿管、男用尿套、女用导尿器 集尿器、尿壶 尿垫、尿裤 尿塞（阴茎夹、阴道塞）
3.2	d5301	控制大便	09 09	30 31	尿垫、尿裤 大便塞
4	d540	穿脱			
4.1	d5400、 d5401	穿衣裤 脱衣裤	09 09	03 09	带尼龙搭扣的衣裤、连裤服 穿衣杆、穿衣夹、纽扣钩、拉链器
4.2	d5402、 d5403	穿鞋袜 脱鞋袜	09 09	03 09	病患鞋、护理短袜、卷曲弹性鞋带 穿袜器、脱靴器、加长鞋拔
5	d550	进食	15	09	粗柄餐具、弹簧筷子、防洒碗、防洒盘、易握碗、自动喂食机

续表

序号	ICF 代码	生活活动项目	ISO 代码		生活辅助器具举例
6	d560	喝水	15	09	易握杯、带嘴杯、吸管
7	d570	照顾个人健康			
7.1	d5700	确保个人身体舒适	18	09	躺椅、安乐椅、靠背、腿支撑架
7.2	d5701	控制饮食和身体素质	15	09	半流质喂食杯
			04	24	人体秤、皮褶测量器
7.3	d5702	维持个人健康	04		供氧器、血压计、配药盒、减痛刺激器

二、行动环境应用

针对 11 类行动活动的困难,ICF 的行动活动代码与对应辅助器具如表 15-5,但对下肢障碍者的用下肢移动物体(d435),就只能改为用上肢或器具。盲人行动环境的辅助器具有盲道、过马路的蜂鸣器、盲杖、电子导盲装置、公交车辆语音提示系统等,这些有助于盲人出行。

表 15-5 行动环境改造的辅助器具

序号	ICF 代码	行动活动项目	ISO 代码		行动辅助器具举例
1	d410	改变身体的基本姿势			
1.1	d4100	躺下	12	31	抓梯、移位带、自立式扶手、立式移动升降架
	d4103	坐下	18	18	抓握栏杆和把手、支撑扶手
	d4104	站起			
2	d415	保持一种身体姿势			
2.1	d4150	保持卧姿	09	07	卷式安全带、体位垫
2.2	d4153	保持坐姿	18	09	坐姿椅、髋关节椅、靠背、椅子扶手
2.3	d4154	保持站姿	04 48 08		站立架、可倾斜站立支撑台
			18	18	抓握栏杆和把手、支撑扶手
3	d420	移动自身	12	31	
3.1	d4200	坐姿移动自身	12	31	转移板、转台
3.2	d4201	卧姿移动自身	12	31	滑动垫、翻转床单
4	d430	举起和搬运物体	28	09	滑车、纵器、升降台
5	d440	精巧手的使用	24	09	
5.1	d4400	拾起	24	21	延伸器
5.2	d4401	抓握	24	18	抓握器具、手动取物钳
5.3	d4402	操纵	24	06	开启器、挤管器、各种开关
5.4	d4403	释放			弹簧筷子、假手
6	d445	手和手臂的使用	24	09	
6.1	d4450	拉	24	09	固定把手和球形手柄
6.2	d4451	推	24	09	固定把手和球形手柄
6.3	d4452	伸	24	21	手动取物钳、电动取物钳、延伸器
6.4	d4453	转动或扭动手或手臂	24	09	手轮和曲柄把手
7	d450	行走	12	03	手杖、拐杖、助行器

续表

序号	ICF 代码	行动活动项目	ISO 代码		行动辅助器具举例
8	d460	不同场所到处移动	12	03	手杖、拐杖、助行器
9	d465	使用器具到处移动	12	22	各种人力轮椅和动力轮椅
10	d470	乘坐交通工具	12	10	各种无障碍汽车
11	d475	驾驶车辆	12	12	汽车改装
			12	16	各种摩托车和两用车
			12	18	各种脚踏车

三、居家环境应用

针对居家活动的 3 类 11 项困难，基本都可用辅助器具，如表 15-6 所示。至于居家建筑改造，在居家环境评定中已做叙述，包括 6 个项目的建筑要求。如果不符合要求，则需按《国标》要求进行改造。

表 15-6　居家活动改造的辅助器具

序号	ICF 代码	居家活动项目	ISO 代码		居家辅助器具举例
1	d630	准备膳食	15	03	语音厨房秤、带易握刀和固定器的切菜板、土豆刷、削皮器、打蛋器、切碎器、烹饪用具
2	d640	做家务			
2.1	d6400	清洗和晾晒衣服	15	15	洗衣机、脱水机、晾衣架
2.2	d6401	清洁烹饪区和餐具	15	06	高度可调洗涤槽、带吸盘瓶刷、盘子滤干器、洗碗机
2.3	d6402	清洁生活区	15	12	海绵刷、掸子、地毯清扫器
2.4	d6403	使用家用电器	15	03	微波炉、冰箱、洗碗机
			15	12	自动吸尘器、地板打蜡机
2.5	d6404	贮藏日用品	18	36	搁板、橱柜、床头柜、药品柜
2.6	d6405	处理垃圾	15	12	电动簸箕、自动开启垃圾桶
3	d650	照管居室物品			
3.1	d6500	缝补衣服	15	15	缝纫机、带放大镜刺绣箍、开口缝纫针、穿针器、易握剪刀
3.2	d6504	维修辅助装置	24	27	螺旋固定夹、台钳、磁性垫、工具固定器
3.3	d6505	照管室内外植物	30	21	室外园艺用工具、跪凳
3.4	d6506	照管宠物	30	33	宠物喂食槽

四、公共环境应用

公共环境是从事公共活动的环境，包括公共活动环境和公共建筑环境都要无障碍。在公共环境评定中已做叙述，包括 4 类共 11 个项目。参加公共活动的环境可以参照 ICF"活动和参与"第 9 章社区、社会和公民生活中的 d910 社区活动（非正式社团活动、正式社团活动、典礼），大型正式社团活动应配手语服务员或字幕以及音响设备，以便照顾参加公共活动的聋人及老年人。公共建筑环境可以参照 ICF"环境因素"的 e150 公共建筑物的设计、施工及建造的产品和技术，以及《无障碍设计规范》。如果不符合《无障碍设计规范》的要求，则必须进行相应改造。

（杨克卫）

→ 小结

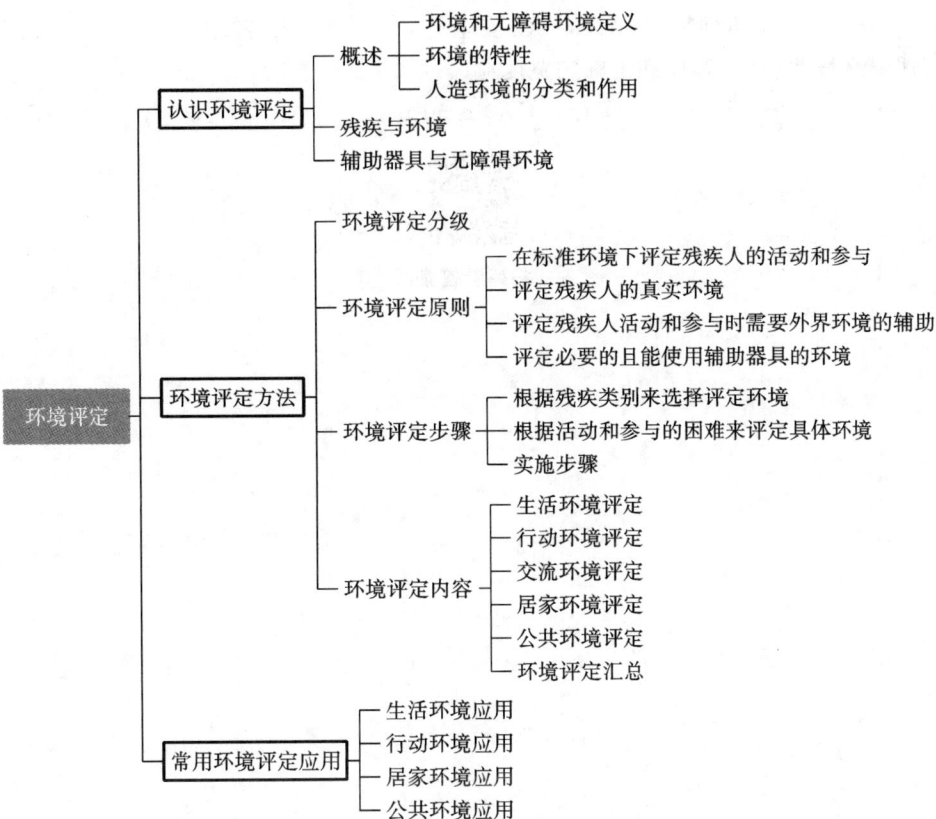

→ 课后习题

1. 下面除哪项外都属于环境?(   )

A. 物质环境　　　　B. 社会环境　　　　　　C. 态度环境　　　　　　D. 宇宙环境

2. 两大类人造环境共有几种环境?(   )

A. 3 个　　　　　　B. 5 个　　　　　　　　C. 7 个　　　　　　　　D. 9 个　　　　　　E. 11 个

3. 联合国首部具有法律约束力的全面保护残疾人权益的国际公约是(   )。

A.《残疾人机会均等标准规则》　　　　　　　　　　　B.《残疾人权利公约》

C.《国际功能、残疾和健康分类》　　　　　　　　　　D.《无障碍设计规范》

E.《残疾人权利宣言》

4. 世界上第一个颁布《无障碍设计标准》的国家是(   )。

A. 美国　　　　　　B. 瑞典　　　　　　　　C. 挪威　　　　　　　　D. 日本　　　　　　E. 中国

5. 在 ICF 分类中,共有(   )类人造环境。

A. 4　　　　　　　　B. 6　　　　　　　　　C. 7　　　　　　　　　D. 8　　　　　　　　E. 9

6. 对环境的障碍进行评定时,可分为几级?(   )

A. 2 级　　　　　　B. 3 级　　　　　　　　C. 4 级　　　　　　　　D. 5 级　　　　　　E. 6 级

7. 我国六类残疾人中,每类残疾评定标准中分为几个等级?(   )

A. 2 级　　　　　　B. 3 级　　　　　　　　C. 4 级　　　　　　　　D. 5 级　　　　　　E. 6 级

8. 残疾人完成活动时自己付出努力≥50%,其余需依赖护理者或辅助器具,残疾人和护理者或残疾人与辅助器具之间有少量接触,依据环境评定分级,该残疾人需要(　　)辅助。

A. 轻度　　　　　　B. 中度　　　　　　C. 重度　　　　　　D. 完全　　　　　　E. 无

9. 环境评定后进行环境改造时,优先考虑的原则是(　　)。

A. 便宜　　　　　　B. 方便　　　　　　C. 安全　　　　　　D. 需求　　　　　　E. 舒服

10. 进行居家环境改造时,客厅和走廊的宽度应(　　)。

A. ≥1.80 m　　　　B. ≥1.60 m　　　　C. ≥1.50 m　　　　D. ≥1.30 m　　　　E. ≥1.20 m

扫码看答案

常见疾病的康复评定

扫码看 PPT

学习目标

▲ **知识目标**

(1) 掌握脑卒中、脊髓损伤、肩周炎、颈椎病、腰椎间盘突出症的定义、病因、主要功能障碍和康复评定。

(2) 熟悉脑卒中、脊髓损伤、肩周炎、颈椎病、腰椎间盘突出症的病理过程、常用评定量表。

(3) 了解脑卒中、脊髓损伤、肩周炎、颈椎病、腰椎间盘突出症的鉴别诊断。

▲ **能力目标**

(1) 能够对脑卒中、脊髓损伤、肩周炎、颈椎病、腰椎间盘突出症患者进行康复评定。

(2) 能够分析脑卒中、脊髓损伤、肩周炎、颈椎病、腰椎间盘突出症患者的康复评定结果。

▲ **素质目标**

(1) 具有良好的职业道德和职业素质,具有良好的团队协作精神。

(2) 具有良好的自我管理能力和医患沟通意识。

案例导入

患者,男性,66 岁,因右侧肢体活动不利 4 天入院。既往有高血压病 10 年,冠心病 5 年。查体:血压 160/90 mmHg,右侧鼻唇沟浅,言语不清,右侧肢体肌力 0 级(Brunnstrom 分级 I 级),肌张力低,腱反射稍弱,右侧霍夫曼征及巴宾斯基征阳性。不能保持坐位。大便能控制,偶尔小便失禁,转移需要大量帮助。头颅 CT 提示:左侧基底节区脑梗死。

请思考:

1. 患者存在哪些功能障碍?

2. 患者应进行哪些康复评定?

任务一　脑卒中康复评定

脑卒中是神经系统疾病中的常见病和多发病,常常造成患者运动、感觉、认知、言语、精神等多方面的功能障碍,给人类生命健康造成巨大的损害,影响个体活动与社会参与方面的能力。脑卒中的康复评定技术对了解患者的功能,制订康复计划,评价治疗效果,促使其重返家庭或就业有十分重要的意义。

一、概述

（一）定义

脑卒中（stroke）又称脑血管意外（cerebral vascular accident，CVA）或中风，是一组突然发生的、由脑血管病变引起的局限性脑功能障碍，持续时间超过 24 h 或引起死亡的临床综合征，具有高发病率、高致残率和高死亡率等特点。脑卒中包括缺血性卒中（ischemic stroke）和出血性卒中（hemorrhagic stroke），前者包括脑血栓形成、脑栓塞和腔隙性脑梗死，后者包括脑出血和蛛网膜下腔出血。

（二）病因

引起脑卒中的病因是多方面的，可以是一种因素，也可以是几种因素同时作用。脑卒中与遗传、高血压、糖尿病、血脂异常、心脏病、吸烟、酒精摄入、不健康饮食、腹型肥胖、体力活动不足和心理障碍等危险因素相关。

（三）主要功能障碍

脑卒中引起的功能障碍是多方面的，常见的功能障碍如下。

1. 运动功能障碍　运动功能障碍是脑卒中后最突出的问题，因病灶部位的不同会引起各种不同的运动功能障碍。按躯体瘫痪的部位可分为偏瘫、单瘫、交叉瘫、四肢瘫和脑神经麻痹。按瘫痪的性质可分为弛缓性瘫痪和痉挛性瘫痪。因反射活动和肌张力的异常导致姿势异常、协调功能和平衡功能的障碍。在各种运动障碍中最典型的是偏瘫，其特点是肌张力由弛缓逐渐增强而后很快进入痉挛，表现为上肢的屈肌痉挛，下肢的伸肌痉挛，腱反射亢进和病理反射，出现联合反应、共同运动和异常运动模式等。

联合反应（associated reaction）是指当身体某一部位进行抗阻力运动或主动用力时，诱发患侧肌群不自主的肌张力增高或出现运动反应。

共同运动（synergy movement）是指偏瘫患者期望完成某项患肢活动时引发的一种不可控制的特定的运动模式。患者在同一时间点、以同样的努力试图进行某项活动时，参与活动的肌肉及肌反应的强度都是相同的、不能选择的。也就是说，从由意识诱发这一点来看，其是随意的，但从运动模式不能随意改变这一点来看，其又是不随意的，因此，可称为"半随意运动"。共同运动是脊髓水平的原始粗大运动，是脊髓中支配屈肌的神经元和支配伸肌的神经元之间的交互抑制（reciprocal inhibition）关系失衡的表现。

伸、屈肌，旋前、旋后肌肌张力分布异常，致使偏瘫患者出现典型的痉挛姿势模式（表 16-1）。偏瘫肢体出现典型协同运动（即共同运动）模式特征，上、下肢协同运动均存在伸肌与屈肌型两种模式（表 16-2）。

表 16-1　典型痉挛姿势模式

部　　位	表　　现
头部	头部旋转，向患侧屈曲，面朝健侧
上肢	肩胛骨回收，肩胛带下降，肩关节内收、内旋 肘关节屈曲伴前臂旋前（也可见旋后） 腕关节屈曲并向尺侧偏斜 手指屈曲、内收 拇指屈曲、内收
躯干	躯干向患侧屈曲并后旋
下肢	患侧骨盆旋后、上提 髋关节伸展、内收、内旋 膝关节伸展 足跖屈、内翻 足趾屈曲、内收

表 16-2 上、下肢协同运动模式

模　式	上肢及肩	下　肢
屈肌协同运动	肩胛带上抬、后撤 肩关节屈曲、外展、外旋 肘关节屈曲* 前臂旋后 腕关节掌屈并向尺侧偏斜 手指屈曲	髋关节屈曲*、外展、外旋 膝关节屈曲 踝关节背屈、内翻（或外翻） 足趾伸展
伸肌协同运动	肩胛带前突 肩关节伸展、内收*、内旋 肘关节伸展 前臂旋前* 腕关节背伸 手指伸展	髋关节伸展、内收*、内旋 膝关节伸展* 踝关节跖屈*、内翻 足趾屈曲

注：* 表示该协同运动的强势部分。

2. 感觉功能障碍 脑卒中患者会出现不同程度的感觉缺失或者异常，以偏身感觉障碍最常见。其中包括一般感觉障碍，如浅感觉的痛、温、触觉；深感觉的关节位置觉、震动觉、运动觉等；复合感觉障碍，如皮肤定位感觉、两点辨别觉、体表图形觉、实体觉和重量觉障碍；特殊感觉障碍最常见有偏盲。偏盲是因患者半侧视野缺陷导致，表现为看不到盲侧空间的物体，因此产生身体姿势异常和生活受限。

3. 认知功能障碍 感知是客观事物通过感觉器官及其传入系统对所接受的刺激在大脑中的直接反映。认知是大脑对感知信息进行处理、储存、记忆和应用的过程，是脑的高级功能，包括注意、记忆、思维等心理活动。大脑不同部位出现不同程度的损伤将会导致相应的感知功能障碍，主要类型有失认症和失用症等。认知功能障碍是脑卒中患者发生率较高的症状，也是导致该类患者日常生活活动能力下降，工作和家庭生活严重受限的主要因素之一。脑卒中后可出现多种认知功能障碍，主要有注意障碍、记忆障碍、思维障碍等。严重的认知障碍表现为痴呆，痴呆会给患者日常生活和康复治疗带来极大的困难。

4. 言语功能障碍 言语功能障碍主要表现有失语症和构音障碍等。

（1）失语症：由脑功能受损所致的语言障碍，多发生在优势半球，表现为对后天所获得的各种语言符号（听、说、读、写等）的表达及认识能力的受损或丧失。如果脑卒中病变影响大脑语言区，引起患者听、说、读、写障碍，表现为答非所问或者虽能听懂但口述和书写困难，严重者既无法听懂，也无法表达，交流十分困难，可出现失语症。脑卒中患者中约有 1/3 伴发失语症。单纯的失语症患者表现为在意识清醒、无精神障碍及严重智力障碍，无视觉和听觉缺损，无口、咽、喉等发音器官肌肉瘫痪和共济失调的情况下，听不懂别人和自己讲话的含义，说不出自己要表达的意思，不理解也写不出患病前会读、会写的字句等。脑卒中患者因脑功能的损害，在发生失语症的同时常合并有认知障碍、构音障碍及其他高级神经功能障碍，使得失语症更难诊断。单纯的失语症主要有运动性失语、感觉性失语、传导性失语、命名性失语、经皮质性失语、完全性失语等。

（2）构音障碍：在脑组织病损后与言语产生有关的肌肉麻痹、肌力减弱和运动不协调而引发的言语障碍。患者表现为听和理解正常，能够正确地选择词汇，能按语法排列词汇，但在说话中出现发音困难，说话费力，音调、音量急剧变化，吐字不清，严重者完全不能讲话或丧失发声能力。

5. 心理障碍 抑郁症是脑卒中患者最多见的心理障碍，表现为情绪低落、对事物缺乏兴趣、动作迟缓、长期失眠、体重下降、常伴有焦虑，各种症状常有夜晚较轻，白天严重等特点。若出现抑郁症会明显影响康复的疗效。

6. 吞咽障碍　脑卒中患者急性期的吞咽障碍发生率为 30%～50%。正常的吞咽运动过程可分为三个时期：口腔期、咽期、食管期。脑卒中主要影响前两个时期，出现流涎、进食呛咳、误吸、口腔失用等情况。

7. 其他障碍　脑卒中患者还可出现其他功能障碍，如精神障碍以及大、小便控制障碍等。少数患者会在后期出现某些并发症，常见的并发症有肩关节半脱位、肩手综合征、废用综合征、误用综合征等。

二、康复评定技术

脑卒中的综合评定，对于选择康复治疗方案及疗效分析都是十分必要的。

（一）生理功能评定

1. 脑损伤严重程度和神经功能损伤程度评定

（1）Glasgow 昏迷量表（GCS）：该量表是一种有效评估患者昏迷程度的方法，在脑卒中的早期能够初步评判脑损伤严重程度，较客观反映患者的意识状态。它从睁眼反应、语言反应和肢体运动三个方面进行评估，三者分数相加，总分即为昏迷指数，最高分为 15 分，表示意识清楚；12～14 分为轻度意识障碍；9～11 分为中度意识障碍；8 分以下为昏迷。分数越低则意识障碍越重。

（2）美国国立研究院卒中量表（NIHSS）：国际上公认的使用频率最高的脑卒中评定量表（表 16-3），有 11 项内容，分数越低脑损伤程度越重。

表 16-3　美国国立研究院卒中量表（NIHSS）

评 定 内 容	得分	评 定 内 容	得分
1. 意识与定向力			
①意识水平		部分偏盲	1
清醒	0	完全偏盲	2
嗜睡	1	双侧偏盲	3
昏睡	2	4. 面瘫	
昏迷	3	正常	0
②定向力问题（现在的月份和患者的年龄。		轻微	1
回答必须正确，接近的答案不给分）		部分	2
两个问题均回答正确	0	完全	3
一个问题回答正确	1	5. 上肢的运动（如果坐位，上肢前屈 90°，手掌向下；如果卧位，前屈 45°，观察上肢是否在 10 s 内跌落）	
两个问题回答均不正确	2		
③定向力命令（睁眼闭眼，健侧手握拳与张开）			
两个任务执行均正确	0	保持 10 s	0
一个任务执行正确	1	不到 10 s	1
两个任务执行均不正确	2	能抗一定重力，但上肢不能达到要求位置，较快跌落	2
2. 凝视功能（只评定水平凝视功能）		直接跌落	3
正常	0	截肢或关节融合	UN
部分凝视麻痹	1	6. 下肢的运动（卧位下肢抬高 30°，评测是否在 5 s 内跌落）	
完全性的凝视麻痹	2		
3. 视野		保持 5 s	0
没有视野缺失	0	不到 5 s	1

续表

评 定 内 容	得分	评 定 内 容	得分
能抗一定重力,但较快跌落	2	没有忽视	0
直接跌落	3	存在一种类型的忽视	1
截肢或关节融合	UN	存在一种以上类型的忽视	2
7. 共济失调(指鼻试验和跟-膝-胫实验)		10. 语言	
无	0	没有失语	0
上肢或下肢共济失调	1	轻中度失语	1
上下肢均共济失调	2	重度失语	2
截肢或关节融合	UN	完全性失语	3
8. 感觉		11. 构音障碍	
正常	0	正常	0
部分缺失	1	轻度至中度障碍	1
明显缺失	2	重度障碍	2
9. 忽视			

注:"UN"表示不能判断。

2. 运动功能评定 常用的方法有 Brunnstrom 六阶段评定法(表 16-4);步态分析(表 16-5);实用手、辅助手和废用手的检查(表 16-6);平衡评定等。需注意,因肌张力增高对肌力评定影响较大,一般痉挛状态下不予开展肌力评定。

(1) Brunnstrom 六阶段评定法:是较为常用的一种脑卒中运动模式评定方法,评定内容精简,使用省时。Brunnstrom 认为脑卒中后偏瘫(中枢性瘫痪)患者的肢体功能恢复遵循大致相同的过程,并将其分为六个阶段。

①第 I 阶段:急性期,患侧肢体失去控制,运动功能完全丧失,称为弛缓阶段。此阶段持续数日至 2 周。

②第 II 阶段:随着病情的控制,患肢开始出现伴随着痉挛、联合反应和协同运动特点的不随意运动,肌张力开始增加,称为痉挛阶段。此阶段约在发病 2 周以后出现。

③第 III 阶段:患肢可以完成随意运动,但痉挛进一步加重,不能在关节的全范围内进行活动,由始至终贯穿着协同运动的特点并达到高峰,称为协同运动阶段。

④第 IV 阶段:痉挛程度开始减轻,运动模式开始脱离协同运动的控制,出现了部分分离运动的组合,肌张力开始下降,被称为部分分离运动阶段。此阶段约在发病 5 周以后出现。

⑤第 V 阶段:运动逐渐失去协同运动的控制,出现了难度较大的分离运动的组合,被称为分离运动阶段。

⑥第 VI 阶段:由于痉挛的消失,各关节均可完成随意运动,协调性与速度均接近正常,被称为正常阶段。此阶段约在发病 3 个月以后出现。

表 16-4 Brunnstrom 六阶段评价法

功能评级	上 肢	手	下 肢
I	无随意运动	无任何运动	无任何运动
II	仅出现协同运动模式	仅有极细微的屈伸	仅有极少的随意运动
III	可随意发起协同运动,协同运动达高峰	可作钩状抓握,但不能伸指	在坐位和站位时,有髋、膝、踝协同性屈曲

续表

功能评级	上　肢	手	下　肢
Ⅳ	出现部分分离运动： ①肩 0°,肘屈 90°时前臂旋前旋后； ②肘伸直,肩可屈 90°； ③手背可触及腰骶部	能侧捏及松开拇指,手指有半随意的小范围伸展活动	①在坐位时,屈膝 90°以上,可使足后滑到椅子下方； ②在足跟不离地时能使踝背屈
Ⅴ	出现分离运动： ①肘伸直,肩外展 90°； ②肘伸直,肩前屈 30°～90°时前臂旋前和旋后； ③肘伸直,前臂取中间位,上肢上举过头	可做球状和圆柱状抓握,手指同时伸展,但不能单独伸展	①健腿站立,病腿可先屈膝后伸髋； ②在伸膝时使踝背屈(重心落在健腿上)
Ⅵ	运动协调近乎正常,手指指鼻无明显辨距不良,所有抓握均能完成,但速度比健侧慢(<5 s)	所有抓握均能完成,但速度和准确性比健侧差	①在站立位时可使髋外展到超出抬起该侧骨盆所能达到的范围； ②在坐位时伸直膝可内外旋下肢,能完成合并足的内外翻

(2) 步态分析:随着脑卒中后运动模式、肌张力、平衡协调等功能出现异常,偏瘫患者多表现出划圈步态、长短步态、膝过伸步态等。评定时可根据医疗机构的设备条件选择相应的评定方法,常用的方法有目测观察法、足迹分析法、步态分析仪评定法等(表 16-5)。

表 16-5　步态分析

观察项目	支　撑　相	摆　动　相
踝关节	脚掌同时着地 脚尖先着地 内翻(支撑早期) 内翻(全支撑期) 患肢先行 大致正常的跟趾步态	垂足 内翻 背屈过度 足跟扭动 外翻
膝关节	膝弯曲 膝过伸(轻度) 膝过伸(中度) 膝过伸(重度) 轻度屈曲位时稳定 大致正常	明显的膝强直步态 中度的膝强直 膝屈曲大致正常 膝屈曲过度
髋关节	Trendelenburg 征(臀肌麻痹引起的摇摆步态) 躯干前屈 稳定,大致正常	画圈步态 骨盆上提 髋关节固定时骨盆倾斜步态 髋关节中等度固定 髋关节活动大致正常 髋屈曲过度 髋关节外旋

（3）实用手、辅助手和废用手的评定：实用手（functional hand）是指虽然存在上肢和手的功能障碍，但患手单独或与另一只手配合，保持着实用功能的手。辅助手（assistive hand）是指因存在上肢和手的功能障碍，患手的功能不充分，但保持着辅助另一只手的能力的手。废用手（nonfunctional hand）是指因存在上肢和手的功能障碍，使患手丧失了单独或辅助另一只手的功能的手。

偏瘫患者实用手、辅助手和废用手的评定方法（表 16-6）：患者按规定逐项完成以下 5 个动作：①健手在患手的帮助下剪开信封；②用患手在空中拿住钱包，健手从钱包中取出硬币，包括拉开、合上拉链；③用患手把伞在空中垂直支撑 10 s 以上；④患手用未经改造的大指甲剪（长约 10 cm）剪健手指甲；⑤用患手系健侧衬衫袖口的纽扣。

根据动作完成情况进行综合评定，评定手的功能，以确定废用手、辅助手 C、辅助手 B、辅助手 A、实用手 B、实用手 A。

评定注意事项包括：①评价中使用的工具要符合要求。如指甲剪大小约 10 cm，不得有特殊加工；衬衫袖口必须是男式衬衫袖口、纽扣不得改造；②动作操作要规范。如取硬币要包括打开和关好钱包；伞要举正，不得把伞扛在肩上，并且要持续 10 s 等；③为了使评定更加准确，提高可比性，评定工具必须专用。

表 16-6　偏瘫上肢功能综合评定表

偏瘫上肢功能水平	规 定 内 容	偏瘫上肢功能水平	规 定 内 容
废用手	5 个动作均不能完成	辅助手 A	5 个动作只能完成 3 个
辅助手 C	5 个动作只能完成 1 个	实用手 B	5 个动作只能完成 4 个
辅助手 B	5 个动作只能完成 2 个	实用手 A	5 个动作均能够完成

（4）肌张力评定：脑卒中所致的中枢神经损害为上运动神经元损伤，其运动功能障碍的发生主要由肌张力异常所致，并以痉挛为主要特征。对严重痉挛者需进行痉挛程度的评定，目前广泛使用的评定是改良 Ashworth 分级法。

（5）平衡功能的评定：三级平衡评定标准。①Ⅰ级平衡：人体在静止姿势下维持重心稳定；②Ⅱ级平衡：人体在不受外力干扰基础上，能够在一定的范围内进行随意运动而重心稳定；③Ⅲ级平衡：人体在抵抗一定的外力干扰下，能够维持各种姿势重心稳定。评定时对脑卒中患者通常选用坐位、站立位进行三级评定。

Berg 平衡量表是评定平衡功能的标准化量表，该量表将平衡功能从易到难分为 14 项，每项分为 5 级，即 0 级、1 级、2 级、3 级、4 级，每项最低得 0 分，最高得 4 分，总积分最高为 56 分。

（6）协调功能评定：可运用指鼻试验、跟-膝-胫试验进行评定。

3. 感觉的评定　脑卒中患者要评定浅感觉、深感觉和复合感觉。患者必须意识清醒，评定前要向其说明评定目的和方法以充分取得合作，评定时要注意两侧对称部位同时进行比较，先评定浅感觉，再评定深感觉和复合感觉。先评定整个部位，找到感觉障碍的部位后，仔细确定其范围。具体评定方法可以使用四肢感觉功能 Fugl-Meyer 评定量表。

4. 认知功能评定　脑卒中患者常伴随认知功能障碍，包括知觉障碍、注意障碍、记忆障碍及交流障碍等。病变部位不同，患者可有不同的表现，可以使用 LOTCA 认知功能的成套测验，进行视-空间关系障碍和失认症、失用症等知觉障碍评定。具体见本教材项目九认知功能评定技术。

5. 言语功能评定　脑卒中患者易发生言语功能障碍，尤其是在大脑优势半球（多为左侧）损害时。言语功能障碍严重程度有不同的表现，可以进行失语症或构音障碍的评定。

6. 吞咽功能评定 脑卒中患者容易出现吞咽障碍，双侧皮质脑干束损害时出现假性延髓性麻痹，疑核损害时出现真性延髓性麻痹，两者均可出现吞咽障碍。临床多用饮水试验进行评定，具体方法：令患者端坐，喝下 30 mL 温开水，观察其饮水过程，记录所需时间和呛咳情况。1 级（正常）：能顺利地 1 次将水咽下，5 s 内完成且无呛咳；2 级（可疑）：分 2 次以上喝完，无呛咳；3 级（异常）：能 1 次咽下，有呛咳；4 级（异常）：分 2 次以上咽下，有呛咳；5 级（异常）：频繁呛咳，不能全部咽下。

（二）心理与精神功能评定

1. 抑郁的评定 优势半球前部梗死常引发精神抑郁。可依据患者的情绪表现进行分析，常用评定方法：汉密尔顿抑郁量表和汉密尔顿焦虑量表，电脑辅助心理测试分析系统等。

2. 痴呆筛查 是否存在痴呆会直接影响临床康复进展和康复效果，常采用简明精神状态检查表进行痴呆筛查。

（三）日常生活活动能力评定

1. 日常生活活动能力（ADL）评定 日常生活活动能力评定是脑卒中临床康复常用的功能评定，其方法主要有 Barthel 指数或改良 Barthel 指数、功能独立性评定（FIM）量表、Kenny 自理评定等。

2. 生活质量（QOL）评定 QOL 是在世界卫生组织（WHO）推荐的健康新概念的基础上创立的评价指标，可分别进行主观的生活质量评定和相对客观的生活质量评定。可参考"生活满意指数"和"生活质量指数"量表进行评定。

（四）其他功能障碍评定

对脑卒中患者在临床康复中需进行综合性评定和个体性评定。除上述各项外，根据患者的个体功能情况可选择性进行膀胱及直肠功能评定；并发症如肩关节半脱位、肩手综合征时，还涉及关节活动度评定、疼痛评定、肢体围度评定等。

（汪翠燕）

▶ 小结

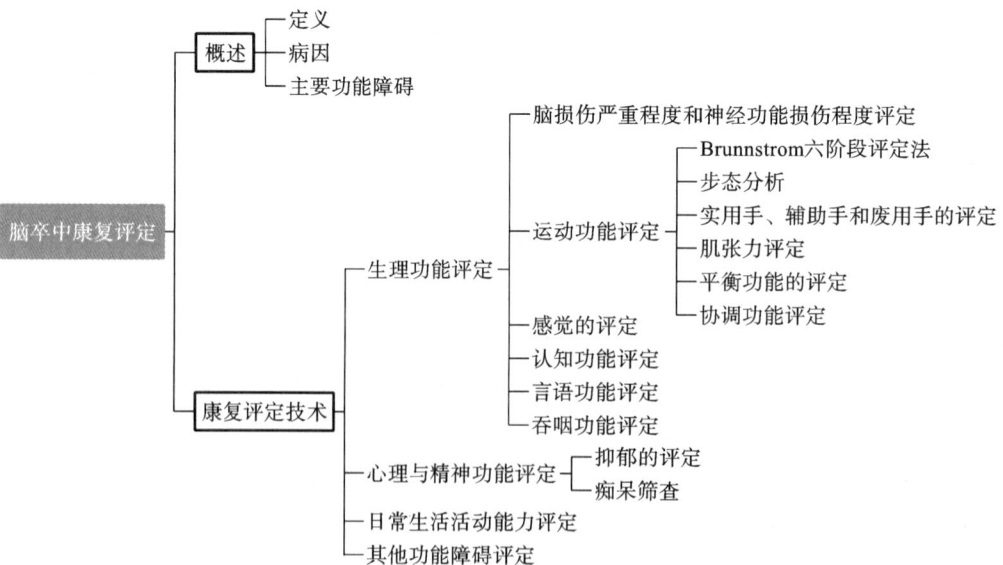

　　患者,女性,41岁,车祸伤后双下肢活动障碍20天,现留置导尿管,不可独坐、独站和独行,日常生活不能自理。X线检查示 T_6 椎体爆裂骨折。

　　查体:双下肢肌张力降低,双下肢肌力0级,T_8 平面以下感觉缺失,肛门括约肌无自主收缩,直肠无深压觉存在。

　　请思考:

　　1.该患者主要的康复问题(功能障碍)有哪些?

　　2.该患者应进行哪些康复评定?

任务二　脊髓损伤康复评定

一、概述

(一)定义

　　脊髓损伤(spinal cord injury,SCI)是由各种原因引起的脊髓结构和功能损伤,造成损伤水平以下脊髓功能(运动、感觉和自主神经功能)的障碍,几乎涉及身体各个系统,引起不同程度的四肢瘫或截瘫,是一种严重致残性损伤,给患者、家庭和社会造成巨大负担。

(二)病因

　　1.外伤性　脊髓受外力打击、刀伤和枪伤等都可以导致脊髓损伤。脊柱骨折患者中约20%发生神经损伤。通常脊柱损伤和脊髓损伤程度成正比例。但是也有可能在没有骨折的情况下,由于血管损伤导致脊髓损伤。

　　(1)交通事故:是常见的危险因素。如撞车、翻车、急刹车(挥鞭伤,多见于高速行驶的汽车突然刹车时,上身突然静止而头部由于惯性继续向前运动,易造成不完全性脊髓损伤)等。

　　(2)高空坠落:建筑、自杀、意外等,高空坠落伤往往为严重多发伤。

　　(3)运动损伤:体操、跳水等,常见于运动员。

　　(4)暴力:刀、枪、棍棒等。主要以青壮年为主,男性多于女性。

　　2.非外伤性　包括脊髓受压造成局部缺血、脊髓肿瘤、脊髓炎及脊髓前动脉血栓形成等。脊髓因血液循环障碍发生组织缺血、缺氧,进而出现组织坏死、液化,最后瘢痕形成或出现萎缩,使脊髓功能受损。

　　(1)先天性及发育性病因:脊柱畸形、脊柱裂、脊椎滑脱症等。

　　(2)获得性病因如下。

　　①血管、血行性异常:动脉炎、脊髓血栓性静脉炎、动静脉畸形、脊髓前动脉综合征等。

　　②炎症:吉兰-巴雷综合征、横贯性脊髓炎、脊髓前角灰质炎、慢性风湿性关节炎等。

　　③脊髓变性疾病:多发性硬化、肌萎缩侧索硬化、脊髓空洞症等。

　　④占位性病变:常见的占位性病变有原发性肿瘤,如脑(脊)膜瘤、神经胶质瘤、神经纤维瘤、多发性骨髓瘤等;还有继发性肿瘤,如继发于肺癌、前列腺癌的脊髓肿瘤等。

　　⑤脊椎变形性疾病:严重腰椎间盘突出症、后纵韧带骨化症等。

（三）分类

1. 按脊髓损伤的部位分类 脊髓损伤的部位可反映功能障碍的严重性,损伤平面越高其功能丧失越大。

（1）四肢瘫:指由于椎管内的颈段脊髓神经组织受损而造成颈段运动和(或)感觉的损伤或丧失。四肢瘫导致上肢、躯干、盆腔及下肢器官的功能损伤,即功能受损涉及四肢。

（2）截瘫:指椎管内神经组织损伤后,导致脊髓胸段、腰段或骶段运动和(或)感觉功能的损伤或丧失。上肢功能不受累,但是根据具体的损伤平面,躯干、下肢及盆腔脏器可能受累。

2. 按脊髓损伤的完全程度分类 分为完全性脊髓损伤和不完全性脊髓损伤,应在脊髓休克期结束后确定。出现球海绵体反射(球海绵体反射的反射中枢位于骶髓的第 2～4 节段,检查方法为戴手套后用示指插入肛门,另一手刺激龟头或阴蒂,出现阳性反应时手指可以感觉到肛门外括约肌收缩)和肛门反射(肛门反射是神经反射中浅反射的一种,检查方法为用棉签轻划或用大头针轻刺患者肛门周围会阴部皮肤,正常时可见肛门收缩)是脊髓休克期已结束的标志。

（1）不完全性脊髓损伤:神经损伤平面以下,包括最低骶髓节段(S_4～S_5)保留任何感觉和(或)运动功能(即存在"骶残留")。感觉骶残留包括身体一侧或两侧肛门皮肤黏膜交界处(S_4～S_5 皮节)轻触觉或针刺觉,或直肠肛门深部压觉(DAP)存留(正常或受损)。运动骶残留指直肠指诊检查时肛门括约肌存在自主收缩。

（2）完全性脊髓损伤:最低骶髓节段(S_4～S_5)感觉和运动功能丧失(即没有"骶残留")。

（四）主要功能障碍

1. 运动功能障碍 肌肉瘫痪是运动功能障碍的主要原因,根据受损部位不同主要分为四肢瘫和截瘫。长期缺乏活动常导致肌肉萎缩,关节挛缩,甚至骨关节畸形,此外后期常出现损伤平面以下的肌肉痉挛和反射亢进。

2. 感觉功能障碍 感觉障碍是指机体对各种形式刺激(如痛、温度、触、压、位置、振动等)无感知、感知减退或异常的一组综合征。对于完全性脊髓损伤,紧接损伤平面以上可有感觉过敏,而在损伤平面以下所有感觉消失。对于不完全性脊髓损伤,若损伤部位在脊髓前部,则受损平面以下的感觉障碍为痛觉、温度觉障碍;若损伤部位在脊髓后部,则为触觉及本体感觉障碍;损伤部位在脊髓一侧,则为对侧的痛觉、温度觉及同侧的触觉和本体感觉障碍。

3. 自主神经调节功能障碍 T_6 平面以上的脊髓损伤对内脏的恶性刺激和来自损伤平面以下的其他不良刺激引发的突发性高血压、头痛,面部潮红、多汗,恶心和心动过缓等症状的阵发性症候群,脊髓休克期后即可发生。

4. 呼吸功能障碍 脊髓损伤特别是高位脊髓损伤患者因呼吸肌神经支配出现障碍而瘫痪,正常呼吸功能无法维持。C_1～C_3 平面脊髓损伤患者由于肋间肌和膈肌均发生瘫痪可出现呼吸暂停;C_4 以下平面损伤者肋间肌瘫痪,膈肌可维持部分运动功能;下颈段或上胸段脊髓完全性损伤患者的膈肌功能虽得以保留,但肋间肌和上腹部肌肉常伴有麻痹而影响正常胸壁运动,同时气道内分泌物增多,咳嗽无力,也可造成通气功能障碍和肺部感染。

5. 膀胱功能障碍 脊髓休克期因膀胱逼尿肌完全麻痹,失去收缩力而导致尿潴留,此期可持续数周到数月。脊髓休克后,损伤平面以下的脊髓逐渐恢复功能,损伤平面在圆锥以上者,产生不随意性排尿,但不能完全排空膀胱,故残余尿较多。损伤平面在圆锥及马尾的患者膀胱逼尿肌无收缩和无反射,膀胱成为储尿囊,患者出现排尿困难或充溢性尿失禁。

6. 直肠功能障碍 脊髓损伤后很多患者立即表现为麻痹性肠梗阻,通常出现于伤后 24h,可持续至一周。脊髓休克期后脊髓功能恢复,如果 S_2～S_4 节段仍完好,当直肠充盈时可出现反射性排便。如果 S_2～S_4 节段损伤,排便反射消失,可致大便潴留。另外,由于体壁神经受损,肛门外括约肌和盆底肌松弛,大便通过失去控制的直肠时出现大便失禁。

7. 性功能和生殖功能障碍　男性颈髓和胸髓损伤患者多数均可有勃起,具有勃起能力的患者大部分在伤后 6 个月内恢复,其余均在 1 年内恢复。其中 23% 可以成功进行性交,10% 可以射精,5% 具有生育能力。女性脊髓损伤患者,不论节段平面和受损程度如何,除生殖器官丧失感觉外,其卵巢功能很少发生长期紊乱,大部分患者伤后 6 个月即恢复月经,可以正常怀孕和分娩。

8. 心理障碍　脊髓损伤患者面对突发情况,往往感到茫然不知所措,对疾病或外伤所致的残疾毫无认识,属于心理反应休克期。此期过后,患者往往不相信残疾的来临及其严重性,此为否认期。随着时间的推移,患者逐渐认识到残疾不可避免,此时其性情变得粗暴,情绪变得焦虑和抑郁,此为焦虑抑郁期。此期过后会逐步承认现实,能够接受残疾状态,能比较正确地对待身边的人和事,此为承认适应期。

(五) 常见临床综合征

1. 中央索综合征　是最常见的临床综合征,常见于颈椎病患者发生过伸性损伤时(常见原因为摔伤);可伴或不伴骨折和脱位。临床表现为不完全性损伤,上肢无力重于下肢。

2. 脊髓半切综合征　有代表性的脊髓半切综合征为单纯的脊髓半切,导致同侧损伤平面及以下本体感觉、振动觉和运动控制丧失,以及对侧痛觉和温度觉丧失。脊髓半切综合征少见,常伴有中央索综合征的临床表现。

3. 前索综合征　较少见,病史常见脊髓前 2/3 血运减少。后柱功能保留,但皮质脊髓束和脊髓丘脑束功能受损。临床表现包括损伤平面及以下运动功能、痛觉和温度觉功能丧失,而轻触觉和关节位置觉有所保留。

4. 马尾综合征　涉及马尾部腰骶段神经根,而脊髓本身可能无损伤。神经根损伤为下运动神经元损伤,常导致下肢弛缓性瘫痪(受累的肌肉取决于损伤平面)及肠道和膀胱无反射。各种感觉模式均可受损,可能有部分或全部感觉丧失。骶反射(即球海绵体反射和肛门反射)可消失。

5. 圆锥综合征　临床表现与马尾综合征类似,但损伤位置更高($L_1 \sim L_2$),常见于胸腰段脊柱损伤。根据损伤平面不同,损伤类型可以同时具有上运动神经元损伤(脊髓圆锥损伤)和下运动神经元损伤(神经根损伤)的表现。

6. 脊髓震荡　指暂时、可逆的脊髓或马尾神经生理功能丧失,可见于只有单纯性压缩性骨折,甚至放射线检查阴性的患者。一般认为这种情况脊髓并没有机械性压迫,也没有解剖结构的破坏,另一种假设认为脊髓功能丧失是由短时间压力波所致。脊髓震荡患者常见反射亢进但没有肌肉痉挛。

二、康复评定

(一) 脊髓损伤早期康复评定

脊髓损伤早期康复评定包括患者一般情况、致病原因、有无院前急救、有无神经损伤加重、临床诊断、残疾评定等。

1. 脊柱脊髓功能评定　一般应包括脊柱骨折类型与脊柱稳定性及脊柱矫形器评定,脊髓损伤水平和程度,肌力评定、感觉评定和功能独立性评定(FIM)。

2. 躯体功能评定　关节功能评定、肌肉功能评定、上肢功能评定、下肢功能评定、自助具与步行矫形器的评定、泌尿与性功能评定、心肺功能评定。

生理障碍(临床特征)主要表现在以下方面:活动与感觉功能部分或完全丧失;对于高位脊髓损伤患者,呼吸及肺部功能亦受影响;肌无力或萎缩,肌张力升高,出现痉挛或震颤;体温及自主神经失调;大小便失禁、尿道炎、膀胱炎;性功能障碍;感觉异常,如痛觉、麻痹、烧灼感觉等;其他如压疮等。

3. 心理功能评定　一般包括心理状态评定、性格评定、疼痛行为评定。脊髓损伤患者的主要心理障碍表现在以下方面:①否认:特别是初治患者,未能接受身体及生活上的转变;②愤怒:怨愤为何偏偏自己受伤;③抑郁:自我封闭,不肯接受现实及自我,拒绝接触其他人;④缺乏安全感:担心家人、朋友离弃自己;⑤缺乏自信、自卑。

4. 社会功能评定 一般包括社会生活活动能力评定、就业能力评定、独立能力评定等。从社会角度看，其障碍主要表现在：①医疗费用及康复用具费用为患者及家人增加负担；②患者在受伤或康复期间未必能重返工作岗位，若患者是家庭经济支柱，影响更甚；③存在歧视或社区轮椅通道设施不足，令患者重返劳动力市场困难；④由于生活模式改变，患者的社会生活发生变化；⑤交通或通道不便亦影响患者的社会参与；⑥部分患者未能完全接受自己或适应脊髓受损的后遗症。

（二）关于损伤的评定

通常以脊髓损伤神经学分类国际标准 ASIA 量表评定损伤平面、损伤程度、部分功能保留带。

1. 神经损伤平面的评定 神经损伤平面指身体两侧有正常的感觉和运动功能的最低脊髓节段，该平面以上感觉和运动功能正常（完整）。例如 C_6 损伤，意味着 $C_1 \sim C_6$ 节段仍然完好，$C_7 \sim S_5$ 节段有损伤。身体两侧感觉、运动检查正常的神经节段常不一致。因此，在确定神经损伤平面时，需要确定 4 个不同的节段，即右侧感觉平面、左侧感觉平面、右侧运动平面、左侧运动平面。

（1）脊髓损伤神经平面：主要以运动损伤平面为依据，但 $C_1 \sim C_4$、$T_2 \sim L_1$、$S_2 \sim S_5$ 节段，运动平面难以确定，主要以感觉损伤平面来确定。

（2）运动损伤平面：肌力≥3 级且该节段以上节段肌力必须为 5 级的神经节段。通过身体两侧各 10 组关键肌（表 16-7）的检查进行确定。MMT 肌力评分法将肌力分级（0～5 级），作为评分标准，再将各关键肌的分值相加。正常者两侧运动功能总积分为 5 分×10 组×2＝100 分。

表 16-7 运动关键肌

平　　面	关　键　肌	平　　面	关　键　肌
C_5	屈肘肌（肱二头肌、肱肌）	L_2	屈髋肌（髂腰肌）
C_6	伸腕肌（桡侧腕长伸肌、桡侧腕短伸肌）	L_3	伸膝肌（股四头肌）
C_7	伸肘肌（肱三头肌）	L_4	踝背伸肌（胫前肌）
C_8	中指屈指肌（指深屈肌）	L_5	踇趾伸肌（足踇长伸肌）
T_1	小指外展肌（小指外展肌）	S_1	踝跖屈肌（腓肠肌、比目鱼肌）

（3）感觉损伤平面的评定：通过身体两侧各 28 个关键点的检查进行确定（表 16-8）。根据身体两侧具有正常针刺觉（锐/钝区分）和轻触觉的最低脊髓节段进行确定。每个关键点要检查针刺觉和轻触觉，并按三个等级分别评定打分。0 表示缺失；1 表示障碍（部分障碍或感觉改变，包括感觉过敏）；2 表示正常；NT 表示无法检查。不能区别钝性刺激和锐性刺激的感觉评分为 0 分。正常一侧身体针刺觉加轻触觉的积分为 112 分，感觉评分反映感觉功能的量化改变。

①轻触觉检查：评定工具是由棉签顶端拉伸而成的棉束（或软毛笔）。评定时用棉束轻而快地划过皮肤，接触皮肤的范围不能超过 1 cm。先向患者简单说明评定内容，随后评定者用棉束轻触患者的面颊，要求患者说出棉束轻触的感觉和位置，确定患者能够理解指令，能够感受并描述正常触觉。评定时，需要患者闭眼，先要求其记住面颊被棉束触及的感觉作为正常触觉的对照，再依次评定每个感觉关键点，在每个关键点要求患者说出被棉束轻触时的感觉。对能说出触觉的患者要求其说明每个关键点的触觉是否与面颊触觉一样；必要时，再次用棉束轻触面颊进行对比。评定每个关键点后，根据上述分级定义进行记录。

②针刺觉评定：包括锐辨别觉和钝辨别觉，使用标准安全别针作为评定工具。使用前打开、拉直，尖的一端用于评定锐性感觉，钝的一端用于评定钝性感觉。先向患者简单说明评定内容，随后评定者交替用钝的一端和尖的一端触及患者的面颊，确定患者能够理解指令，能够分辨身体正常的锐性和钝性感觉。评定患者时，需要患者闭眼，依次评定每个感觉关键点，在每个感觉关键点，使用安全别针的钝端和尖端交替触及皮肤，无论使用钝端还是尖端，触及皮肤后不能再移动，并给予轻压力。要求患者说出是否被触

及,并区分是锐性还是钝性。经过重复交替使用安全别针的两端触及患者皮肤,评定者必须确定患者能否可靠地分辨该部位的锐性和钝性感觉。评定每个关键点后,根据上述分级定义进行分级记录。

③深压觉评定:对于肛门周围($S_4 \sim S_5$ 皮节)针刺觉和轻触觉消失的患者,要进行肛门深压觉评定,即当用手指对直肠壁给予一定压力时,询问患者有无任何一种感觉,包括触觉和(或)压觉。肛门深压觉应记录为存在或消失(有或无)。

表 16-8　感觉关键点

平　面	部　位	平　面	部　位
C_2	枕骨粗隆	T_8	第 8 肋间
C_3	锁骨上窝	T_9	第 9 肋间
C_4	肩锁关节顶部	T_{10}	第 10 肋间(脐水平)
C_5	肘前窝外侧面	T_{11}	第 11 肋间
C_6	拇指	T_{12}	腹股沟韧带中部
C_7	中指	L_1	T_{12} 与 L_2 之间上 1/3
C_8	小指	L_2	大腿前中部
T_1	肘前窝尺侧面	L_3	股骨内上髁
T_2	腋窝	L_4	内踝
T_3	第 3 肋间	L_5	足背第三跖趾关节
T_4	第 4 肋间(乳头水平)	S_1	足跟外侧
T_5	第 5 肋间	S_2	腘窝中点
T_6	第 6 肋间(剑突水平)	S_3	坐骨结节
T_7	第 7 肋间	$S_4 \sim S_5$	肛周皮肤

2. 损伤程度　脊髓损伤程度的评定即完全性损伤和不完全性损伤的诊断,具有重要的临床意义。

(1)完全性脊髓损伤:脊髓损伤平面以下的最低位骶段的感觉、运动功能完全丧失。骶部的感觉功能包括肛门皮肤黏膜交界处感觉及肛门深压觉,运动功能是肛门指检时肛门外括约肌的自主收缩功能。

(2)不完全性脊髓损伤:脊髓损伤后,损伤平面以下的最低位骶段($S_4 \sim S_5$)仍有运动和(或)感觉功能存留。不完全性脊髓损伤提示脊髓损伤平面未发生完全性的横贯性损害。在临床上,不完全性脊髓损伤有不同程度恢复的可能。美国脊髓损伤协会提出了 ASIA 脊髓损伤程度分级标准(表 16-9)。

表 16-9　ASIA 脊髓损伤程度分级标准

级　别		指　标
A	完全性损伤	骶段 $S_4 \sim S_5$ 无任何运动、感觉功能保留
B	不完全性损伤	损伤平面以下至骶段 $S_4 \sim S_5$ 无运动功能但有感觉功能的残留
C	不完全性损伤	损伤平面以下有运动功能保留,但 1/2 以上关键肌肌力<3 级
D	不完全性损伤	损伤平面以下有运动功能保留,且至少 1/2 关键肌肌力≥3 级
E	正常	运动、感觉功能正常

3. 脊髓损伤功能预后评定　脊髓损伤平面与功能预后直接相关。对于完全性脊髓损伤,确定脊髓损伤平面后,康复目标也可以基本确定;对于不完全性脊髓损伤,则需根据残存肌力功能情况修正康复目标(表 16-10)。

表 16-10　不同节段脊髓损伤的功能预后

神经平面	最低功能肌肉	活动能力	生活能力
$C_1 \sim C_4$	颈肌	依赖膈肌起搏维持呼吸,可用声控方式操纵某些活动	完全依赖
C_4	膈肌、斜方肌	使用电动高靠背轮椅,有时需要辅助呼吸	高度依赖
C_5	三角肌、肱二头肌	可用手在平坦路面上驱动高靠背轮椅,需要上肢辅助器具及特殊推轮	大部分依赖
C_6	胸大肌、桡侧伸腕肌	用手驱动轮椅,独立穿上衣,基本独立完成转移,可驾驶特殊改装汽车	中度依赖
$C_7 \sim C_8$	肱三头肌、桡侧腕屈肌、指深屈肌	使用轮椅,可独立完成床/轮椅/厕所/浴室转移	大部分自理
$T_1 \sim T_6$	上部肋间肌、背肌	独立使用轮椅,长下肢矫形器扶拐短距离步行	大部分自理
$T_6 \sim T_{12}$	腹肌、胸肌、背肌	长下肢矫形器扶拐步行,长距离行动需要轮椅	基本自理
L_4	股四头肌	短下肢矫形器扶手杖步行,不需要轮椅	基本自理
$L_5 \sim S_1$	趾伸肌、小腿三头肌	足托或短下肢支具,功能步行及驾驶汽车	基本自理

4. 肌张力评定　脊髓损伤后肌张力异常表现为增高、降低及障碍3种形式。

(1) 肌张力增高:主要形式为痉挛,即速度依赖的牵张反射亢进,常见于颈、胸及上腰段脊髓神经元及传导束损伤,临床表现为双髋内收肌、腘绳肌、小腿三头肌张力增高,腱反射增强,呈痉挛性瘫痪。目前采用改良 Ashworth 分级法进行评定,该法简便易行,不需要任何仪器。

(2) 肌张力降低:常见于下腰段脊髓神经元,脊髓圆锥及马尾等损伤,临床表现为双下肢松弛性瘫痪,腱反射减弱等。

(3) 肌张力障碍:主要形式为阵发性震颤,即不自主地双下肢抖动。

5. 关节活动度评定　目前国内统一标准为关节活动度测量法,该方法通过测量工具可以获得精确的结果,但较费时烦琐,可采用徒手评定法,对患者双侧肢体主要关节进行全关节活动范围被动活动,记录各关节活动度,进行结果分析,注意区别痉挛与挛缩。具体检查方法参见本书项目三主要关节活动度的评定方法。

6. 平衡功能评定　脊髓损伤患者的平衡功能障碍主要表现为长坐位、端坐位及站位平衡的受限。目前国内采用三级平衡检测法,该法在临床上较常用,简便快速。

(1) Ⅰ级:在静态下不借助外力,患者可以独立保持长坐位、端坐位或站位平衡至少5 min,躯干及四肢应处于正常姿势体位,且不需要靠背或助手支持;

(2) Ⅱ级:在支撑面不动(长坐位、端坐位或站立位)进行某些功能活动时,患者可以保持平衡,要求该活动完成是随意可控制的,且达到稳定极限,如伸手够物;

(3) Ⅲ级:患者在外力作用下仍能保持长坐位、如从前方、侧方、后方轻推。端坐位或站立位平衡,要求评定者外力作用必须使患者姿势改变达到稳定极限,但可迅速回到原位,如从前方、侧方、后方轻推。

7. ADL 评定　脊髓损伤导致患者出现截瘫或四肢瘫,患者的 ADL 能力受到很大的影响,如进食、个人卫生、穿衣、如厕、行走等各方面的能力受限,使其在日常生活中对他人的依赖性增强。

截瘫患者可采用功能独立评定量表(FIM)和 Barthel 指数评定,详见 ADL 评定部分。四肢瘫患者需用四肢瘫功能指数法(quadriplegic index of function,QIF)(表 16-11)进行评定。QIF 评定内容共 10 类,每类内容均再细分为数项,采用 5 级计分制,每项最高 4 分,最低 0 分,每类得分为其中各项得分之和,并依据在日常生活中的重要性赋予不同的权重系数,按权重校正后的得分之和,即为患者的 QIF 总分(总分 100 分)。该方法内容全面,得分比例合理,能够科学、有效、准确地反映出四肢瘫患者的 ADL 能力。

表 16-11　四肢瘫功能指数法

Ⅰ.转移 16 分(各单项之和除以 2)	Ⅳ.进食 24 分(各单项之和乘 0.75)	Ⅵ.轮椅活动 28 分(各单项之和)	Ⅸ.直肠功能 24 分(最高得分乘 6)
床→轮椅	用杯子/玻璃杯喝水	转弯(直角)	完全控制:
轮椅→床	使用勺子	后退	A:厕所
轮椅→马桶/坐便器	使用叉子	刹闸	B:便盆
马桶/坐便器→轮椅	倒出饮料/水	粗糙地面上驱动轮椅	使用栓剂:
轮椅→汽车	打开瓶盖/罐头	驱动轮椅上斜坡	A:厕所
汽车→轮椅	涂抹面包	保持坐位平衡	B:便盆/床上/垫上
轮椅→淋浴/浴盆	准备简单食物	Ⅶ.床上活动 20 分	用手指抠:
淋浴/浴盆→轮椅	使用适宜的设备	(各单项之和)	A:厕所
Ⅱ.梳洗 12 分(各单项之和)	Ⅴ.穿脱衣服 20 分(各单项之和除以 2)	仰卧→俯卧	B:便盆
刷牙/处理义齿	穿室内上衣	卧位→长坐位	用手指或机械刺激:
洗/梳头发	脱室内上衣	仰卧位→侧卧位	A:厕所
剃须/处理卫生巾	穿室内裤子	侧卧位→侧卧位	B:便盆/床上
Ⅲ.洗澡 8 分(各单项之和除以 2)	脱室内裤子	长坐位保持平衡	Ⅹ.护理知识 20 分
洗/擦干上半身	穿室外上衣×1.5	Ⅷ.膀胱功能 28 分	皮肤护理
洗/擦干下半身	脱室外上衣×1.5	(最高得分乘以 7)	饮食与营养
洗/擦干脚	穿脱袜子	自主排尿:	药物
洗/擦干头发	穿脱鞋	A:厕所	矫形器或其他器械
(如果患者在床上洗澡,必须获得所有需要的东西)	扣纽扣	B:便盆	关节活动
		间歇导尿(ICP)	自主神经反射过度
		反射性膀胱	控制
		留置导尿	上呼吸道感染
		回肠替代膀胱术后	泌尿系统感染
		挤压排尿	深静脉血栓
			获得别人的帮助
			QIF 分数=总分/200×100

8. 呼吸功能评定　人体呼吸运动的主动肌是膈肌,脊髓节段为 C_4,副动肌是肋间外肌和肋间内肌,脊髓节段 T_2～T_{11};而脊髓损伤常见的部位分别是 C_4～C_6 和 T_{12}～L_1,前者可导致四肢瘫,后者则出现截瘫,损伤后早期都处于卧床治疗阶段,易引起呼吸道感染,甚至呼吸衰竭,故有必要进行呼吸功能评定。目前国内较为常用的评估方法是肺功能不全分级测定。该法是通过专门的呼吸功能测定仪来完成的,同时在评定前还需要对患者病史和肺部体征进行全面详细了解,排除本身的呼吸道疾病等。具体评价内容见表 16-12。

表 16-12　肺功能不全分级

级　　别	肺活量或最大通气量实测/预计/(%)	第一秒用力呼气量/用力肺活量/(%)
基本正常	>80	>70

续表

级　别	肺活量或最大通气量实测/预计/（%）	第一秒用力呼气量/用力肺活量/（%）
轻度减退	71～80	61～70
显著减退	51～70	41～60
严重减退	21～50	≤40
呼吸衰竭	≤20	

9. 小便功能评定　脊髓损伤常引起排尿功能异常。对神经源性排尿异常,临床常用的评定方法有尿动力学问诊、实验室检查和尿动力学分析。

(1)尿动力学问诊:主要围绕尿潴留、尿失禁和排尿症状进行提问。如:"在你咳嗽、打喷嚏、锻炼、举重物时是否有尿液漏出"(提示压力性尿失禁);"当你感到尿意后是否曾因时间过长才到达厕所而漏出"(提示急迫性尿失禁);"睡眠时是否曾漏出尿液浸湿床单和睡衣"(夜间遗尿)等。

(2)尿失禁分级:是确定病情严重程度的具体标准,需具体分析尿失禁频率和严重程度。如果使用了尿垫还需了解尿垫大小、数量和浸湿程度。其分级如下。1级:滴沥弄湿内裤;2级:流尿,流在地上;3级:流尿,弄湿外裤。

(3)排尿症状的问诊:包括尿等待、尿流减小、排尿用力、尿痛等相关问题。

10. 大便功能评定　脊髓损伤常引起排便功能异常。临床常通过以下途径对神经源性排便异常进行评定:肛门直肠指诊、直肠肛门测压、盆底肌电图检查、纤维结肠镜、肛门自制功能试验、磁共振成像技术等。评定内容包括排便次数、排便量、粪便性状、每次排便消耗时间和括约肌功能。

11. 疼痛评定　目前国内临床多采用视觉模拟/数字评分法(VAS/NPRS),具体评价内容参见本教材项目八任务二疼痛评定。

12. 社会参与评定　截瘫和四肢瘫患者可出现工作、学习、社会交往等方面的障碍,可以进行社会生活能力、就业能力以及生活质量能力等方面的评定。

13. 脊髓损伤常见并发症评定　脊髓损伤常见的并发症有关节挛缩、骨质疏松、异位骨化、肺部感染、泌尿系统感染、压疮、深静脉血栓等。下面介绍压疮、深静脉血栓和异位骨化的评定。

(1)压疮的评定:目前国内一般采用美国压疮协会压疮分级法。①Ⅰ级,局部皮肤有红斑但皮肤完整;②Ⅱ级,损伤累及皮肤层或真皮层,可见皮损或水疱;③Ⅲ级,损伤累及皮肤全层及皮下脂肪交界处,可见较深创面;④Ⅳ级,损伤累及肌肉、骨骼或结缔组织(肌腱、关节、关节囊等)。

(2)深静脉血栓的评定:深静脉血栓是脊髓损伤患者较常见的并发症,由血管内皮损伤、血流速度减慢及血液高凝状态所致,多发生于下肢深静脉,部分也可发生于骨盆内静脉。血液高凝状态和血流滞缓而发生血栓,血栓与血管壁一般仅有轻度粘连,容易脱落,可引起肺栓塞。激发炎性反应后,血栓与血管壁粘连也可较紧密。

可选用以下辅助检查:①放射性同位素检查;②超声波检查;③电阻抗体容积描记检查;④静脉测压;⑤静脉造影(此为最准确的检查方法)。

(3)异位骨化的评定:异位骨化是指在正常情况下没有骨组织的软组织内形成新骨。神经源性异位骨化是脊髓损伤后的常见并发症之一,由于研究方法及所采用的诊断标准不同,发生率为10%～53%。异位骨化的临床表现轻重不一,多数患者症状较轻,仅在影像学检查时有异常表现。20%～30%的患者表现为关节活动度降低,3%～8%的患者表现为关节强直,运动障碍。异位骨化发生于脊髓损伤平面以下,常见于髋关节(70%～97%),其余依次是膝、肘、肩、手及脊柱。异位骨化可于脊髓损伤后数年发生,常见于损伤后1～6个月,2个月多见。最常见的临床表现为关节周围肿胀及关节活动度减小,甚至关节强直;感觉功能残存者,可发生受累部位的疼痛;可有低热、关节周围红斑、皮温增高;由于疼痛及髋关节活动度减小,坐位不当,患者会发生压疮,还会压迫周围神经、血管结构并出现相应的临床症状,加重转移及日常生活障碍。

(汪翠燕)

小结

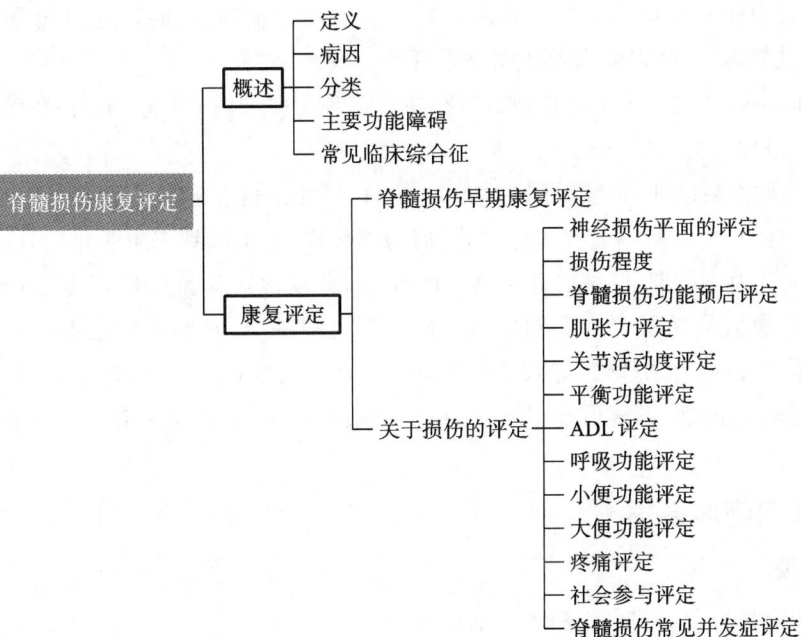

案例导入

患者,女性,57 岁,退休教师,因右侧肩关节酸痛、活动受限半年入院。患者平素多伏案工作,半年前开始,右侧肩关节酸痛,抬肩、梳头、系围裙时疼痛加剧,导致动作完成困难,日轻夜重,遇热痛缓,视诊发现三角肌后侧出现轻度萎缩。

请思考:如何为患者进行康复评定?

任务三　肩周炎康复评定

一、概述

(一)定义

肩周炎又称粘连性关节囊炎,俗称五十肩、冻结肩,是由于肩关节周围肌肉、肌腱、滑囊和关节囊等软组织病变而引起肩关节疼痛和活动受限的肩关节疾病。本病好发于 40～60 岁,女性多于男性,是具有自愈倾向的自限性疾病,经过数月乃至数年的时间,炎症可逐渐消散,症状相应地得到缓解。

（二）病因与病理

1. 病因 肩周炎的病因尚未明确，可能与以下因素相关。

（1）肩部因素：①肩部周围退行性病变，由于肩周炎的发病年龄为 40～60 岁，40 岁以下很少发病，可以考虑为肩关节老化后功能下降，对于各种外力的承受能力大大下降；②肩部活动减少，常见于上肢骨折后制动时间过久，导致肩关节继发性废用性萎缩；③肩部扭伤、牵拉伤后处理不当；④慢性劳损，一般是由于长期过度作业和姿势不良等导致的；⑤肩部受凉是诱发肩周炎的高频因素；⑥肩部感染等因素。

（2）肩外因素：虽然肩周炎的病因不明，但有学者认为肩周炎的发病与自身免疫反应、内分泌情况和性别相关性较高；其中在下列几类患者中肩周炎发病率有明显增高的趋势，包括糖尿病患者、颈椎病患者、甲状腺功能亢进症患者、肺尖癌患者和偏瘫患者等。

2. 病理 肩周炎的病理变化比较复杂、广泛，主要表现为关节囊、滑囊、肌肉、肌腱、韧带等退行性病变。肩周炎的病理过程可分为以下三期。

（1）急性期：又称为凝结期，持续时间为 2～10 个月，病变部位在肩关节囊，表现为肩外展受限，如果肱二头肌肌腱有粘连时，伸展有不适感和束缚感，肩前侧疼痛，可扩散到三角肌止点处。

（2）慢性期：又称为冻结期，持续时间为 4～12 个月，此期疼痛为持续性疼痛，病变部位累及肩关节周围大部分软组织，包括关节囊、肱二头肌肌腱、喙肩韧带、肩袖等，它们均发生不同程度的退行性病变，组织纤维化并挛缩，失去原有的弹性，导致脆性增加。肩痛为持续性的，夜间加重，影响睡眠。

（3）恢复期：又称解冻期，发病后 5～26 个月，随着炎症逐渐减退，疼痛减轻，肩部粘连缓解，关节活动度逐渐增加。

二、肩周炎的临床诊治

（一）临床表现

肩周炎主要的症状为肩关节疼痛和关节活动受限。

1. 肩部疼痛 主要表现为钝痛，发病初期呈阵发性，夜间痛显著，随着病情发展疼痛加剧，呈持续性刀割样疼痛，严重者一触即痛，可表现为撕裂样剧痛，扩散到颈部和肘部。一般在受凉、气温低或劳累后疼痛加剧。

2. 肩关节活动受限 主要为肩关节外展、外旋和后伸受限最显著，严重时可引起各个方向的主、被动关节活动受限；ADL 能力评定中患者可能表现为穿上衣、梳头、系围裙、使用手纸、系腰带、整理衣领等动作完成困难。

3. 肩部压痛 肱二头肌长头肌腱沟为常见的压痛点，其他压痛点还包括肩峰下、肱骨大结节、肱骨小结节、结节间沟、冈上窝处和三角肌处。

（二）临床诊断与鉴别诊断

1. 临床诊断

（1）视诊：观察双肩是否对称，有无畸形，有无肿胀。

（2）触诊：压痛部位比较分散。肩周有多个压痛点，主要在肌腱与骨组织附着点、滑囊和肌腱处。

（3）动诊：测量肩关节屈曲、伸展、内收、外展、内旋、外旋的主、被动关节活动度，并做好记录。

（4）影像学检查：X 线、CT、MRI、肌骨超声等检查均可以作为鉴别诊断工具，不过 X 线检查时可表现正常，MRI 检查的敏感性最强。

2. 鉴别诊断 常需要与以下几种疾病进行鉴别，可从疼痛部位、疼痛方式、活动受限和全身症状四个方面进行简单区分（表 16-13）。

表 16-13 肩痛鉴别

项 目	撞击综合征/肩袖撕裂	肩周炎	肩锁关节病变	感染性关节炎	风湿病	肿瘤	神经源性	内脏源性
疼痛部位	肩峰周围	肩关节广泛痛	肩锁关节				沿神经走形	
疼痛方式	持续痛夜间痛	持续痛夜间痛	活动痛	红、肿、热、痛	可有肿痛，间断发作	持续性剧痛	间歇性	去除病因可缓解
活动受限	外展受限	各关节受限	内收受限	有	可有	有	无	无
全身症状	无	无	无	有	有	有	无	有

三、肩周炎的康复评定

(一)肩关节活动度评定

采用量角器测量肩关节前屈、后伸、内收、外展、内旋、外旋的主、被动关节活动度。正常肩关节活动度：前屈 $0°\sim180°$，后伸 $0°\sim60°$，外展 $0°\sim180°$，内收 $0°\sim45°$，内旋 $0°\sim70°$，外旋 $0°\sim90°$。

(二)肌力评定

手法肌力评定 嘱患者取坐位或者仰卧位，不借助任何器材，由评定者对患者的肌肉(主要有三角肌、冈上肌、冈下肌、肩胛下肌、小圆肌、肱三头肌、肱二头肌等)进行测试，参照 Lovett 分级量表，观察患者是否有肌肉收缩、能否抗重、能否抗阻，从而判断肌力的情况，详见项目四。

(三)疼痛评定

临床采用视觉模拟评分指数(visual analogous score or scale,VAS)，详见项目八任务二的疼痛评定。

(四)日常生活活动(ADL)能力评定

常用改良 Barthel 指数，详见项目十一。

(五)肩部功能评定

Constant-Murley 肩关节评分系统(CMS)是 1987 年 Constant 发表的一个由医生使用的综合评估系统，评分满分 100 分，包括 4 个方面，分别是疼痛(15 分)、功能活动(20 分)、肩关节活动度(40 分)和肌力(25 分)；其中肩关节活动度和肌力为客观指标(共 65 分)，疼痛和功能活动为主观指标(共 35 分)，分数越高代表功能越好(表 16-14)。

表 16-14 Constant-Murley 肩关节评分系统(CMS)

评 定 内 容	评分/分	评 定 内 容	评分/分
一、疼痛(最高分 15 分)		不影响睡眠	0～2
无疼痛	15	2. 手的位置(最高分 10 分)	
轻度痛	10	上抬到腰部	2
中度痛	5	上抬到剑突	4
重度痛	0	上抬到颈部	6
二、功能活动(最高分 20 分)		上抬到头顶	8
1. ADL 水平(最高分 10 分)		举过头顶	10
全日工作	0～4	三、肩关节活动度	
正常的娱乐和体育活动	0～4	1. 前屈(最高分 10 分)	

续表

评 定 内 容	评分/分	评 定 内 容	评分/分
0°～30°	0	手放在头顶,肘部保持向后	2
31°～60°	2	手放在头顶,再充分向上伸直上肢	2
61°～90°	4	4. 内旋(最高分 10 分)	
91°～120°	6	手背可达大腿外侧	0
121°～150°	8	手背可达臀部	2
151°～180°	10	手背可达腰骶部	4
2. 外展(最高分 10 分)		手背可达腰部(L$_3$ 水平)	6
0°～30°	0	手背可达 T$_{12}$ 椎体水平	8
31°～60°	2	手背可达肩胛下角(T$_7$ 水平)	10
61°～90°	4	四、肌力:MMT(最高分 25 分)	
91°～120°	6	0 级	0
121°～150°	8	1 级	5
151°～180°	10	2 级	10
3. 外旋(最高分 10 分)		3 级	15
手放在头后,肘部保持向前	2	4 级	20
手放在头后,肘部保持向后	2	5 级	25
手放在头顶,肘部保持向前	2		

（六）肩部特殊评定

1. 疼痛弧试验　患者在肩关节外展 60°～120°之间出现疼痛则为阳性,这是由于冈上肌在肩峰下面摩擦撞击引起,说明肩峰下的肩袖损伤。

肩部特殊检查

2. 肱二头肌抗阻试验　嘱患者屈肘 90°,评定者一手扶住患者肘部,一手扶住腕部,嘱患者用力屈肘、外展、外旋,评定者拉前臂抗屈肘,若结节间沟处出现疼痛则为阳性,说明肱二头肌长头肌腱损伤。

3. 落臂试验　嘱患者肩外展 90°,缓慢将上肢下落至体侧,若出现上肢忽然坠落则为阳性。

4. 空罐试验　嘱患者肩关节先外展 90°,再内收 30°,再内旋使拇指向下,评定者在其前臂施加向下的力量,若出现无力或疼痛则为阳性。

5. 冈上肌断裂试验　嘱患者肩关节外展,当外展 30°～60°时可出现患侧三角肌明显收缩,但不能外展上举上肢,越用力越耸肩;当被动外展患侧肩关节超过 60°时又能主动上举上肢,此试验为阳性,说明冈上肌撕裂或断裂。

（王三会）

小结

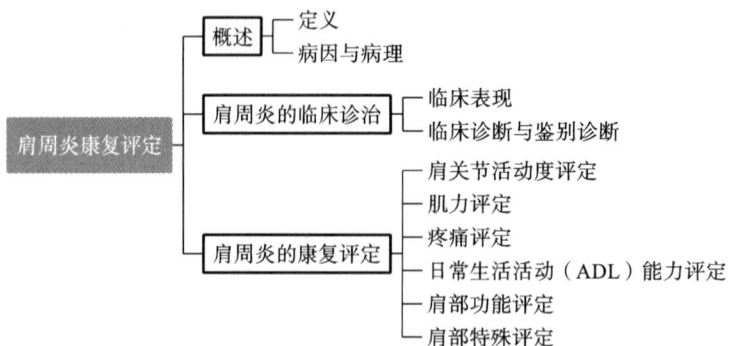

肩周炎康复评定
- 概述
  - 定义
  - 病因与病理
- 肩周炎的临床诊治
  - 临床表现
  - 临床诊断与鉴别诊断
- 肩周炎的康复评定
  - 肩关节活动度评定
  - 肌力评定
  - 疼痛评定
  - 日常生活活动（ADL）能力评定
  - 肩部功能评定
  - 肩部特殊评定

患者，男性，47岁，因反复颈痛伴右上肢痛3月，加重右上肢麻木乏力1周入院。患者3月前搬抬重物后出现颈痛伴右上肢痛，一周前因劳累引起疼痛加剧，并出现右上肢麻木无力，麻木主要以上臂外侧为主，偶尔放射至拇指，X线片提示生理曲度变直，颈椎退变，部分椎间隙变窄。用药不详。

请思考：如何为患者进行康复评定？

任务四　颈椎病康复评定

一、概述

（一）定义

颈椎病是指颈椎椎间盘退行性改变、膨出、突出，颈椎骨质增生，韧带增厚、变性钙化等累及颈神经根、椎动脉、脊髓、交感神经以及肌肉等组织而引起的一系列临床症状和体征。颈椎病是一种多发病，患病率报道不一，可高达20%以上，高发年龄在30～50岁，随着年龄增加，男女患病率无显著差异，但由于生活方式的改变，如电脑办公和空调的使用，颈椎病的发病年龄有逐渐年轻化的趋势。

（二）病因与病理

颈椎病的发病基础是颈椎椎间盘退行性病变以及继发椎间盘关节退变，大致可分为内因、外因和继发因素。内因有颈部先天性畸形、椎管狭窄、肥胖和内分泌失调等；外因有不良的睡姿、不当的工作姿势、不当的锻炼、精神状态异常、头颈部外伤、咽喉部炎症和寒冷潮湿的气候，继发因素有颈椎退行性变、椎间盘突出、关节囊松弛、韧带增厚和钙化等。

1. 关节退行性病变　颈椎是脊椎中体积最小、灵活性最大、活动最频繁的节段，也是最早出现退行性病变的，其中以 C_5、C_6 椎体为最多见，主要表现为髓核及纤维环失去了原有的生物力学性能，椎间盘膨出或突出，引起椎间隙狭窄，关节突关节重叠，椎体边缘骨质增生。

2. 椎体骨刺的形成　由于承重代偿，椎间盘变性，周围韧带松弛，使得椎体活动异常，致使骨膜下新骨形成而成为骨刺。骨刺可能压迫硬脊膜、脊髓、椎动脉、神经根、伴行的交感神经以及相关血管，从而引起损伤，加重已经存在的骨性压迫，并具有炎性刺激作用。

二、颈椎病的临床诊治

（一）临床检查

临床检查包括主观检查、客观检查和神经学检查。

1. 主观检查

（1）病史采集：采集颈椎病患者的病史，应着重了解患者职业、生活习惯（伏案工作、睡高枕等）、爱好（如看书、书法）、是否有过颈部外伤史等。

（2）临床症状：主要临床症状有头、颈、肩、臂、手及背部等部位有疼痛，一侧或双侧手麻，也可能出现头痛、头晕、耳鸣、眩晕、视物模糊、心悸、胸闷、多汗、上下肢无力、感觉异常、行走困难、大小便失禁等。

2. 客观检查

（1）压痛点：检查一般按由上而下、由内而外的顺序进行脊椎棘突按压，压痛点一般位于颈椎下段和第一、第二颈椎旁;若受累部位在颈、肩部等,相应的区域附近也会有压痛点。

(2)特殊检查。①前屈旋颈试验:先让患者头部前屈,然后向左右方向旋转活动,如果出现颈椎疼痛为阳性,多提示颈椎小关节有退行性变;②臂丛牵拉试验:嘱患者取坐位,头稍微前屈并转向健侧,评定者位于患侧,一手抵住颈部并推向健侧,另一手握住患者手腕将其牵拉至相反方向,若患者出现麻木或放射痛为阳性,多提示神经根型颈椎病;③椎间孔挤压试验:又称压顶试验,嘱患者坐位,头部略旋转并向一侧侧屈,评定者站于患者身后,双手交叉握放于患者头顶,并向下挤压,若出现放射痛或麻木,多提示神经根性损伤;④椎间孔分离试验:又称引颈试验,嘱患者坐位,评定者站于患者身后,双手分别托住患者下颌部和枕部,逐渐向上牵引,若患者上肢麻木或放射痛减轻为阳性,提示神经根性损伤;⑤椎动脉扭曲试验:又称为旋颈试验,嘱患者头部略向后仰,做向左、右旋转动作,如出现眩晕为阳性,多提示椎动脉型颈椎病,此试验可能出现猝倒,所以要时刻关注患者情况。

3. 神经学检查 主要包括生理反射检查和病理反射检查,生理反射包括肱二头肌反射、肱三头肌反射和桡骨膜反射等;病理反射包括巴宾斯基征、霍夫曼征、罗索利莫征等。

(二)临床分型

按照受累部位、结构和临床表现颈椎病可分为:颈型颈椎病、神经根型颈椎病、椎动脉型颈椎病、脊髓型颈椎病、交感神经型颈椎病和混合型颈椎病。

1. 颈型颈椎病 颈型颈椎病又称为局部型颈椎病,该型是在颈部肌肉、韧带、关节囊的急、慢性损伤,椎间盘退化变性,椎体移位,小关节紊乱等的基础上,机体受到风寒侵袭、感冒、疲劳、长时间姿势不良等,使颈椎处于不适宜的位置时间过长,颈部的某些肌肉、韧带、神经受到牵拉或压迫所致。颈型颈椎病晨起或夜间发病较多,可自然缓解。

颈型颈椎病主要临床表现为颈部疼痛、僵硬,部分患者容易反复落枕,颈部活动受限或强迫体位;也有少部分患者出现一过性的上肢麻木、疼痛,颈部可有关节响声,有压痛。

2. 神经根型颈椎病 神经根型颈椎病由椎间盘突出、骨质增生等因素在椎管内或椎间孔处刺激和压迫颈神经根所致。此型在所有类型颈椎病中发病率最高,达60%～70%,好发于 C_5～C_6 和 C_6～C_7 间隙,一般为单侧或双侧,无明显的外伤史。

神经根型颈椎病主要临床症状有颈部僵硬、活动受限,头、枕、颈、肩、臂酸痛,手臂可出现放射性麻木,似触电感。主要体征有颈椎棘突、横突、冈上窝、肩胛内上角等部位可有压痛,椎间孔挤压或分离试验阳性,臂丛牵拉试验阳性,累及的上肢感觉可出现异常。

3. 椎动脉型颈椎病 椎动脉型颈椎病是由各种机械性或动力性因素导致椎动脉遭受刺激或压迫,造成椎动脉痉挛、狭窄、扭曲,以致椎-基底动脉供血不足的疾病。

椎动脉型颈椎病主要临床症状有发作性眩晕,可伴恶心、呕吐、耳鸣或听力下降;下肢无力、猝倒;偏头痛,以颞部为剧,多为单侧;偶有受累肢体麻木。主要体征为猝倒,椎动脉扭曲试验、低头试验、仰头试验均呈阳性。

4. 脊髓型颈椎病 脊髓型颈椎病是颈椎病中最严重的一种类型,主要是由于脊髓受到刺激或压迫而出现感觉、运动、大小便和反射障碍的疾病,致残率高,应引起重视。

脊髓型颈椎病主要临床症状因脊髓受压迫的位置和程度而不同。其症状多从下肢开始,逐渐发展到上肢,主要有下肢无力、酸胀、抬步困难、步态笨拙,有"踩棉花感";肢体麻木,躯体有"束带感";感觉异常,下肢有烧灼感或冰凉感。大小便功能障碍,可有排尿无力、大小便失禁等。主要体征为上下肢肌紧张,生理反射亢进或减退,病理反射阳性,低头试验阳性,仰头试验阳性,屈颈试验阳性。

5. 交感神经型颈椎病 交感神经型颈椎病是由于椎间盘退变或外力导致颈椎节段性不稳,从而对颈椎周围的交感神经末梢产生刺激或压迫,导致交感神经功能紊乱的疾病。交感神经型颈椎病与椎动脉型颈椎病症状常常相似,难以辨别。

交感神经型颈椎病主要临床症状①头部症状:头晕或眩晕、头痛或偏头痛、枕部痛,睡眠不佳、记忆力减退、注意力不集中等;②眼部症状:眼胀、干涩、视物不清等;③耳鼻喉部症状:耳鸣、听力下降、鼻塞、咽喉部异物感、声带疲劳等;④胃肠道症状:恶心、呕吐、腹泻、消化不良、嗳气和胃部不适感等;⑤心血管症状:心悸、胸闷、心率改变、心律失常、血压改变等;⑥神经症状:感觉疼痛、麻木但不按神经节段或走行分布等;⑦内分泌症状:肢体某一部位出现多汗、无汗、畏寒或发热等。主要体征为颈部活动多正常,可有椎旁小关节的周围软组织压痛,心率、心律、血压可有变化,低头或仰头时症状加重。

6. 混合型颈椎病 混合型是具有前述诸型中两种或两种以上的颈椎病,在临床上也比较常见。类型不同,患者表现出的症状体征各异。

(三)辅助检查

临床上主要采用影像学检查,影像学检查有 X 线检查、CT 检查、MRI、颈动脉彩超等,均可以作为鉴别诊断工具,X 线检查可表现可查出生理曲度异常、椎间隙变窄、椎体边缘骨质增生、钩突变尖、椎间孔变窄、韧带钙化等;MRI 的敏感性最强,可以看出椎间盘、脊髓、椎管及椎间孔状态异常,对软组织敏感性较高。颈动脉彩超对椎动脉型颈椎病敏感性最高。

三、颈椎病的康复评定

1. 颈椎活动度的评定 采用量角器测量颈椎屈曲、伸展、侧屈和旋转的关节活动度。正常颈椎活动度参考范围:前屈 $0°\sim45°$,后伸 $0°\sim45°$,侧屈 $0°\sim45°$,旋转 $0°\sim60°$。

2. 肌力评定 采用徒手肌力评定法对受累肌肉进行评估,并对比健患侧,常评定的肌肉有:冈上肌(冈上神经 C_3 支配)、三角肌(腋神经 $C_5\sim C_6$ 支配)、胸大肌(胸内外神经 $C_5\sim T_1$ 支配)、肱二头肌(肌皮神经 $C_5\sim C_6$ 支配)、肱三头肌(桡神经 $C_5\sim C_6$ 支配)、腕伸肌(桡神经 $C_6\sim C_7$ 支配)等。也可采用握力计进行测试。

3. 疼痛评定 疼痛评定常采用视觉模拟评分法(VAS)、数字疼痛评分法、口述分级评分法和麦吉尔疼痛问卷(MPQ)。

4. 感觉和反射检查 感觉主要包括触觉、痛觉、温度觉、位置觉和振动觉等。反射包括生理反射和病理反射。

5. 颈椎病患者脊髓功能评定 JOA 颈椎病评定量表主要针对脊髓型颈椎病患者,一共 17 分,分数越低表示功能越差,可用于评定手术前后功能的变化,也可用于评定康复疗效(表 16-15)。

表 16-15 颈椎病患者脊髓功能状态评定

一、上肢运动功能(4分)	评分	三、感觉(6分,上肢、下肢和躯体分别评分)	评分
自己不能持筷或勺进餐	0	明显障碍	0
能持勺,但不能持筷	1	轻度障碍	1
能持筷,但很费力	2	正常	2
能持筷及做一般家务,但动作笨拙	3		
正常	4		
二、下肢运动功能(4分)		四、膀胱功能(3分)	
不能行走	0	尿潴留	0
走平地需要拐杖	1	高度排尿困难,排尿费力、失禁或淋漓	1
仅上下楼需要拐杖	2	轻度排尿障碍,尿频、尿潴留	2
行走或上下楼梯不需要拐杖,但速度慢	3	正常	3
正常	4		

(王三会)

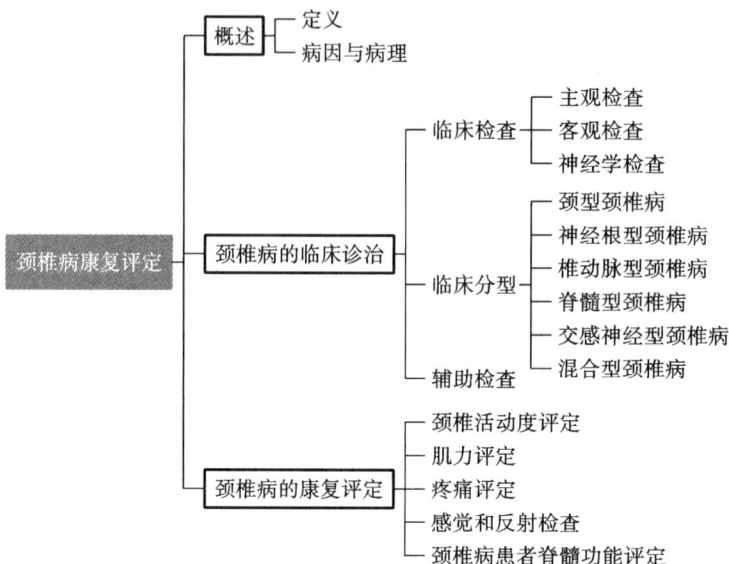

患者,男性,48岁,出租车司机,因"腰痛伴左下肢放射痛10天"入院。患者10天前因劳累出现腰部疼痛,从臀部向左下肢放射至足底,无间歇性跛行、无大小便障碍。在外院行X线检查示:腰椎退行性改变。给予口服药物(具体不详)治疗后症状无显著改善。患者曾在2个月前偶发腰部酸痛,后自行缓解,未给予重视。现为进一步康复治疗来我院就诊。

请思考:患者最有可能的诊断是什么? 如何对患者进行全面的康复评定?

任务五 腰椎间盘突出症康复评定

一、概述

(一) 基本概念

腰椎间盘突出症(lumbar disc herniation,LDH)主要是指腰椎间盘变性、纤维环破裂和髓核突出刺激和(或)压迫腰骶神经根、马尾神经所引起的一种综合征,是导致腰腿痛的常见原因之一。

腰椎间盘突出症是临床常见病和多发病,好发于20～50岁之间,体力劳动者居多,男性明显多于女性。临床上以 L_4～L_5、L_5～S_1 两节段发病率最高,占90%以上。随着年龄增大, L_2～L_3、L_3～L_4 发生突出的概率增大。

(二) 病因

1. 腰椎间盘的退行性改变 腰椎间盘退行性改变是腰椎间盘突出症发生的基本因素,腰椎间盘在成人之后逐渐缺乏血液循环,从20～30岁开始变性,自身修复能力差。退变的腰椎间盘纤维变性,弹性减弱、变薄、变脆、髓核脱水、张力降低,在此基础上,遇有一定的外力或腰椎间盘压力突然增高,即可使纤维环破裂,髓核突出。

2. 损伤 体力劳动、久坐、久蹲、体育运动等造成的积累性损伤是腰椎间盘突出症发生的重要因素。各种形式的腰扭伤,长时间弯腰后突然直腰,臀部着地的摔倒等外伤,均可使腰椎间盘在瞬间髓核受压张力超过纤维环的应力,造成纤维破裂,髓核从破裂部突出。

3. 腰骶先天异常 腰椎骶化、骶椎腰化、半椎体畸形、小关节畸形、关节突不对称等先天异常,可使腰椎承受的应力发生改变,从而导致腰椎间盘内压升高,易发生退变和损伤。

4. 其他因素 妊娠、肥胖、糖尿病、高脂血症、吸烟、感染等是导致腰椎间盘突出症的危险因素。

(三) 分类

根据髓核的位置、程度、方向、退变程度与神经根的关系及不同的影像学检查,腰椎间盘突出症有多种分类方法。

1. 按突出部位分类

(1) 中央型:突出的髓核位于椎间盘的后方正中,压迫神经根和硬膜囊的马尾神经,临床表现为受压神经根和马尾神经受损的症状和体征,严重者可出现双下肢瘫痪和大小便功能障碍。真正的后正中突出是极少见的,多数是中线偏左或偏右的突出,即中央旁型。

(2) 后外侧型:临床上最常见的类型,占80%左右。突出的髓核位于腰椎间盘的后外侧,在后纵韧带的外侧缘处,压迫神经根前方中部,临床主要表现为根性放射痛和一系列体征。

(3) 外侧型:又称椎间孔型,突出的髓核位于脊神经根外侧椎间孔内,将神经根向内侧挤压。此型突出不仅有可能压迫同一节神经根,亦有机会沿椎管前壁上移而压迫上一节神经根,临床表现为根性放射痛。

(4) 极外侧型:突出的髓核位于椎管前侧方,甚至进入椎管侧壁或神经根管,引起根性痛。

2. 按突出程度分类

(1) 退变型:纤维环轻度向四周扩大,腰椎间盘后部的凹陷消失。

(2) 膨出型:髓核内压增高,内层纤维环破裂,中层和外层纤维环膨隆,在CT图像上出现典型的"满月形"。

(3) 突出型:纤维环的内侧和中层破裂,外层也有部分破裂,髓核从破裂口突出,顶起外层纤维环和后纵韧带,形成凸起的结节。

(4) 脱出后纵韧带下型:全层纤维环破裂,髓核从破裂口脱出,顶起后纵韧带,形成凸起的结节,CT图像上的块影比突出型要大。

(5) 脱出后纵韧带后型:纤维环全层破裂,髓核从纤维环破裂口脱出,穿破后纵韧带至硬膜外隙。

(6) 游离型:大块髓核或软骨终板脱出,穿破后纵韧带,在硬膜外隙病变腰椎间隙以下游离或脱垂。

(四) 临床表现

1. 症状

(1) 腰痛:腰痛常为首发症状,90%以上的腰椎间盘突出症患者有此症状,甚至仅有腰痛。疼痛一般在腰骶部,大多为慢性钝痛,也可为急性剧痛、刺痛,可向臀部放射。腰痛可出现在腿痛之前,亦可在腿痛出现的同时或之后。患者腰痛常常反复发作,久坐、久站或劳累后加重,休息后缓解。

(2) 下肢放射痛与麻木:下肢放射性疼痛,站立、行走、打喷嚏或咳嗽时症状加重,卧床休息可缓解,严重者可伴相应神经分布区域感觉异常或麻木。大部分腰椎间盘突出发生在 $L_4 \sim L_5$ 和 $L_5 \sim S_1$,可导致坐骨神经痛,出现从下腰部向臀部、大腿后方、小腿外侧及足部的放射性疼痛。少数高位腰椎间盘突出,使 $L_2 \sim L_4$ 神经根受累,引起股神经痛,出现腹股沟区或下肢前内侧疼痛。放射痛的肢体多为一侧,极少数患者可表现为双下肢症状。

(3) 感觉异常:患肢可有发凉、多汗、肿胀等自主神经受累的表现。

(4) 马尾神经症状:中央型椎间盘巨大突出、脱垂或游离,椎间盘组织可压迫马尾神经,出现双下肢无力、会阴部麻木和疼痛、大小便障碍、性功能障碍。严重者甚至出现大小便失禁及双下肢不完全性瘫痪等症状。

2. 体征

(1) 压痛及放射痛:多数患者存在病变部位棘突、棘突间隙及棘旁压痛,以及同侧臀部及沿坐骨神经的放射痛。

(2) 脊柱侧弯:多数患者有不同程度的脊柱侧弯,可弯向健侧或患侧。患者存在腰部活动受限,以前屈受限为主。

(3) 特殊体征:①直腿抬高试验及加强试验:$L_4 \sim L_5$ 和 $L_5 \sim S_1$ 椎间盘突出压迫坐骨神经,直腿抬高试验及加强试验常阳性。②股神经牵拉试验:股神经牵拉试验阳性常提示 $L_2 \sim L_4$ 神经根受累。③患者还常出现跟臀试验阳性、仰卧挺腹试验阳性和屈颈试验阳性等。

(4) 感觉障碍:受累脊神经根会出现相应支配区感觉异常。早期多表现为皮肤感觉过敏,继而出现麻木、刺痛及感觉减退。

(5) 肌力下降:受累神经根支配的肌肉可有不同程度的肌力减退,病程长者可出现肌萎缩。L_5 神经根受累时,踝及趾背伸肌力下降。S_1 神经根受累时,趾及足跖屈肌力下降。

(6) 反射异常:患侧腱反射减弱或消失。膝腱反射异常多见于 L_4 神经根受压,跟腱反射减弱或消失常见于 S_1 神经根受压。提睾反射和肛门反射减弱以及肛门括约肌张力下降常见于马尾神经受累。

(五) 影像学表现

腰椎正、侧位 X 线检查提示脊柱侧弯、腰椎生理曲度变化或病变椎间隙变窄;腰椎 CT 检查显示椎间盘组织向椎管内突出,压迫神经根或硬膜囊;腰部 MRI 可直观显示突出物形态、位置、大小及与神经根压迫的关系,对于病灶诊断与鉴别诊断更有价值,是腰椎间盘突出症首选的影像学检查手段。

(六) 诊断标准

腰椎间盘突出症诊断必须结合临床症状、体征和影像学检查进行综合判断,症状和体征反映的受累节段神经应与 MRI 或 CT 检查显示突出物压迫的神经支配区域相符。诊断标准如下。

(1) 下肢放射性疼痛,疼痛位置与相应受累神经支配区域相符。

(2) 下肢感觉异常,相应受累神经支配区域皮肤浅感觉减弱。

(3) 直腿抬高试验阳性、直腿抬高加强试验阳性、健侧直腿抬高试验阳性或股神经牵拉试验阳性。

(4) 腱反射较健侧减弱。

(5) 肌力下降。

(6) 腰椎 MRI 或 CT 检查显示椎间盘突出,压迫神经与症状、体征受累神经相符。

符合前 5 项标准中的 3 项,结合第 6 项,即可诊断为腰椎间盘突出症。

二、康复评定技术

(一) 临床评定

评定目的是明确诊断,主要通过病史、症状及详细的体格检查,结合 X 线、CT、MRI 等检查,一般均能对病变椎间隙、突出物大小、突出方向、神经受压等情况做出判断。

(二) 功能评定

1. 疼痛评定 疼痛是腰椎间盘突出患者的主要症状,对疼痛进行评定是一项基本的工作。疼痛是一种主观感觉和情感体验,是一种由躯体、精神、环境、认知、行为等多种因素造成的复杂现象,因此对疼痛的评定比较复杂,有必要从多方面进行评估和测量,包括疼痛的部位、疼痛的程度、疼痛的性质、疼痛的变化过程、疼痛的治疗效果、疼痛行为等。常用的评定方法有视觉模拟评分法(VAS)、数字疼痛评分法、口述分级评分法、麦吉尔疼痛问卷(MPQ)等。

2. 关节活动度评定 腰椎间盘突出症患者常伴有腰部的强直和活动受限,其病情严重程度和腰椎活动度密切相关,因此在对腰痛症状进行评定时,有必要对腰椎关节活动度进行评定,以明确腰痛的严重程度。同时,了解腰椎的活动范围对于手法牵引等治疗方法的选择也非常重要。腰椎的运动范围较大,运动形式多样,可进行前屈、后伸、侧屈、旋转等多方向的运动,其中尤以腰椎前屈活动度的测量最为重要。临床上可用多种方法对腰椎关节活动度进行评估。

(1)通用量角器法:具体评定内容参见本教材"项目三 关节活动度的评定"。

(2)简易评分法:患者取并腿直立位,尽量前屈,以手指最远能触及的下肢位置进行评分,共分为7级。触及大腿下段为−1级,髌骨为0级,小腿上1/3为1级,小腿中1/3为2级,小腿下1/3为3级,足背为4级,地面为5级。

(3)距离测定法:患者并腿直立位,尽量向前屈曲,测量最大屈曲位时中指指尖与地面之间的距离。

3. 肌力及耐力评定 腰椎间盘突出症患者常伴有腰腹肌肌力及耐力减弱,当神经根或马尾神经受压时,还可出现下肢肌力减弱,因此有必要进行肌力和耐力评定。

(1)躯干肌肉肌力评定

①躯干屈肌肌力评定:患者取仰卧、屈髋屈膝位,双手抱头能坐起者为5级肌力;双手平伸于体侧,能坐起者为4级肌力;仅能抬起头和肩胛者为3级肌力;仅能抬起头者为2级肌力;仅能扪及腹部肌肉收缩者为1级肌力。

②躯干伸肌肌力评定:患者取俯卧位,胸以上在床沿以外,固定下肢,能对抗较大的阻力抬起上身者为5级肌力;对抗中等阻力抬起上身者为4级肌力;仅能抬起上身不能对抗阻力者为3级肌力;仅能抬起头者为2级肌力;仅能扪及腰背部肌肉收缩者为1级肌力。

(2)躯干肌肉耐力评定

①躯干屈肌耐力评定:患者取仰卧位,双下肢伸直,并拢抬高45°,测量能维持该体位的时间,正常值为60 s。

②躯干伸肌耐力评定:患者取俯卧位,双手抱头,脐以上在床沿以外,固定下肢,测量能保持躯干水平位的时间,正常值为60 s。

4. 感觉评定 腰椎间盘突出症患者的神经根或马尾神经受压时可出现下肢感觉功能异常,需进行感觉功能评定。具体方法参见本教材"项目八 感觉功能评定"。

5. 特殊检查

(1)直腿抬高及加强试验:患者取仰卧位,双下肢放平,先抬高健侧,记录能抬高的最大高度,正常者能抬高至70°~80°而无明显不适。再抬高患侧,评定者一手扶膝使患肢伸直,另一手握患者足部并缓慢抬高其下肢,抬高不能达到正常角度即产生腰痛和下肢放射痛者为阳性,记录其抬高度数。再降低患侧抬高角度至疼痛消失时,将踝关节背屈,症状立即出现,即为加强试验阳性。直腿抬高加强试验可帮助鉴别下肢直腿抬高试验阳性是由神经还是肌肉所引起的,因此也是区分真假腰椎间盘突出症的有效方法,但高位腰椎间盘突出患者的直腿抬高加强试验阳性率低。

(2)股神经牵拉试验:患者取俯卧位,患侧膝关节屈曲90°,将小腿上提,出现股前侧痛为阳性。提示高位腰神经根受刺激,表明$L_3 \sim L_4$、$L_2 \sim L_3$椎间盘突出可能。

(3)梨状肌试验:患者取仰卧位,患肢伸直,做内收内旋动作,如坐骨神经有放射性疼痛,再迅速将患肢外展外旋,疼痛随即缓解,即为梨状肌紧张试验阳性。此试验是梨状肌综合征的常用检查方法。

(4)屈颈试验:患者取仰卧位,四肢自然放平,评定者一手托于患者枕部,另一手按于患者胸前。徐徐将患者颈部屈曲,若能够引发患者腰痛及下肢放射痛,即为阳性。

(5)仰卧挺腹试验:患者取仰卧位,两手置于体侧,以枕部及两足跟为着力点,将腹部向上抬起,如可感到腰痛及患侧下肢放射痛,即为阳性。如不能引出疼痛,可在保持上述体位的同时,深吸气并保持30 s,至面色潮红,患肢放射痛即为阳性;或在挺腹时用力咳嗽,出现患肢放射疼痛者也为阳性。

6. JOA 腰背痛评分 JOA(Japanese Orthopaedic Association)腰背痛评分由日本骨科协会于 1984 年制定,主要用于评价腰椎疾病的疗效(表 16-16)。该标准正常总分为 29 分,主要包括三个部分,即 3 个自觉症状(9 分),3 个临床检查(6 分),7 个日常活动(14 分)。此外,对于有膀胱功能障碍者还专设膀胱功能一项评分。该标准简洁明了,临床上广泛应用。

可根据治疗前、后评分计算改善指数和改善率。

改善指数=(治疗后评分-治疗前评分)/治疗后评分

改善率=(治疗后评分-治疗前评分)/(正常评分-治疗前评分)×100%

通过改善指数可评估患者治疗前后腰椎功能的改善情况,改善率可反映临床疗效。改善率也可对应疗效评定标准。改善率 100% 为治愈,大于 60% 为显效,25%~60% 为有效,低于 25% 为无效。

表 16-16　JOA 腰背痛评分

评　分　内　容		评　　分
1. 自觉症状(9分)		
(1) 腰痛	无	3分
	偶有轻度腰痛	2分
	常有轻度或偶有严重腰痛	1分
	常有剧烈腰痛	0分
(2) 下肢疼痛和/或麻木	无	3分
	偶有轻度下肢疼痛和/或麻木	2分
	常有轻度或偶有严重下肢疼痛和/或麻木	1分
	常有剧烈下肢疼痛和/或麻木	0分
(3) 步行能力	正常	3分
	步行 500 m 以上发生疼痛、麻木和(或)肌无力	2分
	步行 500 m 以内发生疼痛、麻木和(或)肌无力	1分
	步行 100 m 以内发生疼痛、麻木和(或)肌无力	0分
2. 临床检查(6分)		
(1) 直腿抬高试验	正常	2分
	30°~70°	1分
	小于 30°	0分
(2) 感觉	正常	2分
	轻度感觉障碍	1分
	明显感觉障碍	0分
(3) 肌力	正常(5级)	2分
	轻度肌力减弱(4级)	1分
	重度肌力减弱(0-3级)	0分
3. 日常生活活动(14分)		
(1) 睡觉翻身	容易2分、困难1分、非常困难0分	
(2) 站立	容易2分、困难1分、非常困难0分	
(3) 洗脸	容易2分、困难1分、非常困难0分	
(4) 弯腰	容易2分、困难1分、非常困难0分	

续表

评 分 内 容		评　　分
(5) 长时间坐位(约 1 h)	容易 2 分、困难 1 分、非常困难 0 分	
(6) 持或上举重物	容易 2 分、困难 1 分、非常困难 0 分	
(7) 行走	容易 2 分、困难 1 分、非常困难 0 分	
4. 膀胱功能(除外尿路疾病)	正常	0 分
	轻度排尿困难(尿频、排尿时间　延长)	−3 分
	重度排尿困难(残尿感、尿失禁)	−6 分
	尿闭	−9 分

7. Oswestry 功能障碍指数问卷表(Oswestry disability index,ODI)　该表由 10 个项目组成,包括疼痛的程度、日常生活自理能力、提物、行走、坐、站立、睡眠、性生活、社会生活、旅行,每个项目 6 个选项,每个项目的最高得分为 5 分,选择第一个选项得分为 0 分,依次选择最后一个选项得分为 5 分,假如 10 个方面都做了问答,计分方法:实际得分/50(最高可能得分)×100%,假如有 1 个问题没有回答,计分方法:实际得分/45(最高可能得分)×100%,得分越高,表明功能障碍越严重,详见表 16-17。

表 16-17　Oswestry 功能障碍指数(ODI)

请根据你最近一天的情况,在每个项目下选择一个最符合或与你接近的答案,并在左侧方框内画"√"。

1. 疼痛的程度(腰背痛或腿痛)

□无任何疼痛

□有很轻微的疼痛

□有较明显的疼痛(中度)

□有明显的疼痛(相当严重)

□有严重的疼痛(非常严重)

□疼痛得不能做任何事

2. 日常生活自理能力(洗漱、穿脱衣服等活动)

□日常生活完全能自理,一点也不伴腰背痛或腿痛

□日常生活完全能自理,但引起腰背痛或腰痛加重

□日常生活虽能自理,由于活动时腰背或腿痛加重,以致动作小心、缓慢

□多数日常活动可自理,有的需他人帮助

□绝大多数的日常活动需要他人帮助

□穿脱衣服、洗漱困难,只能躺在床上

3. 提物

□提重物时并不引起腰背或腿痛加重

□能提重物,但腰背或腿痛加重

□由于腰背或腿痛,以致不能将地面上的重物拿起,但能拿起放在合适位置上的重物,如桌面上的重物

□由于腰背或腿痛,以致不能将地面上较轻的物体拿起,但能拿起放在合适位置上较轻的物品,例如桌子上的轻物体

□只能拿一点轻的东西

□任何东西都提不起来或拿不动

305

4. 行走

☐腰背或腿痛,但一点也不妨碍行走路程

☐由于腰背或腿痛,最多只能走 1000 m

☐由于腰背或腿痛,最多只能走 500 m

☐由于腰背或腿痛,最多只能走 100 m

☐只能借助拐杖或手杖行走

☐不得不躺在床上,排便也只能用便盆

5. 坐

☐随便多高的椅子,想坐多久,就坐多久

☐只要椅子高矮合适,想坐多久,就坐多久

☐由于疼痛加重,最多只能坐 1 h

☐由于疼痛加重,最多只能坐 30 min

☐由于疼痛加重,最多只能坐 10 min

☐由于疼痛加重,一点也不能坐

6. 站立

☐想站多久,就站多久,疼痛不会加重

☐想站多久,就站多久,但疼痛有些加重

☐由于疼痛加重,最多只能站 1 h

☐由于疼痛加重,最多只能站 30 min

☐由于疼痛加重,最多只能站 10 min

☐由于疼痛加重,一点也不能站

7. 睡眠

☐半夜不会痛醒

☐有时晚上会被痛醒

☐由于疼痛,最多只能睡 6 h

☐由于疼痛,最多只能睡 4 h

☐由于疼痛,最多只能睡 2 h

☐由于疼痛,根本无法入睡

8. 性生活

☐性生活完全正常,绝不会导致疼痛加重

☐性生活完全正常,但会加重疼痛

☐性生活基本正常,但会很痛

☐由于疼痛,性生活严重受限

☐由于疼痛,基本没有性生活

☐由于疼痛,根本没有性生活

9. 社会活动

☐社会活动完全正常,不会因此加重疼痛

☐社会活动完全正常,但会加重疼痛

续表

□疼痛限制剧烈活动,如运动,但对其他社会活动无明显影响
□疼痛限制正常的社会活动,不能参加某些经常性活动
□疼痛限制参加社会活动,只能在家从事一些社会活动
□由于疼痛,根本无法从事任何社会活动
10. 旅行(郊游)
□能到任何地方去旅行,腰部或腿不会疼痛
□能到任何地方去旅行,但疼痛会加重
□由于疼痛限制,外出旅行不超过 2 h
□由于疼痛限制,外出旅行不超过 1 h
□由于疼痛限制,外出旅行不超过 30 min
□由于疼痛限制,除了到医院,根本无法外出旅行

8. 心理评定

腰椎间盘突出症患者腰痛的发生、发展以及对各种治疗的反应与其心理状态密切相关,因此对患者进行心理评定是很有必要的。世界卫生组织(WHO)建议对慢性腰痛的患者采用 Zung 抑郁自评量表(self-rating depression scale,SDS)进行心理评估。

(叶海霞)

小结

腰椎间盘突出症康复评定

- 概述
  - 基本概念
  - 病因
  - 分类
  - 临床表现
    - 症状
    - 体征
    - 影像学表现
  - 诊断标准
- 康复评定技术
  - 临床评定
  - 功能评定
    - 疼痛评定
    - 关节活动度评定
    - 肌力及耐力评定
    - 感觉评定
    - 特殊检查
    - JOA 腰背痛评分
    - Oswestry 功能障碍指数问卷表
    - 心理评定

课后习题

1. 脑卒中不包括以下哪种疾病?(　　)

A. 脑梗死 　　　　　　B. 脑萎缩 　　　　　　C. 脑出血

D. 蛛网膜下腔出血 　　E. 脑栓塞

2. 格拉斯哥昏迷量表包括以下哪些项目评定?(　　)

A. 睁眼反应、运动反应、言语反应 　　　　B. 刺激、口令执行、言语

C. 肌力、自发运动、言语反应   D. 运动、语言、刺激

E. 血压、心跳、运动、语言

［第 3~5 题共用题干］患者，男，67 岁。因突发性右侧肢体无力伴言语不清 23 天入院。查体：BP 140/87 mmHg，神志清楚，言语不清晰，右侧鼻唇沟稍变浅，露齿时口角右偏，右侧咽反射减弱；左侧肢体肌力、肌张力正常，右侧肢体肌张力增高，右侧肢体触、痛觉减退。右上肢腱反射亢进，右侧霍夫曼征（＋），巴宾斯基征（＋）。

3. 患者右侧肢体瘫痪，左上肢做屈曲运动时，见右上肢少许屈曲运动，则该患者运动功能评定处于 Brunnstrom 偏瘫运动功能评定的哪一级？（　　）

A. Ⅰ级   B. Ⅱ级   C. Ⅲ级

D. Ⅳ级   E. Ⅴ级

4. 为进一步明确有无单侧忽略，可采用的评定方法是（　　）。

A. Ashworth 分级法   B. 删字测验   C. Barthel 指数

D. 肌力检查   E. ROM 检查

5. 为进一步明确有无记忆障碍，可采用评定的方法是（　　）。

A. 指鼻试验   B. 韦氏记忆测验   C. Berg 检查

D. FIM 量表   E. MAS 量表

6. 脊髓损伤水平定位在 C_5 平面的关键肌是（　　）。

A. 肘屈肌   B. 腕伸肌   C. 肘伸肌

D. 中指屈肌   E. 小指外展肌

7. T_5 节段的感觉关键点是（　　）。

A. 锁骨上窝   B. 肩锁关节顶部   C. 肘前窝桡侧面

D. 肘前窝尺侧面   E. 腋窝

8. T_5 脊髓损伤不会出现的表现是（　　）。

A. 双下肢感觉障碍   B. 双下肢运动功能障碍   C. 小便功能障碍

D. 大便功能障碍   E. 四肢瘫

9. 判断脊髓休克期是否结束，不正确的是（　　）。

A. 损伤平面以下可引出反射表示脊髓休克期结束

B. 患者意识清醒表示脊髓休克期结束

C. 损伤平面以下出现疼痛感觉和肌肉张力升高表示脊髓休克期结束

D. 球海绵体反射的消失为休克期，反射的再现表示脊髓休克期结束

E. 损伤平面以下出现肌肉收缩运动表示脊髓休克期结束

10. 脊髓损伤患者，损伤平面以下包括 S_4~S_5 保留感觉功能，但无运动功能，ASIA 损伤分级中，属于（　　）。

A. A 级   B. B 级   C. C 级

D. D 级   E. E 级

11. 肩周炎的临床分期依次大致可分为（　　）。

A. 凝结期、冻结期和恢复期   B. 疼痛期、冻结期和恢复期

C. 冻结期、凝结期和恢复期   D. 肿胀期、疼痛期和恢复期

E. 肿胀期、冻结期和恢复期

12. 肩周炎患者最常见的临床表现有（　　）。

A. 摩擦音和摩擦感   B. 肩关节空虚   C. 关节疼痛和关节受限

D. 关节障碍   E. 以上都是

13. 肩周炎患者常用的放射性检查有( )(多选)。

A. CT 检查   B. X 线检查   C. MRI 检查

D. 关节液分析   E. 血沉检查

14. 颈椎病是一种退行性病变,其最常见的病因是( )。

A. 姿势不良   B. 椎间盘退变   C. 棘突退变

D. 横突退变   E. 椎体退变

15. 脊髓型颈椎病的临床表现是( )。

A. 面部或某一肢体出汗异常   B. 发作性眩晕

C. 下肢无力、双腿肌肉发紧、抬步困难,踩棉花感   D. 累及神经支配的腱反射异常

E. 反复落枕,颈部僵硬

16. 以下颈椎病最常见的是哪种类型?( )

A. 颈型   B. 神经根型   C. 椎动脉型

D. 脊髓型   E. 交感神经型

17. 椎动脉型颈椎病的首选诊断手段是( )。

A. CT 检查   B. X 线检查   C. MRI 检查

D. 颈动脉彩超   E. 以上都不是

18. 腰椎间盘突出症的最常见的临床症状是( )。

A. 下肢瘫痪   B. 腰痛伴坐骨神经痛   C. 双下肢发冷

D. 大小便失禁   E. 腰部僵硬

19. 引起腰椎间盘突出症的常见原因一般不包括以下哪项?( )

A. 高血压   B. 外伤   C. 脊柱畸形

D. 怀孕   E. 不良姿势体位

20. 腰椎间盘突出症的好发部位是( )。

A. $L_1 \sim L_2$ B. $L_2 \sim L_3$ C. $L_3 \sim L_4$

D. $L_4 \sim S_1$ E. 所有节段均是

21. 以下哪个不是腰椎间盘突出症的评定方法?( )

A. JOA 腰背痛评分   B. 视觉模拟评分法

C. Oswestry 功能障碍指数   D. 直腿抬高加强试验

E. Brunnstrom 评定

22. 诊断腰椎间盘突出症最重要的依据是( )。

A. X 线检查   B. CT 检查   C. MRI 检查

D. 电生理检查   E. 病史、症状及体格检查

扫码看答案

主要参考文献

［1］ 沈光宇,陆晓,陈伟.康复功能评定学实验[M].南京:东南大学出版社,2022.

［2］ 郭琪,金凤.康复评定临床实用手册[M].上海:上海交通大学出版社,2022.

［3］ 张绍岚,刘红旗.康复评定技术[M].北京:中国医药科技出版社,2019.

［4］ 刘立席.康复评定技术[M].3版.北京:人民卫生出版社,2023.

［5］ 杨毅,卢健敏.康复评定技术[M].武汉:华中科技大学出版社,2022.

［6］ 王玉龙.康复评定技术[M].北京:人民卫生出版社,2010.

［7］ 陈立典.认知功能障碍康复学[M].北京:科学出版社,2018.